图解青光眼
微创手术操作与技巧

张秀兰 著

葛 坚 王宁利 审

张秀兰 中山大学中山眼科中心

葛 坚 中山大学中山眼科中心

王宁利 首都医科大学北京同仁眼科中心

人民卫生出版社
·北京·

图书在版编目（CIP）数据

图解青光眼微创手术操作与技巧 / 张秀兰著 . —北京：人民卫生出版社，2022.7（2023.2 重印）

ISBN 978-7-117-33292-7

Ⅰ.①图⋯　Ⅱ.①张⋯　Ⅲ.①青光眼 – 显微外科学 – 图解　Ⅳ.①R779.6-64

中国版本图书馆 CIP 数据核字（2022）第 110334 号

| 人卫智网 | www.ipmph.com | 医学教育、学术、考试、健康，购书智慧智能综合服务平台 |
| 人卫官网 | www.pmph.com | 人卫官方资讯发布平台 |

图解青光眼微创手术操作与技巧

Tujie Qingguangyan Weichuang Shoushu Caozuo yu Jiqiao

著　　者：张秀兰
出版发行：人民卫生出版社（中继线 010-59780011）
地　　址：北京市朝阳区潘家园南里 19 号
邮　　编：100021
E - mail：pmph @ pmph.com
购书热线：010-59787592　010-59787584　010-65264830
印　　刷：北京盛通印刷股份有限公司
经　　销：新华书店
开　　本：889×1194　1/16　印张：31.5
字　　数：998 千字
版　　次：2022 年 7 月第 1 版
印　　次：2023 年 2 月第 3 次印刷
标准书号：ISBN 978-7-117-33292-7
定　　价：399.00 元

打击盗版举报电话：010-59787491　E-mail：WQ @ pmph.com
质量问题联系电话：010-59787234　E-mail：zhiliang @ pmph.com
数字融合服务电话：4001118166　E-mail：zengzhi @ pmph.com

Illustrated
Surgical Techniques and Pearls of MIGS

Authored by

Xiulan Zhang

Zhongshan Ophthalmic Center, Sun Yat-sen University

Reviewed by

Jian Ge

Zhongshan Ophthalmic Center, Sun Yat-sen University

Ningli Wang

Beijing Tongren Eye Center, Capital Medical University

人民卫生出版社
PMPH PEOPLE'S MEDICAL PUBLISHING HOUSE
·北 京·

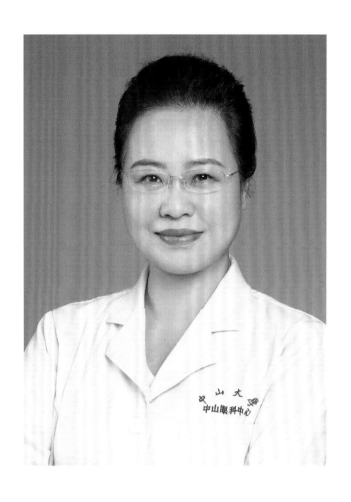

张秀兰　教授

Xiulan Zhang, M.D., Ph.D.
Professor of Ophthalmology

中山大学中山眼科中心教授、主任医师、博士研究生导师
中山大学中山眼科中心临床研究中心主任
亚太眼科科学院院士
亚太青光眼学会理事
亚洲闭角型青光眼学会理事
亚太眼科影像学会执行理事
中华医学会眼科学分会全国青光眼学组秘书

著者简介

- 从事眼科学临床、教学、科研工作 33 年
- 连续 3 年世界青光眼国际排名前 50 强(2020—2022 年)
- 世界最有影响力眼科医生 100 强(2014 年)
- 世界青光眼精英研究学会(GRS)会员
- 亚太眼科科学院(AAPPO)院士
- 亚太青光眼学会(APGS)理事
- 亚洲闭角型青光眼学会(AACGC)理事
- 亚太眼科影像学会(APOIS)执行理事
- 亚太眼科学大会青光眼学术委员会主席(2018、2019 年)
- 至今在国内外眼科权威杂志发表论著 250 余篇,其中"中华""中国"系列 92 篇, SCI 论著 162 篇,累计引用次数 4 200(Google 学术),H 指数 40
- 以第一主持人承担了 33 项科研课题,其中包括 1 项国家重点研发子课题、6 项 国家自然科学基金面上项目
- 获得亚太眼科杰出贡献奖(2021 年)、眼科影像杰出成就奖(2019 年)、亚非眼科 学会荣誉奖(2018 年)、亚太眼科成就奖(2017 年)。获中山眼科中心"年度人物" 奖(2022 年)
- 所在团队获 2009 年度教育部科技进步奖一等奖、2010 年度国家科技进步二等 奖、2018 年广东省科技进步二等奖,团队项目获得 2021 年中国眼科学十大进展
- 在人民卫生出版社出版四本专著:《图解临床青光眼诊治》(2014 年)、《图解 青光眼手术操作与技巧》(2016 年)、《图解青光眼 眼前节影像学检查及诊断》 (2020 年)、《图解青光眼微创手术操作与技巧》(2022 年)
- 在人民卫生出版社出版两本译著:《儿童青光眼》(2015 年)和《原发性开角型 青光眼的诊断》(2019 年),以及组织出版十本"世界青光眼学会联合会共识系 列"译著
- 全球知名精细标注眼科多病种影像公开数据库平台 iChallenge 联合创始人
- 迄今在全国、世界各地学术演讲 698 场 / 次
- 培养硕士和博士研究生 34 名

CV

☐ Delicated to clinical practice, teaching and research of Ophthalmology for 33 years.

☐ Top 50 Expertise in Glaucoma Worldwide in Expertscape from 2020 to 2022

☐ Top 100 most influential people in ophthalmology in the Ophthalmologist Power List 2014

☐ Nominated active member of Glaucoma Research Society (GRS)

☐ Fellow of the Academy of Asia-Pacific Professor of Ophthalmology (AAPPO)

☐ Board member of the Asia-Pacific Glaucoma Society (APGS)

☐ Board member of the Asia Angle-Closure Glaucoma Club (AACGC)

☐ Executive board member of the Asia-Pacific Ocular Imaging Society (APOIS)

☐ Convener of the Glaucoma Scientific Program of Asia-Pacific Academy of Ophthalmology (APAO) (2018, 2019)

☐ Published over 250 papers in peer-reviewed journals, including 92 publications in Chinese medical journals and 162 SCI articles, cite index 4,200 (Google Scholar), H index 40

☐ Received 33 scientific grants as the Principle Investigator, one from National Key R & D Project, six from the National Natural Science Foundation of China

☐ Awarded the Distinguished Service Award of APAO in 2021, the Prestigious Achievement Award of Ophthalmic Image Analysis in 2019, Honorary Award of the Afro-Asian Council of Ophthalmology in 2018, the Achievement Award of APAO in 2017, and the "People of the Year" of Zhongshan Ophthalmic Center in 2022

☐ Received the Ministry of Education Science and Technology Progress Award (2009), the National Science and Technology Progress Award (2010), the Research Achievement Award of Health Department of Guangdong Province (2018), and Top 10 Advances in Ophthalmology (2021)

☐ Published four self-authored books by People's Medical Publishing House: *Illustrated clinical diagnosis and treatment of glaucoma* (2014), *Illustrated surgical techniques and pearls of glaucoma* (2016), *Illustrated anterior segment examinations and diagnosis of glaucoma* (2020) and *Illustrated Surgical Techniques and Pearls of MIGS* (2022)

☐ Published two translated books by People's Medical Publishing House: *Childhood Glaucoma* (2015) and *Diagnosis of Primary Open Angle Glaucoma* (2019). Organized, edited and published ten books of translated versions of the WGA Consensus Series

☐ Co-founder of the well-known annotated public ocular database — iChallenge

☐ Gave invited lectures for 698 times domestic and overseas

☐ Supervised 34 master and doctoral students

图解青光眼 ▬▬
微创手术操作与技巧

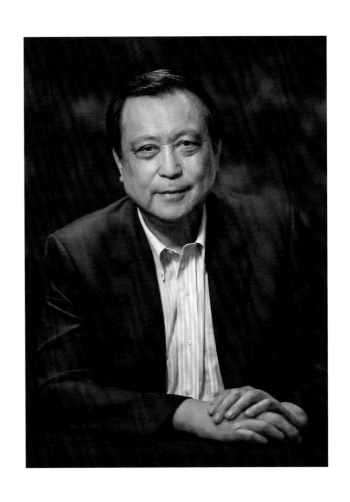

葛坚　教授

Jian Ge, M.D., Ph.D.
Professor of Ophthalmology

我国著名青光眼学家
中山大学中山眼科中心教授、主任医师、博士研究生导师
曾任中山大学中山眼科中心主任、眼科医院院长
曾任眼科学国家重点实验室主任
曾任中华医学会眼科学分会全国青光眼学组组长
曾任广东省医师协会眼科医师分会会长

序 一

张秀兰教授对视觉影像学、眼科图像处理等眼科信息呈现方式情有独钟,而视觉图像处理恰恰是以视觉计算方法为基础的人工智能(AI)的核心内容之一。她也恰恰抓住机遇,近10年来连续编著了四本图解青光眼系列图书,从临床诊断到青光眼微创手术:《图解临床青光眼诊治》《图解青光眼手术操作与技巧》《图解青光眼 眼前节影像学检查及诊断》《图解青光眼微创手术操作与技巧》,在国际发表了不少关于AI在青光眼诊断与随诊中的意义和价值的成果,因而赢得了不少荣誉:亚太眼科杰出成就奖、2014年世界最有影响力眼科医生100强、2022年世界青光眼国际排名前30强。她着实令人钦佩,誉为女强人毫不为过!

张教授对青光眼防治领域的贡献有目共睹,青光眼学界交口称赞,自不必赘言。窃以为更值得称颂和传承的是她对眼科青光眼事业的执着追求。下面这些为人传诵的诗词佳句来描述张教授成长的心路历程很为恰当:不忘初心,方得始终;艰难困苦,玉汝于成;衣带渐宽终不悔,为伊消得人憔悴;忽如一夜春风来,千树万树梨花开;莫愁前路无知己,天下谁人不识君。这些才是最需要传承的优秀品格——正确的道德观、学术观和价值观,也是张教授数十年坚持不懈努力和追求,给我们学人,尤其是给后辈学人的启迪和引导!

纵观国内外青光眼防治近10年来的进展,无论是基因和组学研究,还是微创手术(MIGS)的应用和推广及AI与青光眼管理,都要理性看待"新方法",要遵循患者价值和利益优先的医学伦理、循证和真实世界证据,努力加强和改善临床研究,尤其是队列研究的规范和水平。以MIGS为例,无论是单独MIGS,还是MIGS+Phaco,近10年来"风靡"青光眼领域。另外,据系统meta分析数据来看,欧美国家用的是"alternatives",并非是"breakthrough",前者指的是"改良、变化",后者才指的是"突破、颠覆"。同时,强调需要更多高质量的临床随机对照研究(RCT)证据来支持MIGS的发展和推广。我也希望有更多国产的MIGS产品问世,为广大青光眼患者提供符合世卫组织强调的3A原则:可获得的(accessible)、可负担的(affordable)、优质的(accountable)医疗服务,造福于众多青光眼患者。

最后,热烈祝贺《图解青光眼微创手术操作与技巧》的出版发行!

2022年4月28日于广州

Foreword 1

Professor Zhang Xiulan has a great passion for ocular imaging technologies, while processing ocular imaging data is exactly one of the core tasks in artificial intelligence. She precisely seized the opportunity of developing ophthalmic AI systems for glaucoma diagnosis and prediction.

In the past decade, she has continuously published four books covering clinical diagnosis and minimally invasive glaucoma surgery: *Illustrated Clinical Diagnosis and Treatment of Glaucoma*, *Illustrated Surgical Techniques and Pearls of Glaucoma*, *Illustrated Anterior Segment Examinations and Diagnosis of Glaucoma*, and *Illustrated Surgical Techniques and Pearls of MIGS*. She has also published many significant and valuable articles on AI-assisted glaucoma diagnosis, because of which she received lots of academic awards: the Distinguished Service Award of APAO, TOP 100 most influential people in ophthalmology, Top 30 Experts in Glaucoma Worldwide. She is a deservedly "Iron Lady" in Ophthalmology.

The contribution of Professor Zhang to glaucoma prevention and treatment is outstanding and remarkable. What is more praiseworthy is her persistent pursuit in her career as a glaucoma expert. I believe that it is appropriate to describe her journey of becoming a glaucoma expert with the following well-known words: *The desired dreams could only be achieved without forgetting the original intention*; *For the knowledge and truth, I am pining myself away without regret*; *All of a sudden the breeze of spring arrives at night, awakening a myriad of trees and pear blossoms*; *Fear not you've no admirers as you go along*. These are the virtues that need to be inherited, which is also the inspiration and guidance for us, especially for the younger generations, to learn from Professor Zhang's unremitting efforts and pursuit for decades!

Looking through the progresses we've made, including genomics, proteomics, MIGS, and AI, in the prevention and treatment of glaucoma in the past decade, we need to evaluate all the new techniques rationally, strictly follow the medical ethics, and assess their application values with evidence-based studies. Here we take MIGS as an example. MIGS alone or MIGS+Phaco have been "popular" for years. However, based on the results from the meta-analyses, MIGS are described as more "alternatives" to traditional surgeries than "breakthrough". The former refers to "improvement and change", and the latter refers to "breakthrough and revolution". More high-quality randomized controlled studies (RCT) are needed to support the development and promotion of MIGS. I hope that more and more domestic MIGS products fulfilling the 3A principles, "accessible, affordable, and accountable", could be designed and produced to benefit glaucoma patients.

Finally, congratulations on the publication of *Illustrated Surgical Techniques and Pearls of MIGS*!

April 28, 2022 at Guangzhou

图解青光眼 ▬▬
微创手术操作与技巧

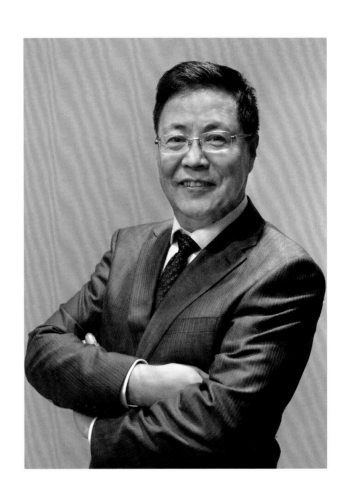

王宁利　教授

Ningli Wang, M.D., Ph.D.
Professor of Ophthalmology

我国著名青光眼学家
首都医科大学北京同仁眼科中心教授、主任医师、博士研究生导师
北京同仁眼科中心主任
全国防盲技术指导组组长
国家眼科诊断与治疗设备工程技术研究中心主任
首都医科大学眼科学院院长
中国医师协会眼科医师分会会长
中华预防医学会公共卫生眼科分会主任委员
中国医疗保健国际交流促进会眼科分会主任委员
中国认知科学学会理事会常务理事
国际眼科科学院院士
亚太眼科学会主席
世界青光眼协会理事会成员
国际眼科理事会董事会成员
北京医学会眼科学分会主任委员

序 二

今天收到了张秀兰教授,我当年的同事、朋友,寄来的新作《图解青光眼微创手术操作与技巧》。感到又惊又喜,惊在于短短几年她又有新的著作即将出版,喜在于此书依然保留了她自己的风格,图文并茂,深入浅出,有理有据。其实应该再加一个字"贺",再次祝贺新书的出版,也祝贺张秀兰教授辛勤劳动的成果以书的形式展示给同行同道、老师及学生们。

张秀兰教授邀请我和师兄葛坚教授做此书的主审,实属光荣。不辱使命认真读此书,我觉得著者在提升自身学术造诣之时,没有忘记将自己成长的感悟和大家共享,并利用问题和解答方式呈献给读者,使读者很快进入角色,产生共鸣,有现场指导的感觉和效果。

其实我国优秀中青年青光眼医师不少,大家任务重,工作繁忙,很难拿出时间去精心策划一部专著。此书策划很有逻辑,资料收集丰富,各种图片的挑选不但考虑了学术性也考虑了艺术性,用心良苦,向她为此书奉献的时间、辛苦衷心感谢!此书在细节上为读者考虑,从手术器械到耗材均进行了详细介绍,又有工具书的感觉,完成指导性极强。

此书内容上又掌握了时效性,介绍了前沿的微创技术,给读者开辟了展望未来的窗口。

两个整天翻阅了此书,形成了不系统的心得和看法,写到此处并成为序言,希望此序能产生共鸣,也希望我们少壮派专家能写出更多、更好的作品,为提高我国眼科质量和水平作出我们的贡献。

2022 年 5 月 10 日于北京

Foreword 2

Today, I received a new book — *Illustrated Surgical Techniques and Pearls of MIGS* from my previous colleague and friend — Professor Zhang Xiulan. I was so surprised that she was going to publish a new book so soon. Moreover, I was delighted that the book still retained her own style with plenty of illustrations, plain words and reasonable explanations. Actually, I would like to congratulate Professor Zhang on publishing the new book and delivering her treasurable knowledge to colleagues and fellows.

It is my honor to be the chief reviewer of this book with Professor Ge Jian. I had read the book carefully and felt that the author not only showed her academic talents but also shared her own experience and inspiration during her career in a Q&A fashion, which is easier to follow and understand.

In fact, there are many excellent glaucoma specialists in China, most of whom, however, are burdened with too heavy clinical work to author a monograph on glaucoma surgery. The book is well organized and structured with rich information and a variety of pictures. It is an academic treasure with artistic beauty. I am grateful for her dedications in the book. The book provides detailed introduction about surgical instruments and even the consumable items, making it a useful tool book with clear guidance.

The book covers the trending technique — minimally invasive glaucoma surgery (MIGS), which broadens the readers' vision.

I spent two days reading through the book and summarized several immature thinking here. I hope that the words may inspire the younger generation to write more excellent books and improve ophthalmic care in China.

Ningli Wang

May 10, 2022 at Beijing

图解青光眼
微创手术操作与技巧

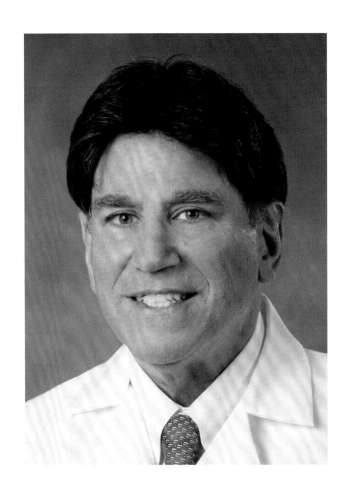

Robert N. Weinreb, M.D., Ph.D.

Professor of Ophthalmology

Distinguished Professor and Chair, Ophthalmology

Director, Shiley Eye Institute

Distinguished Professor, Bioengineering

Director, Hamilton Glaucoma Center

University of California

Foreword 3

It was 50 years ago, one half of a century, that I viewed a glaucoma operative procedure for the first time. During my second year as a medical student at Harvard, I had an open afternoon in what otherwise was a rigorous and challenging daily schedule. A classmate who already was interested in becoming an ophthalmologist had arranged to watch an attending surgeon operate at a local hospital. Having nothing else planned, I thought it might be interesting to accompany him and view the surgery, as well.

As it turned out, the surgery was being performed on a middle-aged woman who had lost considerable vision from glaucoma. A procedure that recently had been introduced into the United States from England had been scheduled. The operating room was large and dark, and the patient had been intubated for anesthesia. The senior surgeon was wearing loupes to magnify the surgical field, even though there was present a rudimentary microscope. I remember a broad conjunctival incision being placed posterior to the corneal limbus, an incision and dissection of the sclera, and then pieces of sclera and iris being excised. All the incisions were closed adeptly with what looked like a string-like suture and then the eye was patched. The patient was extubated, went to the recovery room and then was moved to an upstairs room for several days of hospitalization. Daily checks of intraocular pressure and slit lamp examinations were planned. I was told that the risks associated with this surgery, called trabeculectomy, were considerable. It was hoped that they would be less than would occur with a full thickness sclerectomy, the standard procedure for lowering intraocular pressure at the time. However, the surgeon told us that it was not unusual to have to return to the operating room during the early post-operative period to drain an effusion if it occurred. As naïve and impressionable medical students, we were impressed by a surgical procedure that we might think today as barbaric. And, as someone who even then was intellectually curious, I remember thinking there had to be a safer and even more effective form of glaucoma surgery than the one I had just observed.

Prescient thoughts, indeed, as glaucoma surgery did evolve over the ensuing decades into being both more effective and safer. Some procedures, such as cyclodialysis, full thickness sclerectomy and cyclodiathermy, gradually disappeared. Other types of procedures, such as laser trabeculoplasty and glaucoma drainage implants, then were introduced beginning more than 40 years ago. Results with trabeculectomy improved when we began using antimetabolites and laser suture lysis beginning more than 30 years ago. In addition, well-designed clinical trials for these surgical procedures were introduced to provide evidence-based data to replace anecdote. With each of these surgical procedures, the goal was to reduce intraocular pressure. With little attention to vision-related quality of life and minimizing the burden of glaucoma treatment, there clearly was a huge unmet need to improve our surgery.

Improvements in clinical care usually are gradual, even when a new approach or technology improves upon an old one. And the resulting improvement in care depends on bringing together what already has been discovered, learned and, often, implemented into practice. Most of the time, progress begins slowly and advances only gradually in incremental steps. Every idea builds upon what already is known and becomes interconnected as a combination of other ideas.

And so it happened that the unmet need converged with an enhanced understanding of glaucoma pathophysiology, particularly of the outflow pathways, to bring about minimally invasive glaucoma surgery (MIGS). Fueled by substantial investments from industry, glaucoma has been deluged with new and improved MIGS procedures that have become increasingly attractive to both patients and surgeons.

Although attractive, the long-term efficacy and safety of MIGS procedures still has not been delineated. There have been few clinical trials comparing outcomes of MIGS procedures with conventional incisional surgeries. Not surprisingly, the few that are available have shown MIGS to be safer with fewer risks and more rapid visual rehabilitation. There also have been few direct comparisions of different MIGS procedures with each other. And there is even more limited information on long-term visual outcome with these procedures.

Given the rapid changes in this surgical field, there clearly is a need for a book that summarizes the current state of microinvasive glaucoma surgery. And it is the collation of the various MIGS procedures with a plethora of figures that makes this book relevant and important. With so many figures and detailed photographs, the book provides detailed information for ophthalmic surgeons to implement these procedures in their own clinical practices. For this reason, I congratulate Professor Xiulan Zhang for her leadership in assembling an impressive array of glaucoma experts to contribute to this compendium of MIGS surgery.

With increasing understanding of outflow biology, enhanced instrumentation, and, in particular, well-designed clinical trials, I expect that there will be continued improvement in current glaucoma surgical methods and procedures. Moreover, many of the current procedures will be surpassed by new ones, and some of the presented material will even be outdated by the time one reads it. And with this, one only can be optimistic about the future of glaucoma care and the prospects for improved surgical outcomes.

Robt N Weinreb

April 12, 2022 at La Jolla, San Diego, California

序 三

50 年前,即半个世纪前,我首次见证了青光眼的手术过程。我在哈佛大学就读医科的第二年,有一天我原本严格而富有挑战性的日程中,空出了一个清闲的下午。我的一位有望成为眼科医生的同学,安排我在当地医院观看一位主治医生的手术。由于没有其他额外的事情做,我觉得陪着他一起去看手术可能会很有趣。

到达目的地才发现,这次手术是一种最近从英国引入美国的手术,其手术对象是一位患有青光眼而失去大部分视力的中年妇女。手术室的空间很大、很暗,患者已经插管麻醉。资深的外科医生戴着放大镜放大手术视野,以现在的眼光看,当时这是一个简陋的显微镜。我记得在角膜缘后方,他们做了一个宽大的结膜切口,然后开始剖切巩膜,切除部分巩膜和虹膜。所有的切口最后经过巧妙缝合看上去完美无缺。拔除插管后,将患者推入恢复室,然后转移到楼上的房间,安排后续数天的住院治疗。计划每天进行眼压和裂隙灯检查。我被告知,这种称为小梁切除术的手术风险很大。我们希望这些风险会比全层巩膜切开术(当时降低眼压的标准手术)的风险要小。然而,外科医生告诉我们,如果发生眼内渗漏,在术后早期得返回手术室进行引流是很常见的事情。作为天真烂漫、易受影响的医学生,我们对这种在现今可能认为是野蛮的外科手术印象非常深刻。而且我记得当时的我也充满好奇心,想着必须有一种比我刚才观察到的更加安全、有效的青光眼手术。

这的确是有先见之明的想法,因为青光眼手术在随后的几十年里确实在不断发展,变得更加有效和安全。一些术式如睫状体分离术、全层巩膜切开术和睫状体透热凝固术等,已经逐渐消失。从 40 多年前开始引入其他类型的手术,如激光小梁成形术和青光眼引流物植入术。当我们在 30 多年前开始使用抗代谢药物和激光缝线松解术时,就知道可以显著改善小梁切除术的术后效果。此外,精心设计的临床试验提供了循证数据以取代口授相传。这些手术的目的都是降低眼内压。由于很少关注与视力有关的生活质量和如何尽量减少青光眼治疗的负担,我们在改进手术方面仍有巨大的需求尚未得到满足。

即使是采用新方法或技术对旧的方法或技术进行改进,临床工作的改善也通常是渐进的。而由此产生的对患者的关怀改进取决于将已经发现、学到的以及经常实施的知识汇集到实践中。在大多数情况下,开始时进展缓慢,只能循序渐进。每个想法都建立在已知的基础上,并与其他想法相互组合关联。

随着人们对青光眼病理生理学,特别是引流途径的认识不断加深,且存在尚未满足的手术需求,微创青光眼手术(MIGS)应运而生。在研发企业大量投资的推动下,青光眼领域已经涌现出大量新的和改良的 MIGS 手术,对患者和外科医生极具吸引力。

尽管 MIGS 手术很有吸引力,但其长期疗效和安全性尚有待明确。鲜有临床试验将 MIGS 手术的结果与传统的切口手术进行比较。显然,现有的少数试验表明 MIGS 手术更安全,风险更小,视觉康复更快。不同的 MIGS 手术之间的直接比较也很少。而且,对这些手术术后视觉预后的长期随访信息更加有限。

　　鉴于这一手术领域的快速变化,显然我们都非常需要一本总结微创青光眼手术现状的书。这本书对各种 MIGS 手术进行了整理,提供了大量的各种数据,具有很大的现实意义和重要性。全书以丰富的图片详细阐释了微创青光眼手术操作的每一个步骤与技巧。为此,我祝贺张秀兰教授及其团队,感谢其为 MIGS 手术著书所作出的巨大贡献。

　　随着对房水外流途径的病理生理学机制的深入了解,尤其是精心设计的临床试验的开展,我希望现有的青光眼手术方式和手术操作会持续得到改进。另外,随着不断有新手术超越现有的手术,人们会经常发现,随着时间流逝,很多东西又已过时。因此,我们要时刻保持着乐观的态度面对青光眼治疗的未来前景。

Robt N Weinrt

2022 年 4 月 12 日于美国加利福尼亚圣地亚哥拉霍亚

图解青光眼 ━━
微创手术操作与技巧

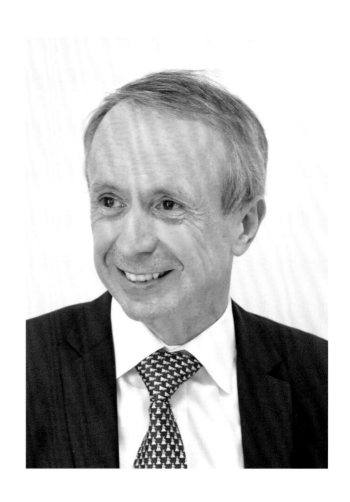

Keith Barton, M.D., F.R.C.P., F.R.C.S.

Professor of Ophthalmology

Consultant Ophthalmologist, Glaucoma Service
Moorfields Eye Hospital, London, UK
Professor of Ophthalmology
Institute of Ophthalmology
University College London

Foreword 4

Professor Zhang Xiulan has approached her 4th book, entitled *Illustrated Surgical Techniques and Pearls of MIGS* with the customary enthusiasm and diligence that has characterized all of her previous work. Glaucoma surgery is a field that stagnated for decades with very little innovation, but which has been completely transformed in the last decade by new surgical procedures and devices from the minimally invasive to further evolution of more conventional surgery. However, it is in the field of minimally invasive surgery that the greatest changes have been seen and especially procedures in Schlemm's canal. This is especially relevant in China because of the high prevalence of angle closure. One only needs to read Professor Zhang's preface to get a feel for the challenge in deciphering the role of angle-based surgery in patients with angle closure and this book goes a long way to illustrate the challenges and the many potential solutions. As always with Professor Zhang's work, her latest book is particularly well-illustrated, an especially important point in a subject that is extremely visual. Given that many of the techniques and devices described will be new to many regions in Asia, this book will serve as an invaluable introduction for the uninitiated to the wide spectrum of new procedures available, lending invaluable perspective in a potentially bewildering area. What is especially helpful is the mechanistic approach, grouping procedures according to the anatomical pathway targeted. This should help manage the expectations of novice surgeons on how each procedure will function in practice.

I would expect, given the subject matter and Professor Zhang's enthusiastic attention to detail, that this book will be at least as successful and probably significantly more so than her previous works, building on what has come before and expanding into an area that itself is currently expanding rapidly. I wish Professor Zhang every success in this and her future endeavours which I think will prove invaluable to both new entrants into glaucoma surgery and established glaucoma surgeons who are moving into the area of the newer minimally invasive techniques.

May 28, 2022 at London, UK

序　四

　　张秀兰教授以她特有的热情和勤奋完成了她的第四本书——《图解青光眼微创手术操作与技巧》。青光眼手术技术在过去几十年缺少创新,处于停滞状态,但近 10 年里传统术式的进一步改良及微创术式和器械的发明推动了青光眼手术的变革。微创术式,特别是 Schlemm 管微创手术,是青光眼手术领域的最大突破和创新。对于中国的眼科医生,这些新术式极有意义,因为中国的闭角型青光眼发病率很高。只需阅读张教授的前言,您就能感受到应用房角手术治疗闭角型青光眼十分具有挑战性。这本书采用大篇幅详细描述了闭角型青光眼房角手术难点及解决方案。与张教授的其他作品一样,她的最新著作依然图文并茂,为读者展现了微创手术的视觉盛宴。鉴于所述的许多手术技术和器械在许多亚洲国家、地区尚未普及,本书将为缺乏微创手术经验的医生提供宝贵的参考,理清纷繁芜杂的微创手术技术与器械。本书从微创手术的降压机制出发,将微创手术按照其靶向的解剖结构分别讲述,此举将有助于读者和年轻术者理解、领会不同微创手术如何发挥降眼压的作用。

　　在既往著作的基础上,本书着眼发展迅猛的微创手术领域,凝集了张教授细致入微的心血,我相信这本书会和她以往的著作一样成功,甚至取得更大成功。我祝愿张教授在本书以及未来的微创手术研究中获得圆满成功,为年轻青光眼医生和踏入微创手术领域的青光眼医生贡献宝贵的经验。

2022 年 5 月 28 日于英国伦敦

图解青光眼 ▬▬
微创手术操作与技巧

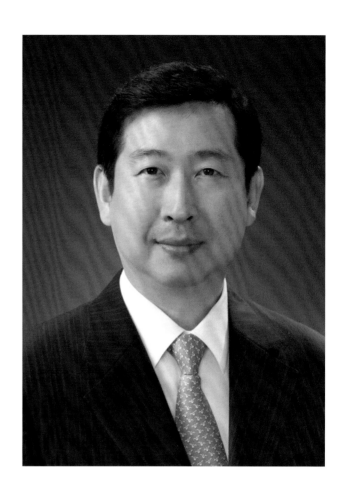

Ki Ho Park, M.D., Ph.D.

Professor of Ophthalmology

Department of Ophthalmology, Seoul National University Hospital

President of the Korean Ophthalmological Society

President of Asia Pacific Glaucoma Society

President Elect of Glaucoma Research Society

Foreword 5

It is my great honor to write a foreword to this great work of Professor Xiulan Zhang, a book titled *Illustrated Surgical Techniques and Pearls of MIGS*. Prof. Zhang is always sending me delightful surprises in the forms of new textbooks she has written. She has already published three books, *Illustrated Clinical Diagnosis and Treatment of Glaucoma* (2014), *Illustrated Surgical Techniques and Pearls of Glaucoma* (2016), and *Illustrated Anterior Segment Examinations and Diagnosis of Glaucoma* (2020), which are each into their sixth prints with more than 25,000 copies printed. Whenever I meet her at an international ophthalmology or glaucoma congress, I can feel her strong energy, positive thinking and passion for educating doctors through her research and practice. We all know that writing a book is a hard work requiring a great deal of time and effort. Publishing four books, then, certainly shows how much Prof. Zhang loves to share her knowledge and tips for the edification of younger doctors and colleagues. I can personally attest to how long she has stayed in her office preparing, writing, and correcting book chapters.

We are living in a period of rapid advancement in science and technology. The field of glaucoma treatment, management and research is no exception. Developments in glaucoma treatment modalities, such as minimally invasive glaucoma surgery (MIGS), are stimulating us to obtain more and more information, evidence and expertise from experienced surgeons and well controlled clinical studies. MIGS enables us to perform surgery with relatively simpler techniques, shorten surgery time, and minimize complications. Nonetheless, surgeons will encounter a learning curve in training to adopt novel procedures. That's where Prof. Zhang's book comes in: it enables surgeons to efficiently master MIGS techniques preoperatively, intraoperatively and postoperatively. And benefits will surely accrue to patients suffering this blinding disease known as glaucoma. I hope the book will soon be translated into English to broaden its readership throughout the world. I'd like to thank Prof. Zhang for providing me an opportunity to introduce her important work. She is a great teacher, an excellent doctor, and a gifted surgeon.

Kiho Park

May 1, 2022 at Seoul, South Korea

序 五

　　我非常荣幸能为张秀兰教授的这部巨著——《图解青光眼微创手术操作与技巧》一书撰写序言。张教授总是以她所编写的新书的形式给我带来不断的惊喜。张教授之前已经出版了三本书，即《图解临床青光眼诊治》(2014 年)、《图解青光眼手术操作与技巧》(2016 年) 和《图解青光眼 眼前节影像学检查及诊断》(2020 年)，每本书都已印刷 6 次，总印刷量已超过 25 000 册。每当我在国际眼科会议或青光眼大会上与她见面时，我都能感受到她在教学、科研和临床上展现出来的满满的正能量、活跃的思维和激情。我们都知道，写书是一项艰巨的工作，需要花费大量的时间和精力。那么，出版四本书毫无疑问表明张教授是多么热爱与年轻医生和同事分享她的知识和技巧。我可亲自为她证明她要花多少时间待在办公室里准备、撰写和修改书中的章节。

　　我们生活在科技飞速发展的时代。青光眼的治疗、管理和研究领域也不例外。青光眼治疗方法的发展，如微创青光眼手术（MIGS），正敦促我们需从有经验的外科医生和控制良好的临床研究中获得更多有价值的信息、证据和专业知识。采用 MIGS 可简化现有的手术，缩短手术时间，尽量减少并发症。尽管如此，医生们在接受新手术时还是会遇到学习曲线。张教授的书正好能够教会他们有效掌握 MIGS 技术在术前、术中和术后中的应用，造福患有致盲性眼病的青光眼患者。我希望这本书能够尽快翻译成英文，传播到世界各地。我非常感谢张教授给我机会介绍她的重要作品。她是一位好老师，也是一位优秀的医生，更是一位极具天赋的术者。

Kilo Paule

2022 年 5 月 1 日于韩国首尔

图解青光眼 ▬▬▬
微创手术操作与技巧

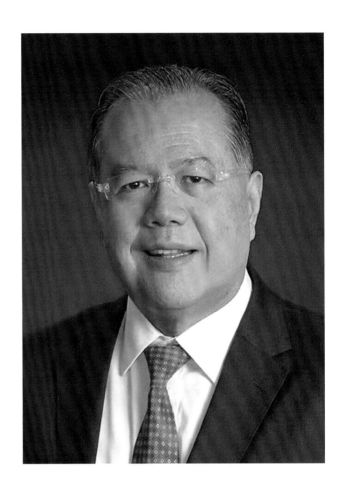

Tin Aung, M.D., Ph.D.

Professor of Ophthalmology

Director, Singapore National Eye Centre

Medical Director, Group Director, Research (Scientific), SingHealth

Kwan Im Thong Hood Cho Temple Professor of Ophthalmology

Duke-NUS Medical School

Senior Consultant, Glaucoma Dept, Singapore National Eye Centre

Foreword 6

It is my great honor and pleasure to write the foreword for the fourth book of Prof. Xiulan Zhang, titled *Illustrated Surgical Techniques and Pearls of MIGS*. After publishing three books, *Illustrated Clinical Diagnosis and Treatment of Glaucoma* (2014), *Illustrated Surgical Techniques and Pearls of Glaucoma* (2016), and *Illustrated Anterior Segment Examinations and Diagnosis of Glaucoma* (2020), this is the latest in Prof. Zhang's series of illustrated books in glaucoma, which have been printed six times comprising more than 25,000 copies and benefiting more than 20,000 ophthalmologists in China and abroad.

I read through all the chapters of this great work with excitement as soon as I got the new textbook from Prof. Zhang. I am deeply impressed by the abundant surgical images and videos of MIGS. With more than 1,600 pictures and 80 surgical videos, this book provides readers with a comprehensive, systematic, clear, and detailed description of every step and technique of MIGS as well as the management of various problems and complications, making it unique in the field of glaucoma. This book certainly presents cutting-edge ideas and thoughts. In addition to standardized surgical procedures, this book presents modifications and improvements to MIGS operations, many of which may be new and original. This book also embodies a large amount of content on the combination of MIGS and cataract surgery, leading to a new trend and frontier in MIGS. The above idea may also provide inspiration for surgeons performing glaucoma surgery combined with retinal and other subspecialty surgery.

Prof. Zhang and I have known and collaborated with each other for many years, having published a lot of papers together, often giving lectures in international conferences together. She always exudes strong energy, great passion and has many innovative ideas. This book, as well as the other three books, were written completely by herself, including every video edit to guarantee high quality. For this, I truly admire her great effort and hard work to share and spread new knowledge on glaucoma.

Last but not the least, I want to congratulate Prof. Zhang on publishing another important work in glaucoma. I believe this book will be a good "mentor" for ophthalmologists, especially the younger generation and hope this will inspire ophthalmologists worldwide to improve surgical management of glaucoma!!

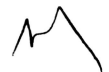

May 8, 2022 at Singapore

序 六

　　我很荣幸和高兴为张教授的第四部著作《图解青光眼微创手术操作与技巧》写序。继《图解临床青光眼诊治》(2014 年)、《图解青光眼手术操作与技巧》(2016 年)和《图解青光眼　眼前节影像学检查及诊断》(2020 年)出版后,这是张教授的青光眼治疗系列图书的新书。此系列图书已印刷 6 次,共计印刷 25 000 多册,超过 20 000 名国内外眼科医生从中受益。

　　当我拿到张教授的新书后,怀着激动的心情研读这本著作的所有内容。丰富的青光眼微创手术(MIGS)图片和视频令人印象深刻。本书罗列了超过 1 600 张图片和 80 个手术视频,为读者系统全面详细地介绍了 MIGS 的每个步骤和技术,以及各种问题和并发症的处理,显示出本书在青光眼领域的独特之处。这本书无疑阐述了前沿的理念和思想。除了标准化的手术程序,本书还提出了对 MIGS 手术的改良和改进,其中许多观点可能是全新原创的。本书还收录了大量 MIGS 与白内障手术相结合的内容,引领了 MIGS 的新趋势,带头了前沿技术。书中的思路也可启发青光眼手术联合视网膜及其他亚专科手术的外科医生。

　　我和张教授相识并合作多年,共同发表了许多论文,经常在国际会议上一起演讲。她总是充满活力、热情洋溢,以及充满很多创新的想法。这本书以及其他三本书完全由她亲笔编写,包括每个视频的编辑,以保证高质量的呈现。为此,我非常钦佩她在分享和传播青光眼新知识上所付出的努力和艰苦工作。

　　最后,我特此祝贺张教授出版了又一本青光眼的重要著作。我相信这本书将是眼科医生特别是年轻医生的良师益友。期望本书激励全世界的眼科医生改善青光眼手术的疗效！！

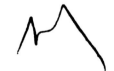

2022 年 5 月 8 日于新加坡

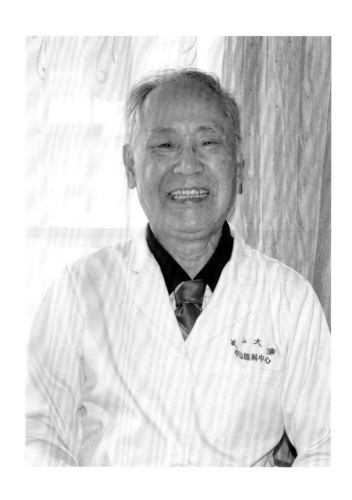

彭大伟　教授

Dawei Peng, M.D., Ph.D.
Professor of Ophthalmology

我国著名青光眼学家
中山大学中山眼科中心教授、主任医师、博士研究生导师
曾任中山眼科中心青光眼科副主任
曾任中山眼科中心医教处处长
曾任中山医科大学临床药理基地副主任
曾留学日本、澳大利亚

博士研究生导师

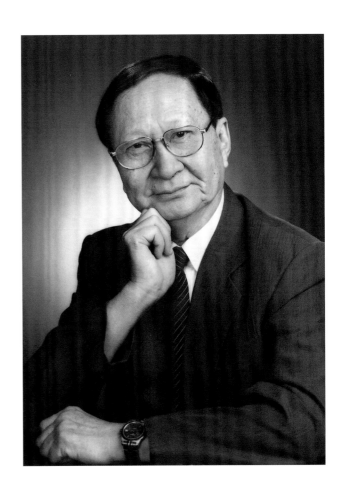

陈家祺　教授

Jiaqi Chen, M.D., Ph.D.
Professor of Ophthalmology

我国著名角膜病学家
中山大学中山眼科中心教授、主任医师、博士研究生导师
曾任中山大学中山眼科中心主任、眼科医院院长
曾任中华医学会眼科学分会全国角膜病学组组长

前　言

　　自2016年《图解青光眼手术操作与技巧》出版，转眼已过了6年。在此期间，我又积攒了不下百个新的手术视频，主要是为再版此书做准备。随着青光眼手术器械和技术的进步，各种类型微创青光眼手术（MIGS）近两年在国内陆续开展起来，我最先接触到的是房角镜和微导管辅助下的360°小梁切开术（GATT）。这项手术要求高、难度大，但我第一例就做得非常成功，而且该例术后效果非常好，让我对微创手术有了全新的认识。众所周知，MIGS主要应用在开角型青光眼上。有一天，我在手术台上遇到了一例拟行GATT但术中房角镜下显示房角完全关闭的儿童青光眼。由于小孩术前无法配合房角镜检查，术前我们都会签好GATT和房水引流阀植入手术两份知情同意书。看到房角关闭，我想可能要改行房水引流阀植入手术了。但那一瞬间，我又不忍心就此放弃做微创手术。强烈的好奇心让我想看看这例"房角关闭"到底是怎么关闭的。于是，我用视网膜刮钩（一种房角切开刀）轻轻"掀开"覆盖在房角的虹膜，暴露在我眼前的竟然是完好的房角结构！原来是虹膜将整个房角结构给遮挡了！我用视网膜刮钩切开小梁网，将微导管插入Schlemm管，顺利完成了360°的GATT！手术后，我的心依然没有平静下来，因为，此时我想到了我们的闭角型青光眼。长期以来，我们都知道闭角型青光眼是虹膜爬行粘连导致房角关闭，但是，粘连闭合的闭角型青光眼的房角结构还在吗？还能找到小梁网和Schlemm管吗？MIGS可以用在闭角型青光眼上吗？……天啊，一个个问题闪过脑海，我心潮澎湃……

　　带着这些疑问，第二天我就在一例行白内障超声乳化吸除联合人工晶状体植入术（PEI）的晚期原发性闭角型青光眼（PACG）患眼上，在房角镜辅助下，用大劈核钩轻轻"刮下"虹膜，进行房角分离（GSL）。不曾想，带有浓厚色素的小梁网和白色的巩膜嵴映入眼帘（见图9-2-3D）！与房角分离前不见房角结构（见图9-2-3A）形成了鲜明对比！天啊，太漂亮了，太神奇了！粘连闭合的PACG房角结构居然还在！还能找到小梁网和Schlemm管！后来，在行房角分离后，更多漂亮的房角结构（见图9-2-4A、E，图9-2-5）——展现在眼前，每一次那种发现"新大陆"激动的心情至今令我记忆犹新！

　　紧接着新问题一个又一个冒出来，PACG是否存在与原发性开角型青光眼（POAG）共同或类似的病理机制？PEI/PEI+GSL一直都应用于治疗早中期PACG，但是否仍然足够有效治疗中晚期PACG？Schlemm管手术在中晚期PACG中是否可取得良好的疗效呢？……这些问题推动着我不停地查阅文献、思考、在实践中尝试、优化、形成新的理论……最后，我深信，在不知不觉中我已经进入了一个全新的世界，而探索这些问题将有可能为青光眼尤其是PACG治疗带来革命性的转变！

　　查阅文献发现，Schlemm管切开（也叫房角切开，Goniotomy，GT）范围有120°、240°、360°，尚没有关于哪一种切开范围孰优孰劣的证据。于是，我立即开展研究，发现120° GT简单易行、效果好，尤其联合PEI/PEI+GSL能够十分快捷地完成青白联合手术。相比传统青白联合手术，大大缩短了时间，更减少了烦琐的手术步骤！我将PEI+GSL+GT称为"小青白"。"小青白"是相对"大青白"而言的，"大青白"是指传统的青白联合手术（白内障超声乳化吸除联合人工晶状体植入＋小梁切除术，PEI+Trab）。

　　在前期研究完成40~50例随访的基础上，我牵头国内八个中心开展了"大青白"对比"小青白"的随机对照临床试验（RCT），这是在国际上第一个开展微创手术治疗中晚期PACG的RCT（ClinicalTrials.gov，注册号 NCT04878458）。

随着研究的深入开展，我又萌发了另外一个想法。针对中晚期 PACG 患者不具备白内障手术指征或者是透明晶状体，手术又该如何做呢？传统方案是做小梁切除术（简称"小梁"）或者周边虹膜切除术（SPI）联合术后辅助降低眼压药物。通过查阅文献和深入思考，我创新性地提出了"小青"手术方案，即周边虹膜切除＋房角分离＋房角切开（SPI+GSL+GT），而这种方案至今国际上无人提出和应用过！

于是，在做了 30 例前期研究基础上，我牵头国内七中心开展了"小梁"对比"小青"的 RCT 研究，正好也是"大青白"对比"小青白"RCT 研究的姊妹篇。这是在国际上开展的第二个微创手术在中晚期 PACG 上应用的 RCT（ClinicalTrials.gov，注册号 NCT05163951）。

我们八个中心的 PI 都非常支持我的行动。他们的努力让我坚信，我们的研究成果，将会为 PACG 手术方式的选择带来改变。到目前为止，我们发表了一系列关于 MIGS 在 PACG 上研究的综述、焦点论坛、"小青白"RCT 的研究方案、"小青白"的中期回顾性研究报告。此外，相关的述评、"小青"中期回顾性研究报告、"小青"RCT 的研究方案等都即将陆续发表。

在这个研究过程中，我非常感谢我的同事，中山眼科中心陈伟蓉教授的鼓励！在我的团队里，大多数是研究生、进修生和刚入门的年轻医生，我总是有很多想法、手术改良，长期以来苦于没有人和我一起探索和分享。陈教授听过我的课，主动向我"讨教"。后来我发现，我们是相见恨晚！原来我们是同一类人，有着开放的思想、执着的学术追求和为患者奉献的优秀品质。她把学习到的 MIGS 手术技术应用到她的儿童白内障继发性青光眼的患者上。她和我一起开展临床研究，一起做"小青白"手术直播，把我们创新的理念传播出去，让大家看到，我们中国人自己也能创立全世界最好的青光眼手术方式！

我还要感谢《中华实验眼科杂志》的尹卫靖主任编辑。尹主任做事认真、细致、敬业是业界出了名的，她同时具备开拓、创新的品质，十分愿意接受新理念和新思想。我把我的想法告诉她，她能够感受到这是创新的题材，立即与我约稿。本来，我是计划把研究成果优先投到国外杂志的，在尹主任的"教导"下，我也接受了我们也应该有引领国内学者进步和学术发展的责任和义务。所以，我改变了主意，把第一篇焦点论坛、第一篇"小青白"和第一篇"小青"的中期回顾性临床研究报告都投给了《中华实验眼科杂志》并顺利发表！

从开始做第一例"小青白"至今，时间仅仅才过去一年半。其间，我几乎每个周末都有机会在全国各地演讲。在传播自己的理念和实践结果时，我得到了很多同道的支持和响应，MIGS 在中华大地开花结果的格局逐渐形成……

这一年半我异常繁忙，但却无比充实。我不停地在思考，同时也渐渐萌发了撰写新书的念头。我想到再版 2016 年的手术书，尽管手术方法也在更新，我精选的视频也更完美、更漂亮，但再版带给读者的依然是传统手术。而如果我写新书《图解青光眼微创手术操作与技巧》则可以让 MIGS 在国内迅速开花结果，不仅能帮助大量基层医生开展此类手术，更重要的是还能拓展 MIGS 在闭角型青光眼上的应用！于是，我动笔了。

撰写书的过程是艰辛的。时间不过才一年,一年里不停地思考、学习、收集资料,半年里奋笔疾书,而这一切,都是我一个人在悄悄地做,没有惊动学生和其他同事。而这一年里,我同样没有脱产一天,每天也在门诊、手术、科研、教学与行政上来回奔波。但心中有使命,再苦再累,都是忙并快乐着! 我深刻体会到习主席所说的"幸福都是奋斗出来的"。当此书完工时,我相信没有任何一个人比我此时此刻感觉更幸福!

作为青光眼"战场上的老兵",我有幸见证了青光眼手术的日新月异。青光眼治疗进入了前所未有的新时代。传统手术的手术时间长、并发症多、术后处理要求高。微创手术简单、步骤少、用时短、不损伤结膜,是值得推广的术式。微创手术和传统手术的差异和价值值得探索。掌握手术技巧是减少并发症、提高手术成功率的关键。目前,MIGS 研究主要集中在开角型青光眼。期待 MIGS 在闭角型青光眼上的 RCT 研究为 PACG 手术方式的选择带来革新。但这些仅代表个人观点,未来 MIGS 尤其 Schlemm 管手术应用于PACG 治疗的确切适应证还需大量的研究和临床实践来证实,书中提到的个人建议(第九章第七节问题二)也有待实践证明,均仅供参考!

感谢所有给予过帮助、鼓励、支持的前辈、同道! 感谢为此书默默奉献的家人、朋友、患者和我的学生们!

感谢英国 Moorfields 眼科医院 Keith Barton 教授,美国 Stephen P. Christiansen 教授,意大利 Paolo Brusini 教授,法国 Dietrich Wolf 博士,新加坡国立大学 Paul Chew 教授和 Chelvin Sng 副教授,中山大学中山眼科中心叶天才教授、杨扬帆副教授,首都医科大学同仁眼科中心王宁利教授、唐炘教授,北京大学第三医院张纯教授,北京大学人民医院吴慧娟教授,山东第一医科大学第一附属医院党光福教授,山东第一医科大学附属青岛眼科医院潘晓晶教授,中山眼科中心王莉老师、刘卫慈老师等慷慨提供了一些手术视频或图片(书中都有注明)。

感谢科林公司眼科市场张瑞纯经理、睛确医疗科技(上海)有限公司医学部李涌总经理、艾尔建信息咨询(上海)有限公司眼科青光眼市场部方原经理、香港御一国际有限公司简浩明(Simon Kansas)董事长、武汉视博医疗器械有限责任公司眼科事业部苏瑞副总监、Ivantis 新加坡 Gabrielle Lee 经理等提供相关仪器或器械有价值的图片和资料;感谢科林、睛确医疗、艾尔建、视博医疗、Glaukos Corporation、Ivantis、广州醒目医药科技、富吉医疗、参天制药、高视医疗、英国豪迈、和邦思特等公司授权使用相关资料。

感谢重庆上邦医疗设备有限公司提供优质的眼前节数码裂隙灯照相机,上海天视提供先进的扫频前节 OCT(Tomery CASIA SS OCT),蔡司(ZEISS)和莱卡(LEICA)提供高清尖端的手术显微镜。感谢英国豪迈和广州醒目医药科技提供高品质的手术用房角镜,感谢富吉医疗提供精巧而实用的 TMH(谷户钩)房角切开刀,感谢中山眼科中心手术室护士团队和麻醉科团队,为每一台高品质手术提供了最好的手术辅助效果……众多的帮助,无法一一致谢。因为他们,我才得以获取高质量的视频和图片资料。

特别感谢中山眼科中心王伟医师在微创手术历史资料的收集和整理上的帮助。

感谢姚克教授在收到我的第三本书时,建议我写下一本新书时要加上房水循环途径这一章节。原来姚教授一直在鼓励我写第四本书! 我在新书第一章真的写下了这部分内容。

感谢陈伟蓉教授、尹卫靖主任的鼓励和支持！感谢国内八个中心 PI 们的支持和帮助，他们是哈尔滨医科大学附属第二医院原慧萍教授、邯郸市眼科医院范肃洁主任医师、石家庄市人民医院唐广贤主任医师、四川大学华西医院唐莉教授、重庆医科大学附属第三医院谢琳教授、福建医科大学附属协和医院卢岚教授、重庆市人民医院眼科聂昕副主任医师、上海市第一人民医院周民稳副教授。

感谢中山眼科中心临床研究中心刘玉红老师在图片修饰上给予的帮助，谢耀彬助理工程师在视频配乐上作的贡献。感谢广州美术学院研究生罗心榆同学绘制的许多漂亮的图片。

感谢四川省人民医院陈施言主治医师、湖北省恩施慧宜眼科医院施继光主治医师、重庆市人民医院聂昕副主任医师、四川省自贡市第三人民医院杨彬主治医师、贵州医科大学附属医院张西主治医师、广州市黄埔区人民医院钟为辉主治医师、南昌市第一医院李颖洁主任医师、贵州医科大学第二附属医院杨春满主治医师、陕西省西安市第三医院郭省香副主任医师，以及中山眼科中心林凤彬、程伟靖、宋云河、张寅航、王培源、蒋嘉炫、张英哲、胡堃等同学在书稿校对上给予的帮助。

感谢人民卫生出版社的支持和帮助！

最后，感谢中山眼科中心培养了我。中山眼科中心大量而丰富的病例资源、领先的手术水平、尖端的手术设备和设施，以及前辈、同道的慷慨指导和帮助，是这本书顺利出版的基石。

到目前为止，前三本著作《图解临床青光眼诊治》(2014 年)《图解青光眼手术操作与技巧》(2016 年)、《图解青光眼 眼前节影像学检查及诊断》(2020 年)均分别印刷了 6 次，三本书共出版印刷 25 000 册以上，使超过 20 000 名中国眼科医师和国外超过 15 个国家的眼科医师获益。《图解临床青光眼诊治》获得人民卫生出版社 2015 年度"质量效益奖"，是同年五官编辑部唯一一本获奖图书，也是同年人民卫生出版社出版 1 500 本图书中评选出的前 20 位优秀图书之一；《图解青光眼手术操作与技巧》获得了人民卫生出版社 2017 年度"人卫好书奖"奖项"优秀数字与融合产品奖"，也是人民卫生出版社当年出版 1 000 多本图书中脱颖而出的 6 本著作之一，更是当年五官编辑部唯一一本获奖图书。

愿这本《图解青光眼微创手术操作与技巧》和其他三本著作一样，能成为广大眼科医师尤其是青光眼医师热爱的实用参考书，陪伴他们的成长！愿年轻一代秉承创新的品质，砥砺前行，为中国青光眼事业努力拼搏、贡献力量，实现关键技术方案的创新与突破！

2022 年 2 月 8 日于广州

Preface

Since the publication of the *Illustrated Surgical Techniques and Pearls of Glaucoma* in 2016, I have accumulated more than 100 new surgical videos for its republication. With the development of glaucoma surgical devices and technology, various types of minimally invasive glaucoma surgery (MIGS) were introduced into China over the last two years. I first performed MIGS via gonioscopy and microcatheter-assisted transluminal trabeculotomy (GATT). The operation was tricky, but my first case was very successful, and the postoperative effect was quite good, which encouraged me to venture further into the realm of MIGS. One day, I encountered a patient with childhood glaucoma who was supposed to undergo GATT, but the anterior chamber angle was completely closed under gonioscopy during the operation. Since children usually cannot comply with the gonioscopy examination, we obtained two signed informed consent forms, one for GATT and one for tube shunt implantation before surgery. Considering that the angle was completely closed, tube shunt implantation should have been performed. However, at that moment, I could not bear to give up GATT, although MIGS is mainly used in open-angle glaucoma. I was eager to explore how his angle was closed. Thus, I gently "scratched" the iris adhered to the angle with a retinal spatula hook (a goniotomy blade), and unexpectedly found that the eye still had intact angle structures! The iris had barricaded the entire angle! After incising the trabecular meshwork with the retinal spatula hook, I inserted the microcatheter into the Schlemm's canal and successfully completed a 360-degree GATT! After the operation, I could not stop thinking and wondering if MIGS could also be used in angle-closure eyes. For a long time, we believed that angle-closure glaucoma was caused by iris adhesion to the angle. Do the angle structures remain intact? Could we still identify the trabecular meshwork and Schlemm's canal if the angle is exposed? Could MIGS be used in angle-closure glaucoma? So many questions arose and ideas exploded in my mind!

With these questions in mind, the following day, I successfully performed goniosynechialysis (GSL) in an eye with advanced primary angle-closure glaucoma (PACG). After phacoemulsification combined with intraocular lens implantation (PEI), the iris was "scraped" off the angle with a phaco chopper. Surprisingly, a trabecular meshwork rich in pigments and a white scleral spur suddenly appeared (Figure 9-2-3D)! In stark contrast, these structures were covered before the GSL (Figure 9-2-3A). It was beautiful and amazing! This demonstrated that the angle structures remained intact, even in PACG eyes, and I was able to identify the trabecular meshwork and Schlemm's canal. The excitement of revealing more angle structures (Figure 9-2-4AE, Figure 9-2-5) after completing the GSL remains vivid in my mind!

New questions arose: Do PACG and primary open-angle glaucoma (POAG) eyes have a common or similar pathological mechanism? Traditionally, PEI/PEI+GSL was used to treat early and moderate PACG, but does it remain effective in advanced PACG? Will ab interno Schlemm's canal surgery (ab interno trabeculotomy) work in advanced PACG? These questions inspired me to review the literature, to think, to try, to optimize, and finally put forward new theories. At last, I convinced that I have entered a new world, and finding solutions to these questions may bring revolutionary changes to PACG treatment!

According to the literatures, there is no evidence of the superiority or inferiority of different incisional ranges (120°, 240° or 360°) for Schlemm's canal incision (also called goniotomy, GT). Therefore, I immediately performed a pilot study and found that 120° GT was simple yet effective, especially when combined with PEI/PEI+GSL in PACG eyes. Compared with traditional phacotrabeculectomy (PEI+Trab), PEI+GSL+GT (phacogoniotomy) greatly shortens the surgical time and reduces tedious operational procedures.

Based on preliminary results from 40-50 cases, I conducted a multi-center randomized controlled trial (RCT) to compare the efficacy and safety of phacotrabeculectomy (PEI+Trab) versus phacogoniotomy (PEI+GSL+GT) in advanced PACG; this was the first RCT to focus on advanced PACG (ClinicalTrials.gov: NCT04878458).

Another idea occurred to me as we proceeded with the RCT. What should we do in cases of PACG eyes with a clear lens or no indication for lens extraction? The current standard is to perform trabeculectomy (Trab) or surgical peripheral iridectomy (SPI) adjunctive with postoperative intraocular pressure (IOP) -lowering medication. After reviewing the literature, I innovatively put forward the concept of "simplified trab surgery", that is, SPI+GSL+GT, which had never been proposed and applied worldwide.

Based on the preliminary results of 30 cases, I started another multi-center RCT to compare the efficacy and safety of Trab versus SPI+GSL+GT in advanced PACG without cataract. This was the second RCT (ClinicalTrials. gov: NCT05163951) on MIGS in advanced PACG to be conducted worldwide.

The principal investigators (PIs) from the eight centers involved in RCT study were firm supporters of the investigation. We believe that these efforts will substantially change the surgical options for PACG. So far, we have published a series of reviews and reports about the methodology, study design, and preliminary results of studies on "PEI+GSL+GT" and "SPI+GSL+GT".

I am very grateful to my colleague, Professor Weirong Chen from Zhongshan Ophthalmic Center, for her encouragement. Most of my team members are graduate students and visiting scholars who are just beginning glaucoma research and clinical practice. I always have many ideas about surgical improvements, but most of the time, I have no one to share with. Professor Chen listened to my lectures and actively asked for advice. We have so much in common, including an open mind, persistent academic pursuit, and dedication to patients. She applied the MIGS to patients with glaucoma following childhood cataract surgery. She joined me in clinical research and together, we demonstrated the "PEI+GSL+GT" live surgery together, disseminating the innovative ideas to the world. The Chinese can be global leaders in glaucoma surgery!

I would also like to thank Weijing Yin, Editor-in-Chief of the *Chinese Journal of Experimental Ophthalmology* (Chin J Exp Ophthalmol). She is well known for her earnestness, meticulousness, and dedication to her work. She is also a pioneer and innovator who is willing to accept new ideas and thoughts. I presented my ideas to her, and she immediately sent me a request to submit a relevant manuscript. I originally planned to submit the manuscript to a foreign peer-review journal. However, under her guidance, I realized that we are responsible for contributing to the progress of domestic research. Therefore, I submitted the report of debate on MIGS in angle closure, the preliminary report of "PEI+GSL+GT" and "SPI+GSL+GT" to the *Chin J Exp Ophthalmol* for publication.

In the one and a half years since the first "PEI+GSL+GT" procedure was performed, I have had the opportunity to give lectures almost every weekend at different locations all over the country. I received a lot of support and responses from the audience. The use of MIGS in angle closure has become popular in China gradually…

During this very busy year and a half, the idea of writing a new book emerged. I thought of revising the surgical book published in 2016; yet, even though the surgical techniques would be updated and my selected videos are better and more beautiful, the republished book would still be about traditional surgeries. However, a new book, *Illustrated Surgical Techniques and Pearls of MIGS*, may not only help ophthalmologists become aware of and perform MIGS, but, more importantly, it could promote the application of MIGS in angle-closure glaucoma. Therefore, I decided to begin writing this book.

Writing a book is hard. I spent a whole year thinking, studying, and collecting materials and another half a year writing. This project was performed independently, without disturbing my students or colleagues. I did not rest during weekends or holidays. I did not ask for off-job time. I was shuttling between clinics, research, teaching, lectures, and administration issues every day. Maybe this is the so called "when there is a mission in your heart, you will be joyfully busy"! I deeply understand what President Xi meant when he said, "happiness comes from striving". When this book is finished, I believe that no one will feel happier than me.

As a "battlefield veteran" of glaucoma, I have witnessed the rapid development of glaucoma surgery. Glaucoma treatment has recently entered a new era. Traditional operations are time-consuming, of higher risk of complications, and require more careful postoperative care. MIGS is simple, with fewer steps, shorter time, and less damage to the conjunctiva, making it worthy of popularization. The advantages and disadvantages of MIGS and traditional surgery warrant further investigation. Mastering surgical skills is key to reducing complications and improving the success rate of surgeries. Currently, MIGS studies have mainly focused on open-angle glaucoma. It is expected that the RCTs of MIGS in angle-closure glaucoma will alter the surgical options for

PACG. However, these are merely personal opinions. The exact indications for MIGS in PACG treatment require further research. The personal suggestions in the book (Chapter 9, Section 7, Question 2) have yet to be proven in clinical practice.

I thank all the predecessors and colleagues who have helped, encouraged, and supported me. I thank my family, friends, patients, and students who have contributed to this book!

I thank Professor Keith Barton from Moorfields Eye Hospital in the UK, Professor Stephen P. Christiansen from the USA, Professor Paolo Brusini from Italy, Dr. Dietrich Wolf from France, Professor Paul Chew and Associate Professor Chelvin Sng from the National University of Singapore, Professor Tiancai Ye and Associate Professor Yangfan Yang from Zhongshan Ophthalmic Center of Sun Yat-sen University, Professor Ningli Wang and Professor Xin Tang from Beijing Tongren Eye Center of Capital Medical University, Professor Chun Zhang from Peking University Third Hospital, Professor Huijuan Wu from Peking University People's Hospital, Professor Guangfu Dang of the First Affiliated Hospital of Shandong First Medical University, Professor Xiaojing Pan from Qingdao Eye Hospital of Shandong First Medical University, and Ms Li Wang and Ms Weici Liu from Zhongshan Ophthalmic Center, who generously provided surgical videos or pictures (all indicated in the book).

I would like to thank Ruichun Zhang (Marketing manager of Clinico Inc.), Grace Li (General manager of EYE TECH CARE China subsidiary), Yuan Fang (Product Manager of Allergan Shanghai Co., Ltd.), Simon Kansas (CEO of I Alphamed Limited Hong Kong), Rui Su (Deputy Director of Ophthalmology Department of Wuhan Shibo Medical Devices Co., Ltd.), and Gabrielle Lee (Manager of Ivantis Singapore) for providing treasured pictures and information related to MIGS instruments or devices. I would also like to express my appreciation to Clinico Inc., EYE TECH Medical, Allergan, Shibo Medical, Glaukos Corporation, Ivantis, Guangzhou XingMu Medical & Science Co., Ltd., Shanghai Chartwell Medical Instrument Co., Ltd, Santen Pharmaceutical (China) Co., Ltd., Gauss Medical, Halma UK Beijing Representative Office, HBC Tech, and other companies for authorizing the use of relevant materials.

I am grateful to ChongQing SunKingdom Medical Instrument Co., Ltd. for providing high-quality digital slit lamp cameras; Sky Vision Technology Co., Ltd for providing advanced Tomey CASIA OCT; and ZEISS and LEICA for providing high-resolution cutting-edge surgical microscopies. I would also like to thank Halma UK and Guangzhou XingMu Medical & Science Co., Ltd for providing the high-quality surgical gonioscopes, thank the Shanghai Chartwell Medical Instrument Co. Ltd for providing the exquisite TMH microhook, and thank the staffs of operating room and anesthesiology for providing the excellent help, with which we were able to record high-quality surgical videos and pictures.

In particular, I would like to thank Dr. Wei Wang from Zhongshan Ophthalmic Center for his help in collecting materials for the MIGS to write the introduction.

I thank Professor Ke Yao. When he received my third book, he suggested that when I write my next book, I should add a chapter on the anatomy and physiology of aqueous humor outflow, which I have included as the first chapter of my new book.

I thank Professor Weirong Chen and Editor-in-Chief Weijing Yin for their encouragement and support. I am grateful to all the PIs running the RCTs in the eight centers across China: Professor Huiping Yuan from the Second Affiliated Hospital of Harbin Medical University, Professor Sujie Fan from Handan Eye Hospital, Professor Guangxian Tang from Shijiazhuang People's Hospital, Professor Li Tang from the West China Hospital, Professor Lin Xie from the Third Affiliated Hospital of Chongqing Medical University, Professor Lan Lu from the Union Hospital of Fujian Medical University, Associate Professor Xin Nie from Chongqing People's Hospital, and Associate Professor Minwen Zhou from Shanghai First People's Hospital for their support and help.

I would also like to thank Ms. Yuhong Liu from the Clinical Research Center of Zhongshan Ophthalmic Center for her help with picture editing and assistant engineer Yaobin Xie for incorporating music into the surgical videos. I thank Xinyu Luo from Guangzhou Academy of Fine Arts for drawing many beautiful pictures.

I thank Dr. Shiyan Chen from Sichuan People's Hospital, Jiguang Shi from Hubei Enshi Huiyi Eye Hospital, Xin Nie from Chongqing People's Hospital, Bin Yang from the Third People's Hospital of Zigong, Sichuan Province, Xi Zhang from the Affiliated Hospital of Guizhou Medical University, Weihui Zhong from the People's Hospital of Huangpu District, Yingjie Li from Nanchang First Hospital and Chunman Yang from the Second Affiliated Hospital of Guizhou Medical University, Xingxiang Guo from the Third Hospital of Xi'an, Shaanxi Province, as well as Drs. Fengbin Lin, Weijing Cheng, Yunhe Song, Yinhang Zhang, Peiyuan Wang, Jiaxuan Jiang, Yingzhe Zhang, Kun Hu, and Shuyu Chen from Zhongshan Ophthalmic Center for proofreading the manuscript.

I thank People's Medical Publishing House for the support and help!

Finally, I would like to thank Zhongshan Ophthalmic Center for cultivating me. The abundant clinical cases, high-quality surgical techniques, cutting-edge surgical equipment, and guidance from predecessors and fellows were the cornerstones of the successful publication of this book.

To date, the first three books, *Illustrated Clinical Diagnosis and Treatment of Glaucoma* (2014), *Illustrated Surgical Techniques and Pearls of Glaucoma* (2016), and *Illustrated Anterior Segment Examinations and*

Diagnosis of Glaucoma (2020), have been printed six times comprising more than 25,000 copies and benefiting more than 20,000 ophthalmologists at home and abroad. The *Illustrated Clinical Diagnosis and Treatment of Glaucoma* won the "Quality and Efficiency Award" of People's Medical Publishing House (PMPH) in 2015—the only winner from the editorial department of dentistry, ophthalmology and otolaryngology, and ranked in the top 20 excellent books among PMPH's 1,500 books published in the same year. The *Illustrated Surgical Techniques and Pearls of Glaucoma* won the PMPH "Excellent Integrated Digital Book Award" in 2017. It was also one of six books that stood out among PMPH's more than 1,000 books published in that year, and it was the only winner from the editorial department of dentistry, ophthalmology and otolaryngology that year.

This book, *Illustrated Surgical Techniques and Pearls of MIGS*, will become a useful reference for ophthalmologists, especially glaucoma surgeons. May the younger generation work hard and contribute their efforts to the field of glaucoma and achieve more breakthroughs in key techniques!

Xiulan Zhang

February 8, 2022 at Guangzhou

本书的特点

一、《图解青光眼微创手术操作与技巧》是图解青光眼系列著作的全新成员,是《图解临床青光眼诊治》《图解青光眼手术操作与技巧》《图解青光眼 眼前节影像学检查及诊断》的承接著作。秉承同样的写作风格,全书以图代替文字,基于手术视频剪辑图片、临床病例图片,以及手术视频,抽丝剥茧阐释微创青光眼手术的原理、临床应用和研究进展。每一例资料均凝聚着著者的多年积累、艰辛收集、深入思考和细致研究。

二、该书是一本匠心独运的著作。全书共有 1 600 多张精美图片和 86 个微创青光眼手术视频(通过在指定网站输入网络增值码获取),全面、系统、清晰、细致地阐释了微创青光眼手术操作的每一个步骤与技巧,以及各种相关问题和并发症的处理,是目前国内外青光眼领域极具特色的著作。

三、该书和前面三本书一样,都是著者独立完成。书中每一个字、每一个逗号、每一张图片、每一处标识、每一个视频剪辑,都是著者反复推敲,亲自逐字逐句敲打键入、编辑、剪辑而成。一如既往地坚持这种著书风格,是对读者的承诺,也是对品质的保证。

四、该书撰写风格独特,贴近中国临床真实场景。不但分门别类系统介绍,还结合问题和回答的形式,解答了近 220 个与手术操作和技巧以及并发症处理相关的临床实际问题,将著者丰富的临床经验、体会和见解与读者交流与分享。

五、该书条理清晰、表述细腻。1 600 多张图,配有各种标识,包括各种不同颜色的箭头、直线、曲线、线框、手绘图、漫画图等,细致地阐述每一个手术操作的细节;近 220 个释疑问题,涉及了与手术相关的方方面面;网络增值码囊括了 195 个手术视频(包含《图解青光眼手术操作与技巧》附赠的手术视频,以及本书中微创青光眼手术视频 86 个),将青光眼各种手术方式、同一种手术的不同改良、不同风格与变化等都一一呈现给读者,让读者感受、品读、回味每一个细节。

六、该书内容丰富、翔实。全书分绪论和十个章节,绪论重点介绍微创青光眼手术发展历程和手术类型。第一章介绍与微创手术原理相关的房水排出通路的生理与解剖,第二章介绍房角的解剖结构,这两章为读者开展微创手术提供了理论基础。第三章介绍手术用房角镜、显微镜及围手术期用药,为读者提供了开展微创手术必备的知识储备。第四章到第八章分别介绍了不同微创青光眼手术方式,包括以内路小梁网 -Schlemm 管引流为途径的微创手术、以外路小梁网 -Schlemm 管引流为途径的微创手术、以葡萄膜巩膜引流为途径的微创手术、以结膜下引流为途径的微创手术,以及以睫状体分泌功能减弱为途径的微创手术等。每一章都包括问题和解答部分,囊括了几乎所有与手术操作和技巧以及并发症处理相关的临床问题。第九章是著者特别推荐的部分,介绍了 MIGS 在闭角型青光眼中的应用,尤其将白内障超声乳化吸除联合人工晶状体植入(phacoemulsification cataract extraction combined with intraocular lens implantation,PEI)、房角分离(goniosynechialysis,GSL)与房角切开术(goniotomy,GT)结合,用于原发性闭角型青光眼(primary angle-closure glaucoma,PACG)合并白内障中晚期的治疗,是一次革命性的进步。提出的周边虹膜切除术(surgical peripheral iridectomy,SPI)+GSL+GT 用于治疗没有白内障手术指征的中晚期 PACG,

更是一项创新性举措。第十章介绍了十三例 MIGS 在多种内眼手术后高眼压病例中的应用,为难治性青光眼提供了新的辅助治疗方案。

七、整本书很大部分体现了微创青光眼手术与白内障手术结合的微创青白联合术式,开辟了微创青白联合手术(minimally invasive combined surgery)的前沿。其联合手术方式的理念对青光眼联合视网膜手术、角膜手术等有一定的启发和借鉴。

八、该书呈现的理念与国际研究前沿同步。除了传授规范的手术操作或术式,还呈现了许多经过改良、变化的操作或术式,其中不乏值得商榷和争议之处,希望能与读者共同探讨,开展进一步研究。

九、该书是眼科医生的良师益友,适合医学生、研究生、各级眼科医生包括青光眼、白内障、视网膜专业医生,特别是有志于在青光眼领域发展的眼科同道阅读和参考。

Features of the book

I. The *Illustrated Surgical Techniques and Pearls of MIGS* (*2022*) is the latest in the *Illustrated Glaucoma Book Series,* which include the *Illustrated Clinical Diagnosis and Treatment of Glaucoma* (*2014*)*, Illustrated Surgical Techniques and Pearls of Glaucoma* (*2016*)*,* and *Illustrated Anterior Segment Examinations and Diagnosis of Glaucoma* (*2020*). Adhering to the same writing style, this book integrates knowledge from pictures and surgical videos instead of simple text to systematically explain the key points and techniques of minimally invasive glaucoma surgery (MIGS). Each case was collected based on years of clinical practice and in-depth thinking.

II. This book was written using more than 1,600 pictures and 86 surgical videos (scan the QR code to obtain access to online videos). It provides readers with a comprehensive, systematic, clear, and detailed description of every step and technique of MIGS as well as the management of various problems and complications, making it unique in the field of glaucoma.

III. This book, as well as the other three published books, was written solely by the author, including every word, punctuation mark, picture, annotation, and video edit to guarantee high quality.

IV. This book not only systemically introduces different categories of MIGS but also answers nearly 220 questions related to surgical procedures and techniques as well as the management of complications, sharing the author's clinical experience and insights with the readers.

V. This book is well-organized and finely presented. It contained over 1,600 pictures with fine annotations, including arrows, lines, curves, squares, cartoons with different colors, meticulously elaborating the details of the surgical procedures; 220 questions and answers that thoughtfully cover all aspects of MIGS; and 86 online surgical videos of MIGSs presenting various operations and modifications, allowing the readers to feel, learn, and recall every detail.

VI. This solid, substantial, and informative book is organized into an introduction and ten chapters. The introduction provides an overview of the developments and future of MIGS. The first two chapters cover the theoretical basis of MIGS by introducing the anatomy and physiology of the aqueous humor outflow (Chapter 1) and the anatomy of anterior chamber angle (Chapter 2). Chapter 3 provides information about MIGS related surgical gonioscopes, microscopes, and perioperative medications. Chapters 4 to 8 introduce different categories of MIGS: enhancing aqueous outflow through ab interno trabecular meshwork-Schlemm's canal surgery (Chapter 4), through ab externo trabecular meshwork-Schlemm's canal surgery (Chapter 5), through uveoscleral routes (Chapter 6), through the subconjunctival space (Chapter 7), and reducing aqueous production by ciliary procedures (Chapter 8). Each chapter includes a questions and answers section that covers problems and/or complications commonly encountered while performing MIGS. Chapter 9 should be of particular interest to readers as it introduces the application of MIGS in primary angle-closure glaucoma (PACG), including a combination of phacoemulsification combined with intraocular lens implantation (PEI) + goniosynechialysis (GSL) + goniotomy (GT), and surgical peripheral iridectomy (SPI) + GSL+ GT for the treatment of advanced PACG with/without surgical indications for cataract, respectively. These are revolutionary innovations in the management of PACG. Chapter 10 presents 13 glaucoma cases with uncontrolled IOP following various intraocular surgeries (including antiglaucomatous surgeries) that were finally solved with MIGS.

VII. This book embodies a large amount of content on the combination of MIGS and cataract surgery, leading a new trend of MIGS. The above idea is inspirational for performing glaucoma surgery combined with retinal or corneal surgery.

VIII. This book presents cutting-edge ideas and thoughts. In addition to standardized surgical procedures, this book presents modifications and improvements to MIGS operations, many of which may be debatable and controversial. The author sincerely hopes to discuss these with readers and conduct further clinical studies.

IX. This book is a good "mentor" for ophthalmologists. It will be beneficial to medical students, postgraduate students, and ophthalmologists of all levels and subspecialties, especially those pursuing a career in the field of glaucoma surgery.

增值视频观看方法

详细图文步骤请扫码添加"人卫眼科"
微信公众号,回复"增值"获取

在手机 APP 上观看:

1. 扫描书后有涂层的二维码。
2. 注册新用户(温馨提示:请牢记用户名和密码,密码如遗忘可以通过注册邮箱找回)。
3. 刮开书后有涂层的二维码下方的涂层,获取激活码,输入激活码后点击"激活"。
4. 激活后,界面会自动提示下载"人卫图书增值"APP。
5. 点击"人卫图书增值"进入登录界面。
6. 登录 APP 后下载相应视频即可观看。

在电脑端网页上观看:

1. 在地址栏输入"人卫智网图书增值服务激活平台"网址:jh.ipmph.com。
2. 点击"注册",注册新用户(温馨提示:请牢记您的用户名和密码。如果您已注册过人卫账号,可以直接登录)。
3. 注册成功后点击"登录",登录您的账号。
4. 刮开书后有激活码的涂层,获取激活码。
5. 输入激活码后点击"激活"。
6. 激活成功,点击右侧"在线浏览资源",进入该书增值视频页面。
7. 点击相应视频,即可在电脑上在线观看。

Instructions for watching the online surgical videos

Please scan the QR code to follow WeChat Official Account of "pmph-ophthalmol". Send "增值" (zengzhi) to get the detailed instructions.

How to watch the online videos in the mobile app：

1. Scan the QR code on the back cover.
2. Register a new account in the website. (Warm tips: Please do remember your username and password. If the password is forgotten, it could be reset through your email.)
3. Scratch off the coating over the activation code. Enter the activation code and click "激活" (Activate).
4. An app ("人卫图书增值") will be automatically downloaded after activation.
5. Open the app and log in with the registered account.
6. After logging in, you can download and watch the videos.

How to watch the video on the website：

1. Go to the website: https://jh.ipmph.com.
2. Click on the "注 册" (Registration) button to register a new account. (Warm tips: Please do remember your username and password. If the password is forgotten, it could be reset through your email.)
3. Click "登录" (Login) to log into your account after a successful registration.
4. Scratch off the coating over the activation code on the back cover.
5. Enter the activation code and click "激活" (Activate).
6. Click "在线浏览资源" (Browse online resources) on the right after the successful activation.
7. Click the videos you are interested in to watch.

目录 Contents

第九章　MIGS 在原发性闭角型青光眼中的应用 ·····337
Chapter 9　MIGS for primary angle-closure glaucoma ·····337

微创青光眼手术的发展历程与未来方向

The developments and future of MIGS

药物、激光和手术是青光眼治疗的三大基石。传统的小梁切除术一直是青光眼手术的"金标准",但是威胁视力并发症的发生风险较高,而且术后降眼压效果随时间推移而不断下降[1]。创立更微创、更安全、更有效的手术方案一直是青光眼临床研究的前沿。微创青光眼手术(minimally invasive glaucoma surgery,MIGS)是其中的革命性技术[2]。Ahmed 和 Saheb 教授将 MIGS 定义为具备五个特征的青光眼术式[3]:①透明角膜切口,避免结膜损伤;②组织创伤程序最小化;③降眼压效果确切;④安全性高,无严重并发症;⑤康复迅速,对生活质量影响小。2014 年,美国青光眼学会、美国食品药品管理局(FDA)将 MIGS 定义为[4]:采用内入路或外入路,植入一种通过外流机制降低眼压的手术器械,进行或不进行巩膜切开的青光眼手术。现在认为,MIGS 不涉及巩膜切开,而是通过透明角膜切口,常与白内障超声乳化吸除和人工晶状体植入(phacoemulsification cataract extraction combined with intraocular lens implantation,PEI)联合使用[2]。另外,一些创伤更小、术后炎症反应更轻、并发症更少的睫状体分泌功能减弱性手术也被归类为 MIGS 的范畴[5-9]。

在过去的 10 年中,MIGS 的手术技术和器械不断更新迭代,临床应用也越来越广泛。美国联邦医疗保险数据库资料显示,MIGS 手术量大幅增长,2012—2016 年增加了 426%。美国 2017 年总共进行了 17.5 万例青光眼手术,其中 MIGS 占比最高(75.5%),其次是小梁切除术(13.1%)和房水引流阀植入术(11.4%)。在 MIGS 手术中,iStent 植入术最为常用,占所有青光眼手术的 43.7%[10]。在我国,MIGS 应用方兴未艾,亟须在国人中研究、优化、推广、普及。

一、MIGS 手术是传统青光眼手术的技术拓展
MIGS is a technical expansion of traditional glaucoma surgery

MIGS 通过透明角膜制作切口施行,可以在 Schlemm 管、脉络膜上腔、结膜下这三个不同的空间进行操作(图 0-1)。相比于传统青光眼手术,MIGS 通过透明角膜清晰显示解剖标志,精准放置引流器械;不做结膜切口,防止结膜明显瘢痕化;切口越小,手术就越安全,从而提高了手术医生维持前房的能力,最大程度地减少了对眼部解剖结构和功能的破坏。微创睫状体分泌功能减弱性手术则通过睫状体部位的超声凝固[5]或生化级联反应[7,8]或直接光凝睫状突[9]来达到降低眼压的作用。MIGS 手术根据实施部位和植入策略进行分类,见表 0-1。

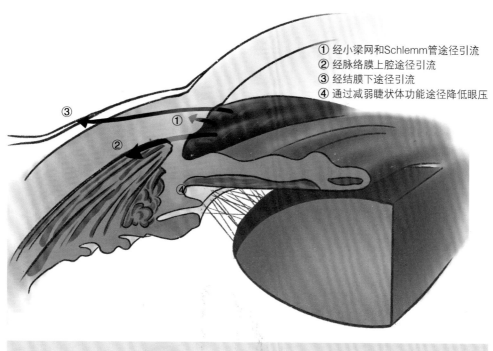

① 经小梁网和Schlemm管途径引流
② 经脉络膜上腔途径引流
③ 经结膜下途径引流
④ 通过减弱睫状体功能途径降低眼压

图 0-1　MIGS 降眼压策略

表 0-1   MIGS 手术根据实施部位和植入策略进行分类

	内路 (ab interno)	外路 (ab externo)
小梁网途径	Schlemm 管切开:GATT/ 消融 /KDB/TMH/ELT Schlemm 管扩张:ABiC/Hydrus Schlemm 管旁路支架:iStent	Schlemm 管切开:MAT
脉络膜途径	Cypass 微支架 / iStent Supra	—
结膜下途径	XEN 青光眼引流管	PRESERFLO 微型引流器
睫状体功能	—	UCP/ 微脉冲 / 内光凝

目前,单独 MIGS 降低眼压的幅度不如传统的滤过性手术[11]。其大多数应用于轻度至中度青光眼患者,尽管也有晚期青光眼的研究[12]。由于大多数 MIGS 手术都涉及小梁网,所以它们主要适用于开角型青光眼(open-angle glaucoma,OAG),如原发性开角型青光眼(primary open-angle glaucoma,POAG)和一些继发性开角型青光眼如色素性青光眼和假性剥脱性青光眼。一些研究也纳入闭角型青光眼(angle-closure glaucoma,ACG)[13-21]、正常眼压型青光眼[22]、葡萄膜性青光眼[23],甚至还包括高眼压症患者[24]。

MIGS 很容易与白内障手术结合,更有效地控制眼压,在原发性闭角型青光眼(primary angle-closure glaucoma,PACG)领域前景可期[13-21]。

二、MIGS 手术植入装置根据降眼压机制可分成四类
MIGS devices are clustered into four categories according to the mechanisms of IOP reduction

MIGS 手术植入装置基于房水外流通路进行设计,表 0-2 和图 0-2 总结了常见的植入装置的主要特征和应用情况。

表 0-2   常用 MIGS 植入装置的特点

	小梁网引流途径	脉络膜上腔途径	结膜下引流途径
植入物	iStent® L iStent® inject Hydrus	CyPass® iStent® Supra	XEN PRESERFLO
材质	肝素涂层钛 镍镍钛合金	聚酰胺纤维 聚醚砜和钛合金	明胶戊二醛交联物 聚苯乙烯 -b- 异丁烯 -b- 苯乙烯
大小	长高:1.0mm × 0.3mm 长宽:360mm × 230μm 长度:8mm	长宽:6.35mm × 5.10mm 长:4.0mm × 0.16mm	长宽:6mm × 45μm 长宽:8.5mm × 70μm
降压机制	增强房水引流入 Schlemm 管	建立房水进入脉络膜上腔的人工通道	形成房水进入结膜下腔的人工通道
植入方法	预装注入 形态记忆	非预装式 预装注入	预装注入 ± MMC
潜在风险	• 低眼压 • 周边前粘连	• 低眼压 • 前房出血 • 脉络膜脱离	• 低眼压 • 滤过泡并发症 • 抗代谢并发症 • 结膜下出血
应用场景	• 轻中度青光眼 • 基线眼压较低 • 药物无效 / 不耐受	• 轻中度青光眼 • 基线眼压较高	• 中重度青光眼 • 基线眼压较高 • 目标眼压较低 • 小梁途径无效

续表

	小梁网引流途径	脉络膜上腔途径	结膜下引流途径
市场批文	CE:2004 FDA:2012 CE/FDA:2010	CE/FDA:2008、2016 CE 认证:2010 两个都被召回	CE:2013、2012 FDA:2013、2013 自愿召回:2019 XEN45 批次

CE:欧盟国家市场认证;FDA:美国食品药品管理局;MMC:mitomycin C,丝裂霉素 C

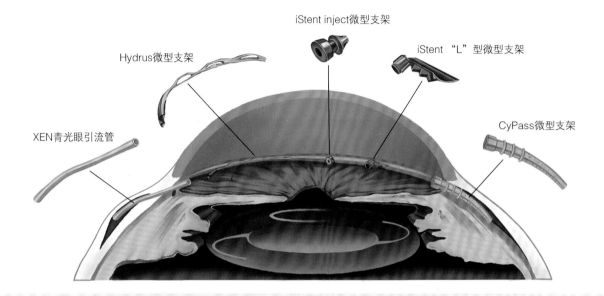

图 0-2　常用 MIGS 植入物示意图

（一）以内路小梁网 -Schlemm 管引流为途径的微创手术

小梁网和 Schlemm 管被认为是抵抗房水流出的主要部位[25]。在这个解剖位置进行干预,通过绕过小梁网组织,减少了房水流出的阻力,理论上有可能达到类似于巩膜外静脉压的眼压水平[26-28]。目前有四类方法来实现。这四类方法是 Schlemm 管切开术、成形术(扩张)、消融、微支架植入。

- 切开:Schlemm 管切开术也叫房角切开术(goniotomy,GT)或小梁切开术(ab interno trabeculotomy)。长期以来一直是治疗儿童青光眼的主要手段,这种手术方法近年在成人青光眼治疗中得到认可。目前有多种策略来切开小梁网,以创造一条直接的房水外流通路。常用的手术方式包括:①双刀刃内路小梁网切除术(Kahook Dual Blade,KDB),大约切开 120°;②谷户钩内路小梁切开术(Tanito Microhook ab interno trabeculotomy,TMH),切开大约 120°~240°;③房角镜及微导管辅助下的 360° 小梁切开术(gonioscopic and microcathether-assisted transluminal trabeculotomy,GATT)。以上三种 Schlemm 管切开术所切范围从 120° 至 360° 各有不同,但至今孰好孰坏并无定论。也有使用视网膜刮钩、注射针头折弯或其他自制刀,大约切开 120°。此外,准分子激光小梁切开术(excimer laser trabeculotomy,ELT),可在房角镜或内窥镜下进行手术。

- 扩张:通过扩大 Schlemm 管、其邻近小梁网和远端集液管,减少小梁网组织的流出阻力,实现降低眼压并且减少组织破坏的目的。目前策略包括经内路 Schlemm 管成形术(ab interno canabloplasty,ABiC)和 Omni 手术(一种 Schlemm 管扩张术)。Hydrus 微型支架植入后也有部分机制是通过扩张 Schlemm 管来达到降低眼压的目的。

- 消融:小梁消融术(trabectome)是在房角镜下,通过显微双极手柄消融部分小梁网和 Schlemm 管内壁,降低房水的外流阻力,从而降低眼压。

- 微支架植入：通过植入微支架将房水直接从前房引入 Schlemm 管。目前有几种装置可供选择——iStent、iStent inject、Hydrus Microstent 等，均是通过内入路在房角镜下插入小梁网，进入 Schlemm 管。微支架之间的细微差别见表 0-2。

（二）以葡萄膜巩膜引流为途径的微创手术

正如以 Schlemm 管为基础的 MIGS 旨在扩大传统的房水生理流出通路一样，脉络膜上腔 MIGS 手术旨在利用葡萄膜巩膜通路，以受控的方式将房水外流引导至脉络膜上腔，达到降低眼压的目的。与传统通路不同的是，葡萄膜巩膜途径为非压力依赖性，眼压在 4mmHg 时即能发挥作用[25]。脉络膜上腔的负压梯度是葡萄膜巩膜通路的驱动因素，放置微引流器械实质上增加了生理性葡萄膜巩膜通路的引流量，有可能显著降低眼压。此外，脉络膜上腔 MIGS 手术不依赖滤过泡，所以避免了所有滤过泡相关并发症。

迄今为止市场上可用的脉络膜上腔植入装置包括 CyPass Micro-Stent、iStent Supra、SOLX Gold shunt、STARflo Glaucoma Implant、Aquashunt、MINIject 等。第一个脉络膜上腔 MIGS 手术装置是 Cypass 微支架，于 2007 年研发成功，2019 年通过美国 FDA 批准。临床研究显示 Cypass 联合白内障摘除手术可显著降低眼压和减少药物数量，但是由于该设备导致部分患者角膜内皮细胞丢失增加于 2019 年被召回[29,30]。其他的脉络膜上腔 MIGS 手术装置的临床研究仍在如火如荼地开展。

（三）以结膜下引流为途径的微创手术

与上面描述的 MIGS 流出策略相反，结膜下途径基本上是非生理性的。此类手术通过微型引流装置在前房和结膜下之间建立人工管道，作用机制是绕过小梁网将液体引流到结膜下空隙[31]。类似于传统滤过性手术，手术的成功与否取决于滤过泡的健康状态。因此，这些 MIGS 与滤过性手术在优势方面有许多相似之处。主要优点之一正是它不影响生理流出通路，同时也不依赖巩膜外静脉压或脉络膜上压梯度，仅取决于引流装置和结膜下的流出阻力[32]。结膜下途径 MIGS 的优势主要集中在可预测性、可控制性及安全性方面，这些植入物均由非硅胶、生物相容性惰性材料制成，可以减少可能导致失败的术后炎症和纤维化反应的发生率[33]。

目前有两种结膜下 MIGS 装置：XEN 青光眼引流管和 PRESERFLO 微型引流器。XEN 青光眼引流管支架内径 45μm，通过角膜切口、内入路植入。PRESERFLO 微型引流器由一种称为 SIBS 的材料组成，生物相容性高，可通过结膜切口以及巩膜隧道的外入路植入。术中联合应用丝裂霉素 C（mitomycin C，MMC）可减少结膜下纤维化的风险[34]。

（四）以睫状体分泌功能减弱为途径的微创手术

睫状体是产生房水的部位，减少房水产生是增加房水流出降眼压的替代方案。目前以睫状体分泌功能减弱为途径的微创手术，主要指超声睫状体成形术（ultrasound ciliary plasty，UCP），微脉冲经巩膜激光治疗（micropulse transscleral laser therapy，TLT）和内镜直视下睫状体光凝术（endoscopic cyclophotocoagulation，ECP），但内镜直视下睫状体光凝术是否归属于微创手术，尚有一定的争议。

三、MIGS 与白内障联合手术为闭角型青光眼治疗提供新选择
MIGS combined with cataract surgery provides a new treatment option for angle-closure glaucoma

既往研究认为，MIGS 术式适用于开角型青光眼居多。但中国是个 PACG 大国，随着人口老龄化，预计 2050 年中国 PACG 患者将达到 1 500 万[35]，并且 PACG 也是导致中国大多数双侧青光眼患者失明的主要原因，因此，重视并改进 PACG 治疗方法刻不容缓。PEI，房角分离（goniosynechialysis，GSL），GT 为 PACG 治疗提供了新的思路[13-21]。

这三种手术方式的组合（PEI+GSL+GT）解决了 PACG 眼中发生的各种眼压升高的机制：PEI 有利于解决瞳孔阻滞及晶状体在 PACG 发病机制中的作用，加深前房以增强小梁网流出通道，降低进行性虹膜周边前粘连（PAS）形成的风险；GSL 机械性分离 PAS，重新打开房角；GT 去除功能丧失的小梁网，打开 Schlemm 管以增强房水流出，进一步减少房水流出阻力，从而降低眼压达到治疗 PACG 的目的。PEI+GSL+GT 不但恢复生理流出途径，而且无须滤过泡维护，没有滤过泡相关并发症，同时通过白内障手术恢复视力，提高患者生活质量。对于患者而言，微创入路创伤小、并发症少、效果好、术后护理简单。对

于医生而言,手术步骤少、操作简单、用时短、学习曲线较短,有白内障手术和术中房角镜使用经验的青光眼医生就可以很快掌握该手术。

多项临床研究证实,PEI+GSL+GT 在 PACG 治疗上展露出良好的疗效[16,18-20],相关高质量、高级别的随机对照试验(RCT)有望为 PACG 治疗方式带来革新[36,37]。

四、MIGS 器械转化与应用的重大事件时间轴
Timeline of key events in the development and application of MIGS devices

- 1999 年:Glaukos 公司研发第一个微旁路青光眼支架原型
- 2001 年:Glaukos 公司研发第一个目前已知的、可植入人体的最小的小梁微型旁路支架(iStent)
- 2004 年:内路小梁切除装置(小梁消融术)被美国 FDA 批准
- 2004 年:iStent 获得欧盟 CE 认证
- 2005 年:iStent 器械临床试验申请(IDE)获得美国 FDA 批准
- 2006 年:内路小梁切除装置在美国应用于治疗开角型青光眼
- 2008 年:Transcone 公司研发的 CyPass 微支架获得欧盟 CE 认证
- 2009 年:多伦多大学 Ike Ahmed 教授首次提出 MIGS 这一术语
- 2010 年:iStent 获得加拿大卫生部批准
- 2011 年:第二代 iStents(Inject 和 Supra)均获得欧盟 CE 认证
- 2011 年:AqueSys 公司的 XEN 青光眼引流管获得欧盟 CE 认证
- 2012 年:AqueSys 公司的 XEN 被美国 FDA 批准后进行临床试验
- 2012 年:iStent 获得美国 FDA 批准,成为第一个美国上市的 MIGS 装置
- 2013 年:Transcend CyPass 被美国 FDA 批准后开始临床试验
- 2013 年:XEN 被美国 FDA 批准用于治疗难治性青光眼
- 2014 年:iStent 被 17 个国家批准应用于临床
- 2015 年:AqueSys 公司的 XEN 被加拿大批准应用于临床
- 2015 年:Transcend 公司宣布向美国 FDA 提交 CyPass 的医疗器械上市申请
- 2018 年:Alcon 公司宣布自愿召回其所有型号的 CyPass 微型支架
- 2018 年:美国 FDA 批准 Alcon 公司研发的 Hydrus 装置用于临床
- 2019 年:Allergan 公司宣布自愿召回 XEN 45 批次微引流装置

五、MIGS 技术发展仍在征途
Ongoing development of MIGS technology

青光眼手术发展日新月异,为青光眼患者带来前所未有的治疗选择。作为一个立于青光眼诊疗创新最前沿的医生,革新、应用、优化、推广 MIGS 是一段孤独的旅程,但这也是一段幸福、美好、值得的旅程,因为我们感受到了患者眼中获得那一道道光景时的喜悦。对于接受了多年手术训练、诊治过大量青光眼患者的专科医生,大家通常不喜欢改变原有的诊疗模式。著者执笔写这本书的初衷是:①青光眼是不可逆性致盲眼病,而且我国青光眼致盲率依然非常高,面对我们的患者我们必须全力以赴。②传统滤过手术仍然存在很多不足之处。③除了眼压,生活质量也越来越重要。滴眼液的副作用、依从性和青光眼手术并发症都会严重影响生活质量。毫无疑问,MIGS 是改变传统青光眼治疗模式的核心技术之一。④正如前言所述,写书可以让 MIGS 在中华大地开花结果,不仅能帮助大量基层医生开展此类手术,更重要的是还能拓展 MIGS 在闭角型青光眼上的应用。

伟大的 MIGS 2.0 时代迎面而来,技术研发和临床研究正在路上:①MIGS 加(MIGS plus)装置的研发(这一术语用于描述具有 MIGS 的新设备和新技术),效果更好,但是风险更高。最近有学者研发带有 MMC 药物的 XEN 青光眼引流管,并观察到明显的眼压下降,同时保持了手术的微创性[34]。②微支架类 MIGS 手术依然存在挑战,因为微支架放置的位置可能不一定在集液管附近。不同 Schlemm 管位置和切

开范围多少的手术效果均有所报道,但结果均为差异不显著,需要进一步 RCT 研究的证实。未来房水血管造影成像将在术前定位最活跃的集液管通道,从而决定微支架所放位置[38]。③非侵入性的流量控制装置,实现个体化、精准地调控眼压;优化植入物表面形态,以调节成纤维细胞黏附;在保持降眼压效果的同时,减少现有 MIGS 装置术后并发症,提高安全性。④目前 MIGS 研究主要集中在开角型青光眼。微创手术联合 PEI 和 GSL 有良好的疗效,PEI+GSL+GT 降眼压效果优于 PEI+GSL[21],国内目前已有正在进行中的关于 MIGS 应用于 PACG 的 RCT 研究[36,37](ClinicalTrials.gov 注册号:NCT04878458、05163951),而初步的回顾性临床研究结果令人鼓舞[16],MIGS 治疗 PACG 未来可期。⑤MIGS 疗效预测研究将确定MIGS 获益最大的特定患者群体,帮助临床医生为每位患者制订个性化的管理策略,改善全球青光眼患者的生活质量。

总之,MIGS 是青光眼手术治疗模式的最新补充,它不是指单一的手术技术,而是指一组旨在降低眼内压的不同手术设备和方法,展现出独特的优势。在迈向征服青光眼盲的征程中,MIGS 仍然在不断发展和革新,未来明亮而辉煌。期望本书能带领读者一起领略 MIGS 的美感,掌握 MIGS 的技术,优化 MIGS 的方法,造福青光眼患者。

参 考 文 献

[1] 张秀兰,李飞. 未来青光眼手术路在何方? 眼科,2018,27(1):1-3.

[2] SUNARIC M G,BRON A M. Personalising surgical treatments for glaucoma patients. Prog Retin Eye Res,2021,81:100879.

[3] SAHEB H,AHMED II. Micro-invasive glaucoma surgery:current perspectives and future directions. Curr Opin Ophthalmol,2012,23(2):96-104.

[4] CAPRIOLI J,KIM J H,FRIEDMAN D S,et al. Special commentary:supporting innovation for safe and effective minimally invasive glaucoma surgery:summary of a joint meeting of the American glaucoma society and the food and drug administration. Ophthalmology,2015,122(9):1795-1801.

[5] APTEL F,BEGLE A,RAZAVI A,et al. Short- and long-term effects on the ciliary body and the aqueous outflow pathways of high-intensity focused ultrasound cyclocoagulation. Ultrasound Med Biol,2014,40(9):2096-2106.

[6] RODRIGUES I A.S.,BLOCH E,LIM W S,et al. Phacoemulsification combined with endoscopic versus transscleral cyclophotocoagulation in poorly controlled glaucoma:a comparative case series. J Glaucoma,2020,29(1):53-59.

[7] FEA A M,BOSONE A,ROLLE T,et al. Micropulse diode laser trabeculoplasty(MDLT):a phase II clinical study with 12 months follow-up. Clin Ophthalmol,2008,2(2):247-252.

[8] MOUSSA K,FEINSTEIN M,PEKMEZCI M,et al. Histologic changes following continuous wave and micropulse transscleral cyclophotocoagulation:a randomized comparative study. Transl Vis Sci Technol,2020,9(5):22.

[9] COHEN A,WONG S H,PATEL S,et al. Endoscopic cyclophotocoagulation for the treatment of glaucoma. Surv Ophthalmol,2017,62(3):357-365.

[10] YANG S A,MITCHELL W,HALL N,et al. Trends and usage patterns of minimally invasive glaucoma surgery in the United States:IRIS® registry analysis 2013-2018. Ophthalmol Glaucoma,2021,4(6):558-568.

[11] BICKET A K,LE J T,AZUARA-BLANCO A,et al. Minimally invasive glaucoma surgical techniques for open-angle glaucoma:an overview of Cochrane systematic reviews and network meta-analysis. JAMA Ophthalmol,2021,139(9):983-989.

[12] MATHEW D J,BUYS Y M. Minimally invasive glaucoma surgery:a critical appraisal of the literature. Annu Rev Vis Sci,2020,6:47-89.

[13] HERNSTADT D J,CHENG J,HTOON H M,et al. Case series of combined iStent implantation and phacoemulsification in eyes with primary angle closure disease:one-year outcomes. Adv Ther,2019,36(4):976-986.

[14] 张西,宋云河,高新博,等. 微创青光眼手术在原发性闭角型青光眼联合手术中的应用研究进展. 中华眼科杂志,2022,58(01):63-68.

[15] 唐莉,原慧萍,唐广贤,等. Schlemm 管手术是否适用于原发性闭角型青光眼的治疗. 中华实验眼科杂志,2022,40(4):

340-344.

［16］宋云河,张英哲,林凤彬,等.PEI 联合房角分离术及房角切开术治疗中晚期 PACG 疗效及安全性评估.中华实验眼科杂志,2022,40(4):334-339.

［17］AL HABASH A,ALBUAINAIN A. Long term outcome of combined phacoemulsification and excisional goniotomy with the Kahook dual blade in different subtypes of glaucoma. Sci Rep,2021,11(1):10660.

［18］DORAIRAJ S,TAM M D. Kahook dual blade excisional goniotomy and goniosynechialysis combined with phacoemulsification for angle-closure glaucoma:6-month results. J Glaucoma,2019,28(7):643-646.

［19］DORAIRAJ S,TAM M D,BALASUBRAMANI G K. Twelve-month outcomes of excisional goniotomy using the kahook dual blade in eyes with angle-closure glaucoma. Clin Ophthalmol,2019,13:1779-1785.

［20］DORAIRAJ S,TAM M D,BALASUBRAMANI G K. Two-year clinical outcomes of combined phacoemulsification, goniosynechialysis,and excisional goniotomy for angle-closure glaucoma. Asia Pac J Ophthalmol(Phila),2020,10(2):183-187.

［21］SHOKOOHI-RAD S,KARIMI F,ZAREI-GHANAVATI S,et al. Phacoemulsification,visco-goniosynechialysis,and goniotomy in patients with primary angle-closure glaucoma:A comparative study. Eur J Ophthalmol,2021,31(1):88-95.

［22］CHANG E K,GUPTA S,CHACHANIDZE M,et al. Safety and efficacy of microinvasive glaucoma surgery with cataract extraction in patients with normal-tension glaucoma. Sci Rep,2021,11(1):8910.

［23］SCHARGUS M,THEILIG T,REHAK M,et al. Outcome of a single XEN microstent implant for glaucoma patients with different types of glaucoma. BMC Ophthalmol,2020,20(1):490.

［24］VENTURA-ABREU N,GARCÍA-FEIJOO J,PAZOS M,et al. Twelve-month results of ab interno trabeculectomy with Kahook Dual Blade:an interventional,randomized,controlled clinical study. Graefes Arch Clin Exp Ophthalmol,2021,259(9):2771-2781.

［25］ANDREW N H,AKKACH S,CASSON R J. A review of aqueous outflow resistance and its relevance to microinvasive glaucoma surgery. Surv Ophthalmol,2020,65(1):18-31.

［26］LE J T,BICKET A K,WANG L,et al. Ab interno trabecular bypass surgery with iStent for open-angle glaucoma. Cochrane Database Syst Rev,2019,3(3):CD012743.

［27］HU K,SHAH A,VIRGILI G,et al. Ab interno trabecular bypass surgery with Trabectome for open-angle glaucoma. Cochrane Database Syst Rev,2021,2(2):CD011693.

［28］OTAROLA F,VIRGILI G,SHAH A,et al. Ab interno trabecular bypass surgery with Schlemm's canal microstent(Hydrus) for open angle glaucoma. Cochrane Database Syst Rev,2020,3(3):CD012740.

［29］RABIN R L,RABIN A R,ZHANG A D,et al. Co-management of cataract and glaucoma in the era of minimally invasive glaucoma surgery. Curr Opin Ophthalmol,2018,29(1):88-95.

［30］VINOD K,GEDDE S J. Safety profile of minimally invasive glaucoma surgery. Curr Opin Ophthalmol,2021,32(2):160-168.

［31］KING A J,SHAH A,NIKITA E,et al. Subconjunctival draining minimally-invasive glaucoma devices for medically uncontrolled glaucoma. Cochrane Database Syst Rev,2018,12(12):CD012742.

［32］LEE R M H,BOUREMEL Y,EAMES I,et al. The implications of an ab interno versus ab externo surgical approach on outflow resistance of a subconjunctival drainage device for intraocular pressure control. Transl Vis Sci Technol,2019,8(3):58.

［33］DO A T,PARIKH H,PANARELLI J F. Subconjunctival microinvasive glaucoma surgeries:an update on the Xen gel stent and the PreserFlo MicroShunt. Curr Opin Ophthalmol,2020,31(2):132-138.

［34］BELL K,DE PADUA SOARES BEZERRA B,MOFOKENG M,et al. Learning from the past:Mitomycin C use in trabeculectomy and its application in bleb-forming minimally invasive glaucoma surgery. Surv Ophthalmol,2021,66(1):109-123.

［35］SONG P,WANG J,BUCAN K,et al. National and subnational prevalence and burden of glaucoma in China:A systematic analysis. J Glob Health,2017,7(2):020705.

［36］GAO X,LV A,LIN F,et al. Efficacy and safety of trabeculectomy versus peripheral iridectomy plus goniotomy in advanced primary angle-closure glaucoma:study protocol for a multicentre,non-inferiority,randomised controlled trial(the TVG study). BMJ Open,2022,12:e062441.

［37］SONG Y, SONG W, ZHANG Y, et al. Efficacy and safety of phacotrabeculectomy versus phacogoniotomy in advanced primary angle-closure glaucoma: study protocol for a multicentre non-inferiority randomised controlled trial（PVP Study）. BMJ Open, 2021, 11（12）: e056876.

［38］LEE D, KOLOMEYER N N, RAZEGHINEJAD R, et al. In-vivo imaging of the conventional aqueous outflow system. Curr Opin Ophthalmol, 2021, 32（3）: 275-279.

第一章

Chapter 1

房水排出通路的生理与解剖

Anatomy and physiology of aqueous humor outflow

第一节 房水的生成与排出

Aqueous humor production and outflow

房水（aqueous humor，AH）由睫状体的睫状突无色素上皮细胞产生，经血 - 房水屏障进入后房，通过瞳孔流入前房，最后经过房水排出途径回到血液循环。房水生成方式有主动分泌（75%）、超滤过（25%）和扩散（很少）。房水的排出途径主要有两个：一是小梁网（trabecular meshwork，TM）与 Schlemm 管途径，又称传统途径，即房水经小梁网流入 Schlemm 管，由房水静脉汇入表层巩膜静脉，这一排出途径是压力依赖性的，占房水流出的 75%~90%[1-3]，是房水流出的最主要途径；二是葡萄膜巩膜途径，又称非传统途径，即房水经睫状体组织间隙进入脉络膜上腔，由睫状体、脉络膜和巩膜内的静脉循环排出，这一排出途径是非压力依赖性的，占房水流出的 10%~20%[1-3]。见图 1-1-1。此外还有微量房水经虹膜表面隐窝吸收，约占房水流出的 5%。

眼内压（intraocular pressure，IOP）的产生，主要取决于房水分泌及排出的速率，任何影响房水生成和排出的因素都可造成眼内压的变化。产生房水排出阻力的主要部位在于小梁网 -Schlemm 管途径。研究表明，由小梁网 -Schlemm 管结构或功能改变引起房水流出阻力增加，是导致眼内压升高继而引起青光眼发病的主要机制[1-3]。

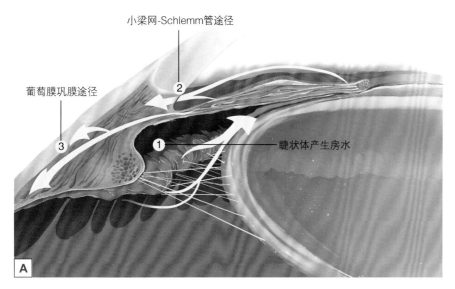

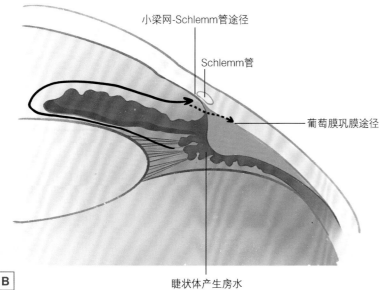

图 1-1-1 **房水的生成与排出**

A：房水生成与排出的示意图。房水在睫状突产生（①），进入后房，经过瞳孔流入前房，通过两条流出途径排出眼外。小梁网 -Schlemm 管途径（②），经过小梁网进入 Schlemm 管，最终汇入静脉系统；葡萄膜巩膜途径（③）通过虹膜表面和睫状体间隙进入睫状体带 B：房水生成与排出解剖结构示意图

　　大多数微创青光眼手术（minimally invasive glaucoma surgery，MIGS）手术，是通过各种方式减少小梁网 -Schlemm 管、葡萄膜巩膜途径阻力从而达到增加生理途径引流而降低眼内压[1,4,5]。因此，了解房水循环途径的生理与解剖十分重要。

第二节　小梁网 -Schlemm 管途径

Trabecular meshwork-Schlemm's canal outflow

　　小梁网 -Schlemm 管途径见图 1-2-1。
　　小梁网是由小梁束组织形成的海绵状结缔组织网络，包含以胶原蛋白和弹性蛋白纤维组成的核心。小梁网可分三层组织，见图 1-2-2。其中衬在小梁束上最外层的内皮细胞，其本质上是吞噬细胞，有吞噬房水和细胞碎片的作用。小梁网具有两个主要功能：首先，小梁网滤过房水，去除影响房水流出的细胞或色素碎片；其次，它通过调节房水流出阻力，最终调控眼内压[4,6]。

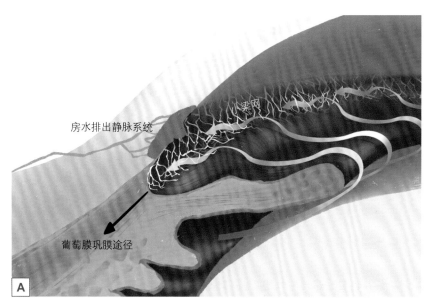

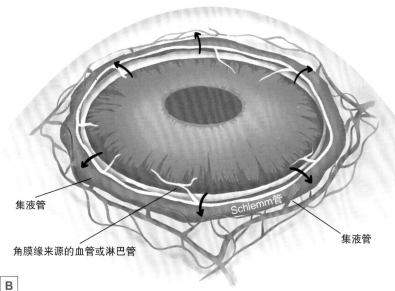

图 1-2-1　小梁网 -Schlemm 管途径

A：小梁网外观为网状结构，房水经过小梁网进入 Schlemm 管（白箭头），再进入房水排出静脉系统
B：Schlemm 管是一条环绕角膜的内皮通道（图中蓝色环形管道）。房水通过小分支集液管进入眼表红色的房水静脉，流入血液循环系统。注意房水通过 Schlemm 管进入集液管（一半蓝色，一半红色），集液管是房水和血液的混合处。白色丫枝示意角膜缘来源的血管或淋巴管

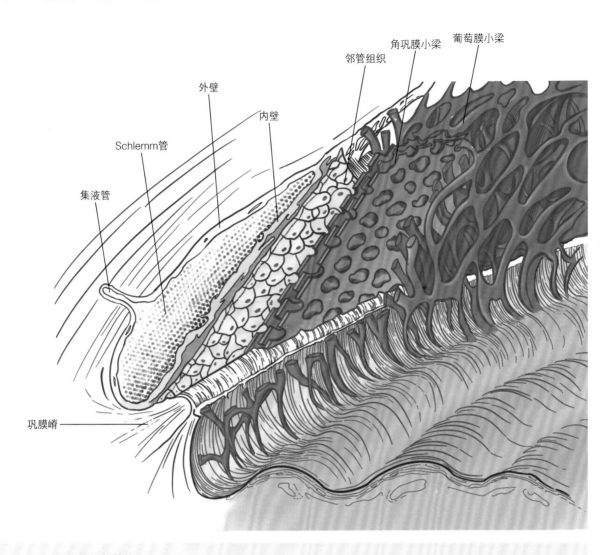

外壁

内壁

Schlemm管

集液管

巩膜嵴

邻管组织

角巩膜小梁

葡萄膜小梁

图 1-2-2　小梁网的解剖结构

小梁网是筛网状结构,由葡萄膜小梁、角巩膜小梁和邻管组织构成。葡萄膜小梁是最内层部分,由起源于虹膜、睫状体基质,和束状内皮细胞衬附的带状结构组成(图中蓝色部分),空隙较宽,房水流出阻力较小。角巩膜小梁(图中红色部分)由巩膜突延伸至 Schwalbe 线,为鞘状结构,表面覆盖内皮细胞样细胞的结缔组织,阻力稍大。邻管组织是小梁网(绿色部分)最外层的部分,连接角巩膜小梁和 Schlemm 管内壁,通过压力依赖性起到被动滤过的作用(其调节眼压的机制为邻管组织区的小梁网细胞感受眼压的变化而拉伸/变形,并通过激活和释放基质金属蛋白酶做出反应,使细胞外基质局部降解,从而允许更多的房水流出),其上衬附的内皮细胞具有吞噬细胞的功能,可以清除房水内的色素及细胞碎片,此层房水流出阻力最大,是产生眼内压的主要部位

　　在房角镜辅助下,从前房观察房角结构,小梁网分为色素较少的上 1/3 小梁网和色素较多的下 2/3 小梁网。下 2/3 小梁网,也称为功能小梁网,其后面就是 Schlemm 管,也就是说,Schlemm 管的内壁和下 2/3 或功能小梁网紧紧贴在一起。看到功能小梁网代表房角开放。详见第二章。本章如无特殊说明,所提到的小梁网主要指功能小梁网。

　　Schlemm 管是存在于前房角内的由 Schlemm 管内皮细胞组成的管状结构。房水通过小梁网后进入 Schlemm 管,再通过小分支集液管(collector channel)进入眼表的房水静脉,流入血液循环系统。见图 1-2-1B 和图 1-2-3。

　　Schlemm 管分为内壁和外壁,内壁和外壁内皮细胞在形态、细胞特异性标志物的表达、特化的细胞器和功能上有所不同[7],见表 1-1-1。

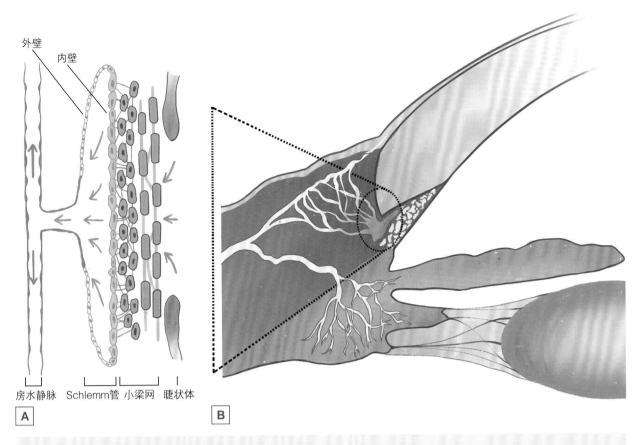

外壁
内壁

房水静脉 Schlemm管 小梁网 睫状体

A

B

图 1-2-3 Schlemm 管房水跨细胞途径

A：Schlemm 管分为内壁和外壁,紧贴小梁网的为内壁。房水通过小梁网,经 Schlemm 管内壁进入 Schlemm 管腔,而后房水经集液管进入房水静脉,流入血液循环系统   B：黑色虚线部位为 A 图的缩影

表 1-1-1 Schlemm 管内皮细胞特性

	内壁	外壁
形态	鹅卵石样外观、基底膜不连续	光滑平坦、基底膜连续
细胞特异性标记	拉链样 VE 钙黏蛋白	肌间线蛋白、因子Ⅷ相关抗原
淋巴特异性标记	Prox1 蛋白和 FLT4 蛋白	无
亚细胞结构	巨型液泡、细胞旁孔隙	Weibel-Palade 体
功能	房水滤过、眼内压稳态维持	尚不清楚

　　正常眼存在淋巴循环。眼部淋巴管主要存在于角膜缘、结膜、眼外肌和泪腺,但视神经[8]、睫状突[9]和脉络膜[10]中是否存在淋巴管仍存有争议。目前对 Schlemm 管的认识得到提升,认为 Schlemm 管属于类淋巴管[11]。原因是 Schlemm 管内皮细胞具有介于血 - 淋巴管内皮细胞表型,并表达 Prox1、VEGFR3、Tie2、integrin α 9,但不表达 LYVE1 或 podoplanin 等淋巴管标志蛋白[11],所以 Schlemm 管被称为类淋巴管。见图 1-2-4。

　　免疫组织化学研究也证实 Schlemm 管内壁和外壁细胞组成不一样。Schlemm 管内壁表达淋巴管特异蛋白 Prox1 蛋白和 FLT4 蛋白,但外壁细胞没有表达[12]。总的来说,目前对眼部包括 Schlemm 管淋巴循环的认识尚不完善。

　　集液管从 Schlemm 管外壁发出,通过深层巩膜静脉丛,直接汇入房水静脉,见图 1-2-1B。集液管管径50~70μm,每只眼大约有 25~35 条,平均每个象限 6~9 条,研究表明鼻下象限最多[13-15]。

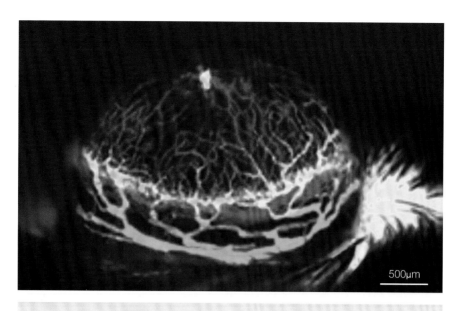

500µm

图 1-2-4　Schlemm 管的淋巴循环

小鼠荧光染色,绿色为淋巴管标志蛋白 Prox1 的 GFP 标记,图中可见呈现绿色的角膜缘淋巴管。红色为角膜缘正常的血管网和进入角膜组织的新生血管(由血管内皮细胞蛋白 Flt1 标记 Ds-Red 进行成像)。由于 Schlemm 管为类淋巴管,也因表达 Prox1 而呈现绿色。Cited from *GAO X,GUO K,SANTOSA S M,et al. Application of corneal injury models in dual fluorescent reporter transgenic mice to understand the roles of the cornea and limbus in angiogenic and lymphangiogenic privilege. Sci Rep,2019;9(1):12331,*which is published under Creative Commons license(https://creativecommons.org/licenses/by/4.0/). No change was made.

　　房水排出静脉系统:房水静脉、上巩膜静脉丛、睫状前静脉、眼上静脉或眼下静脉。房水静脉,一般肉眼可见 2~3 根,最多 6 根,数量鼻下象限最多,其次颞下,上方极少[15]。上巩膜静脉丛,又称浅层或表层巩膜静脉丛,位于巩膜近角膜缘处,引流房水静脉,汇入睫状前静脉。睫状前静脉,收集虹膜、睫状体的血液,经眼上、下静脉,大部分由眶上裂进入海绵窦。

　　现代影像技术使人们对小梁网与 Schlemm 管的认识得到了更大的提高。利用三维扫频前节 OCT(CASIA SS AS-OCT),可以清晰观察到 Schlemm 管,并可定量测量 Schlemm 管的结构[16],见图 1-2-5。

　　Schlemm 管具有一定的弹性和张力。在眼部血管压力周期性改变的作用下,房水流出通道尤其是 Schlemm 管表现出与压力相关的运动属性,并且有研究表明这种运动功能参与眼内压的动态调节[17]。

　　相位敏感 OCT(phase-sensitive OCT,PhS-OCT)是用于观察和量化精细组织结构动态运动的新一代 OCT 系统,应用具有高分辨率的多普勒相位探测算法,能够实现高灵敏度的相位探测,得到所探测组织的真实速度矢量。因此,在流体成像、组织或细胞的运动方面具有重要应用。Wang R K 等[18]利用 PhS-OCT 研究了眼前段组织的运动情况,并且可以实时定量测量相关组织的运动参数。Schlemm 管组织运动参数的测量方法如图 1-2-6 所示[19]。

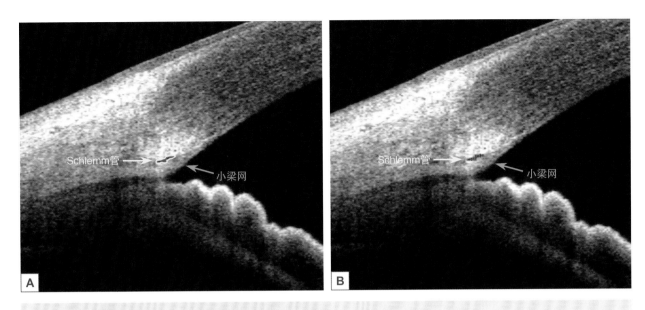

图 1-2-5　三维扫频前节 OCT 观察和测量 Schlemm 管

A、B：三维扫频前节 OCT（CASIA SS AS-OCT）可清晰地观察到小梁网和 Schlemm 管。利用其图像分析功能，可以测量 Schlemm 管的横断面面积和直径。用 Image J 的手动描绘功能先描出 Schlemm 管的边界（黄色高亮标出），所围成的面积即为 Schlemm 管的横断面面积大小（A）；然后用 ImageJ 软件在图像上 Schlemm 管的管腔内均匀画出 3 条轴向平行线（红色高亮标出），3 个平行线长度的平均值即为 Schlemm 管的直径大小（B）

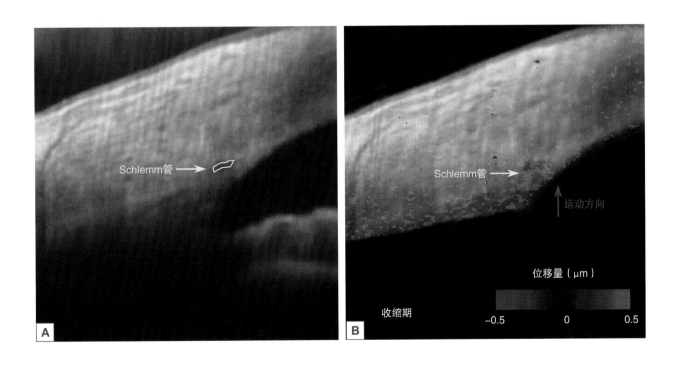

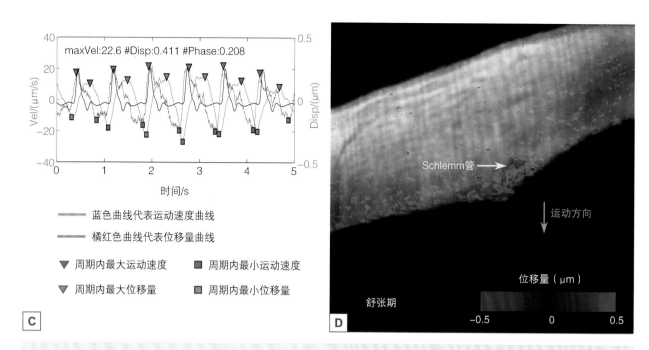

图 1-2-6　相位敏感 OCT 测量 Schlemm 管的运动

A~D：相位敏感 OCT（PhS-OCT）测量 Schlemm 管的运动。PhS-OCT 拍摄得到的眼前节图像（A），由 Matlab 软件计算得出一段时间（5 秒）内 Schlemm 管组织周期性往返运动图（C），横坐标为时间，蓝色曲线为各个时间点的运动速度值，橘红色曲线为运动的幅度大小。B 和 D 图分别标示出运动的方向：Schlemm 组织的运动是周期性往返运动，当运动方向为向角巩膜表面方向（垂直向上）时，标记为红色；相反，当运动方向为向前房角的方向（垂直向下）时，标记为蓝色。这样可以获得 Schlemm 管组织运动的重要参数，即运动速度和累计位移量

第三节　葡萄膜巩膜途径

Uveoscleral outflow

葡萄膜巩膜途径可以简称葡 - 巩途径。正常人大约 10%~20% 的房水经由葡萄膜巩膜通道外流[1-3]。房水经睫状体进入脉络膜上腔，由睫状体、脉络膜及巩膜内的静脉循环排出[1]。见图 1-1-1。

研究发现，人葡萄膜巩膜房水流出途径随年龄改变。年轻人睫状肌有裂隙，老年人睫状肌的裂隙缺失，取而代之的是细胞外基质[20-22]。

临床上，应用前列腺素及其衍生物（PGs）滴眼液来降低眼内压，其作用机制就是通过增加葡萄膜巩膜流出量来达到降低眼内压目的。研究表明，PGs 可以直接作用于睫状肌上的前列腺素受体，这些受体的激活刺激了包括 cAMP 的形成和诱导 c-Fos 和 c-jun 等几个相关的反应应答。这些信号导致基质金属蛋白酶的生物合成增加，基质金属蛋白酶是一类中性蛋白酶，可以裂解细胞外基质分子。这些基质金属蛋白酶可能引起睫状肌中胶原的改变，增加了睫状肌纤维之间的间隙，从而降低葡萄膜巩膜流出通道的流出阻力[23,24]。

PGs 对葡萄膜巩膜血流和眼内压的早期影响可能是通过睫状肌的松弛来实现的。对眼内压的长期影响则可能是通过睫状肌的重塑和增大流出空间来实现的。Lütjen-Drecoll 和 Tamm 在 1988 年就发现用 PGF2α 治疗 4~8 日后睫状肌束间间隙增大。由于胶原周转平衡失调，细胞外间隙增大[25]，从而减小房水流出阻力[21]。

参 考 文 献

［1］　KANSKI J J,BOWLING B. KANSKI 临床眼科学(第 7 版).赵培泉 主译 . 北京：北京大学医学出版社,2015：311-400.

［2］　杨培增,范先群 . 眼科学 . 北京：人民卫生出版社,2018：147-162.

［3］　葛坚,王宁利 . 眼科学 . 北京：人民卫生出版社,2015：76-78,261-294.

［4］　FREDDO TF,CHAUM E. Anatomy of the Eye and Orbit. Philadelphia：Wolters Kluwer,2017：1-102.

［5］　SAHEB H,AHMED I I. Micro-invasive glaucoma surgery：current perspectives and future directions. Curr Opin Ophthalmol,2012,23(2)：96-104.

［6］　KARPINICH N O,CARON K M. Schlemm's canal：more than meets the eye,lymphatics in disguise. J Clin Invest,2014,124(9)：3701-3703.

［7］　DAUTRICHE C N,TIAN Y,XIE Y,et al. A closer look at schlemm's canal cell physiology：implications for biomimetics. J Funct Biomaterm,2015,6(3)：963-985.

［8］　TROST A,RUNGE C,BRUCKNER D,et al. Lymphatic markers in the human optic nerve. Exp Eye Res,2018,173：113-120.

［9］　YÜCEL Y H,JOHNSTON M G,LY T,et al. Identification of lymphatics in the ciliary body of the human eye：a novel "uveolymphatic" outflow pathway. Exp Eye Res,2009,89(5)：810-819.

［10］　KOINA M E,BAXTER L,ADAMSON S J,et al. Evidence for lymphatics in the developing and adult human choroid. Invest Ophthalmol Vis Sci,2015,56：1310-1327.

［11］　PETROVA T V,KOH G Y. Organ-specific lymphatic vasculature：From development to pathophysiology. J Exp Med,2018,215(1)：35-49.

［12］　KIZHATIL K,RYAN M,MARCHANT J K,et al. Schlemm's canal is a unique vessel with a combination of blood vascular and lymphatic phenotypes that forms by a novel developmental process. PLoS Biol,2014,12(7)：e1001912.

［13］　舒静,李晴,曾流芝 . Schlemm 管手术发展史 . 眼科学报,2020,35(04)：262-270.

［14］　ELHUSSEINY A M,JAMERSON E C,MENSHAWEY R,et al. Collector channels：role and evaluation in Schlemm's canal surgery. Curr Eye Res,2020,45(10)：1181-1187.

［15］　ANDREW N H,AKKACH S,CASSON R J. A review of aqueous outflow resistance and its relevance to microinvasive glaucoma surgery. Surv Ophthalmol,2020,65(1)：18-31.

［16］　GAO K,LI F,AUNG T,et al. Diurnal variations in the morphology of Schlemm's canal and intraocular pressure in healthy Chinese：An SS-OCT Study. Invest Ophthalmol Vis Sci,2017,58(13)：5777-5782.

［17］　JOHNSTONE M A. Intraocular pressure regulation：findings of pulse-dependent trabecular meshwork motion lead to unifying concepts of intraocular pressure homeostasis. J Ocul Pharmacol Ther,2014,30(2-3)：88-93.

［18］　LI P,SHEN T T,JOHNSTONE M,et al. Pulsatile motion of the trabecular meshwork in healthy human subjects quantified by phase-sensitive optical coherence tomography. Biomedical optics express,2013,4(10)：2051-2065.

［19］　GAO K,SONG S,JOHNSTONE M A,et al. Reduced pulsatile trabecular meshwork motion in eyes with primary open angle glaucoma using phase-sensitive optical coherence tomography. Invest Ophthalmol Vis Sci,2020,61(14)：21.

［20］　TAMM S,TAMM E,ROHEN J W. Age-related changes of the human ciliary muscle. a quantitative morphometric study. Mech Aging Dev,1992,62：209-221.

［21］　ALM A,NILSSON S F. Uveoscleral outflow—a review. Exp Eye Res,2009,88(4)：760-768.

［22］　GABELT B T,KAUFMAN P L. Changes in aqueous humor dynamics with age and glaucoma. Prog Retin Eye Res,2005,24(5)：612-637.

［23］　SCHACHTSCHABEL U,LINDSEY J D,WEINREB R N. The mechanism of action of prostaglandins on uveoscleral outflow. Curr Opin Ophthalmol,2000,11(2)：112-115.

［24］　WEINREB R N,ROBINSON M R,DIBAS M,et al. Matrix Metalloproteinases and Glaucoma Treatment. J Ocul Pharmacol Ther,2020,36(4)：208-228.

［25］　LÜTJEN-DRECOLL E,TAMM E. Morphological study of the anterior segment of cynomolgus monkey eyes following treatment with prostaglandin F2 alpha. Exp Eye Res,1988,47(5)：761-769.

第二章
Chapter 2

房角的解剖结构
Anatomy of anterior chamber angle

目前青光眼微创手术的发展,主要围绕眼前节尤其是房角展开。了解房角的解剖结构,是开展青光眼微创手术的基础。关于房角镜的检查,请参考《图解青光眼 眼前节影像学检查及诊断》[1],这里不再赘述。本章复习房角的基本结构,了解几种青光眼类型的房角结构改变,如原发性开角型青光眼、原发性闭角型青光眼、儿童青光眼,以及一些继发性青光眼的房角结构。

第一节　正常房角的解剖结构

Anatomy of normal anterior chamber angle

正常的房角有五个解剖结构:周边虹膜根部,睫状体带,巩膜嵴(巩膜突,也称后界线),小梁网,Schwalbe 线(也称前界线)。其中,最重要的结构是小梁网。小梁网分为色素较少的上 1/3 小梁网(前部小梁网)和色素较多的下 2/3 小梁网(后部小梁网)。下 2/3 小梁网,也称为功能小梁网,其后面就是 Schlemm 管,看到功能小梁网代表房角开放。由于房角镜检查主观性较强,通常以看到巩膜嵴为标志,意味着能准确看到功能小梁网[1-4]。因此,巩膜嵴是最重要的结构定位,是判断房角是否开放的重要标志,也是超声活体显微镜(亦称超声生物显微镜,ultrasound biomicroscopy,UBM),眼前节相干光断层扫描(anterior segment optical coherence tomography,AS-OCT)等房角结构定量测量的参照标志。

见图 2-1-1~ 图 2-1-6。

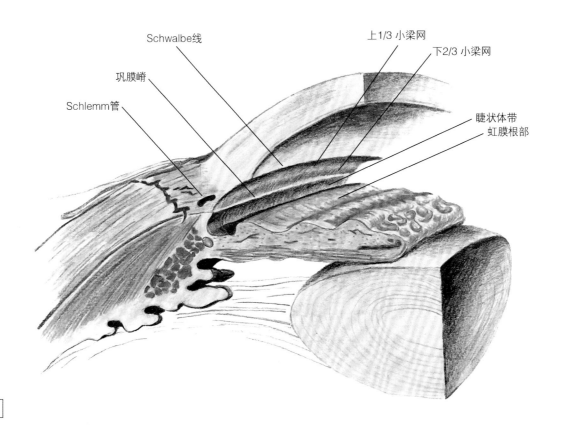

Schwalbe线
巩膜嵴
Schlemm管
上1/3 小梁网
下2/3 小梁网
睫状体带
虹膜根部

A

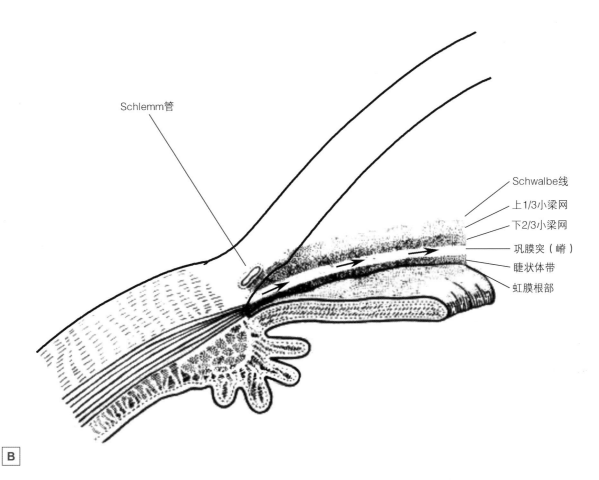

Schlemm管

Schwalbe线
上1/3小梁网
下2/3小梁网
巩膜突（嵴）
睫状体带
虹膜根部

B

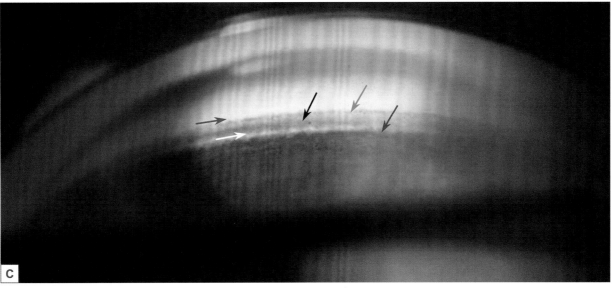

C

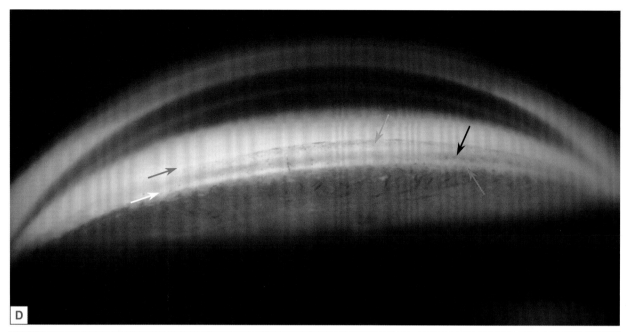

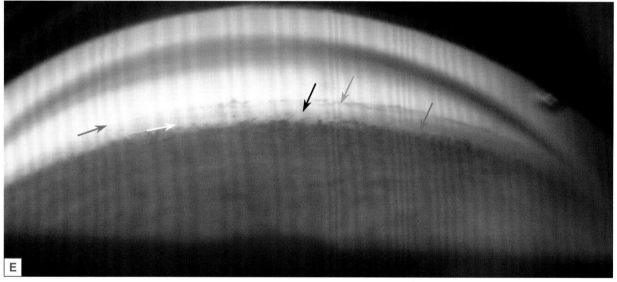

图 2-1-1   正常房角的结构

A、B:房角的主要结构示意图   B:正常人房角可见五个结构:Schwalbe 线、小梁网、巩膜突(嵴)、睫状体带、虹膜根部。小梁网分为色素较少、色泽较浅的上 1/3 小梁网和色素较多、色泽较深的下 2/3 功能小梁网。小梁网是房水外排最主要的通路,下 2/3 小梁网其后就是 Schlemm 管管腔   C:房角镜下,蓝色箭头示意 Schwalbe 线,绿箭头示意色素较少的上 1/3 小梁网,黑箭头示意色素较多的下 2/3 功能小梁网,白箭头示意巩膜嵴,红箭头示意窄睫状体带,部分被虹膜根部组织覆盖   D、E:同 C 图。E 图中小梁网色素较 C 图明显减少、色泽浅

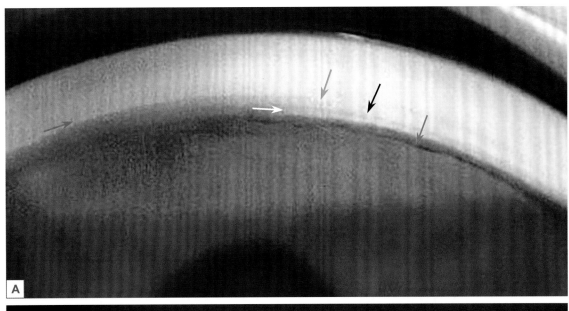

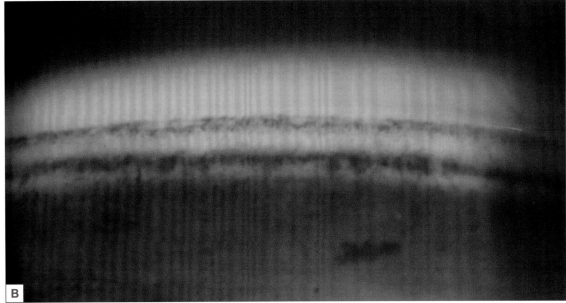

图 2-1-2   正常 Schwalbe 线

A：蓝色箭头，一条白色半透明弧形稍凸的细嵴，就是 Schwalbe 线，是角膜与房角的交界区域，有一定的个体差异。绿箭头示意色素较少的上 1/3 小梁网，黑箭头示意色素较多的下 2/3 功能小梁网，白箭头示意巩膜嵴，红箭头示意宽的睫状体带   B：蓝色箭头示意白色的 Schwalbe 线

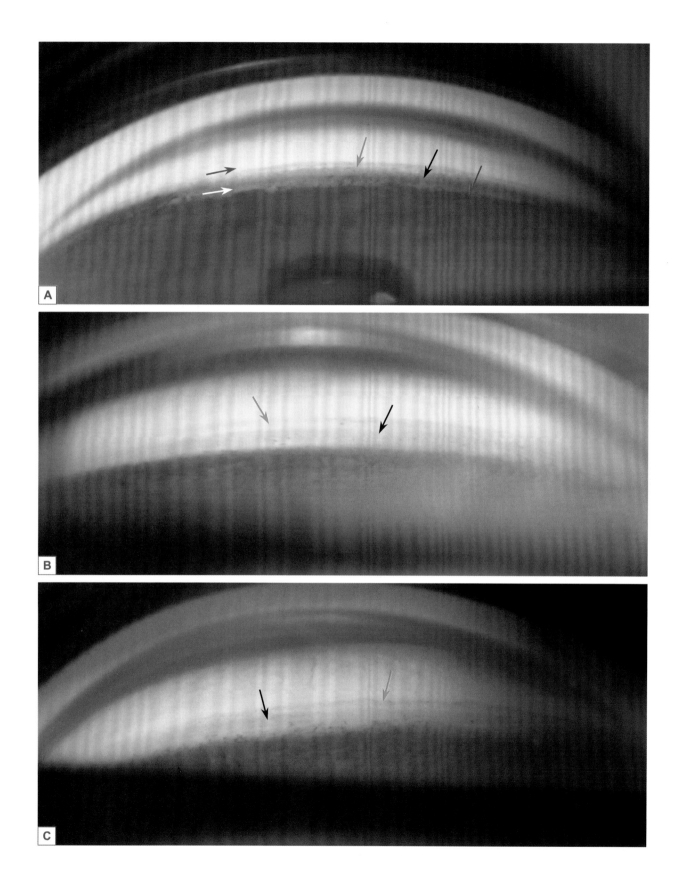

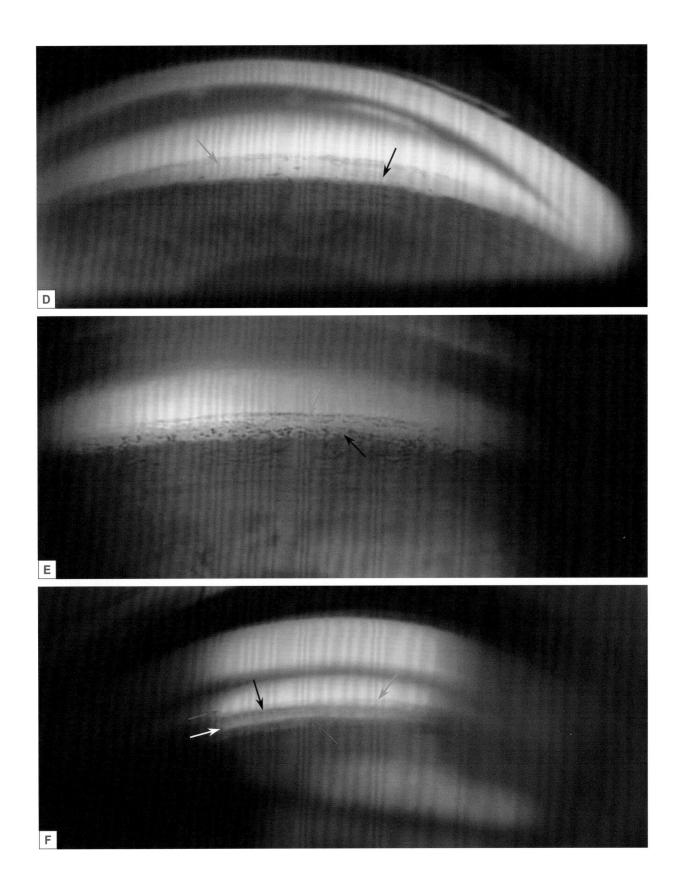

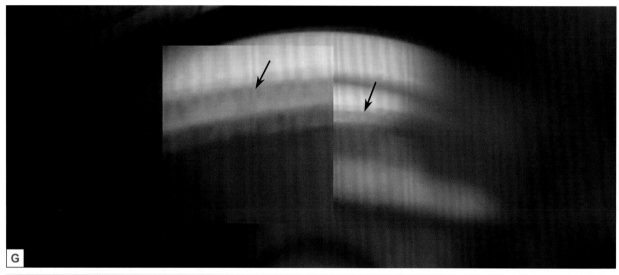

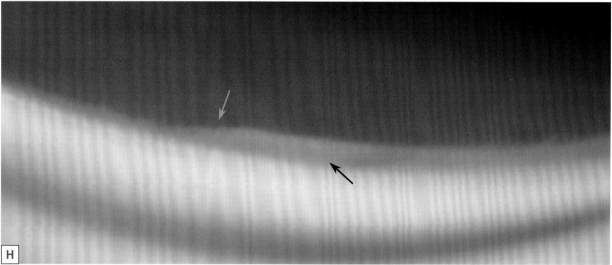

图 2-1-3 正常小梁网

A:房角镜下,蓝色箭头示意 Schwalbe 线,绿箭头示意色素较少的上 1/3 小梁网,黑箭头示意较多色素的下 2/3 功能小梁网,白箭头示意巩膜嵴,红箭头示意窄睫状体带,部分被虹膜根部组织覆盖　B~D:有些人存在个体差异。无论上 1/3 小梁网(绿箭头),还是下 2/3 功能小梁网(黑箭头),色素均较少、色泽淡　E:小梁网色素略显污秽,绿箭头示意上 1/3 小梁网,黑箭头示意下 2/3 功能小梁网　F、G:有时候下 2/3 小梁网区域会显示充血(黑箭头),其实是它后面的 Schlemm 管充血所致。图中其他标识:蓝箭头示意 Schwalbe 线,绿箭头示意色素较少的上 1/3 小梁网,白箭头示意巩膜嵴,红箭头示意窄睫状体带　H:黑箭头示意小梁网充血,绿箭头示意粘连与开放的交界点

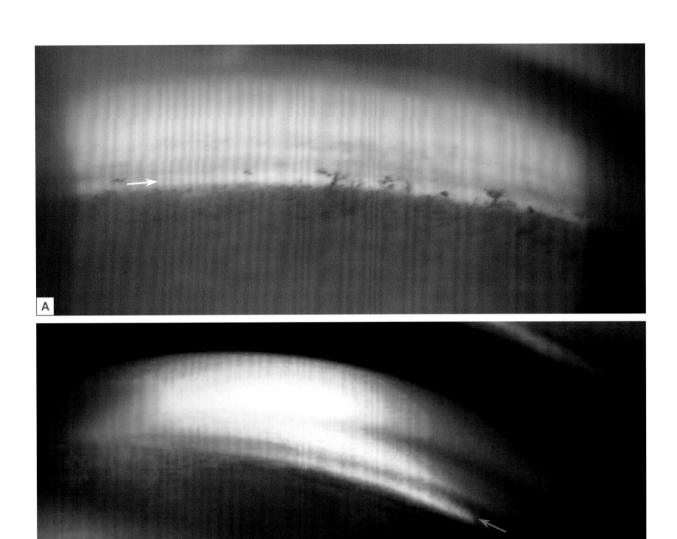

图 2-1-4　正常巩膜嵴

A、B：示意正常巩膜嵴外观（A 白箭头，B 红箭头），为一条稍突起的白色线或带

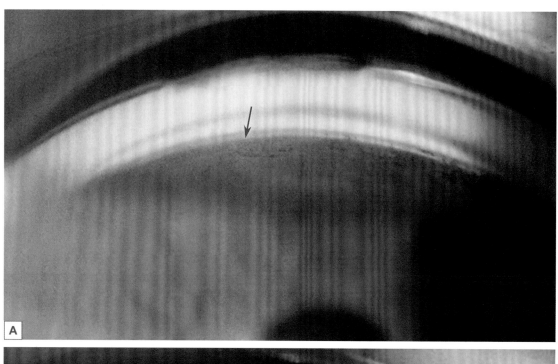

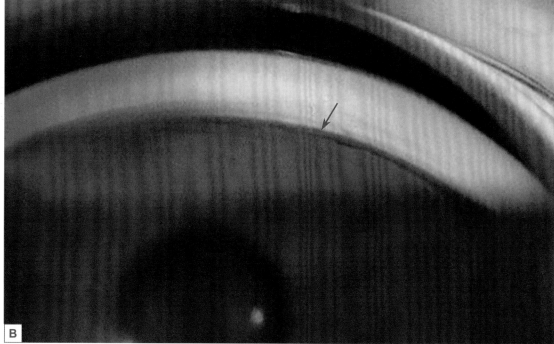

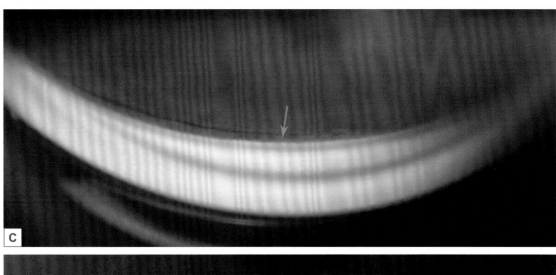

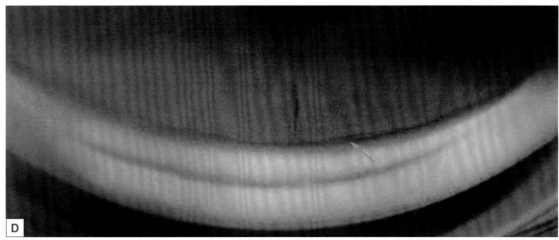

图 2-1-5 正常睫状体带

A:窄睫状体带(红箭头) B:宽睫状体带(红箭头) C、D:房角镜显示上方较宽的睫状体带(绿箭头)。1 岁左右房角隐窝发育完全,睫状体带裸露,它是位于巩膜嵴后的一条灰蓝色或暗棕色带。其真正解剖学宽度取决于虹膜根部附止水平。亚洲人虹膜根部附止靠前,因此睫状体带较窄

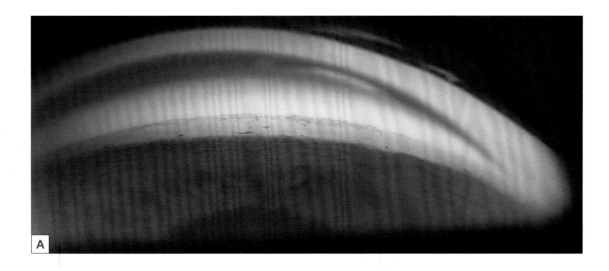

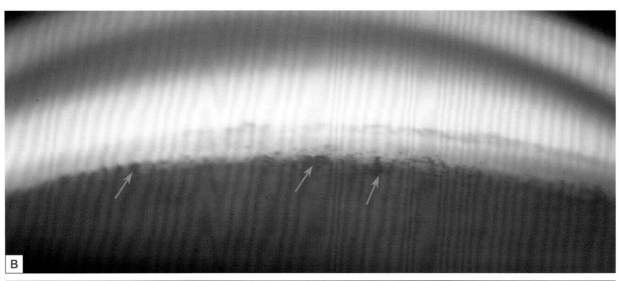

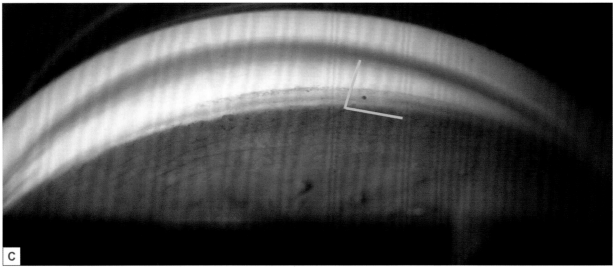

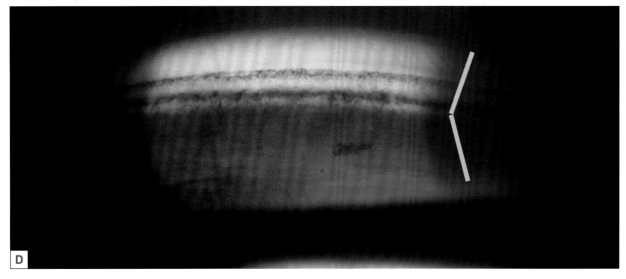

图2-1-6 正常周边虹膜形态

A:正常人虹膜形态呈现平坦,一些正常人虹膜也可呈现轻微隆起或轻微凹陷,能清晰可见五个房角结构 B:有时候会看见少量残留的中胚叶组织(梳状韧带,绿箭头) C:示意虹膜平坦(绿色折线角度表达正常虹膜形态) D:示意虹膜明显向后凹陷(绿色折线角度加大表达向下倾斜的虹膜形态)

　　手术台上,手持房角镜观察房角,一般最容易辨认的是小梁网和巩膜嵴。手术台上准确分辨巩膜嵴非常重要,因为巩膜嵴之上就是小梁网,而小梁网之后就是 Schlemm 管。另外,如果手持房角镜给予眼球一定的压力时,可以见到 Schlemm 管充血现象。见图 2-1-7。

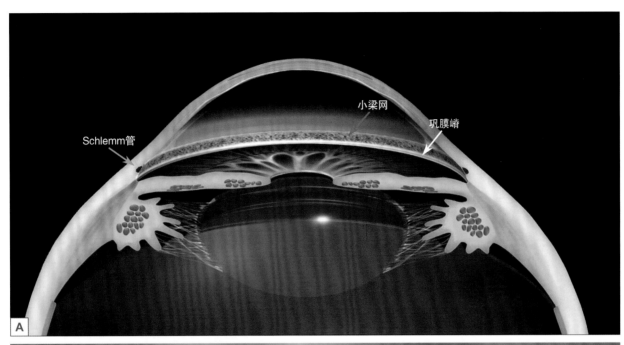

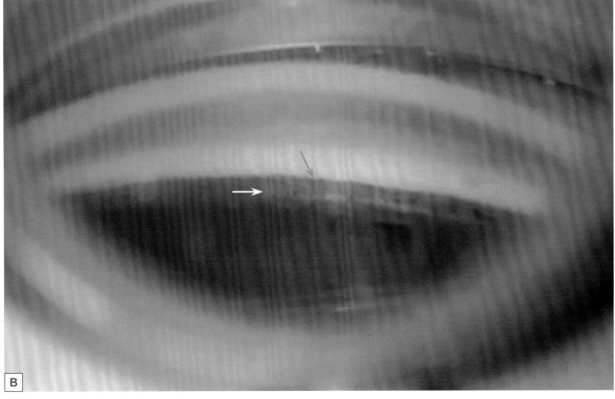

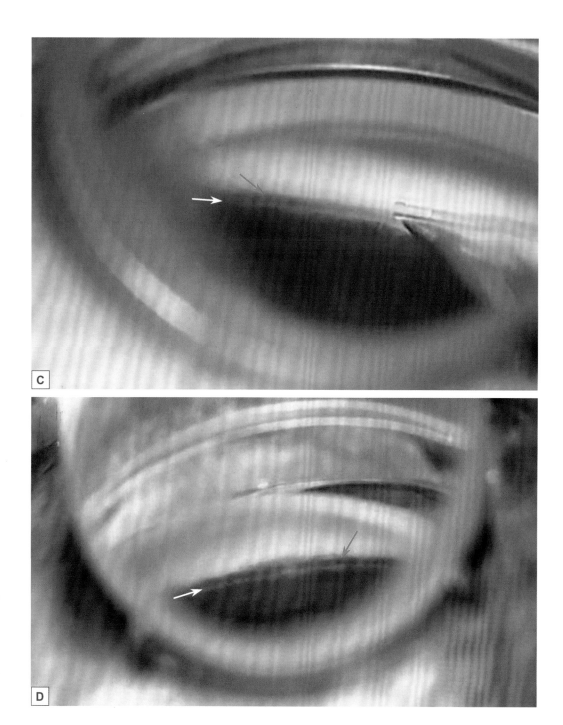

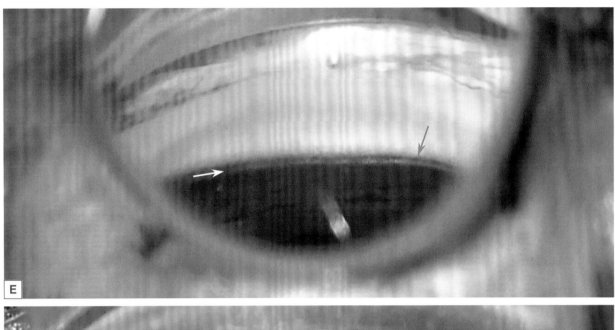

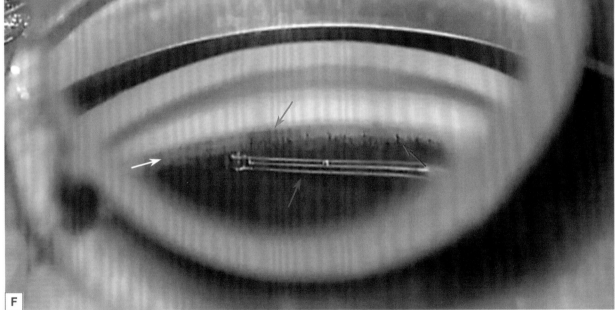

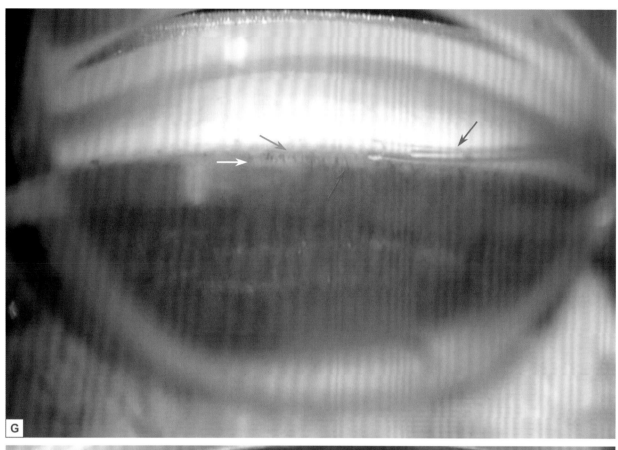

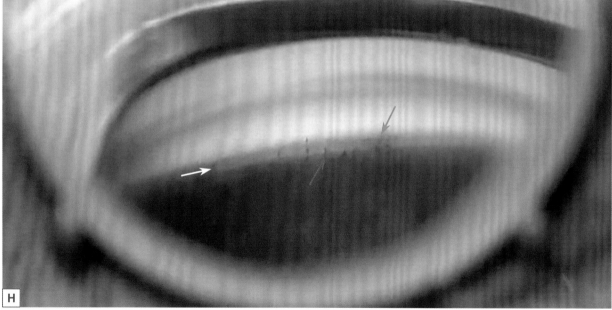

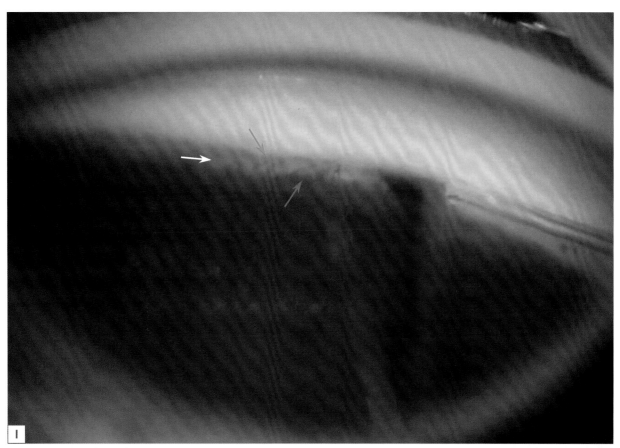

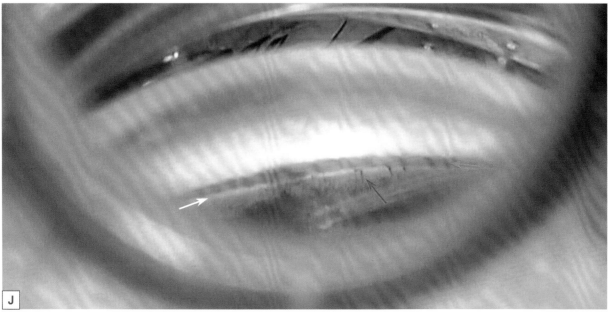

图 2-1-7　手术台上手持房角镜下所见的正常房角结构

A：蓝箭头示意小梁网，白箭头示意巩膜嵴，绿箭头示意 Schlemm 管　B~E：绿箭头示意小梁网，白箭头示意巩膜嵴
F~J：绿箭头示意小梁网，白箭头示意巩膜嵴，红箭头示意残留的量多量少的中胚叶组织（虹膜梳状韧带），蓝箭头示意进
入前房的微导管。注意 B、C、F、G、H、I、J 图 Schlemm 管都有不同程度充血现象，J 图特别明显，呈现红色。A 图由和邦
思特授权使用

在手术台上手持房角镜观察房角,很难分清楚上 1/3 非功能小梁网和下 2/3 功能小梁网。图 2-1-8 中可以清楚看到这两个结构,实属难得。

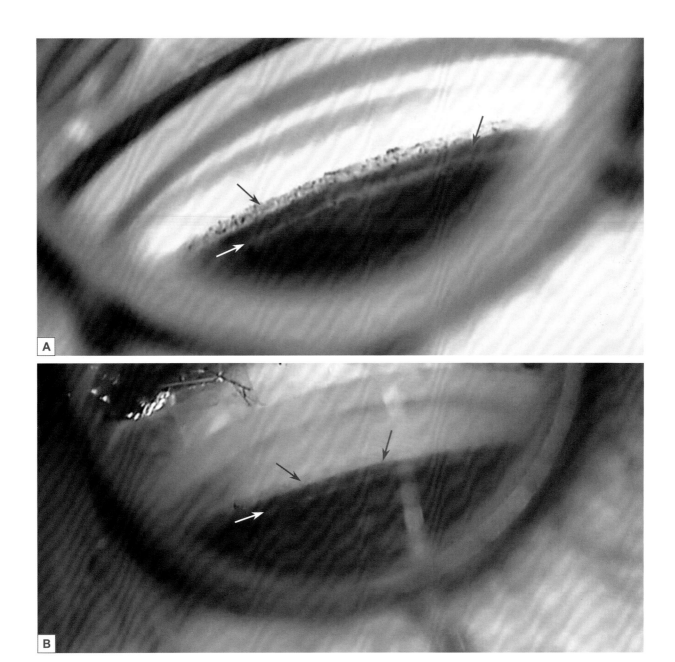

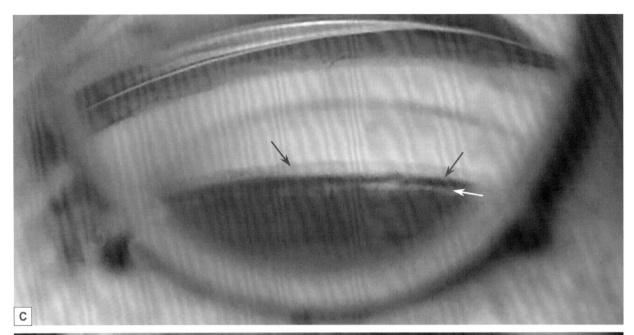

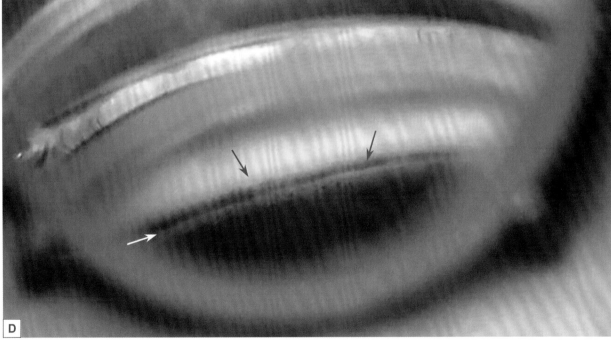

图 2-1-8　手术台上手持房角镜下所见的正常房角结构

A~D：红箭头示意上 1/3 小梁网，色素少；蓝箭头示意功能小梁网，色素多且浓密；白箭头示意巩膜嵴

第二节　原发性开角型青光眼的房角结构表现

Angle structures in primary open-angle glaucoma

原发性开角型青光眼无论从眼外观还是房角所见,都与正常人无异。见图 2-2-1。

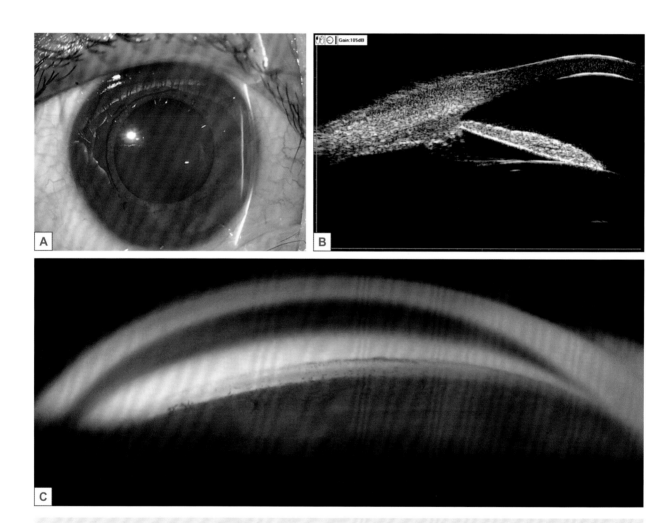

图 2-2-1　原发性开角型青光眼的临床体征

A:裂隙灯检查周边前房深度深,约 1CT(角膜厚度),为宽角　B:UBM 检查,虹膜平坦,房角宽角、开放　C:房角镜下,房角宽角、开放,五个结构清晰可见

第三节　原发性闭角型青光眼的房角结构表现

Angle structures in primary angle-closure glaucoma

　　原发性闭角型青光眼显著的临床表现是周边前房浅、房角不同程度的狭窄和不同范围的粘连。目前的诊断仍有赖于房角镜的正确检查。请参考《图解青光眼 眼前节影像学检查及诊断》第二章房角镜检查[1]。这里强调一下,房角镜检查分为静态和动态检查。静态检查确定宽角(W)还是窄角(N1~4 或 N I~Ⅳ),直接定性了开角型还是闭角型青光眼的诊断;动态检查确定房角开放还是粘连(关闭),以及粘连的范围,结合杯盘比、视野等结果,决定了病情的轻与重(早期还是晚期);双眼的解剖指标是否一致,决定了原发性(双眼解剖结构一致)还是继发性(双眼解剖结构不一致,并有明确的病因)。见图 2-3-1 和图 2-3-2。

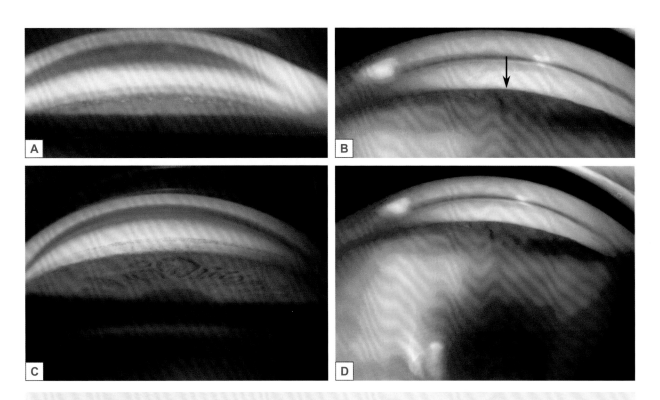

图 2-3-1　宽角与窄角的区别

　　A、C:原发性开角型青光眼房角,具有和正常人一样的外观,虹膜平坦,房角入口宽,可见全部房角结构　B、D:原发性闭角型青光眼房角,周边虹膜膨隆,房角入口狭窄,不见房角结构(B 图黑箭头示意以下未见任何房角结构)

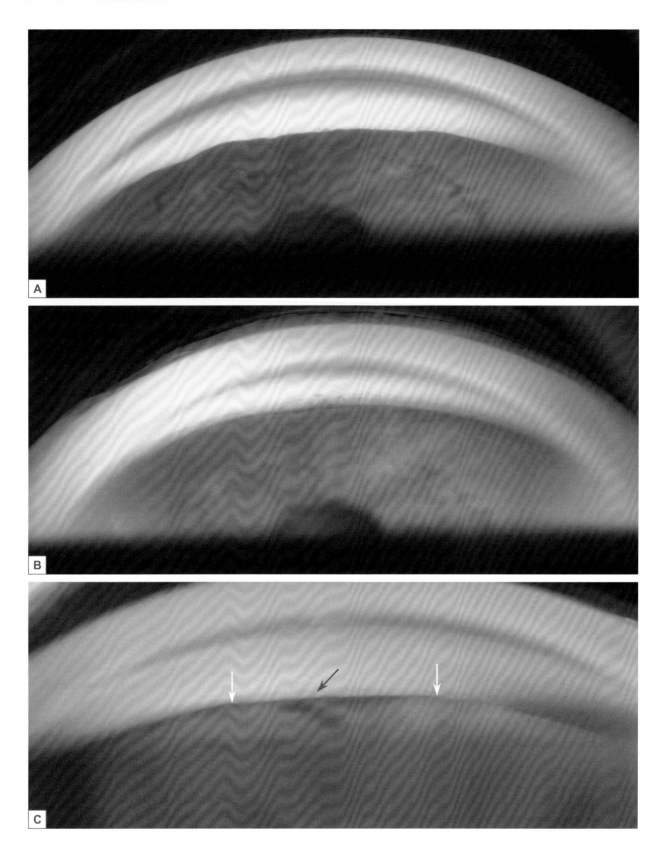

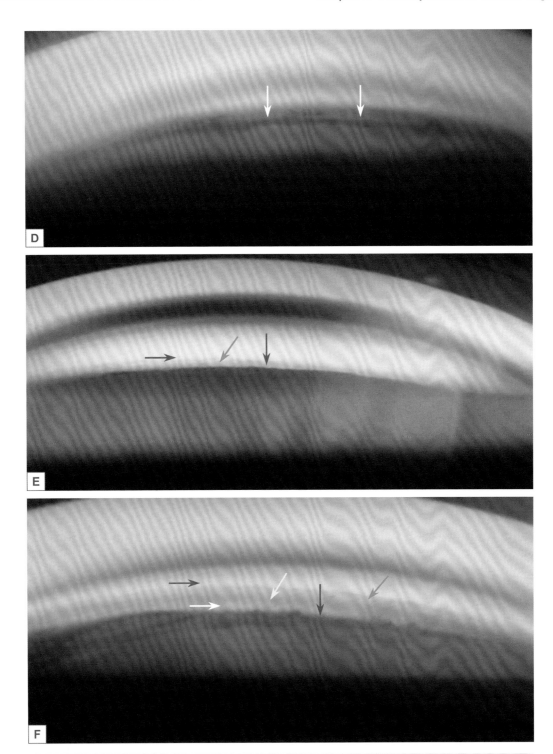

图 2-3-2　原发性闭角型青光眼房角镜下的静态和动态检查

A、B:A 图示意静态下虹膜高度膨隆,不见房角结构,记录为"窄Ⅳ或 N4";B 图示意动态下可见房角所有结构包括窄的睫状体带,记录为"开放"　C、D:C 图示意房角镜检查静态下虹膜膨隆不甚明显,可见上 1/3 色素较淡的小梁网结构(红箭头),但不见功能小梁网等以下结构(白箭头),房角所见记录为"窄Ⅲ或 N3";D 图示意动态下对应房角之处开放,可见所有房角结构(白箭头示意较宽的睫状体带),记录为"开放"。注意这里也能看到周边虹膜起伏的表现　E、F:E 图示意静态下虹膜中度膨隆,未见到功能小梁网及以下结构(红箭头),可以见到 Schwalbe 线(蓝色箭头)和上 1/3 小梁网(色素淡,绿箭头),记录为"窄Ⅲ或 N3";F 图示意动态下房角开放,可见所有房角结构(红箭头示意睫状体带,白箭头示意巩膜嵴,褐色箭头示意下 2/3 功能小梁网,较多色素,绿箭头示意上 1/3 小梁网,蓝色箭头示意 Schwalbe 线),记录为"开放"

　　原发性闭角型青光眼房角粘连有几个特点：①呈现均匀一致的沿 Schwalbe 线水平的粘连或爬行粘连，粘连不超过 Schwalbe 线。房角干净，无炎症等异常表现。②早期可先出现锥状粘连、宽基底粘连。③通常鼻侧先于颞侧粘连，颞下方最后。④房角粘连与开放的交界点，最常见是在两对角线上，见图 2-3-3和图 2-3-4。知悉这些特点有利于与继发性闭角型青光眼相鉴别[1]。原发性闭角型青光眼房角粘连较容易用黏弹剂或器械机械分离开来，详见第九章。

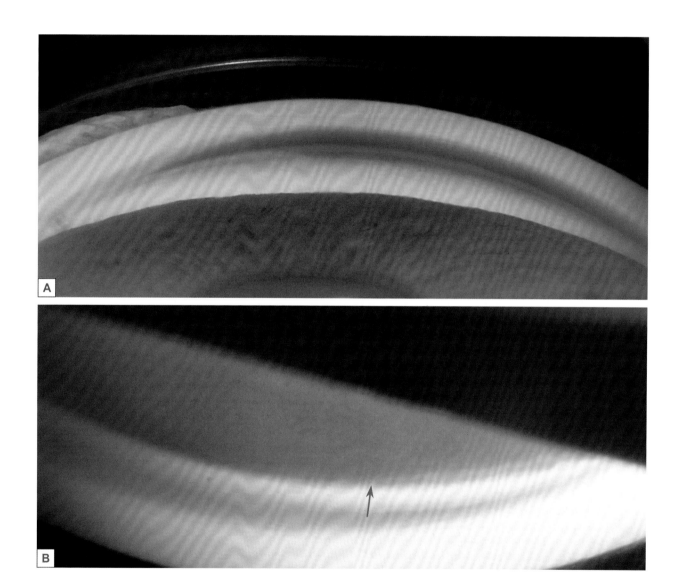

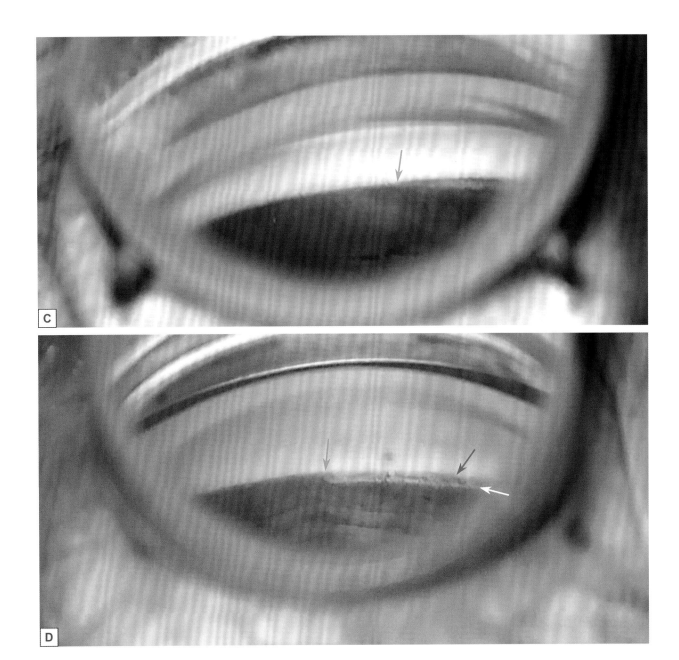

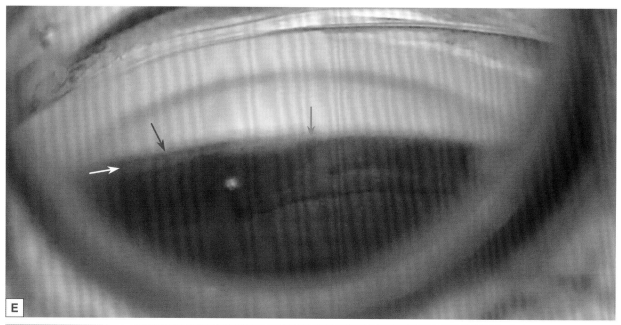

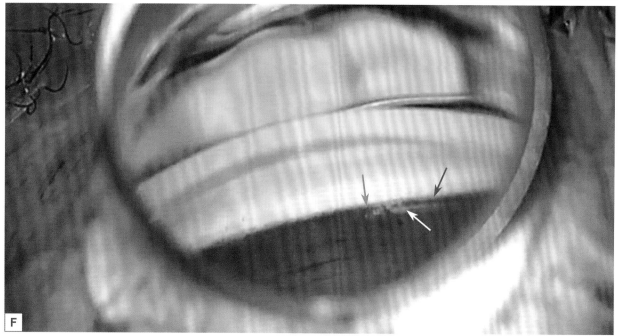

图 2-3-3   原发性闭角型青光眼房角粘连的表现

A:全周房角均匀一致的粘连,静态下完全看不到房角结构,为"窄Ⅳ或 N4"   B:粘连与开放交界处(蓝箭头),蓝箭头左边
均匀一致的粘连,右边房角开放   C:粘连与开放交界处(绿箭头),绿箭头左边均匀一致的粘连,右边房角开放   D~F:绿
箭头示意粘连与开放交界处,开放的房角中蓝箭头示意功能小梁网,白箭头示意巩膜嵴

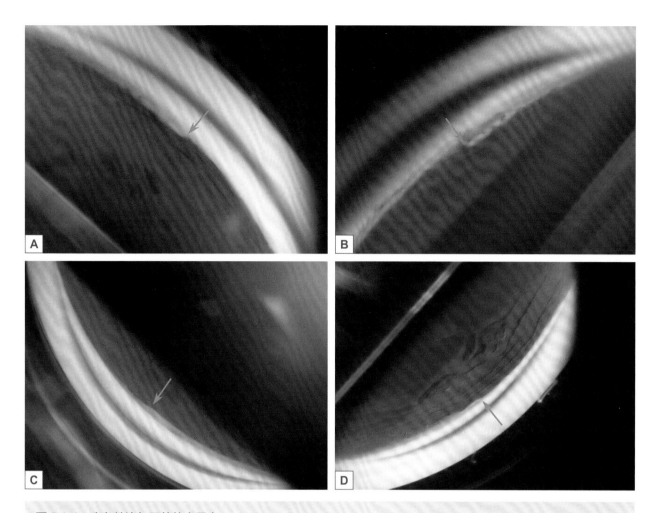

图 2-3-4　房角粘连与开放的交界点

A:粘连与开放的交界点在 7 点钟方向　B:交界点在 4 点钟方向　C:交界点在 2 点钟方向　D:交界点在 10 点钟方向。
交界点一边是均匀一致的爬行粘连,一边是开放的房角。图中绿箭头示意粘连与开放的交界点

第四节　儿童青光眼的房角结构表现

Angle structures in childhood glaucoma

　　儿童青光眼分为原发性儿童青光眼和继发性儿童青光眼[5]。原发性儿童青光眼中,原发性先天性青光眼显著的体征之一是单纯房角发育异常,包括多种改变如中胚叶组织残留、房角隐窝形成、小梁网色素少、虹膜附止高位等,见图 2-4-1~图 2-4-6。也有一些特殊的房角改变,见图 2-4-7、图 2-4-8。继发性儿童青光眼包含多种合并获得性 / 非获得性眼部或全身疾病或综合征,房角也有多种不同的改变,见图 2-4-9、图 2-4-10。

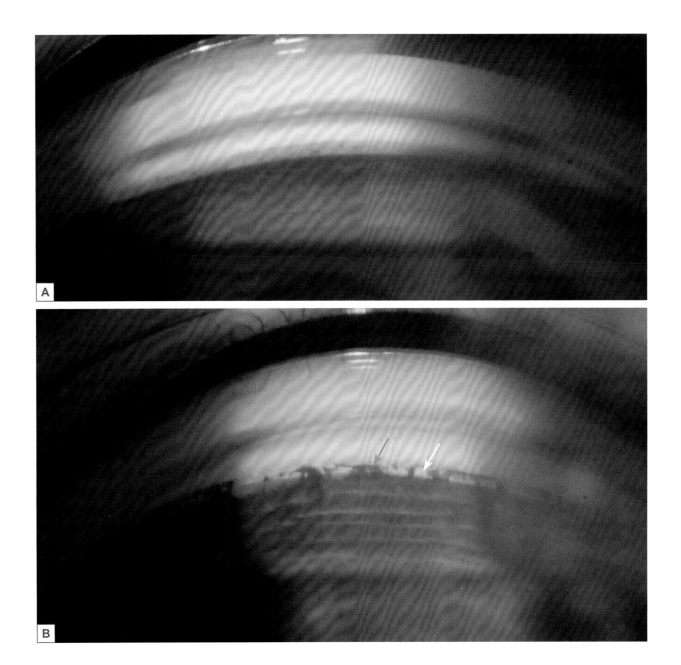

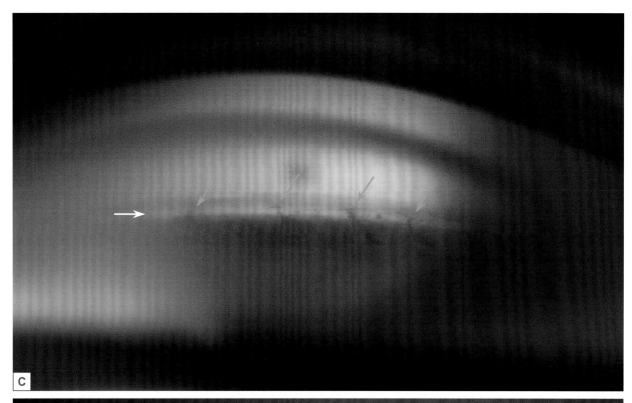

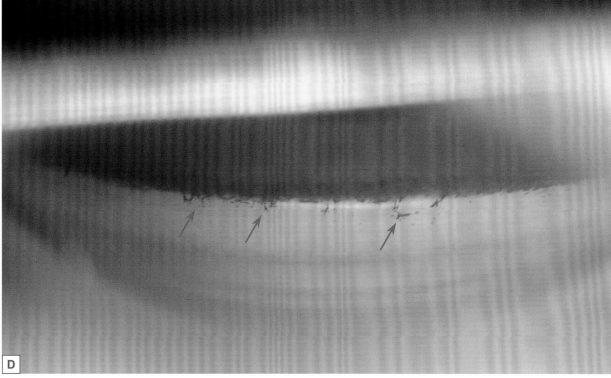

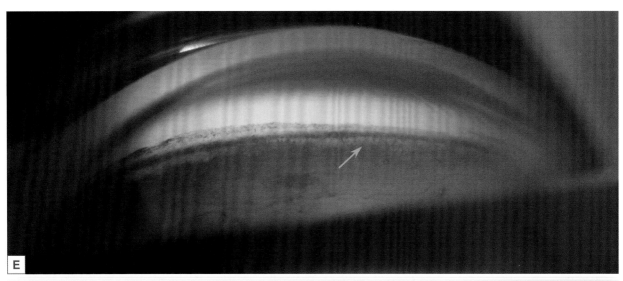

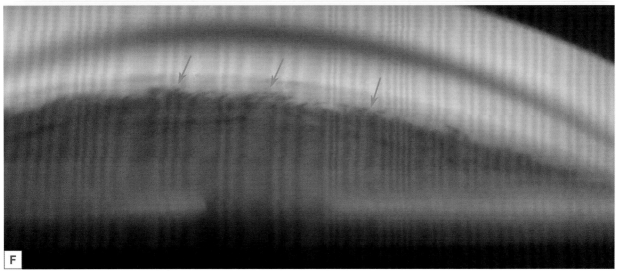

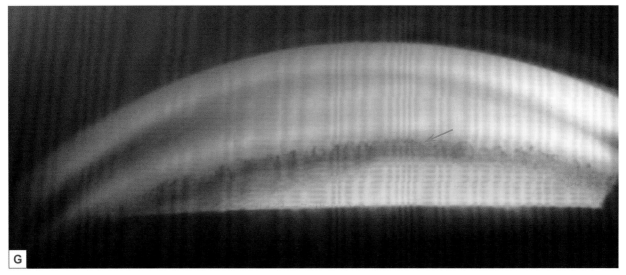

图 2-4-1　中胚叶组织残留

A、B：为一对姐妹的眼睛。A 图示意姐姐眼睛的房角结构正常；B 图示意妹妹的眼睛为原发性先天性青光眼，房角可见虹膜附止高位，遮挡睫状体带，多量中胚叶组织残留（绿箭头），"搭"在白色巩膜嵴上（白箭头）　C：绿箭头示意散在中胚叶组织残留，白箭头示意巩膜嵴　D：蓝箭头示意散在中胚叶组织残留　E~G：绿箭头示意较多中胚叶组织残留

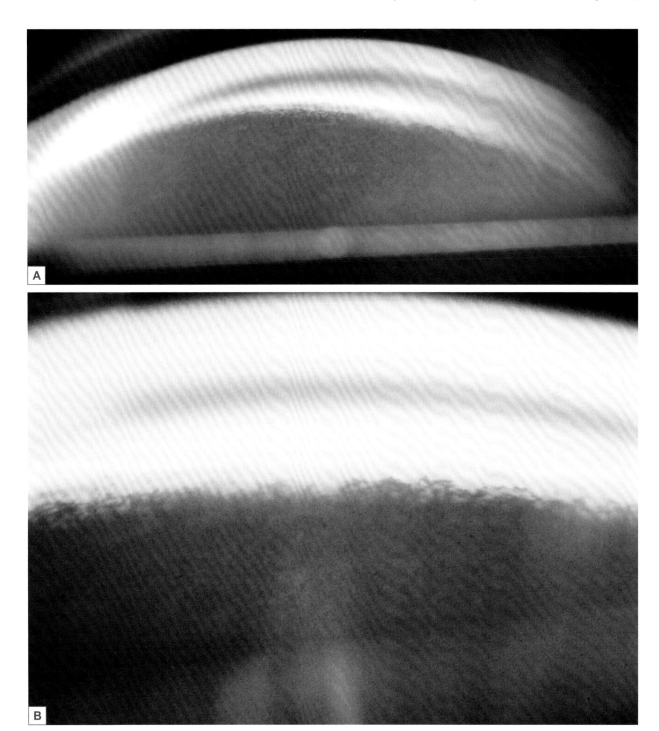

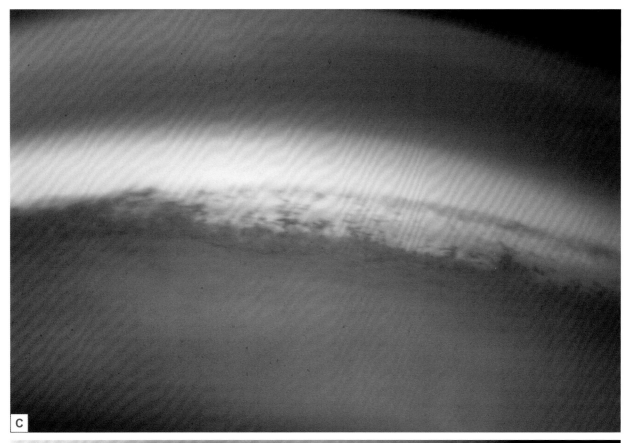

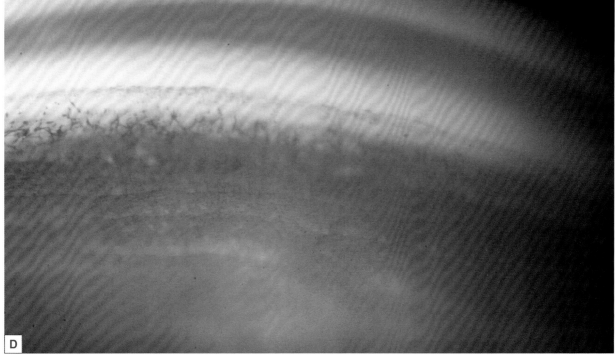

图 2-4-2　致密中胚叶组织残留

A~D:儿童青光眼房角可见到较致密的中胚叶组织残留

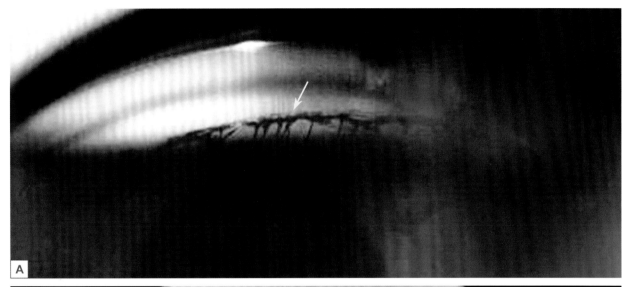

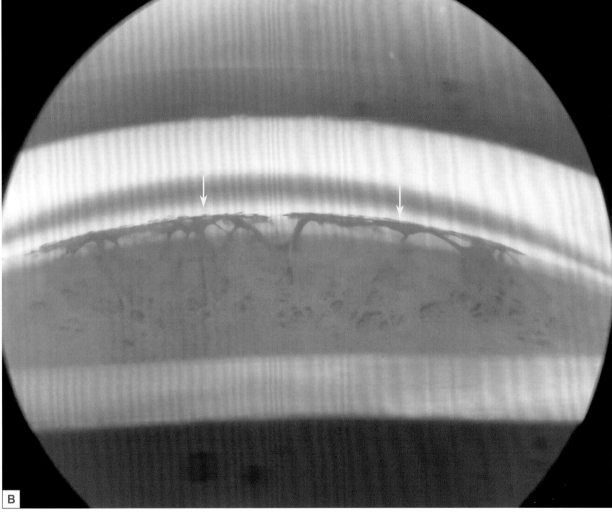

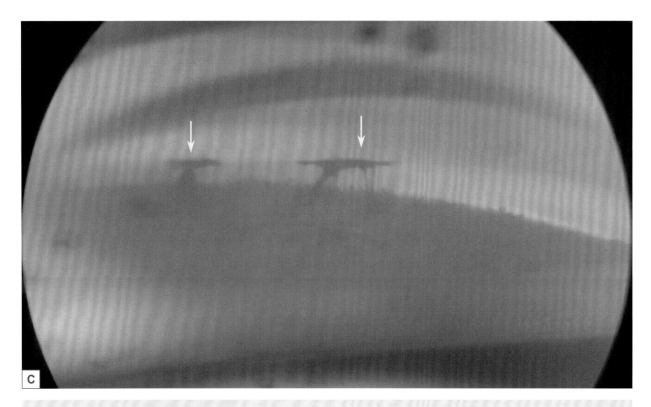

图 2-4-3 "T"样中胚叶组织残留

A～C:房角可见异常虹膜突组织,形状像"T"样结构(黄箭头)。A 图由叶天才教授提供,B、C 图由周文宗主任医师提供

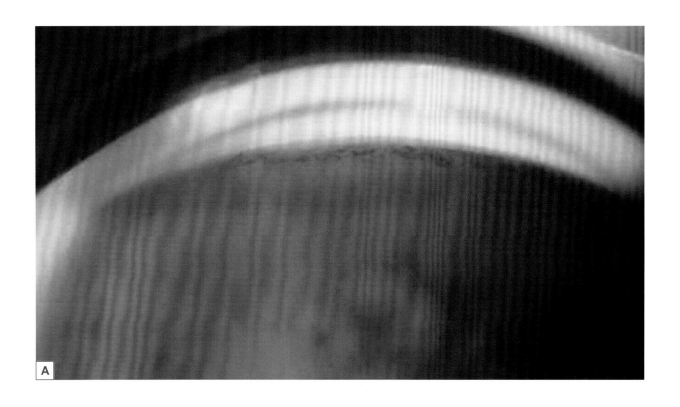

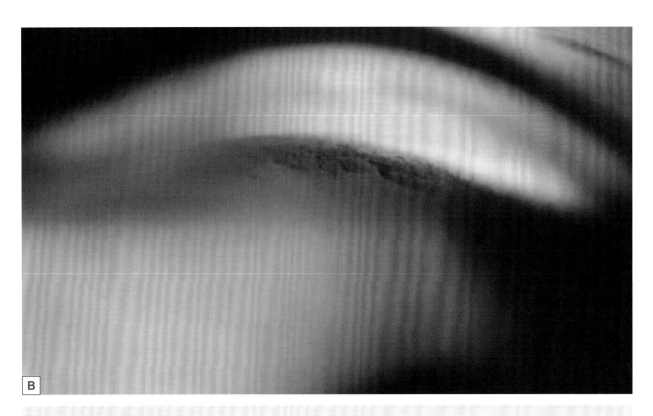

图 2-4-4　房角隐窝形成
A、B:房角隐窝形成,部分虹膜中胚叶组织残留。图片由叶天才教授提供

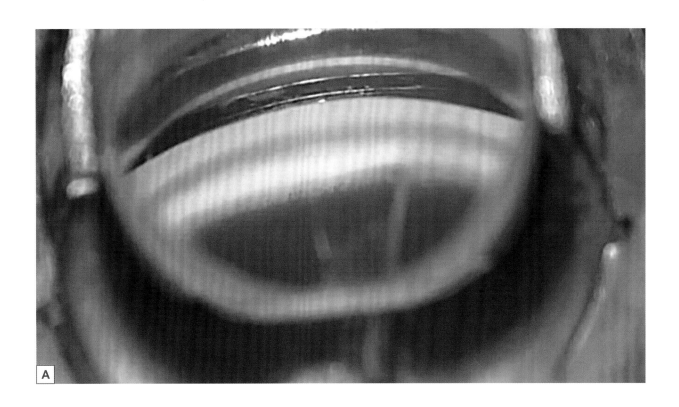

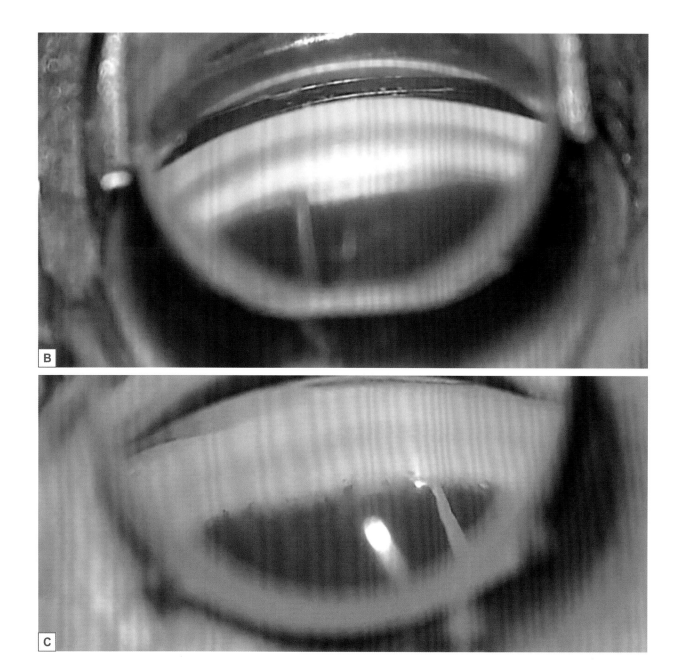

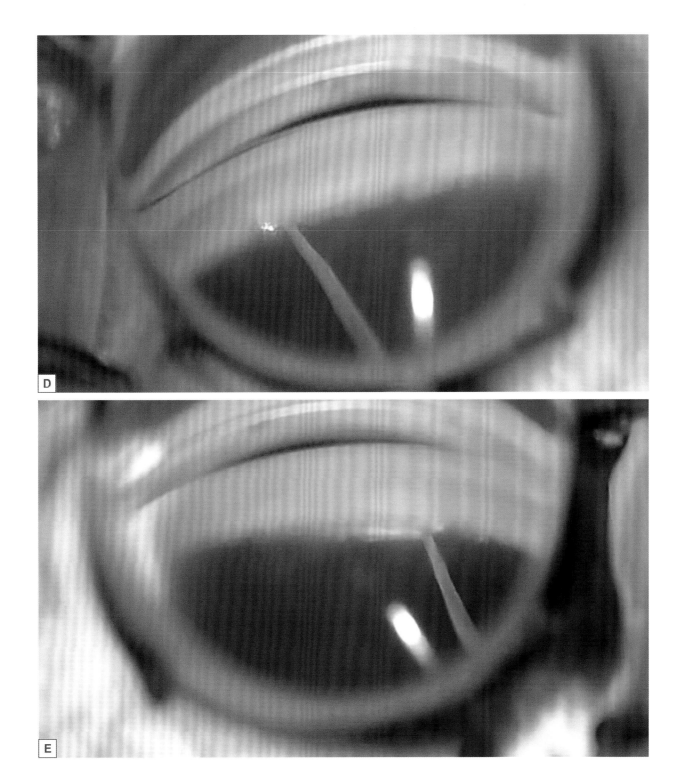

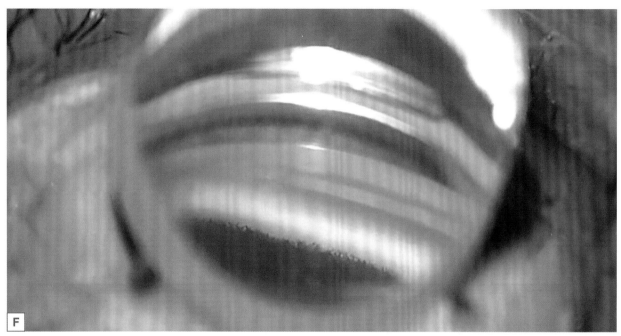

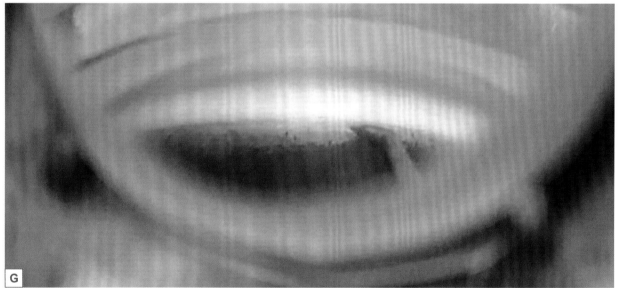

图 2-4-5 小梁网色素少

A~G：手术中房角镜下可见房角小梁网色素少、色泽淡，切开 Schlemm 管无出血。A、B 为第一个患者，C~E 为第二个患者，F 为第三个患者，G 为第四个患者。Schlemm 管切开刀对着的部位是小梁网，色素很少。注意房角有少许中胚叶组织（虹膜突）残留（A、C、F、G）

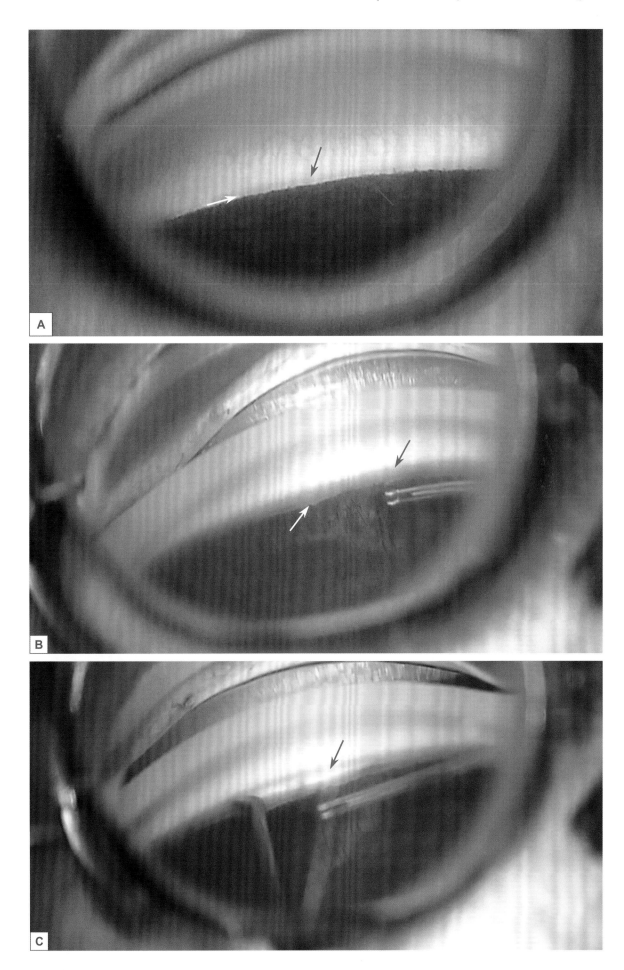

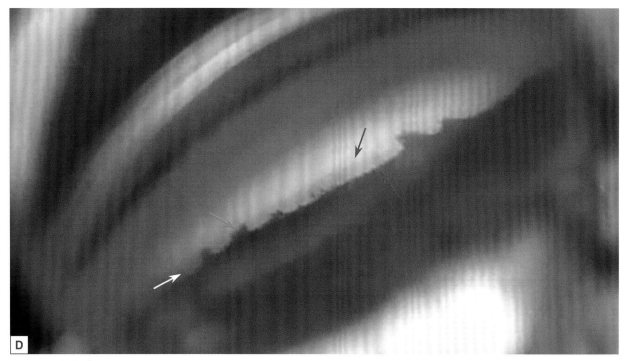

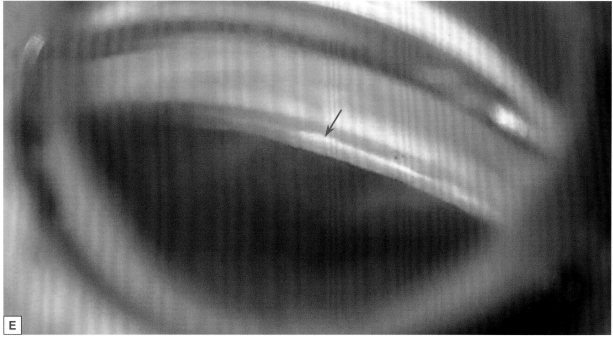

图 2-4-6　虹膜附止高位

A:虹膜平坦附止高位(红箭头),遮挡睫状体和部分巩膜嵴,仅见狭窄的白色巩膜嵴(白箭头),蓝箭头示意小梁网,在白色巩膜嵴之上,因色素少几乎看不出痕迹　B、C:虹膜平坦附止高位(B,红箭头),遮挡睫状体和部分巩膜嵴,仅见狭窄的白色巩膜嵴(白箭头),蓝箭头示意小梁网,在白色巩膜嵴之上。C 图示意切开小梁网后裸露出的 Schlemm 管外壁呈现乳白色(蓝箭头)　D、E:虹膜平坦附止高位(红箭头),遮挡睫状体和部分巩膜嵴,仅见狭窄的白色巩膜嵴(白箭头),蓝箭头示意小梁网,在白色巩膜嵴之上,色素很少,绿箭头示意残留的虹膜突组织"搭"在白色巩膜嵴上。E 图示意切开小梁网后裸露出的 Schlemm 管外壁呈现乳白色

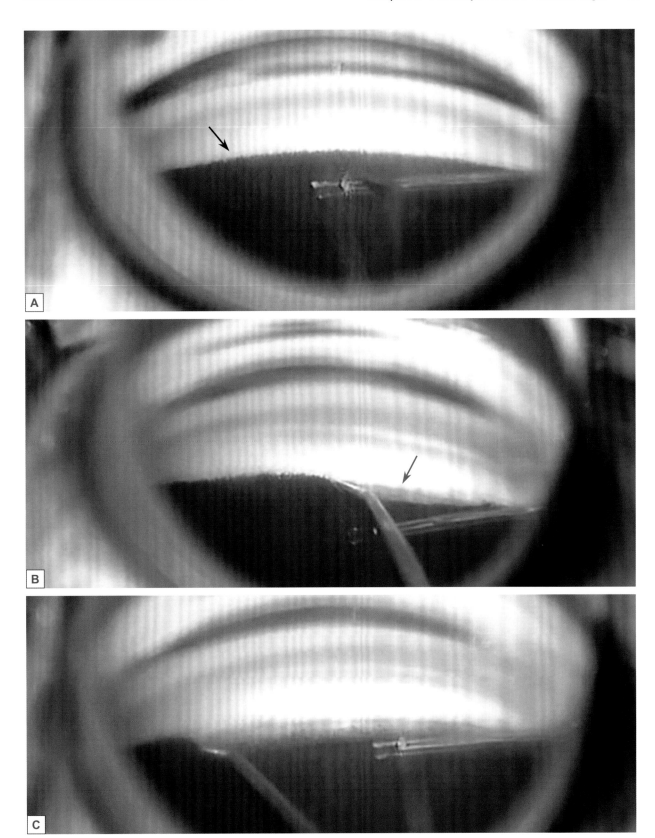

图 2-4-7 虹膜组织完全覆盖房角结构

A~C:房角镜下虹膜附止高位,完全覆盖整个房角结构(A),轻柔剥离虹膜,裸露出完整房角结构(B、C)

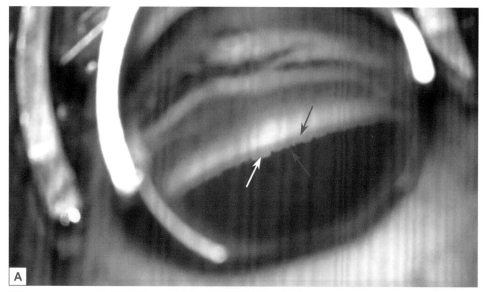

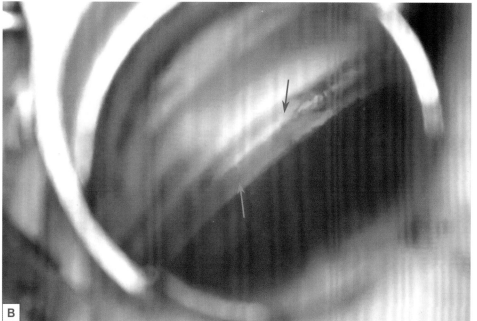

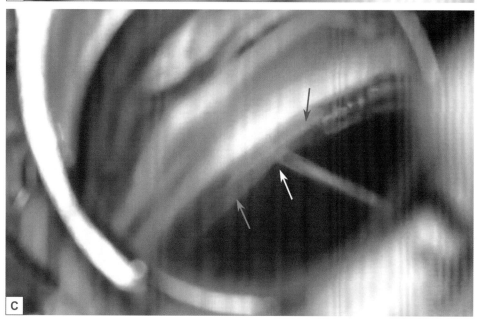

图 2-4-8　致密坚韧膜样组织覆盖房角结构

A：虹膜附止高位（红箭头），遮挡部分白色巩膜嵴，隐约见白色巩膜嵴（白箭头），蓝箭头示意小梁网，在白色巩膜嵴之上，色素少　B、C：切开小梁网和 Schlemm 管后（蓝箭头示意切开后裸露的 Schlemm 管外壁呈现乳白色），发现小梁网表面其实覆盖了一层致密的膜样组织，非常坚韧（绿箭头），C 图中白箭头示意用切开刀触碰膜样组织。图片由党光福教授提供

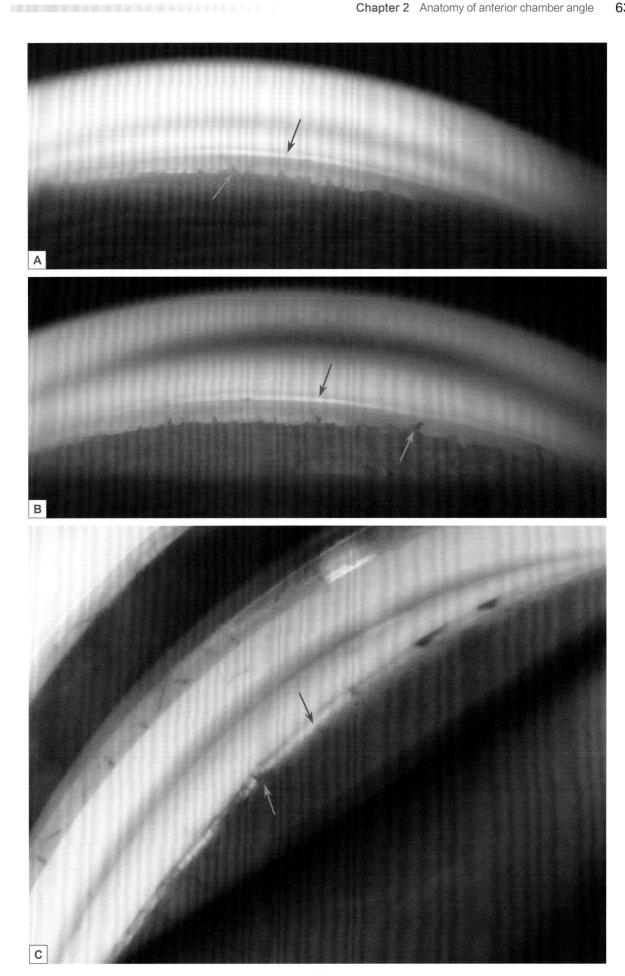

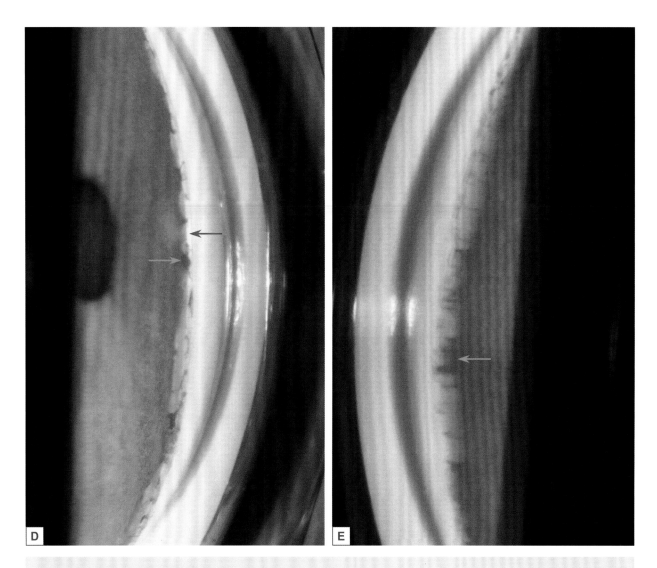

图 2-4-9　Axenfeld 综合征房角改变

A、B:双眼(A 右眼,B 左眼)房角残留的后胚胎环组织(蓝箭头)和虹膜突(绿箭头)　C:房角后胚胎环组织(白色部分)和虹膜突(绿箭头)　D:见残留的后胚胎环(蓝箭头)及虹膜突(绿箭头)　E:见残留较多的虹膜突(绿箭头)。Axenfeld 异常伴有眼压增高诊断为 Axenfeld 综合征

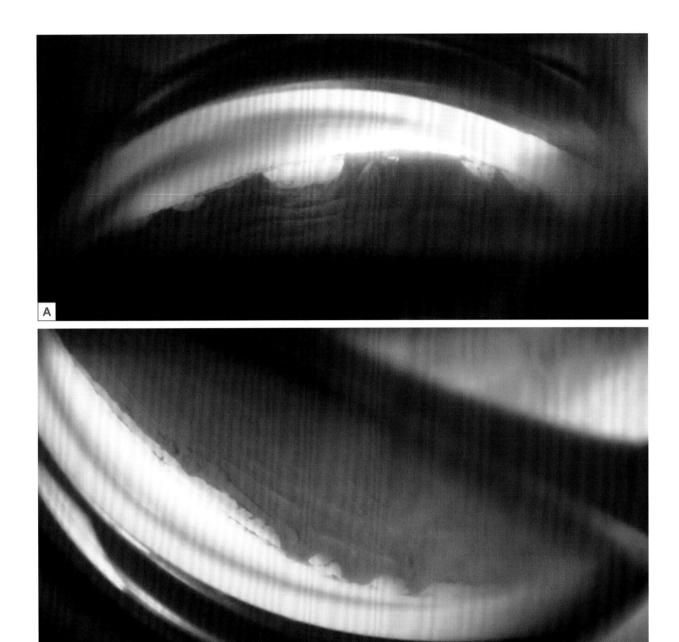

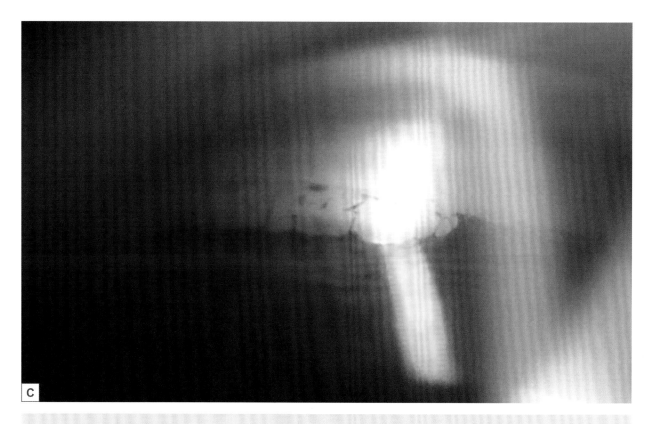

图 2-4-10　双眼房角发育异常

A~C：右眼（A、B）全周房角不规则粘连　C：左眼房角见间断不规则粘连。右眼眼压高、左眼眼压目前尚不高。不能排除炎症、外伤或先天发育异常

第五节　继发性青光眼的房角结构表现

Angle structures in secondary glaucoma

继发性青光眼包括继发性开角型青光眼和继发性闭角型青光眼。继发性青光眼的房角结构表现，请参考《图解青光眼 眼前节影像学检查及诊断》第二章和第六章[1]。

典型继发性开角型青光眼，见图 2-5-1。

典型继发性闭角型青光眼，见图 2-5-2。这里值得一提的是，继发性闭角型青光眼的房角粘连，与原发性闭角型青光眼的房角粘连不同，是超越 Schwalbe 线的粘连，通常是不一致、不均一的各种形态表现，而且房角多伴有原发病的痕迹，如炎症表现、色素沉着、房角挫伤、新生血管等。继发性闭角型青光眼房角粘连一般很坚韧，不容易或无法用黏弹剂或器械机械分离开来。

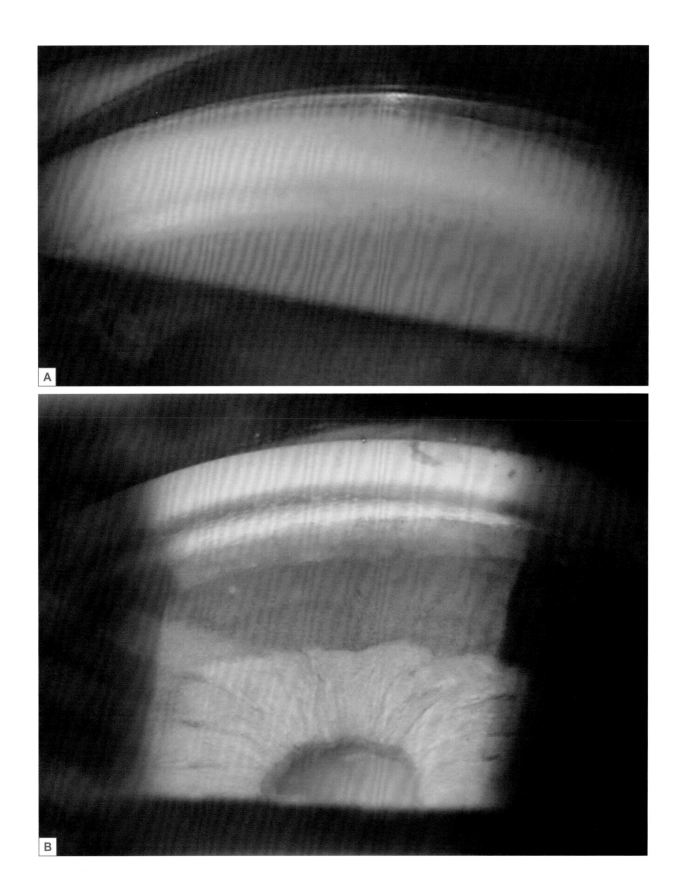

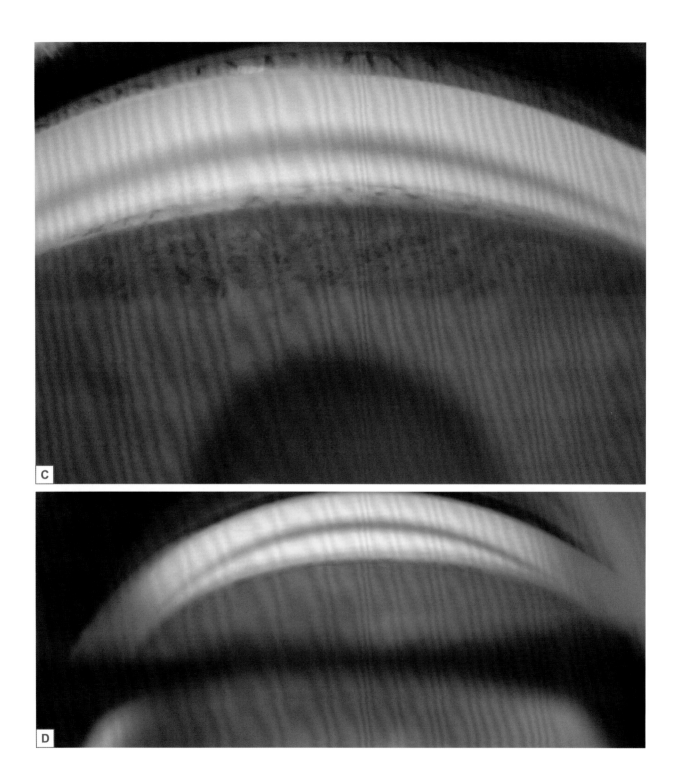

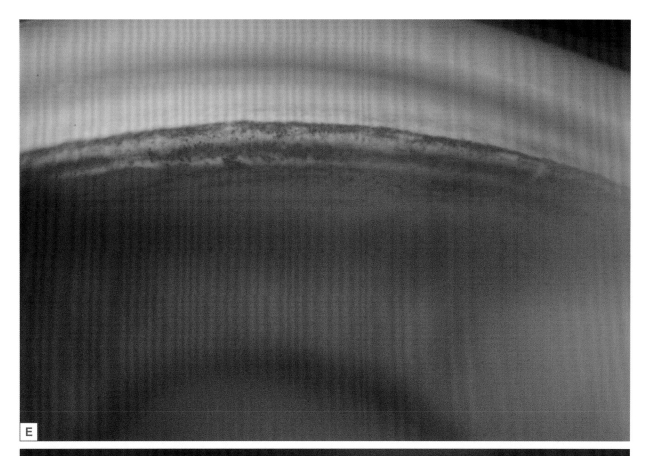

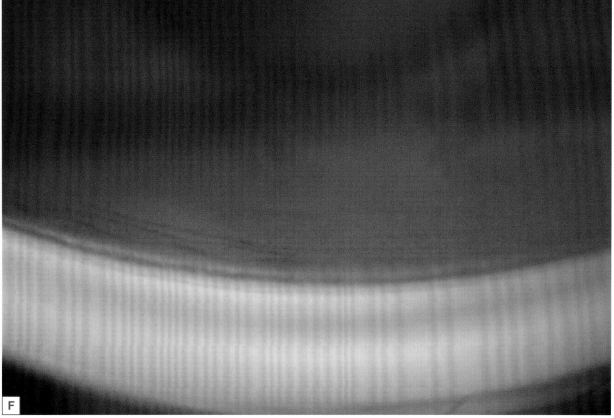

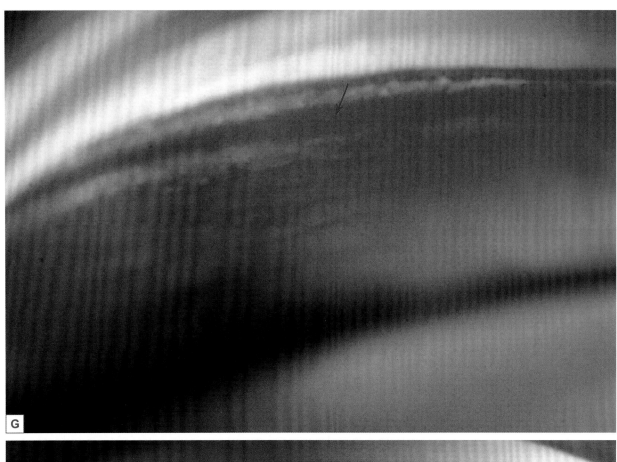

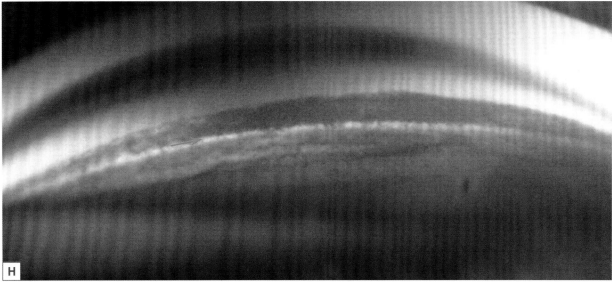

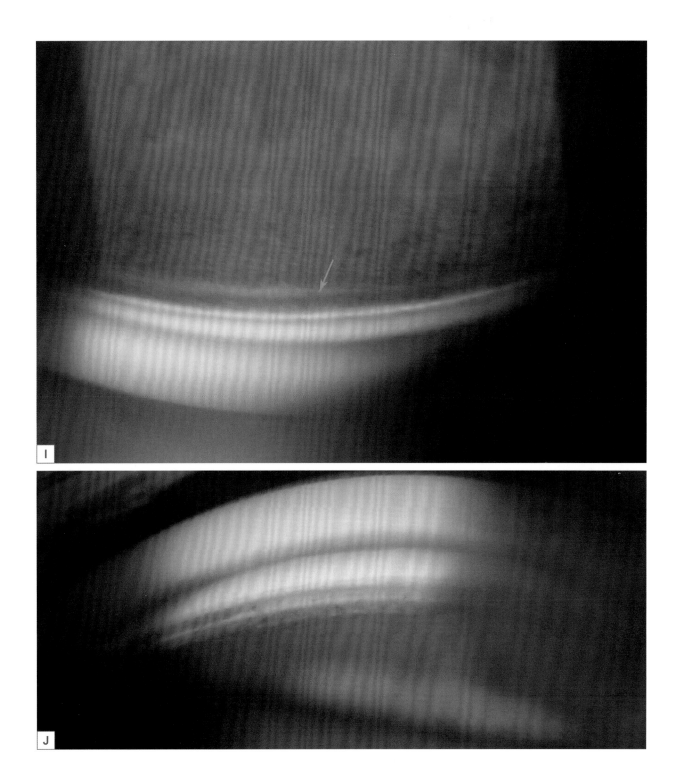

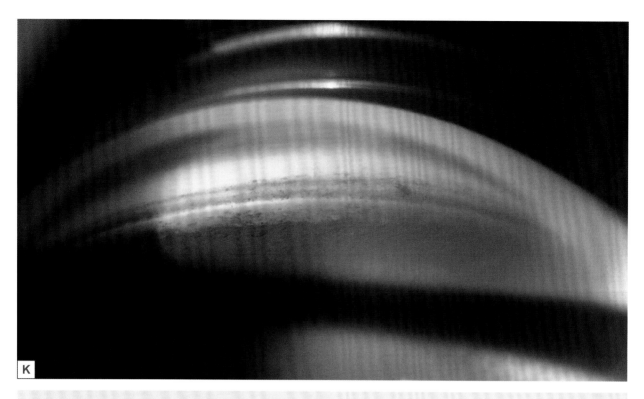

图 2-5-1　典型继发性开角型青光眼的房角表现

A、B:葡萄膜炎继发性青光眼急性期房角见水肿、炎症外观　C:青光眼 - 睫状体炎综合征继发性青光眼,房角未见明显异常　D:Fuchs 综合征继发性青光眼,房角没有明显异常　E、F:假性剥脱综合征继发青光眼房角所见,房角有剥脱物质沉积在下方房角(E),上方房角干净(F)　G:色素性青光眼房角改变,小梁网色素呈现酱油色(红箭头)　H:外伤致房角后退,睫状体带明显增宽、撕裂,小梁网覆盖浓厚的色素沉积。绿箭头示意巩膜嵴　I:外伤致上方房角后退,睫状体带明显增宽(绿箭头)　J:颈内动脉、海绵窦瘘患者,房角镜下 Schlemm 管充血　K:糖尿病性视网膜病变,PPV 术后眼压升高,曾行小梁切除术,术后眼压不降。房角镜下房角宽、开放,房角色素增多、污秽,睫状体带较宽

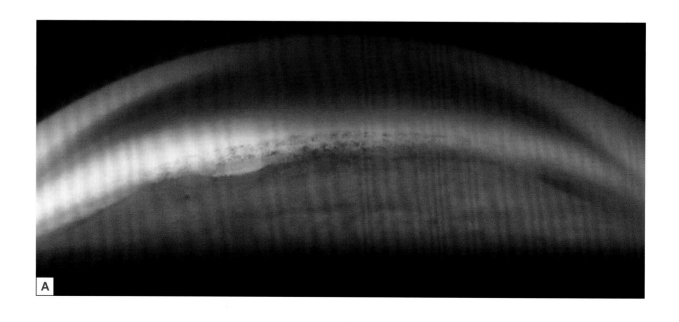

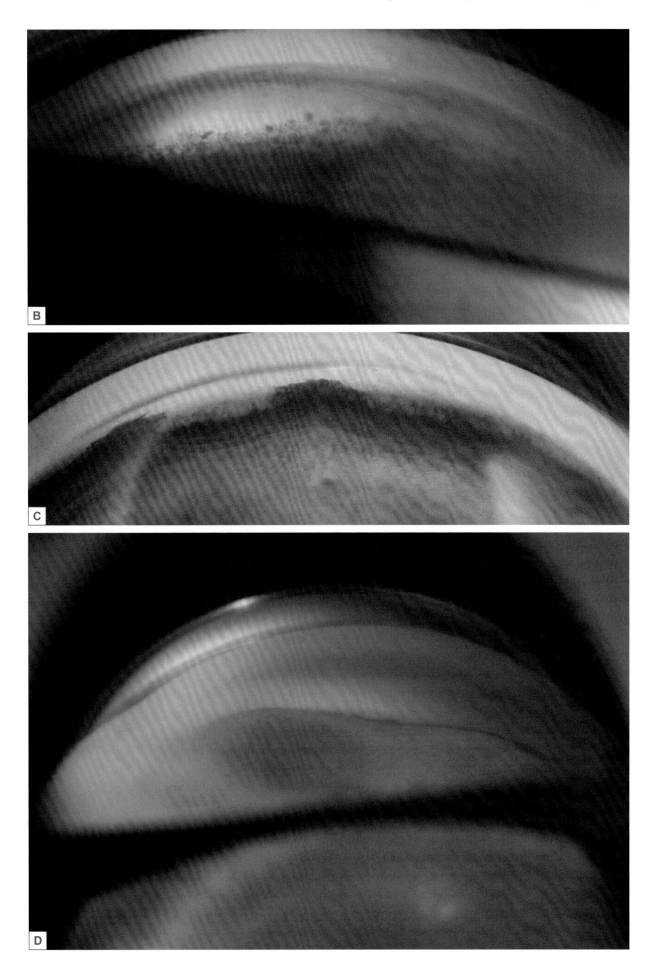

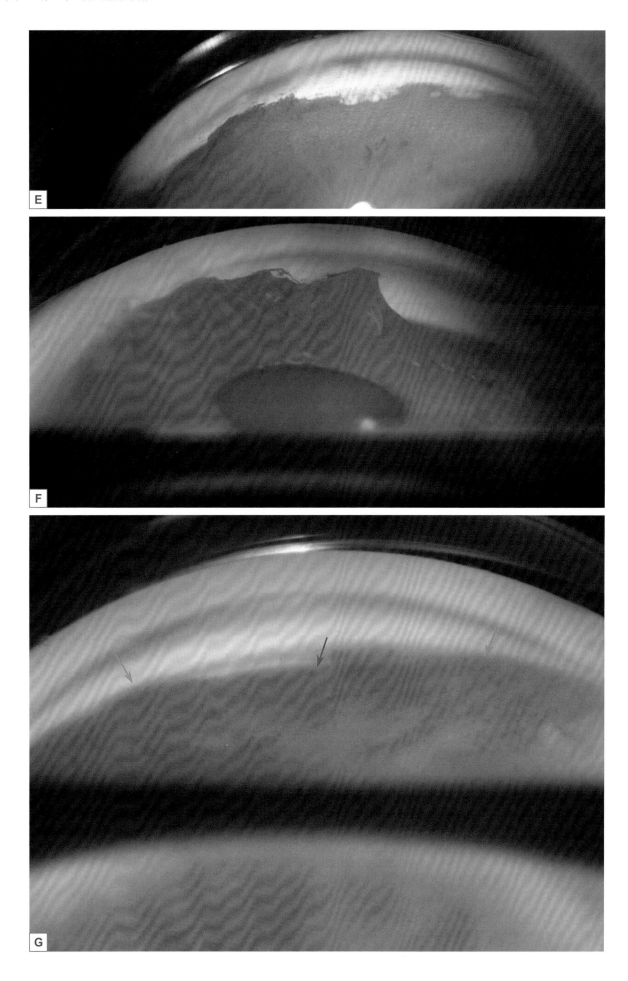

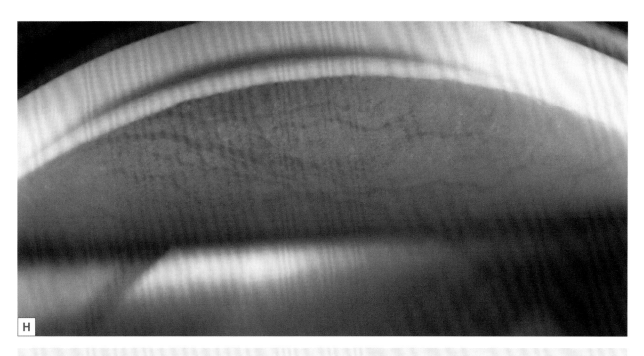

图 2-5-2 典型继发性闭角型青光眼的房角表现

A~C:房角呈现不规则粘连,伴炎症外观 D、E:房角呈现山峦状不规则粘连 F:ICE 综合征继发性青光眼,房角呈现不规则粘连,且粘连很靠前 G:新生血管性青光眼,房角存在大量新生血管,房角大部分粘连关闭(绿箭头),部分房角仍开放(蓝箭头) H:新生血管性青光眼,房角大量新生血管,房角完全粘连关闭

参 考 文 献

[1] 张秀兰.图解青光眼 眼前节影像学检查及诊断.北京:人民卫生出版社,2020:33-72,201-299.

[2] 叶天才,王宁利.临床青光眼图谱.北京:人民卫生出版社,2007:43-56.

[3] 张秀兰,王宁利.图解临床青光眼诊治.北京:人民卫生出版社,2014:1-29.

[4] RHEE D J.青光眼——美国威尔斯眼科医院临床眼科图谱和精要.上海:上海科学技术出版社,2005:127-131.

[5] WEINREB R N.儿童青光眼(世界青光眼学会联合会共识系列).张秀兰,吴仁毅,译.北京:人民卫生出版社,2015:3-10,20-21.

图解青光眼 ▬▬▬
微创手术操作与技巧

第三章

手术用房角镜、显微镜及围手术期用药

MIGS related surgical gonioscopes, microscopes and perioperative medications

第一节　手术用房角镜

MIGS related surgical gonioscopes

房角镜有多种类型：临床检查用房角镜、微创手术用房角镜和其他一些特殊用途（如激光手术）房角镜。

房角镜有单面、双面、三面、四面、六面等多种规格。

房角镜有针对成人检查和小儿检查需求的类型。

房角镜检查的体位有坐位、卧位。

房角镜有直接房角镜和间接房角镜。

直接房角镜可直接观察到房角结构，主要用于小儿检查和手术。原理是折射（透镜）。

间接房角镜原理是通过反射（棱镜）原理间接观察到房角，看到的实际图像是相反方向的。临床检查用房角镜大多数是间接房角镜。

房角镜有多个产品类型，包括 Goldmann、Volk、Ocular、Zeiss、Posner、Sussman、Koeppe 型等。

见图 3-1-1~ 图 3-1-5。

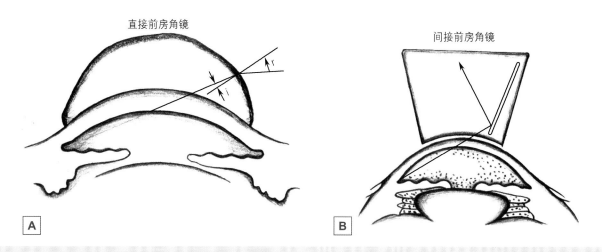

图 3-1-1　房角镜的工作原理

A：直接房角镜的工作原理（折射）　B：间接房角镜的工作原理（反射）

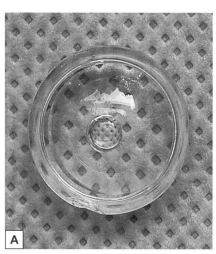 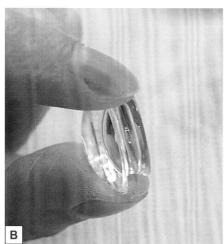 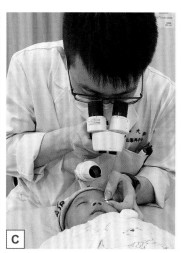

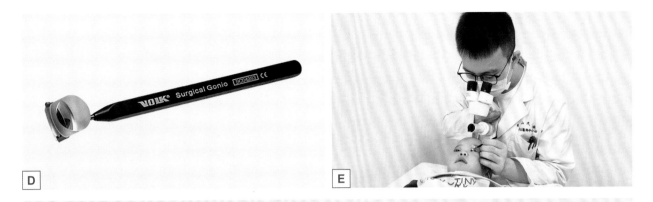

图 3-1-2 临床检查用直接房角镜及检查体位

A~C:Koeppe 型房角镜的正面观(A),Koeppe 型房角镜的侧面观(B)。婴幼儿房角检查很困难,临床上主要采用全麻下手持裂隙灯检查,患者体位为仰卧位(C)。Koeppe 房角镜放置在眼球表面,可直接观察到房角结构 D、E:Volk 型 SG 直接房角镜是手术用房角镜,也可用于临床检查,由于镜头外轮廓小巧,特别适用于小儿患者和小睑裂。体位是仰卧位,如能配合,也可以坐位。D 图由英国豪迈授权使用

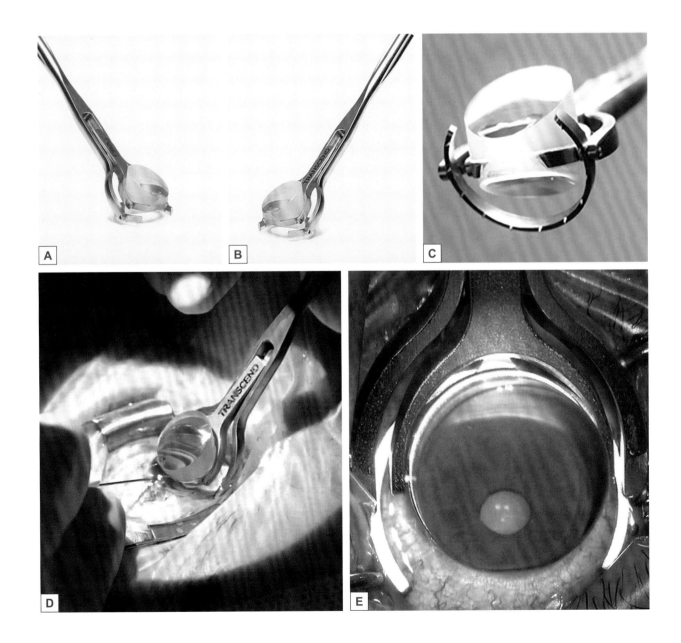

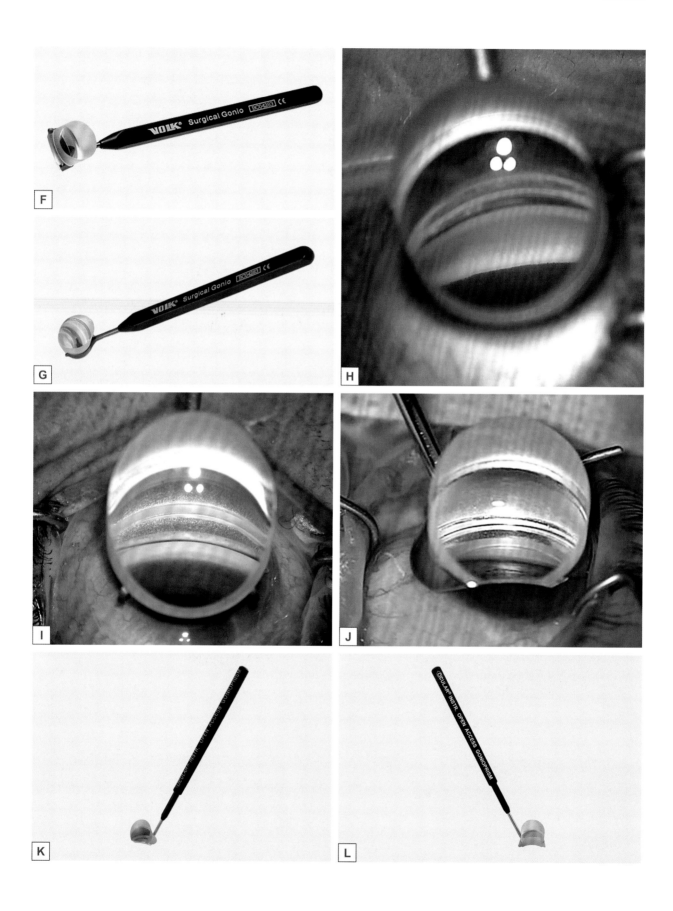

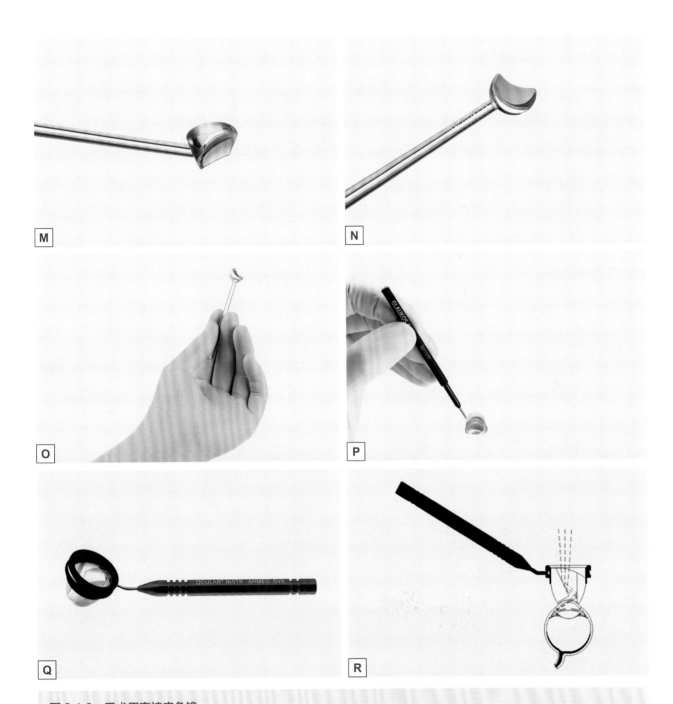

图 3-1-3 手术用直接房角镜

A~E：Volk 型 TVG 手术房角镜，适用于房角镜直视下的各种青光眼微创手术。采用直接成像原理，可以直接观察到所在部位的房角结构，左右手通用。TVG 房角镜的特点是有带齿轮的装置，可以固定在角巩膜缘上，起到固定和拖动眼球的作用 F~J：Volk 型 SG 手术房角镜，适应证和原理同 TVG 型。SG 型房角镜的优势是可以自由地在角膜面上滑动，适合不同体位。它有大小型号之分，小型由于镜头外轮廓小巧，特别适用于小儿患者和小睑裂 K、L：Ocular 专用于小梁消融术的房角镜（K 左手持，L 右手持） M~P：Glaukos 的 iPrism 型房角镜，用于 iStent 植入 Q、R：Ocular Ahmed DVX 型手术房角镜，有两面镜，既可以直接观察房角，也可反向观察房角；两面镜可 360° 旋转，无须旋转显微镜；双面镜视野可达 120°。A~D、F、G 图由英国豪迈授权使用，K、L 图由高视医疗授权使用，M~P 图由 Glaukos 授权使用，Q、R 图由醒目医药科技授权使用

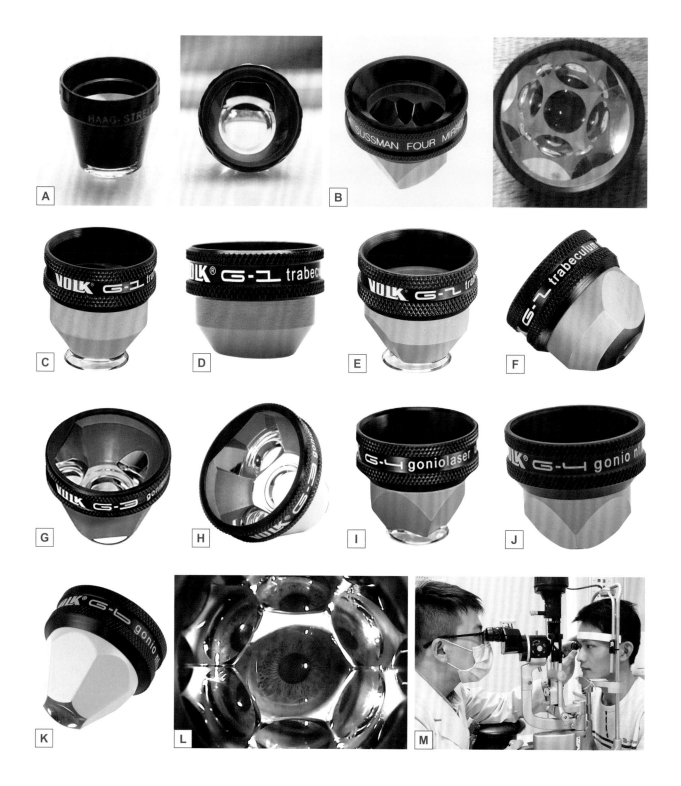

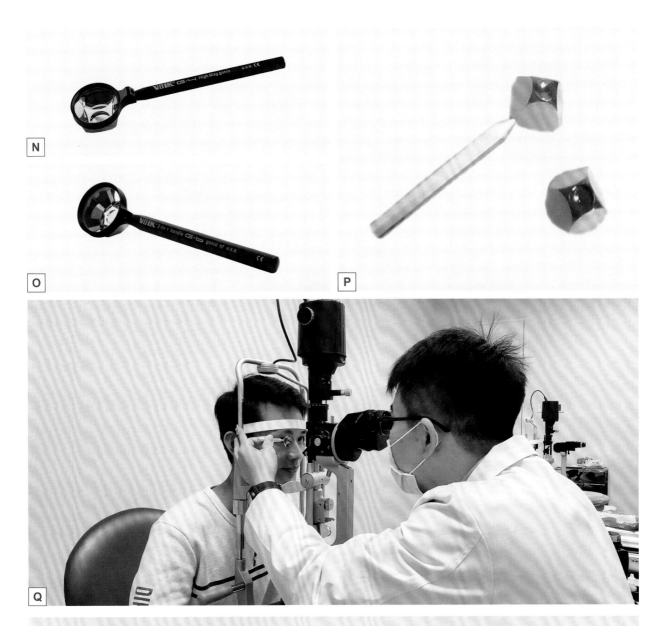

图 3-1-4　不同类型的间接房角镜及检查体位

A：Goldmann 型单面房角镜　B：Sussman 型四面房角镜　C、D：Volk 型单面房角镜　E、F：Volk 型双面房角镜
G、H：Volk 型三面房角镜　I、J：Volk 型四面房角镜　K、L：Volk 型六面房角镜　M：采用坐位进行房角镜检查。表面麻醉下，在裂隙灯下进行检查，房角镜需要通过透明凝胶接触角膜　N：Volk 型四面手持房角镜　O：Volk 型六面手持房角镜　P：Zeiss 型单面手持房角镜　Q：采用坐位进行手持房角镜检查。表面麻醉下，在裂隙灯下进行，房角镜可直接通过自身泪液贴附于角膜。C～L、N～O 图由英国豪迈授权使用

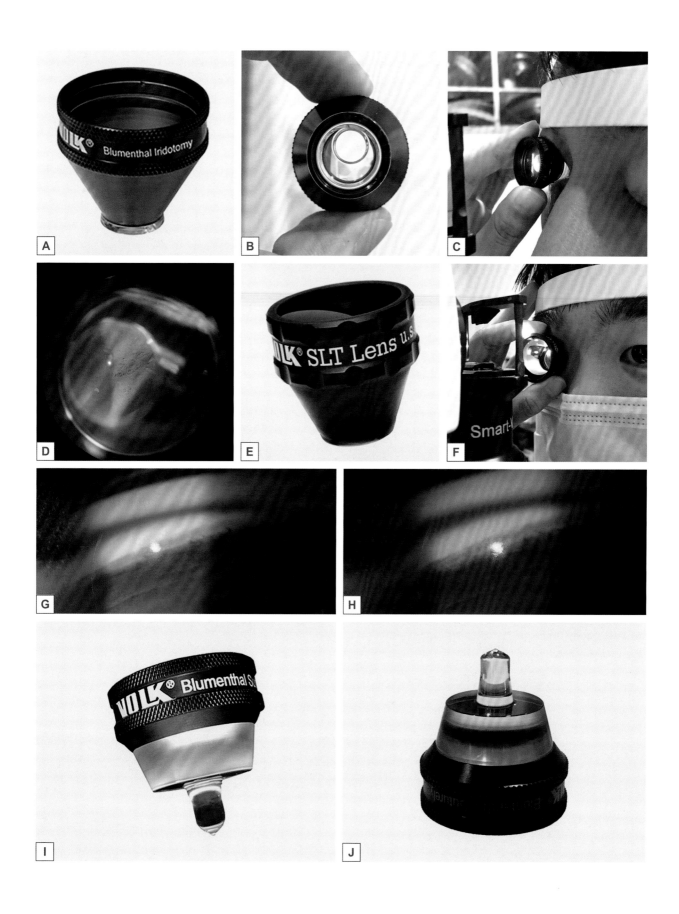

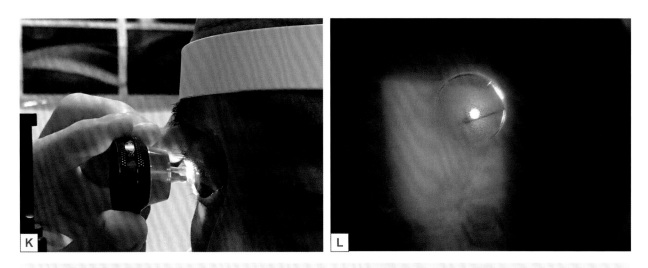

图 3-1-5　激光手术操作用房角镜

A~D:激光周边虹膜切开术(LPI)镜　E~H:选择性激光小梁成形术(SLT)镜　I~L:激光拆线镜。A、E、I 图由英国豪迈授权使用,其余图片由杨扬帆教授提供

第二节　手术显微镜

MIGS related microscopes

　　大多数青光眼微创手术需要在房角部位进行操作。由于观察房角结构的角度特殊,有些房角镜使用中,需要依靠倾斜显微镜角度和患者头位才能达到清晰的视角,因此,手术显微镜应具备较高的清晰度和倾斜功能。见图 3-2-1~ 图 3-2-4。

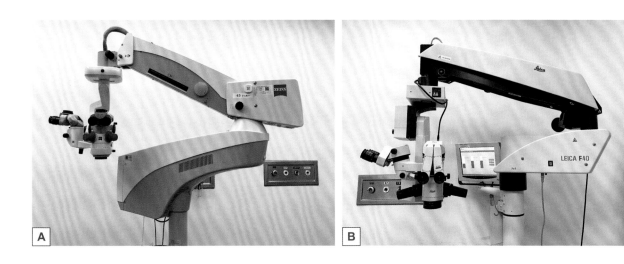

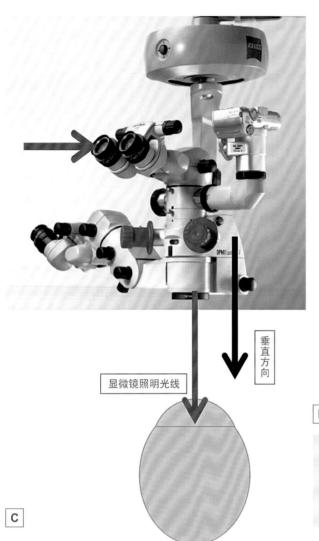

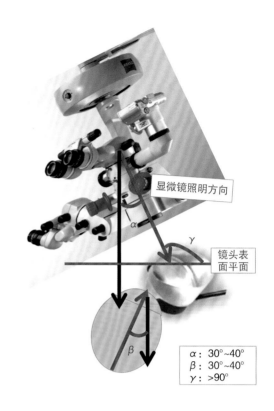

显微镜照明方向

镜头表面平面

α：30°~40°
β：30°~40°
γ：>90°

显微镜照明光线

垂直方向

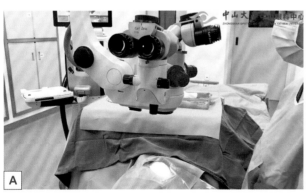

图 3-2-1   手术显微镜与倾斜功能

A：手术显微镜举例 1   B：手术显微镜举例 2   C：显示手术显微镜处于正常位置的示意图   D：显示显微镜倾斜30°~40° 的示意图。图片由刘卫慈老师提供

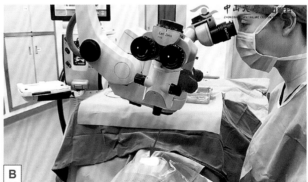

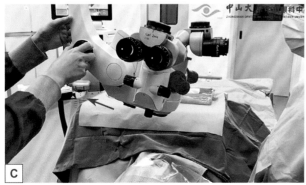

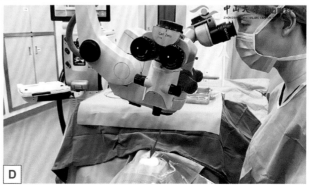

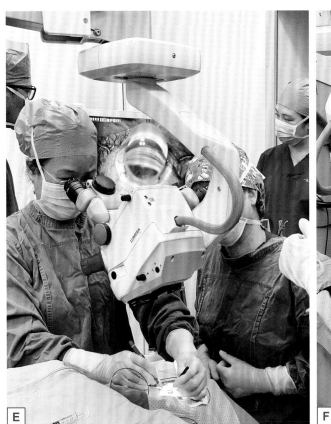
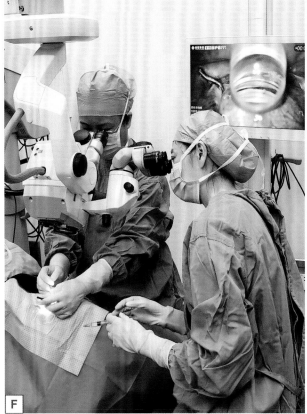
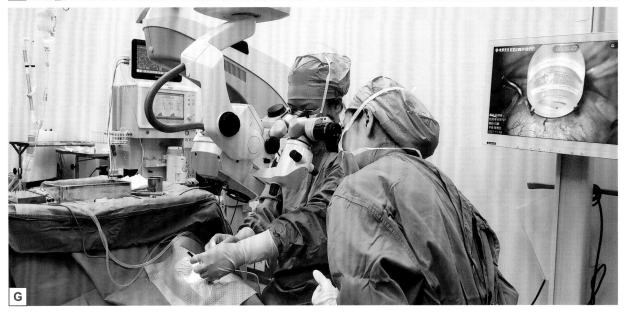

图 3-2-2　右眼颞侧位手术的显微镜和患者体位倾斜

A:患者正常卧位,术眼为右眼,医生采取患者颞侧位进行青光眼微创手术　B:患者头部向鼻侧倾斜大约 30°~40°(红箭头),同时嘱咐眼睛也向鼻侧注视　C:显微镜向术者方向(颞侧)倾斜大约 30°~40°(上方红箭头)　D:显微镜和患者都倾斜后(红箭头),调整目镜(黄箭头)以看清房角结构　E~G:示意微创手术进行中的体位,注意显微镜的倾斜程度。图片由刘卫慈老师提供

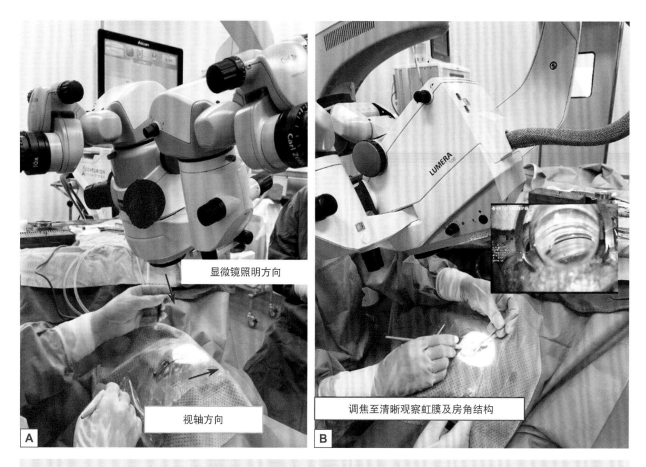

显微镜照明方向

视轴方向

A

调焦至清晰观察虹膜及房角结构

B

图 3-2-3   左眼颞侧位手术的显微镜和患者体位倾斜

A：患者正常卧位，术眼为左眼。医生在患者颞侧位进行青光眼微创手术。注意此图示意的患者头部已经向鼻侧倾斜了大约 30°~40°，显微镜已经向术者方向（颞侧）倾斜了大约 30°~40°   B：显示术者左手持手术房角镜、右手持 Schlemm管切开刀。右上方为录像系统观察到房角镜下的房角形态。图片由刘卫慈老师提供

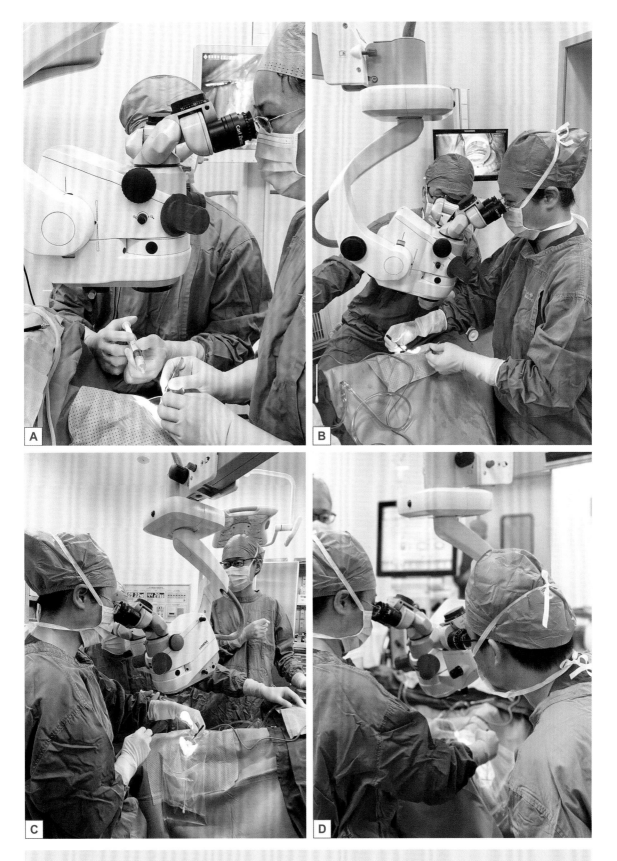

图 3-2-4 右眼头位手术的显微镜和患者体位倾斜

A：患者正常卧位，术眼为右眼。医生采取患者头位进行微创手术。注意此图显示的显微镜是垂直状态的
B：显示术者右手持房角镜做检查（患者头位已向下方——脖颈方向倾斜，显微镜已向术者倾斜 30°~40°）
C：显示术者左手持手术房角镜做检查 D：显示微创手术进行中。图片由王莉和刘卫慈老师提供

第三节　其他辅助器械

Other auxiliary devices

经内路或外路 360° 小梁切开术,是借助 iTrack 手术系统(Nova Eye Medical)通过带有导光纤维的微导管,穿行 360° Schlemm 管来完成的。iTrack 手术系统见第四章第一节图 4-1-20。

微创手术过程中要用到的各种特殊的镊子、切开刀等,会在每一种手术的章节中具体介绍。关于 Schlemm 管切开刀(小梁切开刀、房角切开刀),详见第四章各节,如图 4-1-1、图 4-1-9 等。这里仅仅把几种常用的刀作一个汇总,以利于对比,见图 3-3-1。关于用于房角分离的器械,详见第九章。

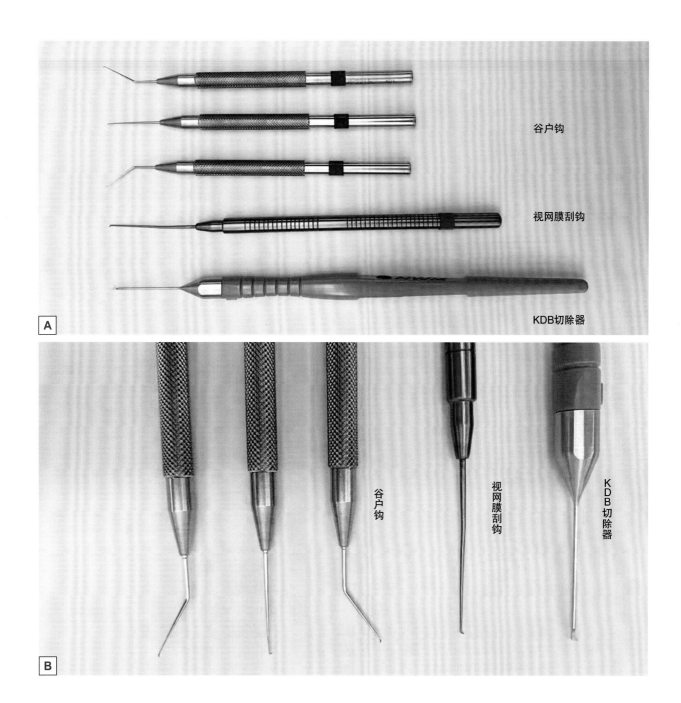

谷户钩

视网膜刮钩

KDB切除器

A

谷户钩

视网膜刮钩

KDB切除器

B

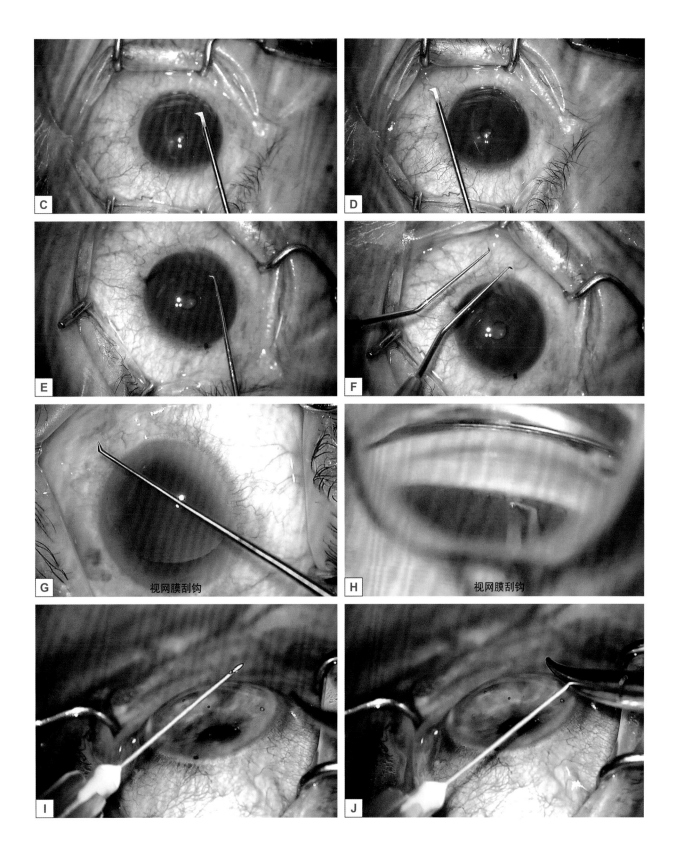

视网膜刮钩

视网膜刮钩

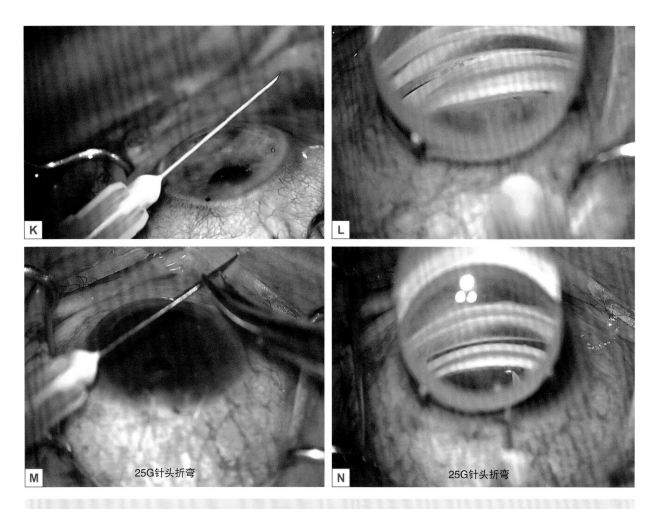

图 3-3-1　几种常用 Schlemm 管切开刀

A、B：几种常用的 Schlemm 切开刀刀柄和头端的比较　C、D：手术台上所见的 KDB 双刃小梁网切除器外观
E、F：手术台上所见的 TMH（谷户钩）外观，E 为直钩，F 为两把弯钩　G、H：视网膜刮钩　I~L：26G 破囊针头折弯后做成的刀　M、N：25G 针头折弯后做成的刀

第四节　麻醉、围手术期用药

Anesthesia and perioperative medications

　　微创手术顾名思义，应当是最小的切口、最少的创伤、最少的操作、最少的并发症[1,2]。著者理解的麻醉、围手术期用药应当也是最简单但同样有效、安全的。

　　麻醉：爱尔凯因（盐酸丙美卡因）滴眼液或盐酸奥布卡因滴眼液表面麻醉或全麻（取决于医生手术习惯以及患者的具体情况），首例患者建议全麻，以便更好地配合。

　　术前用药：降眼压药、止血药、局部用抗生素、缩瞳药、散瞳药等。

　　术中用药：肾上腺素、缩瞳药、散瞳药等。

　　术后用药：局部用抗生素、局部用抗炎药（甾体类 / 激素、非甾体类抗炎药）、降眼压药、止血药、缩瞳药等。

　　用药原则：

　　1. 所有用药遵守药物使用规范和医生用药习惯。

2. 一般在术前 2~3 天开始使用抗生素滴眼液,防止感染。

3. 对于术后出血较多的手术方式如 GATT,一般在术前 1 周或者术前 3 日开始,口服或肌内注射止血药。手术结束可以在前房内注入少量含肾上腺素的 BBS 溶液(1∶10 000~1∶100 000),防止进一步出血[3,4]。

4. 缩瞳剂有毛果芸香碱、乙酰胆碱、卡巴胆碱等。术前、术后缩瞳常采用 1% 或 2% 毛果芸香碱滴眼液[5]。术中缩瞳可以用卡米可林(卡巴胆碱,规格为 1ml∶0.1mg,可直接抽取原液不需要稀释,前房注射 0.2ml)注入前房,缩小瞳孔,以防止术中操作损伤晶状体[6]。术后缩瞳的目的是防止周边虹膜前粘连[7]。有学者建议,术后使用 1% 或 2% 毛果芸香碱 3 个月[8,9]或 1 个月[10,11],4 次 /d。也有学者建议术后使用 1% 或 2% 毛果芸香碱 3 个月,第 1 个月 4 次 /d,第 2 个月 3 次 /d 逐渐递减[12]。

5. 局部用抗炎药物的使用。甾体类抗炎药(激素)有醋酸泼尼松龙、妥布霉素地塞米松、氟米龙、氯替泼诺等。非甾体类抗炎药有双氯芬酸钠、溴芬酸钠、普拉洛芬等。术后常规使用激素类药物[13],但术后 1 周时需要评估激素类药物的作用,防止激素性青光眼的发生。在炎症控制的情况下,应逐渐减量或停用,或换用温和的激素类药物、非甾体类抗炎药。如发生激素性青光眼,立即停用激素,改用非甾体类抗炎药。

6. 降低眼压药物的使用。当术前眼压不能控制在安全眼压范围内或者术后眼压不能达到目标眼压时,需加用降低眼压的药物[14]。应遵守抗青光眼用药原则,合理使用单剂、合剂抗青光眼药物[15]。

参 考 文 献

[1] NICHANI P,POPOVIC M M,SCHLENKER M B,et al. Microinvasive glaucoma surgery: A review of 3476 eyes. Surv Ophthalmol,2021,66(5):714-742.

[2] AGRAWAL P,BRADSHAW S E. Systematic literature review of clinical and economic outcomes of micro-invasive glaucoma surgery(MIGS)in primary open-angle glaucoma. Ophthalmol Ther,2018,7(1):49-73.

[3] LAI J S. Cataract surgery in the primary angle-closure patient. In: JOHNSON S. Cataract surgery in the glaucoma patient. New York: Springer,2009:189-196.

[4] BAMDAD S,KHALILIM R,RAHIMI R. Comparison of the effects of 1/10,000 and 1/100,000 concentrations of intracameral epinephrine on corneal endothelium and macular thickness after uncomplicated phacoemulsification. Eye, 2020,34:2300-2306.

[5] USTAOGLU M,MASOUMPOUR M,SANVICENTE C,et al. Comparing the trabecular outflow by the response to topical pilocarpine in patients with and without glaucoma filtering surgery. Jpn J Ophthalmol,2020,64(6):591-596.

[6] SAUER T C,SHINGLETON B J,HERSH P S,et al. Anterior segment trauma. In: ALBERT D,MILLER J,AZAR D,et al. Albert and Jakobiec's principles and practice of ophthalmology. Cham: Springer,2021:1-35.

[7] TABANDEH H,THOMPSON G M,KON C,et al. Phenylephrine and pilocarpine in the treatment of post-operative irido-corneal adhesion. Eye(Lond),1995,9(Pt 4):452-455.

[8] WU L L,HUANG P,GAO Y X,et al. A 12-week,double-masked,parallel-group study of the safety and efficacy of travoprost 0.004% compared with pilocarpine 1% in Chinese patients with primary angle-closure and primary angle-closure glaucoma. J Glaucoma,2011,20(6):388-391.

[9] WANG Y,WANG H,HAN Y,et al. Outcomes of gonioscopy-assisted transluminal trabeculotomy in juvenile-onset primary open-angle glaucoma. Eye(Lond),2021,35(10):2848-2854.

[10] CUBUK M O,UNSAL E. One-year results of gonioscopy-assisted transluminal trabeculotomy: Evaluation of prognostic factors. Eur J Ophthalmol,2021,31(2):460-468.

[11] SHARKAWI E,ARTES P H,LINDEGGER D J,et al. Gonioscopy-assisted transluminal trabeculotomy in primary angle-closure glaucoma. Graefes Arch Clin Exp Ophthalmol,2021,259(10):3019-3026.

[12] QIAO Y,TAN C,CHEN X,et al. Gonioscopy-assisted transluminal trabeculotomy versus goniotomy with Kahook dual blade in patients with uncontrolled juvenile open-angle glaucoma: a retrospective study. BMC Ophthalmol,2021,21(1): 395.

［13］ALMATLOUH A,BACH-HOLM D,KESSEL L. Steroids and nonsteroidal anti-inflammatory drugs in the postoperative regime after trabeculectomy - which provides the better outcome？ A systematic review and meta-analysis. Acta Ophthalmol,2019,97（2）:146-157.

［14］中华医学会眼科学分会青光眼学组 . 中国原发性闭角型青光眼诊治方案专家共识（2019 年）. 中华眼科杂志,2019,55（5）:325-328.

［15］中华医学会眼科学分会青光眼学组,中国医师协会眼科医师分会青光眼学组 . 中国青光眼指南（2020 年）. 中华眼科杂志,2020,56（8）:573-586.

第四章

Chapter 4

以内路小梁网-Schlemm 管引流为途径的微创手术

Enhancing aqueous outflow through ab interno trabecular meshwork-Schlemm's canal surgery

正如绪论提到,微创青光眼手术(MIGS)根据其作用机制进行分类,可分为以小梁网 -Schlemm 管引流为途径、以葡萄膜巩膜引流为途径、以结膜下引流为途径、以睫状体分泌功能减弱为途径的几种不同的 MIGS。其中以小梁网 -Schlemm 管引流为途径的手术,有经内路(ab interno)和经外路(ab externo)两种方式:经内路包括 Schlemm 管切开术、Schlemm 管成形术、小梁消融术、iStent 植入术、Hydrus 支架植入术等;经外路包括 Schlemm 管切开和成形术。本章主要探讨内路法的各种手术方式。

第一节　经内路 Schlemm 管切开术

Ab interno trabeculotomy

Schlemm 管,音译施氏管,也称黏小管,因此 Schlemm 管切开,也叫黏小管切开。由于英文名称的不同,经内路 Schlemm 管切开术,对应地也被翻译为经内路小梁切开(ab interno trabeculotomy)和房角切开(goniotomy,GT),表达的意思相同。

从第一章第二节小梁网和 Schlemm 管的生理和解剖结构可以知悉,Schlemm 管的内壁与下 2/3 功能小梁网紧紧贴在一起,功能小梁网的后面就是 Schlemm 管,切开了功能小梁网,就是切开了 Schlemm 管内壁,也意味着打开(切开)了 Schlemm 管。本章如无特殊说明,所提到的小梁网主要指功能小梁网。

一、KDB 内路小梁网切除术

【适应证】适用于原发性先天性青光眼、青少年型开角型青光眼、原发性开角型青光眼(成人),以及一些继发性开角型青光眼[1-4],如剥脱综合征继发性青光眼(PXG)、色素播散性青光眼(PG)、激素性青光眼等。联合超声乳化白内障吸除和人工晶状体植入(phacoemulsification cataract extraction combined with intraocular lens implantation,PEI),适合合并白内障的原发性开角型青光眼[5,6]。联合 PEI 和房角分离(goniosynechialysis,GSL)也适用于合并白内障的原发性闭角型青光眼(详见第九章)[7-11]。文献报道此术式适合早、中期青光眼患者[1-6],但临床实践以及一些报道证明对晚期和难治性青光眼患者亦有效[8,12,13],但仍需更多循证医学数据证实。

【手术原理】KDB 内路小梁网切除术(Kahook Dual Blade ab interno Trabeculectomy)中,KDB 英文为 Kahook Dual Blade,译为 KDB 双刃小梁网切除器[14]。利用 KDB 双刃小梁网切除器,经内路将 Schlemm 管切开。由于双刃的独特设计,在切开 Schlemm 管的同时,能够将小梁网一并"铲除",即完整切除条状的小梁网,见图 4-1-1 和图 4-1-2。切开的范围大约 120°。切开的方式常见有三种,见图 4-1-3。

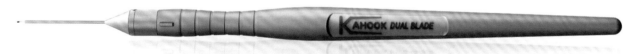

A

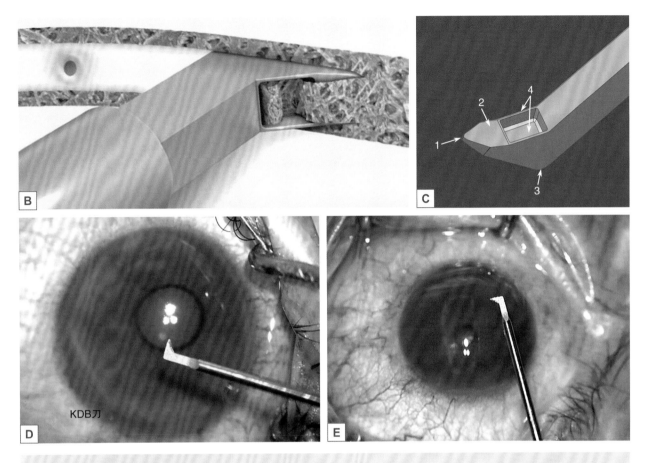

KDB刀

图 4-1-1 KDB 双刃小梁网切除器

A:KDB 双刃小梁网切除器外观 B:示意 KDB 双刃小梁网切除器切除小梁网 C:图中 1 示意刀尖,用于刺穿小梁网; 2 示意坡面,用于提拉和延展小梁网;3 示意足跟,用于防止 Schlemm 管外壁受损,有助于刀的平滑移动;4 示意双刃,创建平行整齐的切口,组织切除更彻底 D、E:手术中所见的 KDB 双刃小梁网切除器外观。A~C 图由和邦思特授权使用

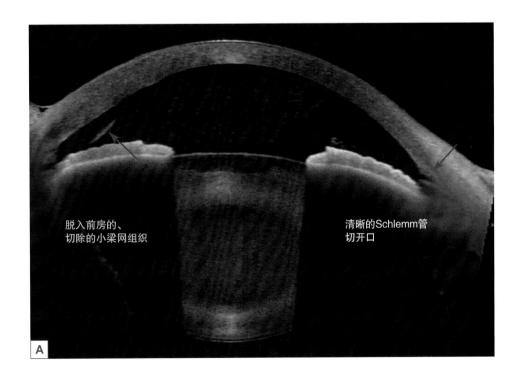

脱入前房的、
切除的小梁网组织

清晰的Schlemm管
切开口

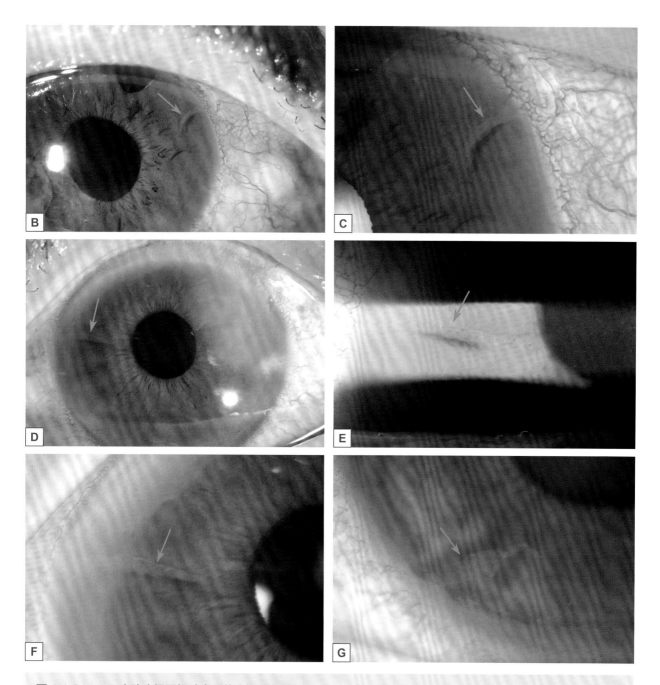

图 4-1-2   KDB 内路小梁网切除术后的小梁网条带

A:三维扫频前节 OCT(CASIA SS AS-OCT)可清楚显示 Schlemm 管切开口和被切除下来的小梁网条带   B~G:KDB
内路小梁网切除术后飘浮在前房内的小梁网条带(绿箭头)

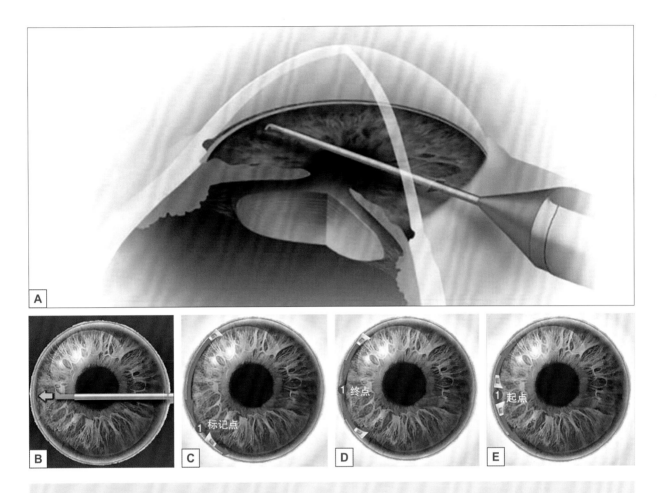

图 4-1-3 KDB 内路小梁网切除术切开方式与范围

A、B:示意经内路法进行 KDB 内路小梁网切除术。经透明角膜切口,将 KDB 双刃小梁网切除器插入前房。切口应与预期切开的小梁网组织相距 180°(对侧房角) C:第一种切开方式为标记汇合法。在保证整个切开角度的情况下,先做一个 15° 左右逆时针小梁网切口,再在切口后 90° 的位置,向标记点方向逆时针切开与第一次的切口汇合 D:第二种切开方式为由外向内法。在预计小梁网切除范围的一端向中间切开 45°~60°,再调转刀头 180°,从另一端反向向中间切开 45°~60° 至与第一个切口汇合 E:第三种切开方式为由内向外法。在刀头进入前房后的中间位置,先向一边切除小梁网 45°~60°,再调转刀头 180°,从第一个切口的进刀位置反向向另一边切除小梁网 45°~60°。图片由和邦思特授权使用

【**手术步骤**】最常采用的手术体位是颞侧体位,也可采用上方体位,可根据患者房角情况和术者习惯选择。手术中调整患者头位和显微镜位置以便能清晰看清房角结构的方法,详见第三章第二节。图 4-1-4 展示 KDB 内路小梁网切除术的动画手术步骤,图 4-1-5~ 图 4-1-6 展示 KDB 内路小梁网切除术手术步骤,图 4-1-7 展示 PEI 联合 KDB 内路小梁网切除术的手术步骤。

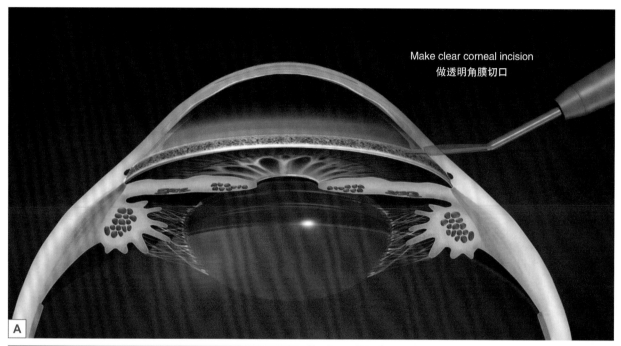

Make clear corneal incision
做透明角膜切口

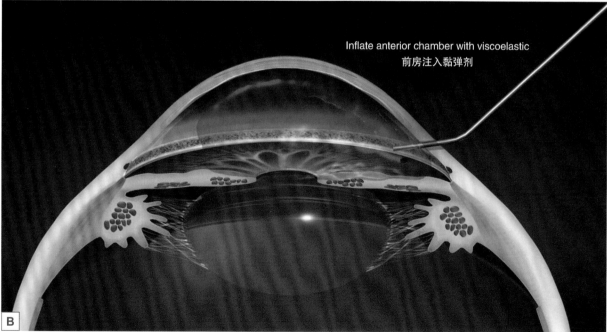

Inflate anterior chamber with viscoelastic
前房注入黏弹剂

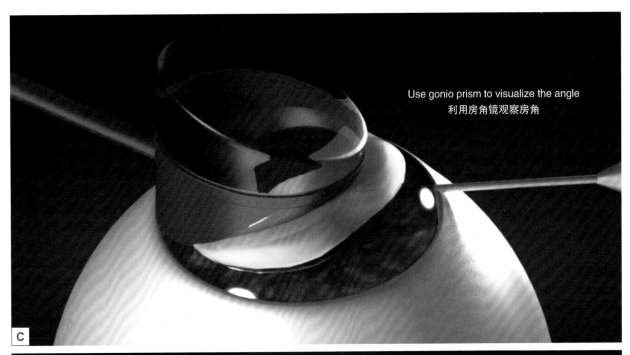

Use gonio prism to visualize the angle
利用房角镜观察房角

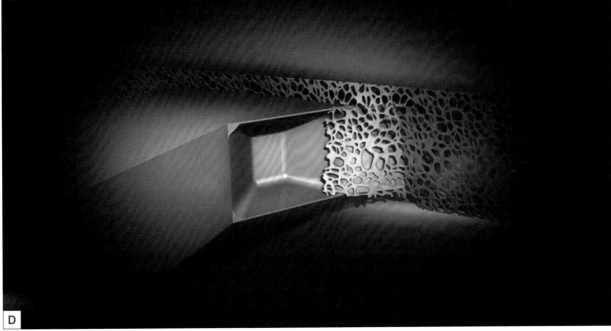

图 4-1-4 KDB 内路小梁网切除术的动画手术步骤

A:做透明角膜切口 B:注入黏弹剂 C:角膜上涂抹黏弹剂后使用房角镜,同时调整显微镜和患者角度,进行前房内房角的操作 D:示意 KDB 双刃小梁网切除器切除小梁网。图片由和邦思特授权使用

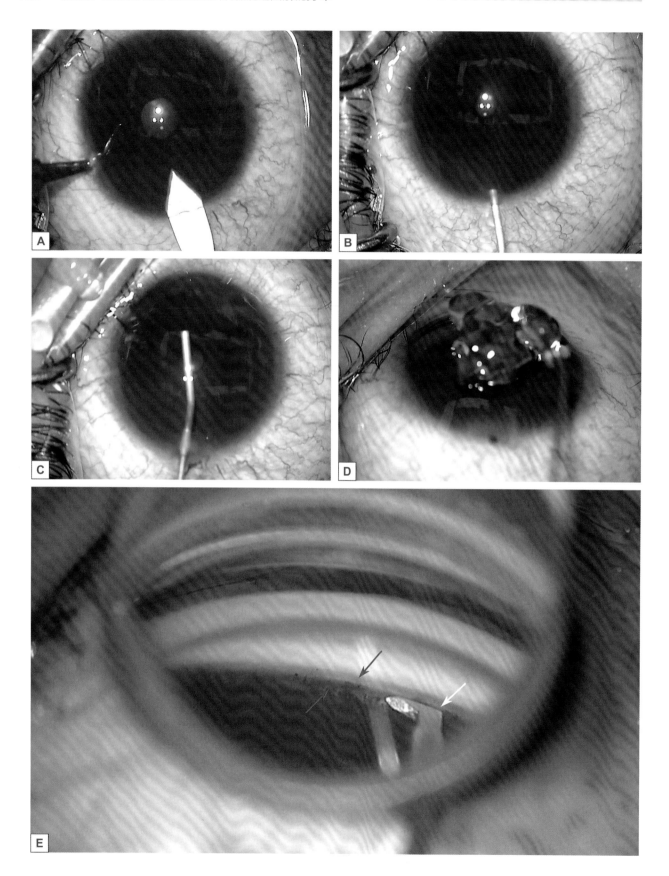

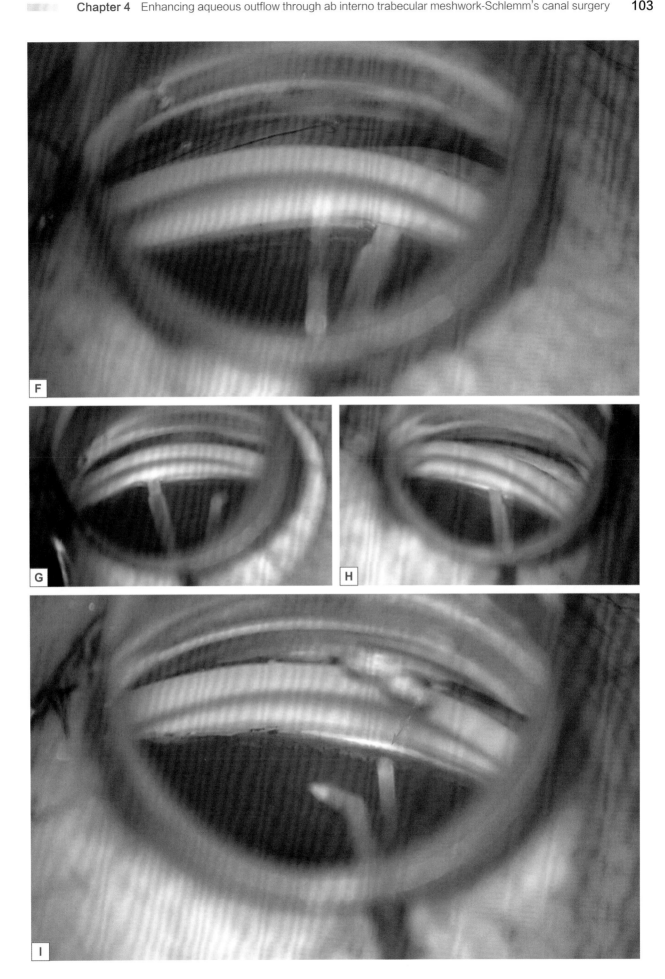

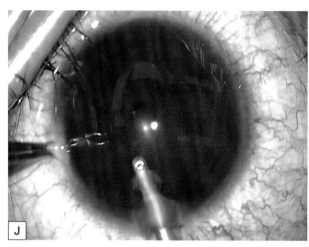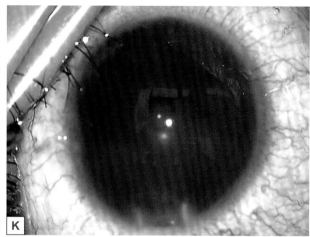

图 4-1-5　KDB 内路小梁网切除术手术步骤（视频 134 号）

视频 134 号

A:患眼为 POAG。选择右眼颞侧做 2.2mm 透明角膜切口　B:前房内注射卡巴胆碱缩小瞳孔　C:前房内注入适量黏弹剂　D:角膜表面涂抹适量黏弹剂　E:在房角镜辅助下，可见清晰的房角结构，蓝箭头示意小梁网，白箭头示意巩膜嵴，红箭头示意较宽的睫状体带　F:示意 KDB 双刃小梁网切除器头端插入小梁网　G、H:利用 KDB 双刃小梁网切除器于鼻侧房角行左右两侧 Schlemm 管切开各 60° 范围，共 120° 范围　I:示意完整切开 Schlemm 管 120°，绿箭头示意 Schlemm 管被切开后裸露其外壁呈现乳白色　J:抽吸干净前房黏弹剂　K:结束手术

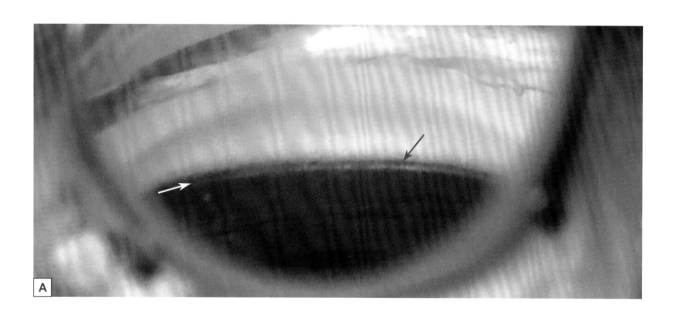

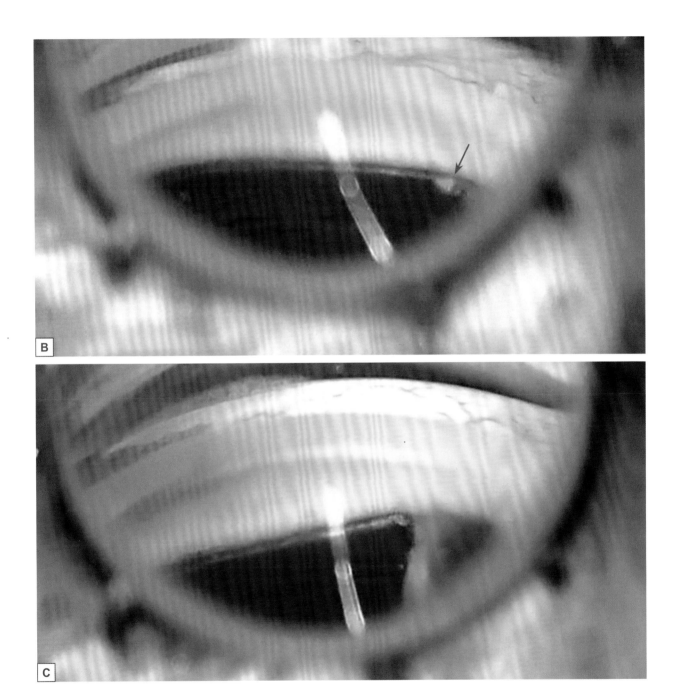

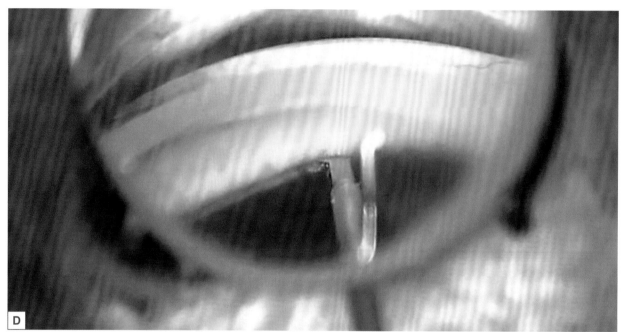

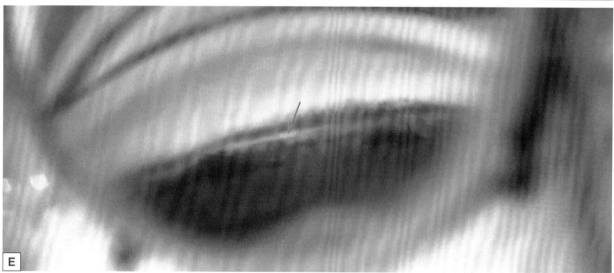

图 4-1-6　KDB 双刃小梁网切除器自右向左一次性切开 120°Schlemm 管

A：房角镜下房角呈现宽角、开放。白色条带为巩膜嵴（白箭头），较多褐色色素沉积的条带为小梁网（蓝箭头）　B：示意 KDB 双刃小梁网切除器（红箭头）　C、D：从右侧开始向左、逆时针切开 Schlemm 管一次性切开 120°Schlemm 管　E：切开 Schlemm 管后可见裸露的 Schlemm 管外壁呈现乳白色

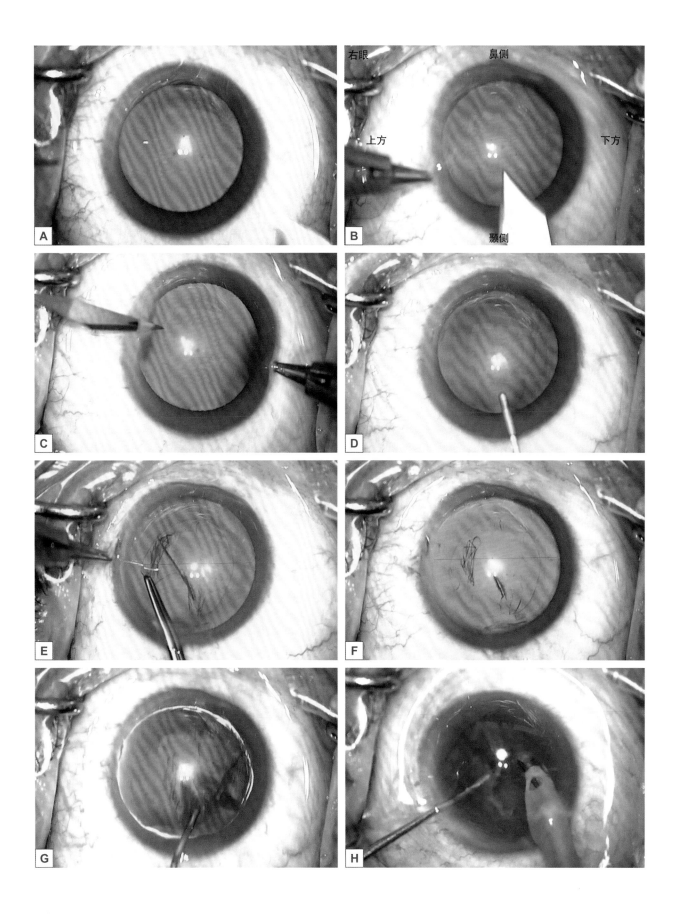

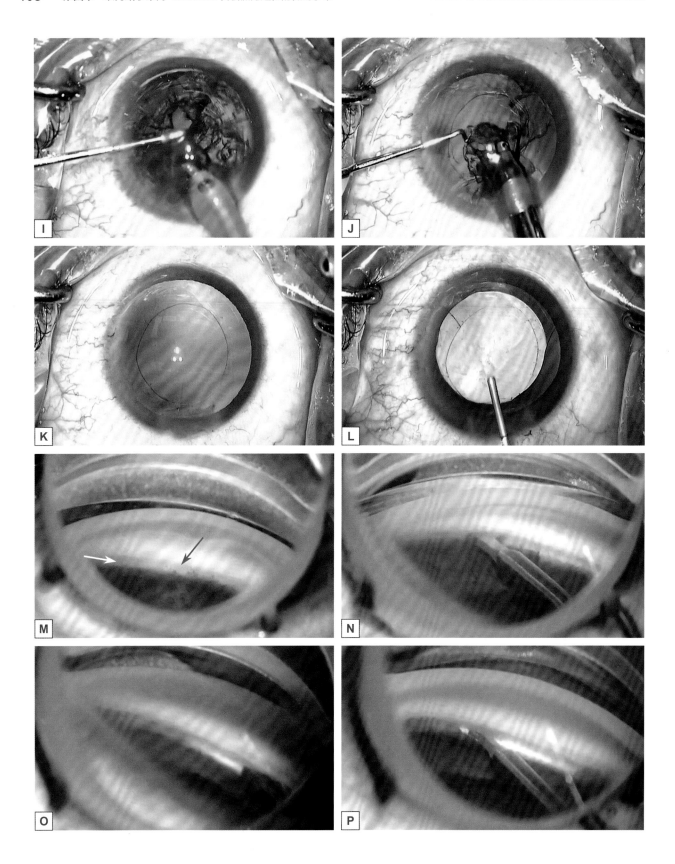

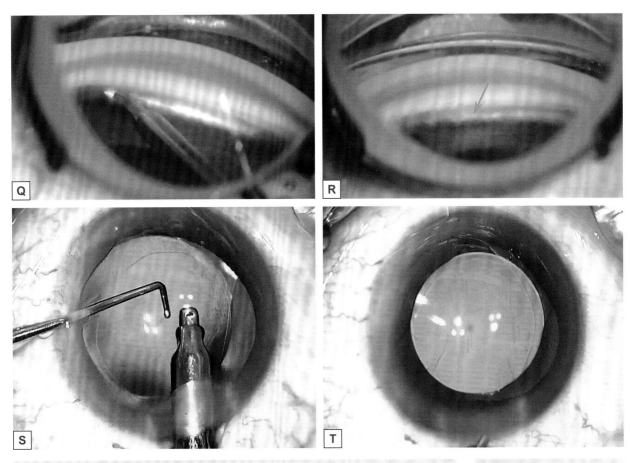

图 4-1-7　PEI 联合 KDB 内路小梁网切除术手术步骤(视频 191 号)

A:患眼为右眼,为晚期原发性开角型青光眼合并白内障　B、C:颞侧位先行 PEI,在颞侧透明角膜处做主切口,上方做侧切口　D:前房注入黏弹剂　E、F:逆时针环形撕囊　G:水分离　H、I:超声乳化吸除晶状体核块　J、K:抽吸晶状体残留皮质　L:植入一片式人工晶状体,同时前房内注入黏弹剂,维持一定的眼压和眼球硬度　M:房角镜下可见鼻侧房角宽角、开放,蓝箭头示意小梁网,白箭头示意巩膜嵴　N、O:向右侧切开 60° Schlemm 管,可见 Schlemm 管被切开后裸露的外壁呈现乳白色　P~R:同法,向左侧切开 60° Schlemm 管。共切开 Schlemm 管 120° 范围,裸露的 Schlemm 管外壁呈现乳白色(绿箭头)　S:抽吸干净前房黏弹剂　T:手术结束时外观

视频 191 号

二、TMH 内路小梁切开术

【适应证】同 KDB 内路小梁网切除术[1-13]。

【手术原理】TMH 内路小梁切开术(Tanito Micro-Hook ab interno trabeculotomy),TMH 译为谷户钩。由日本人谷户正树(Masaki Tanito)教授发明而应用于临床[15-17]。谷户钩有独特的三把钩设计:一把直钩、两把弯钩。两把弯钩分别为左钩和右钩,主要用于从患者鼻上方进入眼内的操作,左钩向左边切开,右钩向右边切开。直钩可以切开大约 120°,弯钩也可切开大约 120°,因此谷户钩切开范围可以随意达到 120°~240°,见图 4-1-8 和图 4-1-9。由于 TMH 小巧易滑动,进入 Schlemm 管内进行切开时,可以清楚看到它在 Schlemm 管内"行走"的轨迹,见图 4-1-10~ 图 4-1-12。

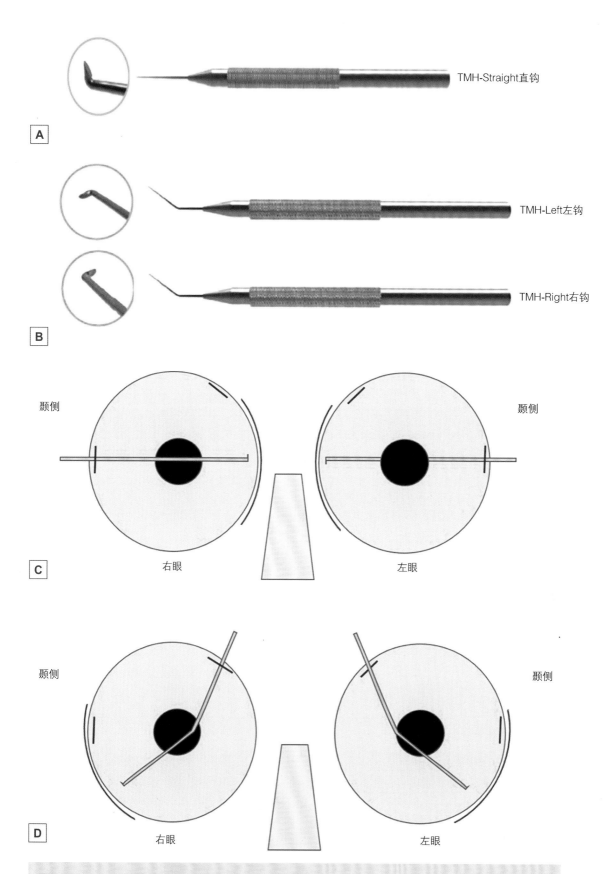

图 4-1-8　TMH 的设计与切开范围

A：示意谷户钩的直钩　B：示意两把弯钩（左钩和右钩）　C：示意直钩从颞侧进入鼻侧房角，可以切开鼻侧 Schlemm 管 120° 范围　D：示意弯钩从鼻上方进入颞下方房角，可以切开颞下方 Schlemm 管 120° 范围。A、B 图由富吉医疗授权使用

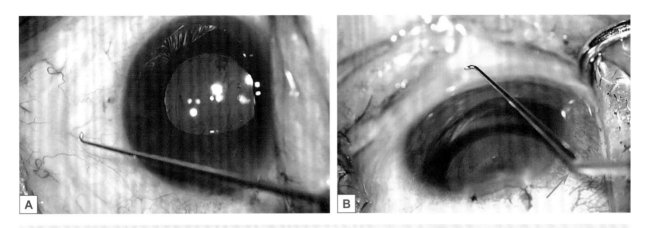

图 4-1-9 TMH 手术台上所见

A、B：TMH 设计精致小巧；头端平滑但钝性设计，可以防止刺破血管引起出血；刀柄细长，可以左右灵活滑动，加上弯钩特殊设计，在狭窄的前房内操作游刃有余。A 图示意直钩，B 图示意左弯钩（绿箭头示意折弯处）

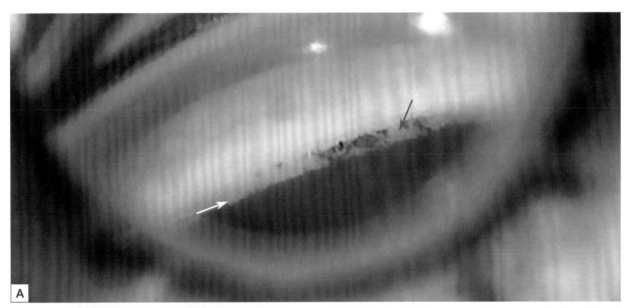

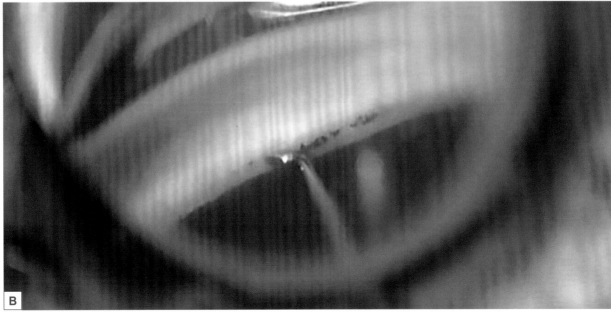

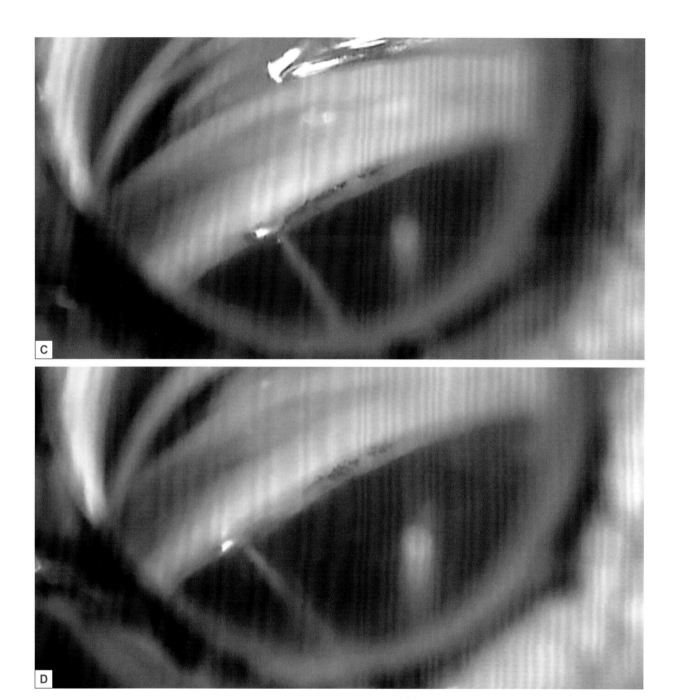

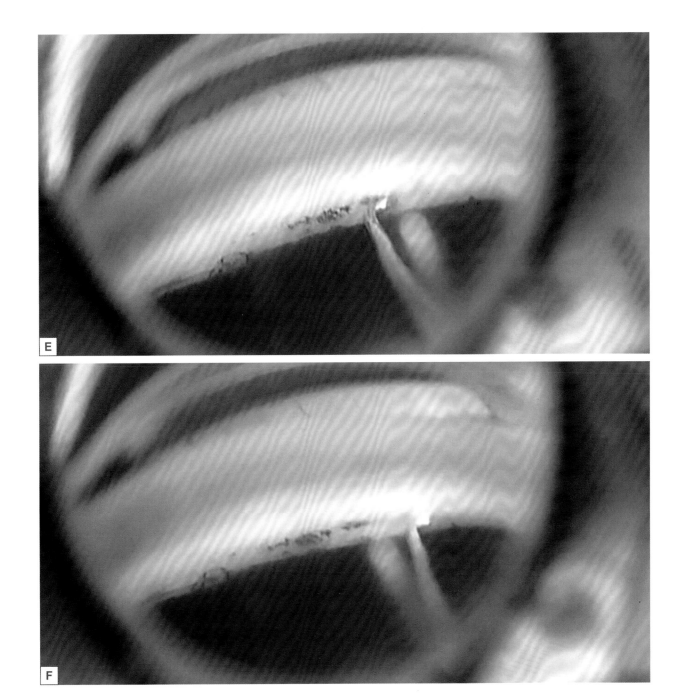

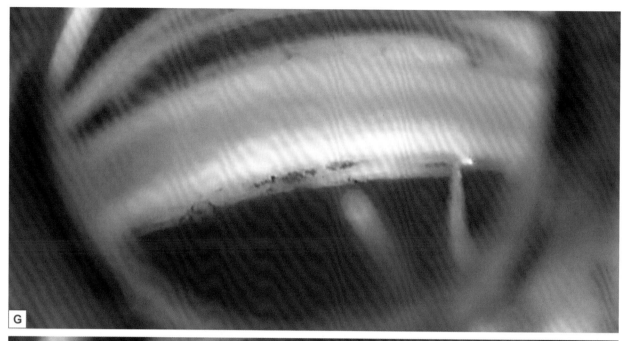

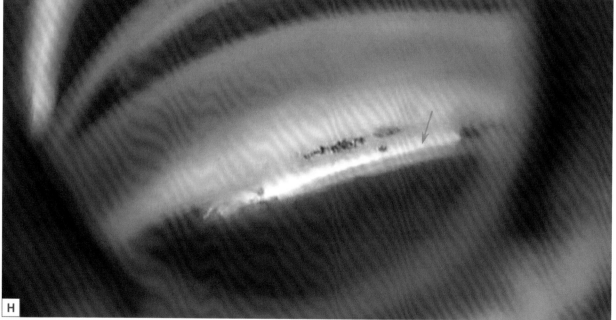

图 4-1-10 TMH 在 Schlemm 管内"行走"并切开 Schlemm 管（视频 172 号）

A：房角镜辅助下可见房角宽角、开放，白箭头示意巩膜嵴，蓝箭头示意小梁网，其上有散在的色素沉着 B~D：TMH 进入左边的 Schlemm 管，可看到 TMH 头端"行走"在 Schlemm 管腔内 E~G：TMH 进入右边的 Schlemm 管，可看到 TMH 头端"行走"在 Schlemm 管腔内 H：用 TMH 推开被切开的 Schlemm 管内的回血，清晰地暴露出被切开的 Schlemm 管外壁呈现乳白色（绿箭头）

视频 172 号

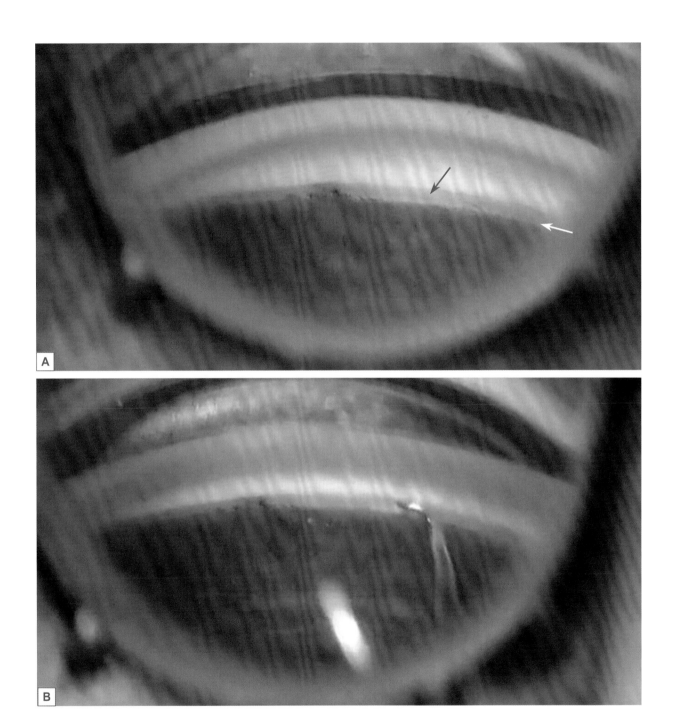

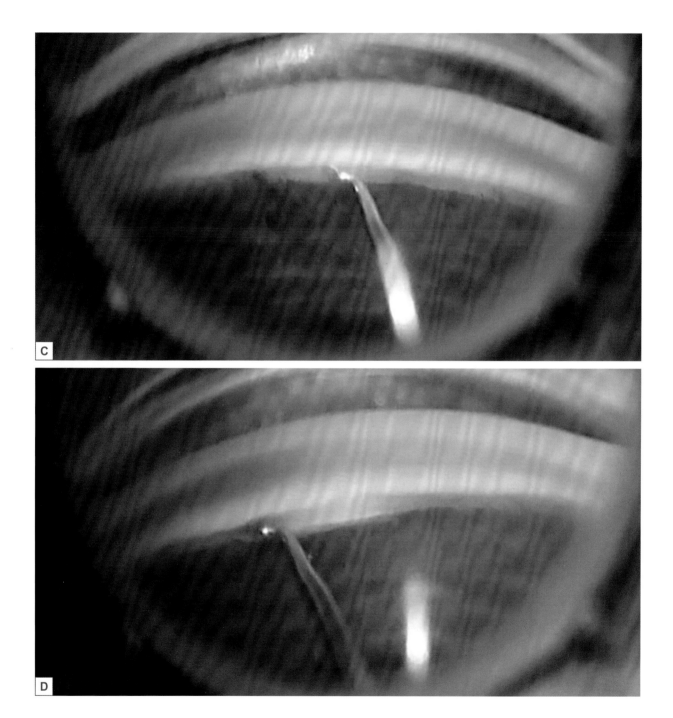

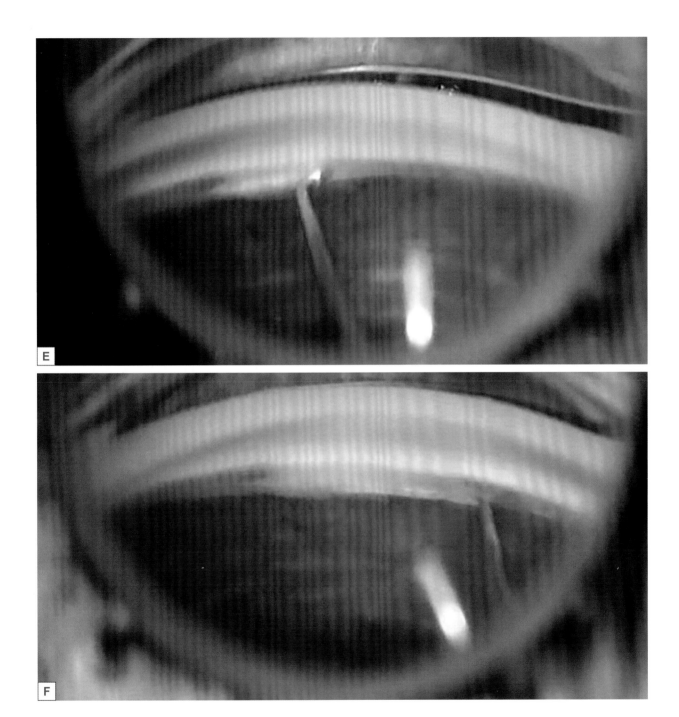

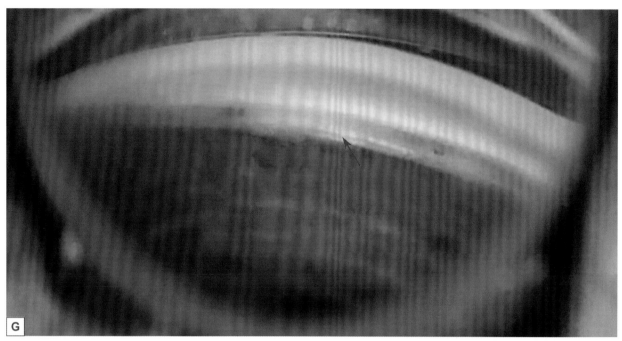

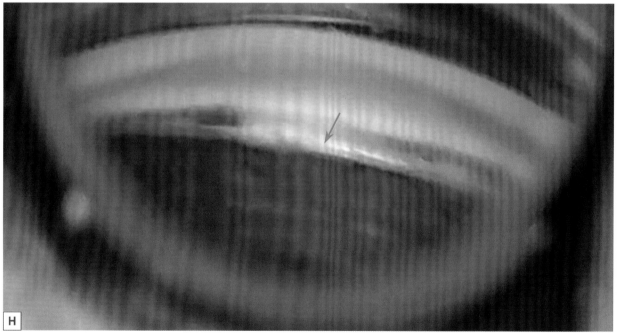

图 4-1-11　TMH 在 Schlemm 管内"行走"并切开 Schlemm 管(视频 192 号 / 148 号)

A:房角镜辅助下可见房角宽角、开放,白箭头示意巩膜嵴,蓝箭头示意小梁网　B: TMH 头端插入小梁网外观　C、D:TMH 进入左侧的 Schlemm 管,可看到 TMH 头端"行走"在 Schlemm 管腔内　E、F:TMH 进入右侧的 Schlemm 管,可看到 TMH 头端"行走"在 Schlemm 管腔内　G、H:红箭头示意 Schlemm 管被切开的痕迹,Schlemm 管被切开后裸露的 Schlemm 管外壁呈现乳白色(绿箭头)

　视频 192 号

　视频 148 号

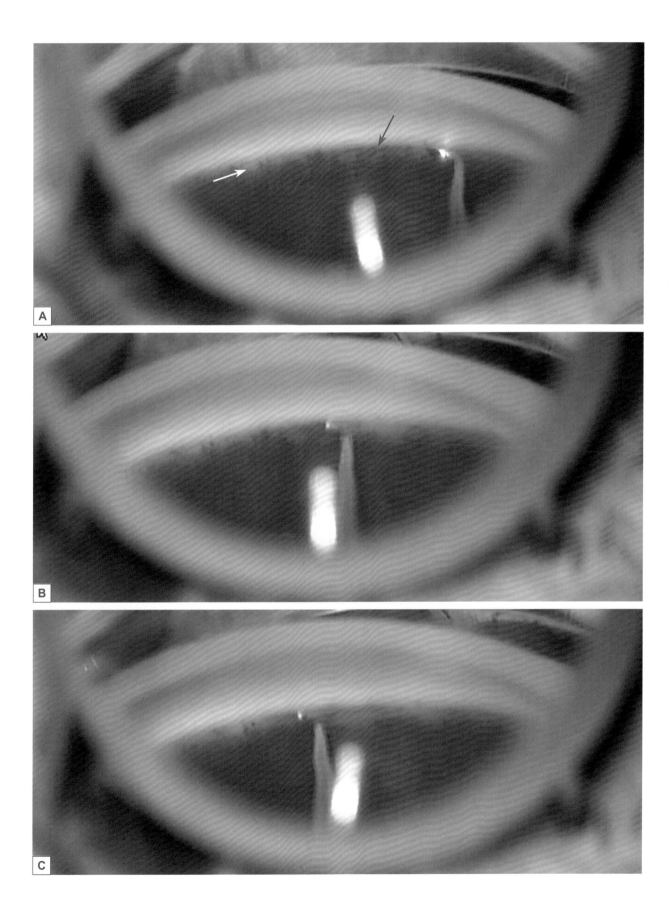

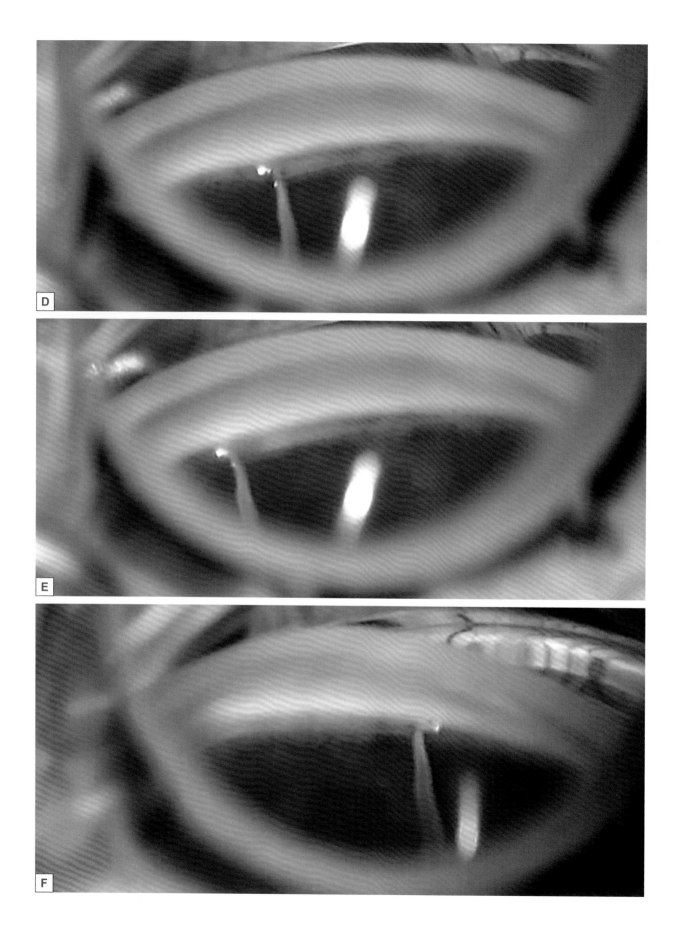

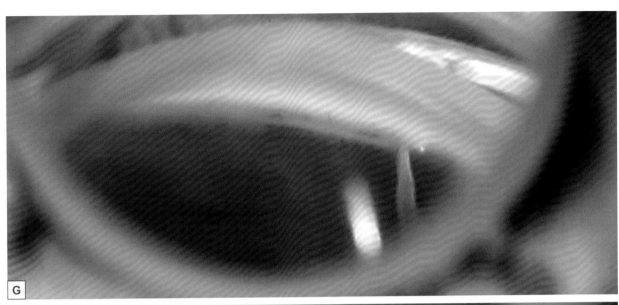

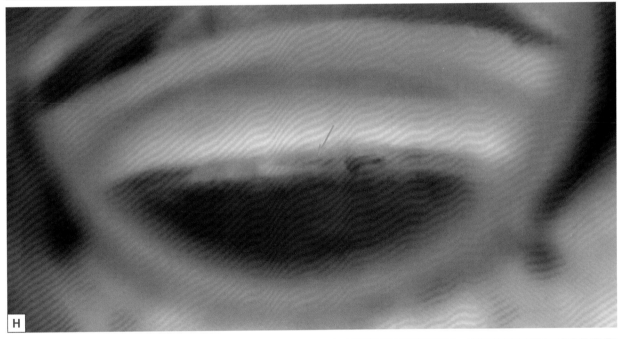

图 4-1-12 TMH 在 Schlemm 管内"行走"并切开 Schlemm 管(视频 157 号)

A:房角镜辅助下可见房角宽角、开放,隐约可见白色的巩膜嵴(白箭头),粉色的小梁网(蓝箭头),并有较多的梳状韧带附着在小梁网上(红箭头) B~E:TMH 进入左边的 Schlemm 管,可看到 TMH 头端"行走"在 Schlemm 管腔内 F、G:TMH 进入右边的 Schlemm 管,可看到 TMH 头端"行走"在 Schlemm 管腔内 H:Schlemm 管被切开后裸露的 Schlemm 管外壁呈现粉色(为少量回血遮挡所致,绿箭头)

视频 157 号

【**手术步骤**】同 KDB 内路小梁网切除术,都是经角膜内路切开小梁网及 Schlemm 管内壁。由于 TMH 三把钩的独特设计,可以随意选择体位,制订切开 120° 或 240° 的手术方案。

120° 切开的手术体位,最常采取的是颞侧体位,见图 4-1-13。也可选择上方体位、鼻上或颞上体位。

240° 切开的手术体位,最常采取的是上方体位,通过鼻上方和颞上方切口完成,见图 4-1-14。也可采取颞侧和鼻上方体位来完成。

联合 PEI 的手术步骤见图 4-1-15 和图 4-1-16。

手术中调整患者头位和显微镜位置以便能清晰看到房角结构的方法,详见第三章第二节。

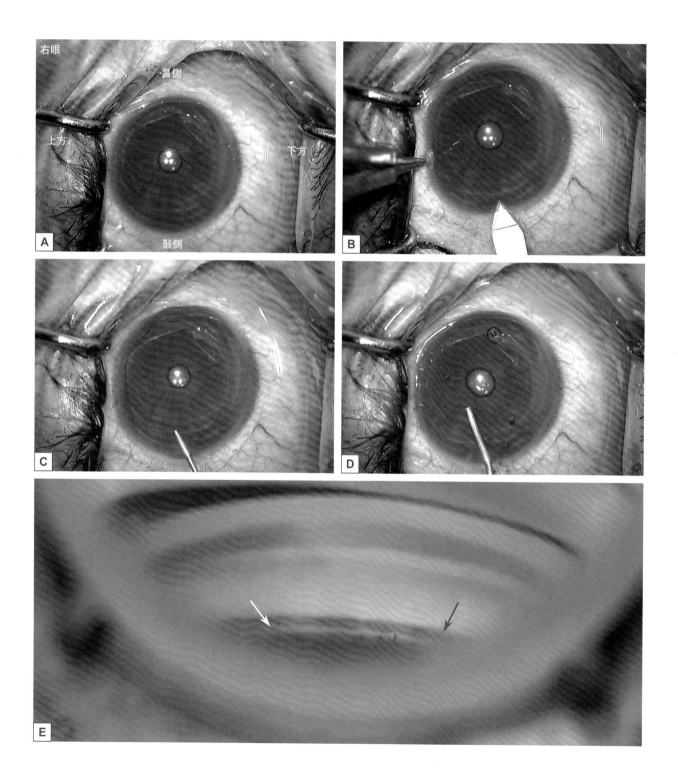

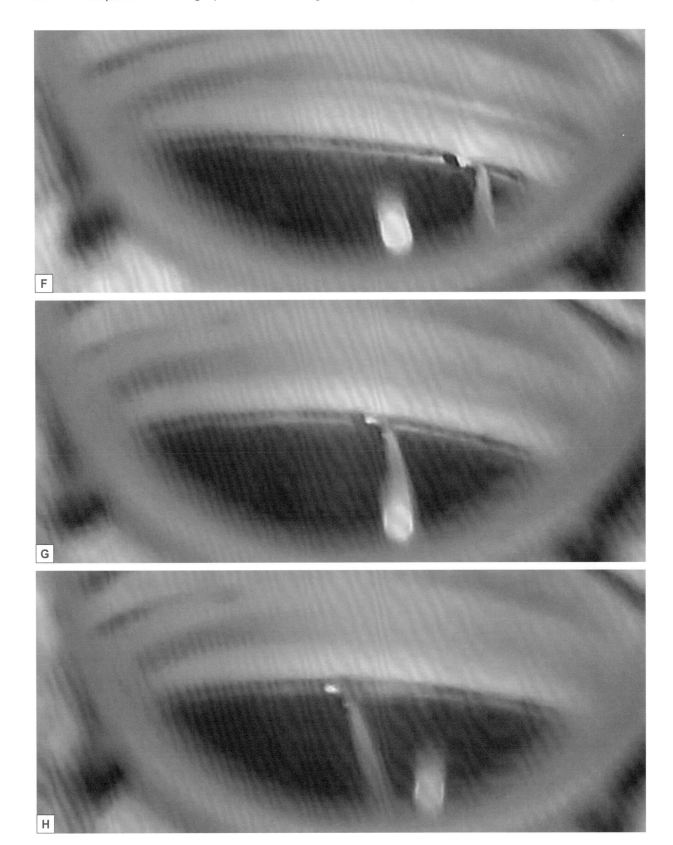

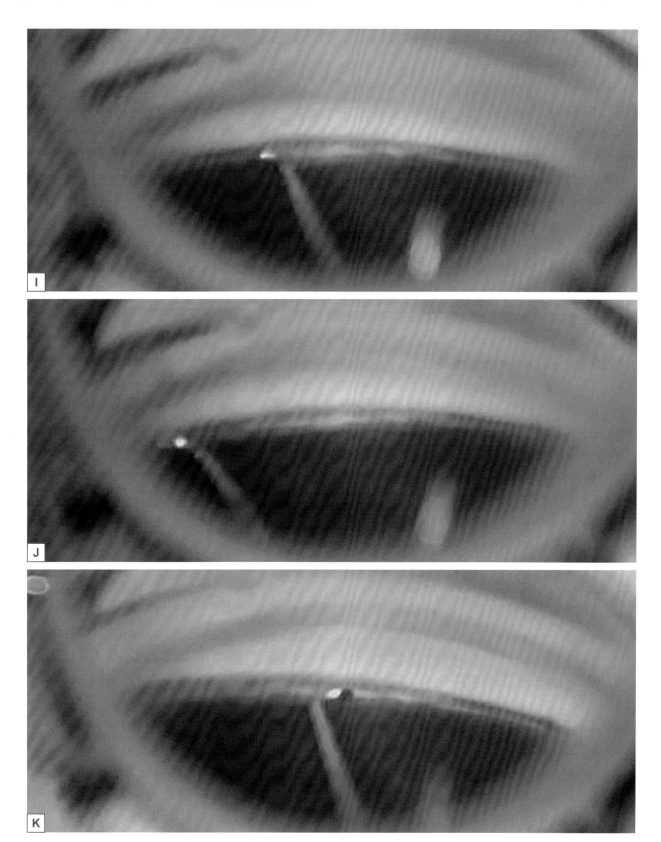

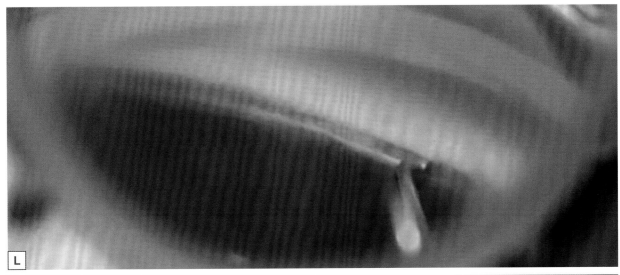

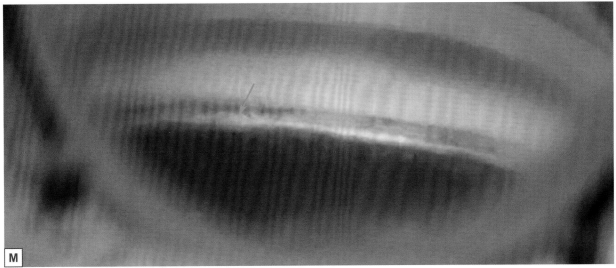

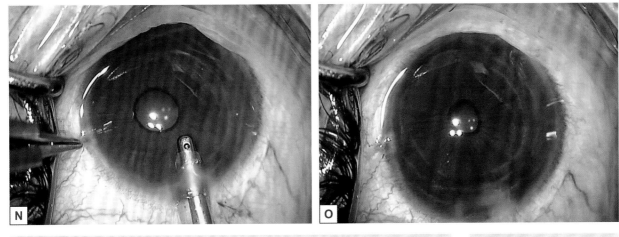

图 4-1-13　TMH 内路小梁切开 120° 手术步骤——颞侧体位(视频 140 号 /144 号)

A、B:选择右眼颞侧做 2.2mm 透明角膜切口　C:前房内注射卡巴胆碱缩小瞳孔
D:前房内注入适量黏弹剂　E:角膜表面涂抹适量黏弹剂,房角镜辅助下,可见清
晰的房角结构,带棕色色素的为小梁网(蓝箭头),白色细长条带为巩膜嵴(白箭头)
F:示意 TMH 插入小梁网前的外观　G~J:TMH 进入左边的 Schlemm 管切开 60° 范
围,可看到 TMH 头端"行走"在 Schlemm 管腔内　K、L:向右边 Schlemm 管"行走"
并切开 60° 范围　M:示意完整切开 Schlemm 管的外观,绿箭头示意小梁网被切开后
裸露的 Schlemm 管外壁呈现乳白色　N:抽吸干净前房黏弹剂　O:结束手术

视频 140 号

视频 144 号

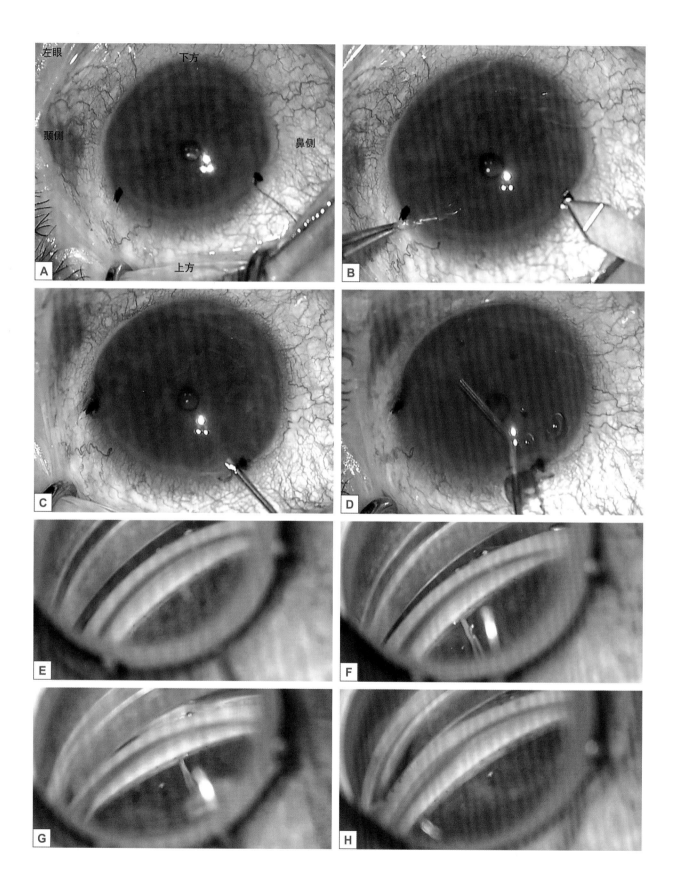

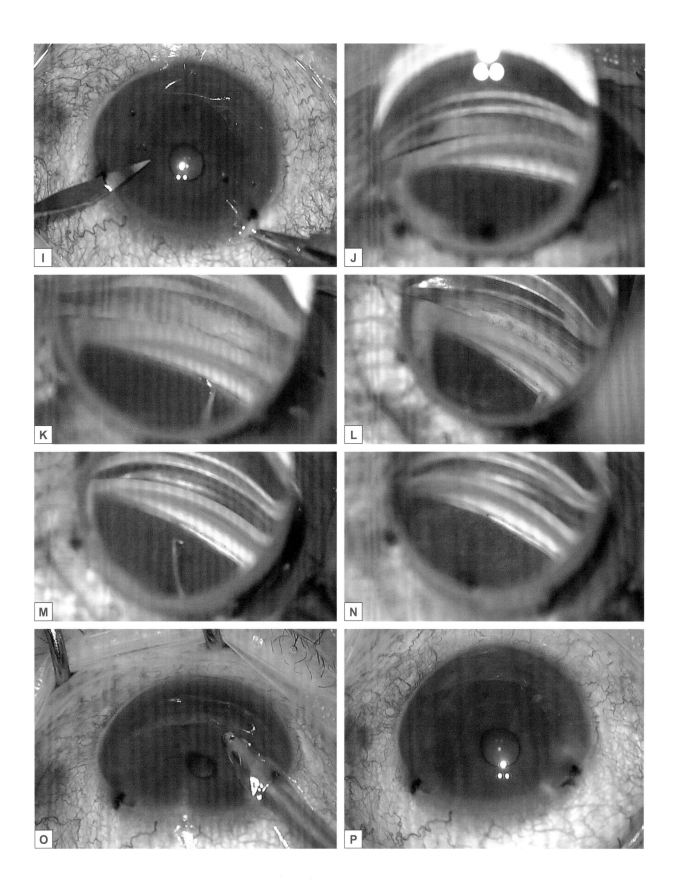

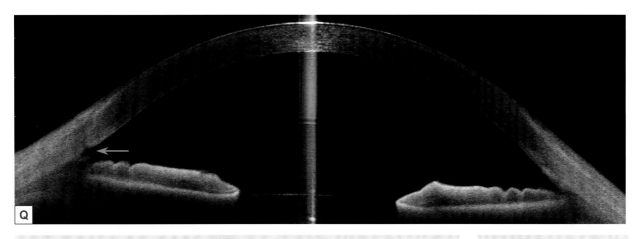

图 4-1-14　TMH 内路小梁切开 240° 手术步骤——上方体位(视频 167 号)

A、B:选择患者左眼上方为手术体位。做鼻上方和颞上方标记。在鼻上方做 2.2mm 透明角膜切口　C:前房内注射卡巴胆碱缩小瞳孔　D:前房内注入适量黏弹剂 E:房角镜辅助下,可见颞下方清晰的房角结构,带棕色色素的为小梁网,白色细长条带为巩膜嵴　F、G:TMH 直钩分别进入左侧和右侧的 Schlemm 管,各切开 60° 范围,可看到 TMH 头端"行走"在 Schlemm 管腔内。共切开大约 120° 范围　H:示意完整切开 Schlemm 管的外观,小梁网被切开后裸露的 Schlemm 管外壁呈现淡白色　I:在颞上方做辅助切口　J:房角镜辅助下,可见鼻下方清晰的房角结构,带棕色色素的为小梁网,白色细长条带为巩膜嵴　K~M:TMH 弯钩分别进入左侧和右侧的 Schlemm 管,各切开 60° 范围,共切开大约 120° 范围　N:示意完整切开 Schlemm 管的外观,小梁网被切开后裸露的 Schlemm 管外壁呈现白色　O:前房抽吸干净黏弹剂　P:结束手术　Q:术后第 1 日,三维扫频前节 OCT(CASIA SS AS-OCT)展示被切开的小梁网-Schlemm 管(绿箭头),未被切开的另一侧小梁网-Schlemm 管完好

视频 167 号

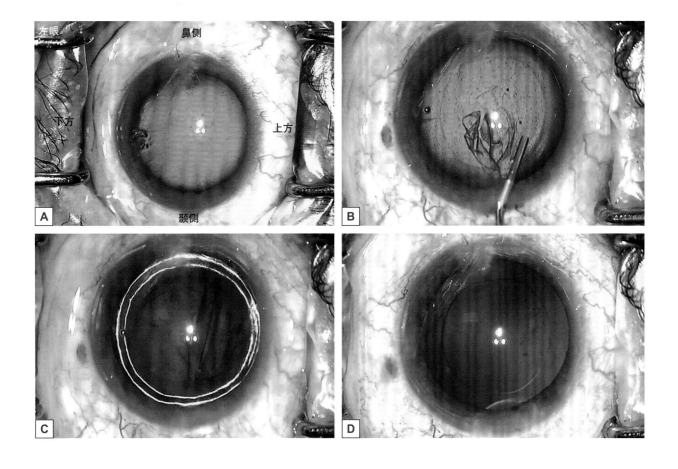

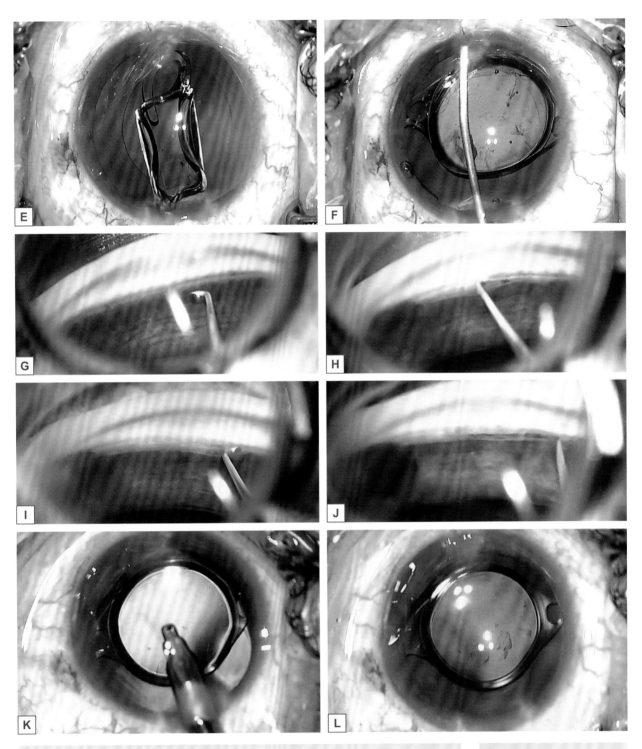

图 4-1-15 PEI 联合 TMH 内路小梁切开 120° 手术步骤——颞侧体位(视频 132 号)

A:左眼进展期原发性开角型青光眼合并白内障 B~E:采取颞侧体位,先行 PEI,植入一片式人工晶状体 F:前房内注入黏弹剂,加深鼻侧房角深度,并维持一定的眼压和眼球硬度 G~J:房角镜下可见宽角、开放的房角结构,用 TMH 分别向左向右切开鼻侧 Schlemm 管各 60°,共 120° 范围。切开过程中可见少量回血和出血 K:前房抽吸干净黏弹剂和出血 L:手术结束时外观

视频 132 号

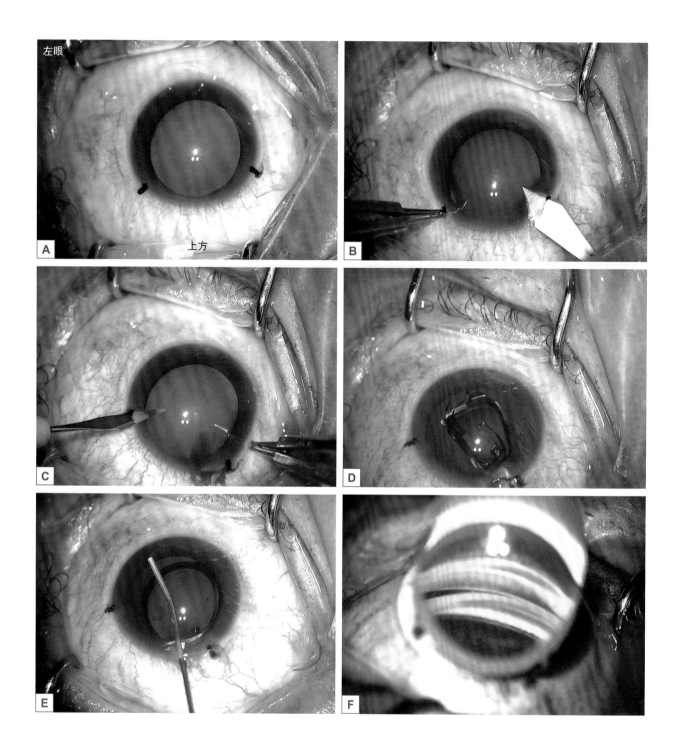

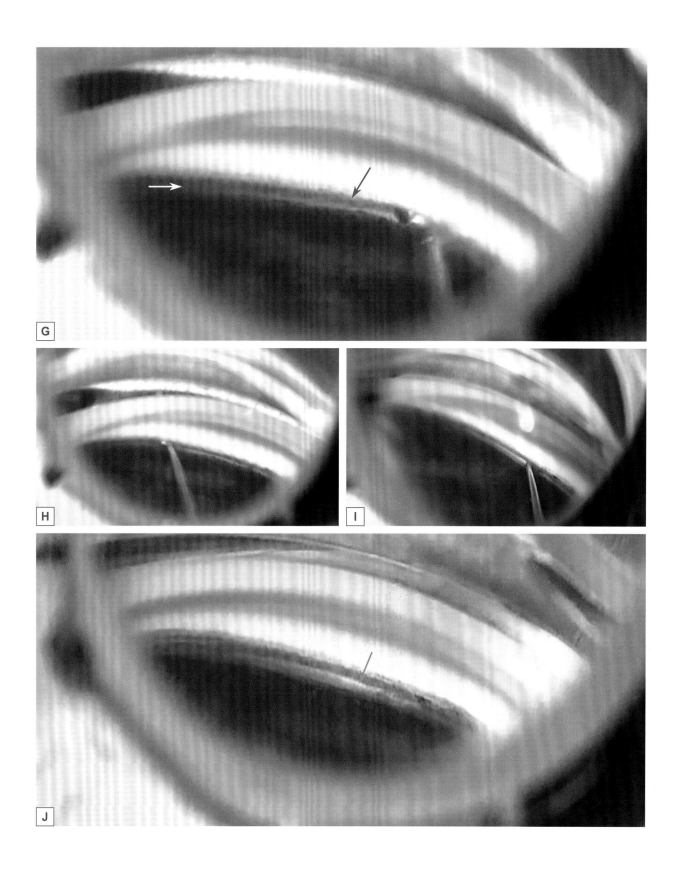

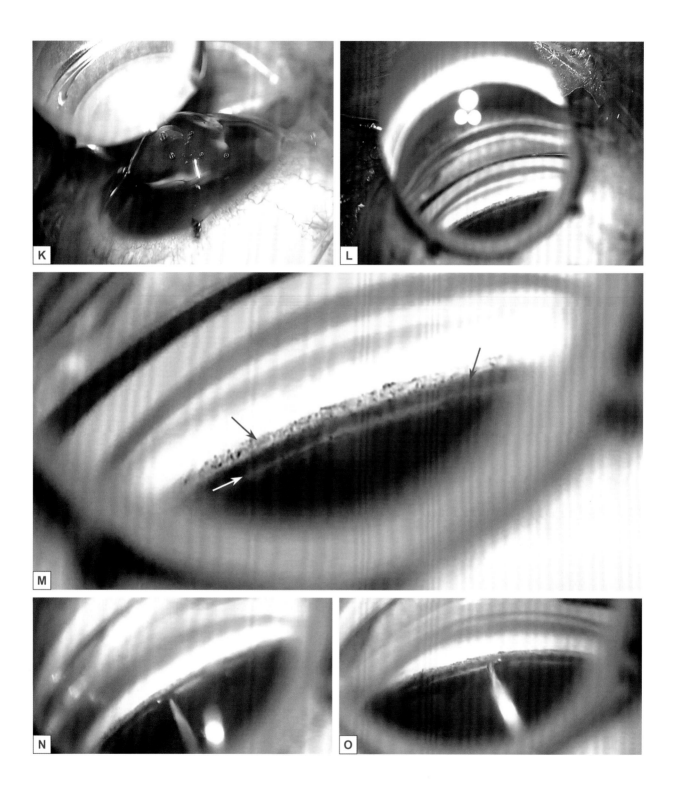

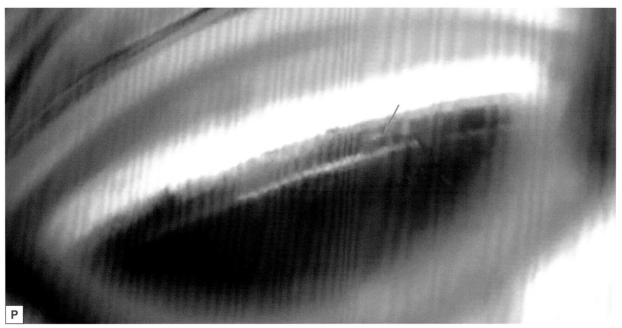

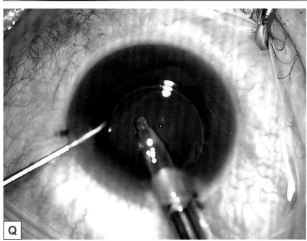

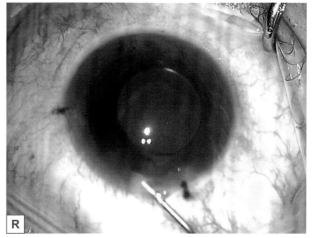

图 4-1-16　PEI 联合 TMH 内路小梁切开 240° 手术步骤——上方体位（视频 168 号）

A~C：左眼晚期原发性开角型青光眼合并白内障。拟行 240° Schlemm 管切开。选择患眼上方为手术体位。做鼻上方和颞上方标记。在鼻上方做 2.2mm 透明角膜切口，在颞上方做辅助切口　D：先行 PEI，植入一片式人工晶状体　E：前房内注入黏弹剂，加深颞下方房角深度　F、G：房角镜辅助下，可见颞下方清晰的房角结构，带棕色色素的为小梁网（蓝箭头），白色细长条带为巩膜嵴（白箭头）　H、I：TMH 直钩分别进入左边和右边的 Schlemm 管，各切开 60° 范围，可见 TMH 头端"行走"在 Schlemm 管腔内。共切开大约 120° 范围　J：示意完整切开 Schlemm 管的外观，小梁网被切开后裸露的乳白色 Schlemm 管外壁被棕色色素和血细胞覆盖（绿箭头）　K：更换操作体位，从颞上方辅助切口进行鼻下方房角切开　L、M：房角镜辅助下，可见鼻下方清晰的房角结构，带棕色色素的为下 2/3 功能小梁网（蓝箭头），色素稀疏的为上 1/3 小梁网（红箭头），白色细长条带为巩膜嵴（白箭头）　N、O：TMH 弯钩分别进入左边和右边的 Schlemm 管，各切开 60° 范围，共切开大约 120° 范围　P：示意完整切开 Schlemm 管的外观，小梁网被切开后裸露的乳白色 Schlemm 管外壁被残留小梁网色素和出血遮挡（绿箭头）　Q：抽吸干净前房黏弹剂　R：结束手术

视频 168 号

三、其他切开器械辅助下的内路小梁切开术

其他切开器械如视网膜刮钩（retinal spatula hook）、显微玻璃体视网膜刀（microvitreoretinal blade，MVR）[18]、自制刀如 25G 1ml 注射器针头或者 26G 破囊针头头端折弯后，都可以成功进行 Schlemm 管的切开。它们外形上的对比见第三章图 3-3-1。

经内路小梁切开术手术的原理大同小异。手术操作见图 4-1-17~ 图 4-1-19。手术体位同其他切开刀选择，图 4-1-19 展示的是鼻上方体位。

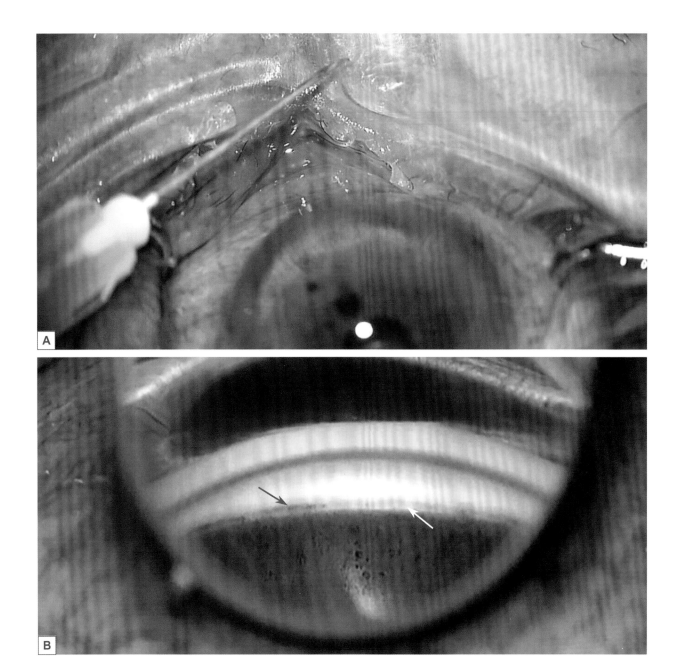

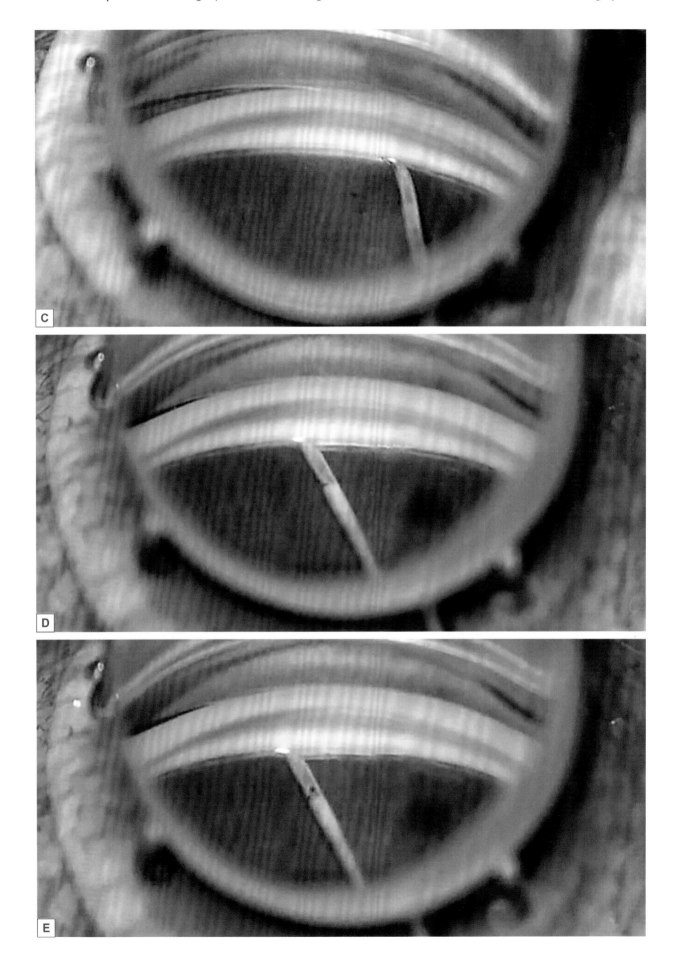

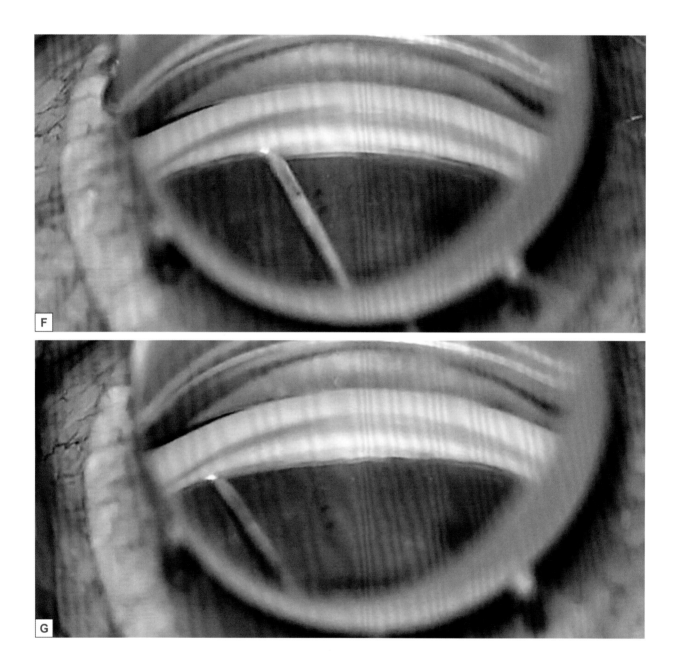

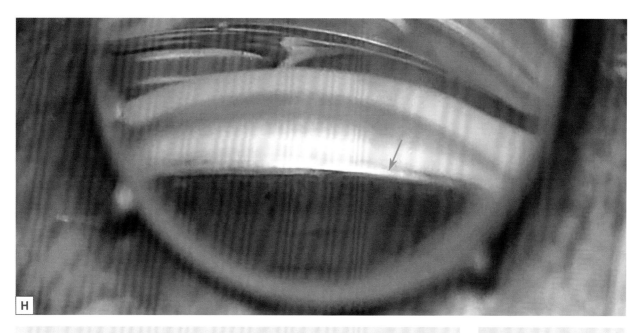

图 4-1-17　26G 折弯针头在 Schlemm 管内"行走"并切开 Schlemm 管(视频 195 号 /147 号)

A:26G 针头头端折弯后　B:在房角镜下,房角结构清晰可见,棕色色素条带为小梁网(蓝箭头),白色条带为巩膜嵴(白箭头)　C:房角镜辅助下,头端插入小梁网进入 Schlemm 管前外观　D~G:可看到针头头端"行走"在 Schlemm 管腔内　H:Schlemm 管被切开后外观,裸露的 Schlemm 管外壁呈现乳白色(绿箭头)

视频 195 号

视频 147 号

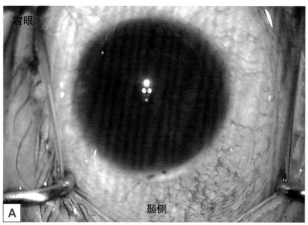

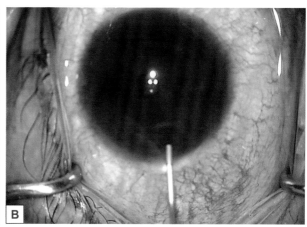

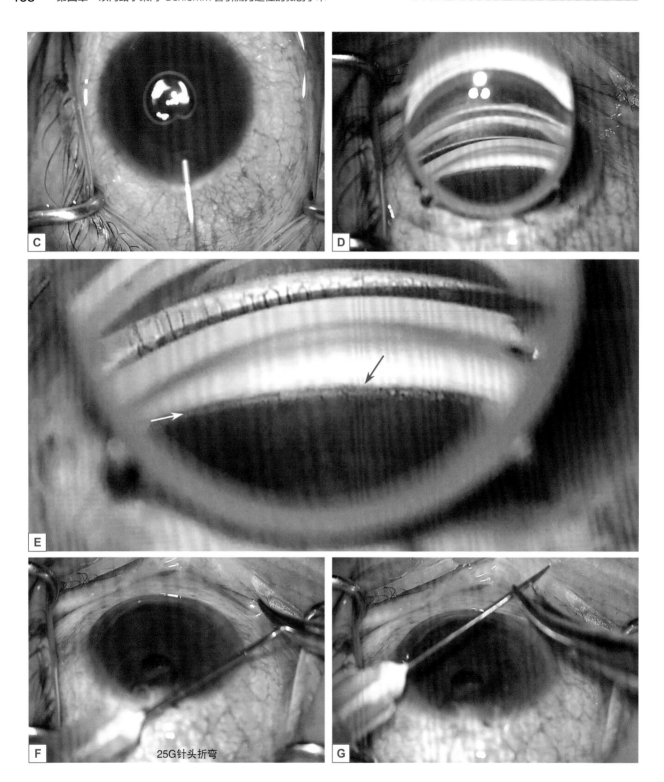

25G针头折弯

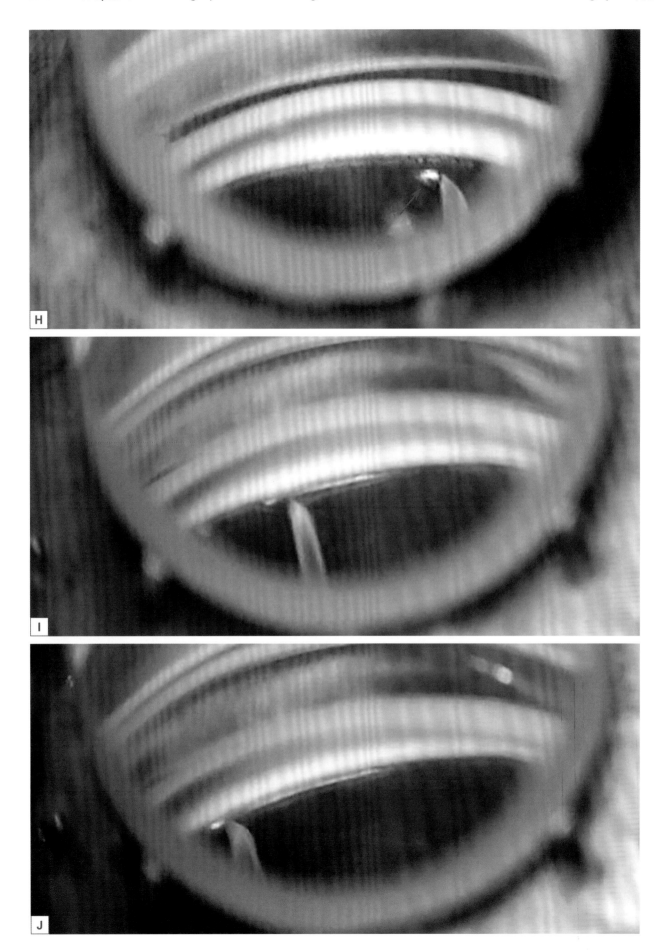

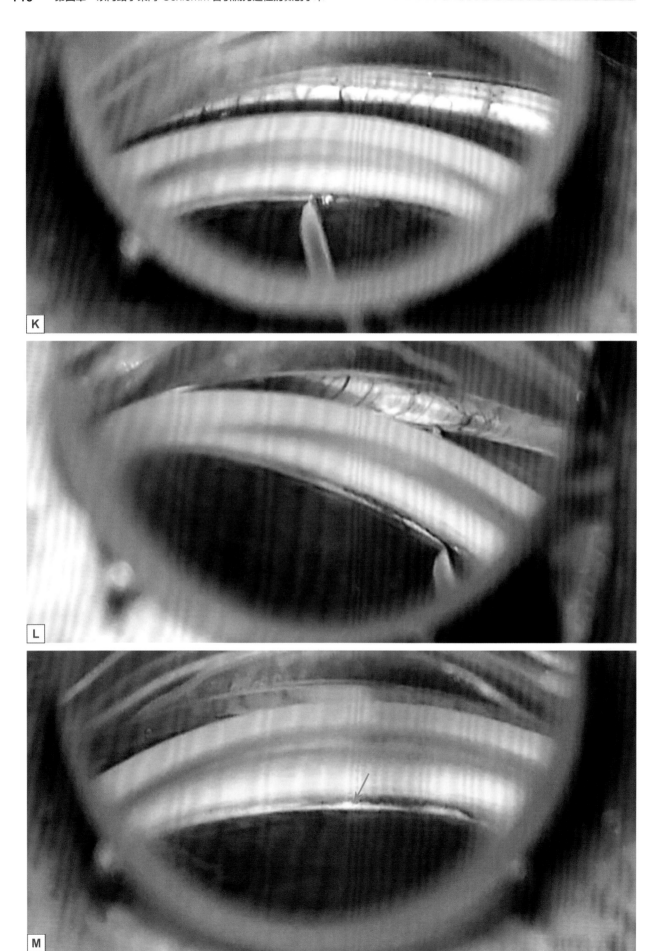

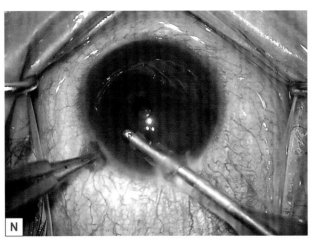

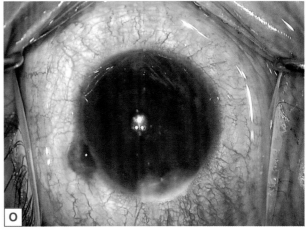

视频 190 号

图 4-1-18　25G 折弯针头行内路小梁切开 120° 手术步骤 (视频 190 号)

A:手术眼为右眼,选择颞侧做 2.2mm 透明角膜切口　B:前房内注射卡巴胆碱缩小瞳孔　C:前房内注入适量黏弹剂　D、E:角膜表面涂抹适量黏弹剂后,在房角镜辅助下,可见清晰的房角结构,色素条带为小梁网(蓝箭头),白色细长条带为巩膜嵴(白箭头)　F~H:将 25G 1ml 注射器针头头端折弯(H,红箭头示意折弯的头端),自制成房角切开刀　I、J:自制房角切开刀头端插入小梁网,进入左侧的 Schlemm 管并切开 60° 范围　K、L:同法向右侧切开 Schlemm 管 60° 范围　M:示意完整切开 Schlemm 管的外观,绿箭头示意 Schlemm 管被切开后裸露的 Schlemm 管外壁呈现乳白色　N:抽吸干净前房黏弹剂　O:结束手术时外观

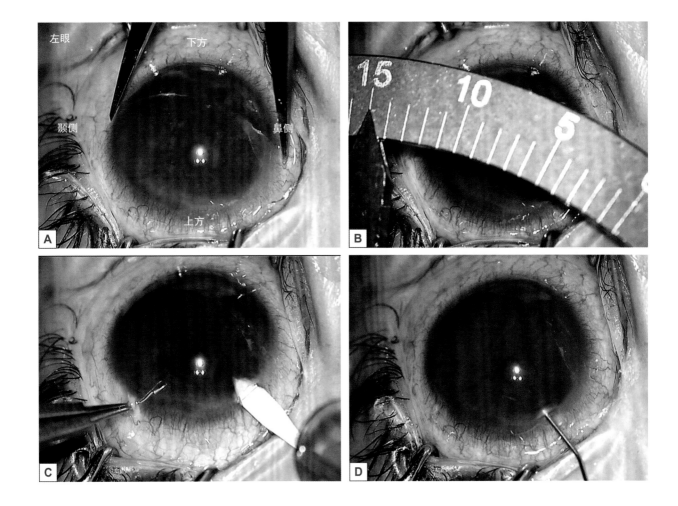

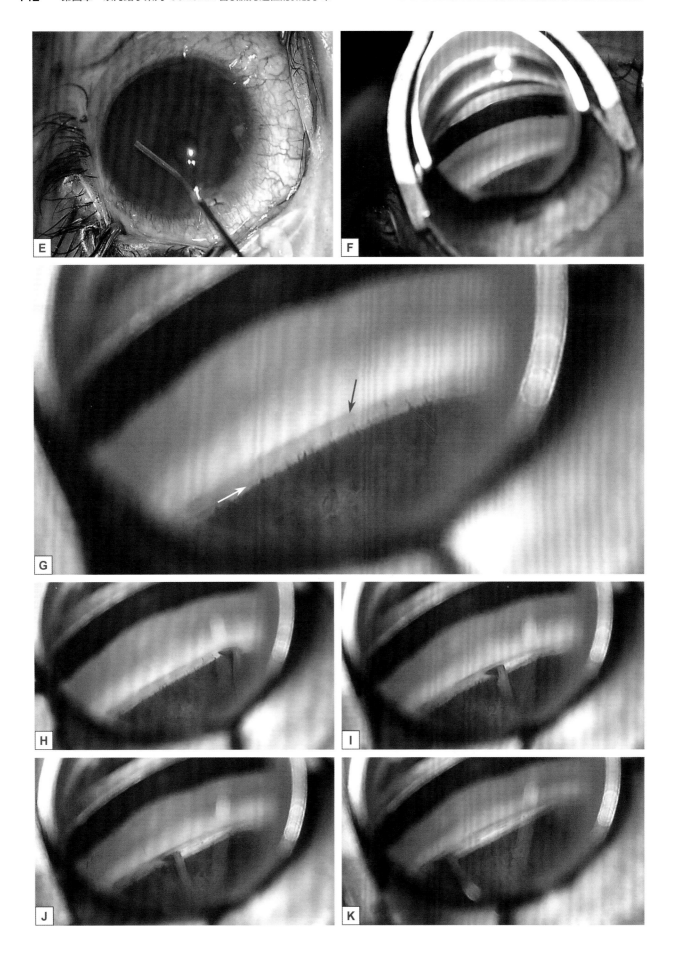

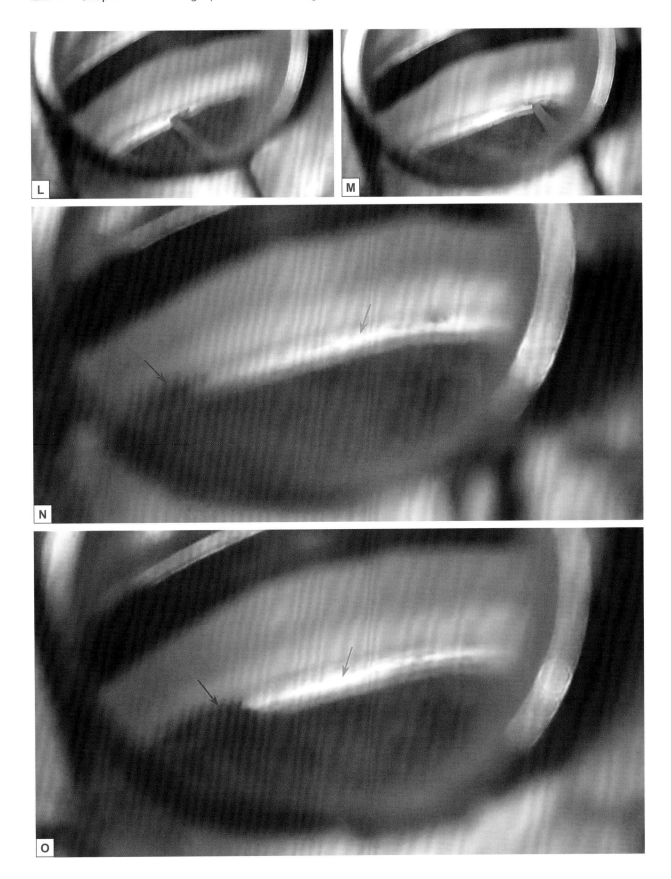

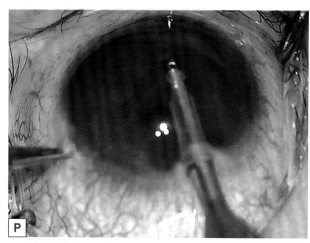 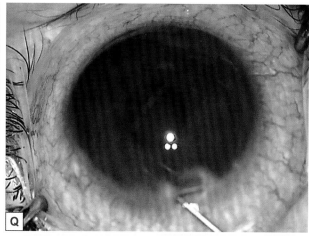

视频 180 号

图 4-1-19 视网膜刮钩内路小梁切开 120° 手术步骤——鼻上方体位（视频 180 号）

A、B：手术眼为左眼，诊断为原发性先天性青光眼。测量角膜直径为 15mm　C：选择左眼鼻上方做 2.2mm 透明角膜切口　D：前房内注射卡巴胆碱缩小瞳孔 E：前房内注入适量黏弹剂　F、G：角膜表面涂抹适量黏弹剂，在房角镜辅助下，可见清晰的房角结构，粉红色条带为小梁网（蓝箭头），白色细长条带为巩膜嵴（白箭头），小梁网上残留稀疏梳状韧带（红箭头）　H~K：用视网膜刮钩插入小梁网，进入左侧的 Schlemm 管并切开 60° 范围　L、M：同法向右侧切开 Schlemm 管 60° 范围　N、O：示意完整切开 Schlemm 管的外观，绿箭头示意小梁网被切开后裸露的 Schlemm 管外壁呈现乳白色，红色箭头示意 Schlemm 管回血　P：抽吸干净前房黏弹剂　Q：结束手术时外观

四、房角镜及微导管辅助下的 360° 小梁切开术

【适应证】同 KDB 和 TMH 内路小梁切开术[1-13]。

【手术原理】房角镜及微导管辅助下的 360° 小梁切开术（gonioscopic and microcatheter -assisted transluminal trabeculotomy，GATT）[19]，是借助 iTrack 手术系统经角膜内路切开小梁网，将带有导光纤维的微导管（iTrack 微导管，见图 4-1-20）插入 Schlemm 管，穿行 1 周后切开小梁网及 Schlemm 管内壁，因此切开范围能达到全周即 360°，见图 4-1-21。手术技术难度和技巧相对于 KDB 内路小梁网切除术或 TMH 内路小梁切开术要高。5-0 或 6-0 聚丙烯线也可替代微导管，但没有闪烁光的指引，如遇异常情况（如假道时）会比较棘手。

手术器械主要包括手术用房角镜、Schlemm 管切开刀（如视网膜刮钩）和前节眼内镊三件套，见图 4-1-22。

利用三维扫频前节 OCT（CASIA SS AS-OCT）可以清晰辨析被切开的 Schlemm 管。见图 4-1-23。

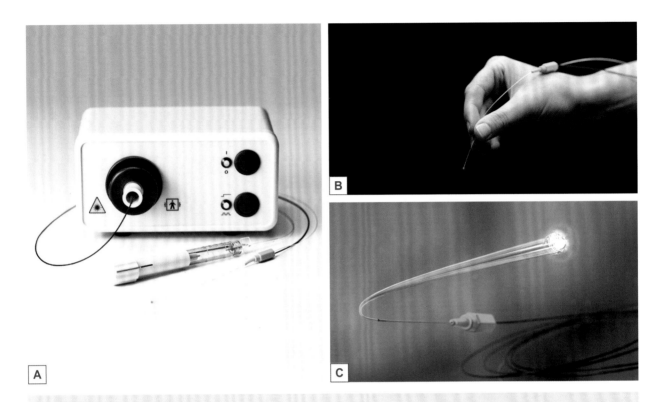

图 4-1-20 iTrack 手术系统

A:iTrack 手术系统由 iTrack 微导管、iLumin 激光光纤照明仪和 ViscoInjector 黏弹剂推注器组成 B、C:iTrack 微导管直径 200μm,非常柔软,主要由支撑丝、导光纤维、灌注导管构成,实现微导管稳定植入 Schlemm 管、导光,以及黏弹剂注入。微导管内的导光纤维头端发出红色闪烁光,来显示其在 Schlemm 管内的位置。图片由视博医疗授权使用

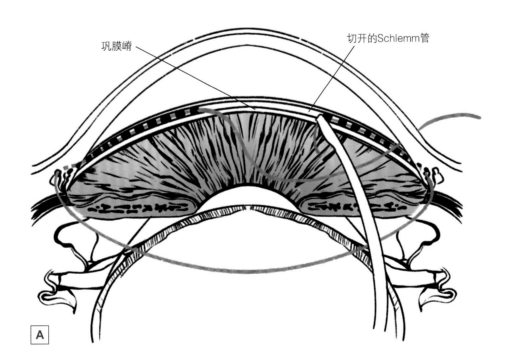

巩膜嵴

切开的Schlemm管

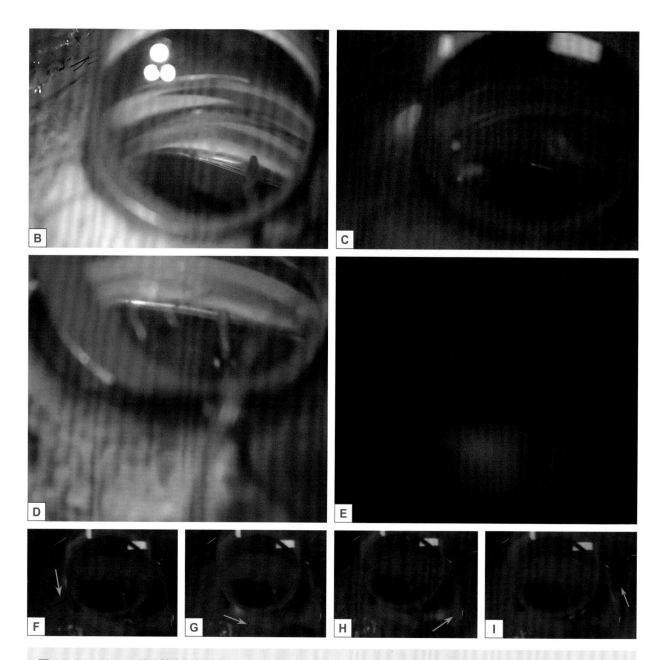

图 4-1-21   iTrack 微导管穿行的路径

A:示意穿行 360°Schlemm 管 1 周   B、C:示意在微导管头端的闪烁光指引下,微导管穿行 Schlemm 管的位置   D、E:
另一个患者在微导管头端的闪烁光指引下,微导管穿行 Schlemm 管的位置   F~I:示意在微导管头端的闪烁光指引下,
微导管穿行 360°Schlemm 管的轨迹(绿箭头示意穿行方向)

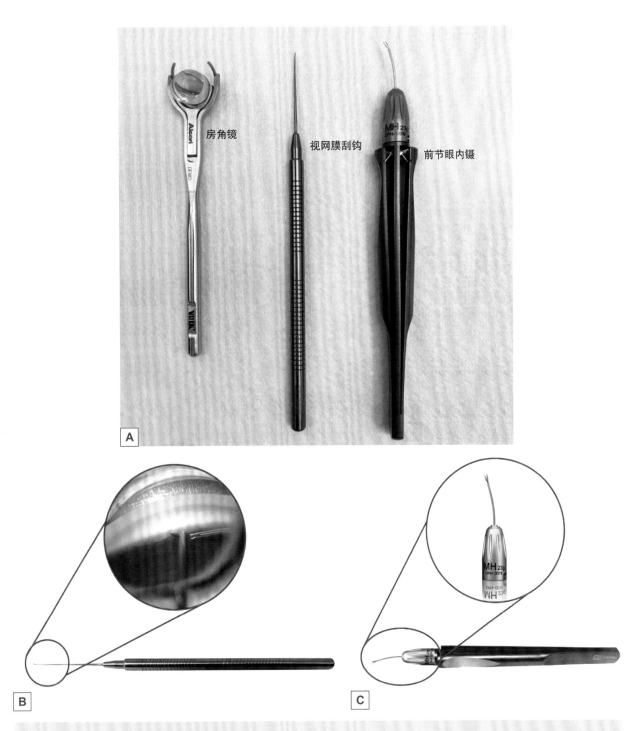

图 4-1-22 GATT 操作的主要三件套手术器械

A:三件套,包括手术用房角镜、Schlemm 管切开刀(图示视网膜刮钩)、前节眼内镊 B:视网膜刮钩头端放大示意图 C:前节眼内镊头端放大示意图 。图片由视博医疗授权使用

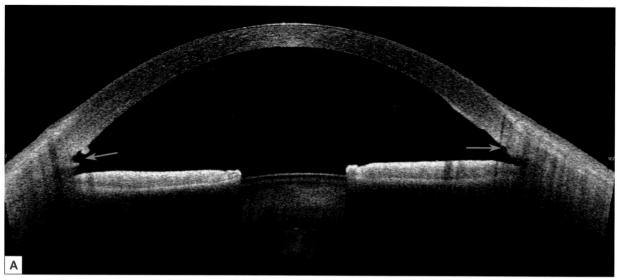

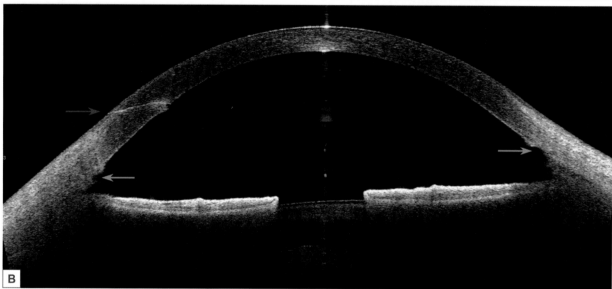

图 4-1-23　GATT 术后三维扫频前节 OCT 所见

A、B:三维扫频前节 OCT(CASIA SS AS-OCT)显示 GATT 术后被切开的 Schlemm 管(绿箭头)。红箭头示意透明角膜切口(B)

　　【**手术步骤**】 手术中调整患者体位和显微镜位置以便能清晰看到房角结构的方法,详见第三章第二节。

　　(一) 完整切开 360° 的 GATT

　　见图 4-1-24~ 图 4-1-29。

　　GATT 动画演示见图 4-1-24。

　　手术关键的几个步骤,如调整头位和显微镜位置见图 4-1-25;切开小梁网、微导管插入 Schlemm 管见图 4-1-26。

　　GATT 完整手术步骤见图 4-1-27、图 4-1-28。

　　PEI 联合 GATT 手术步骤见图 4-1-29。

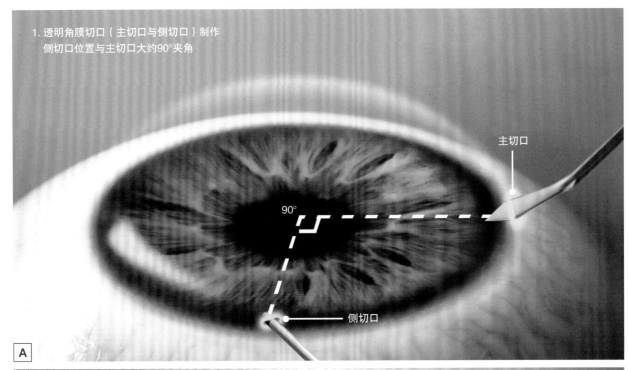

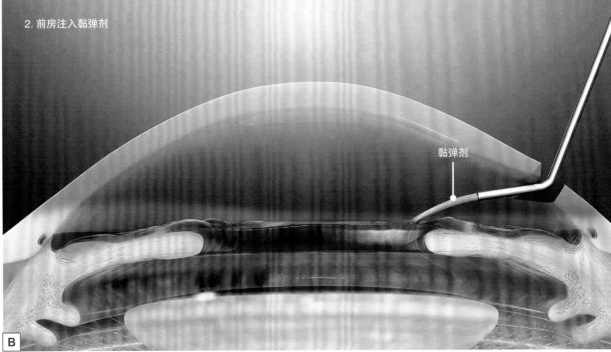

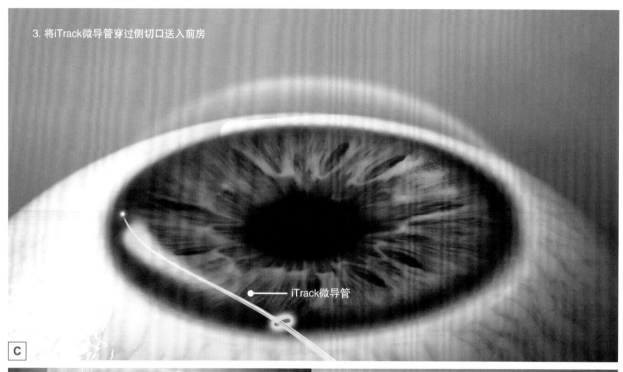

3. 将iTrack微导管穿过侧切口送入前房

iTrack微导管

C

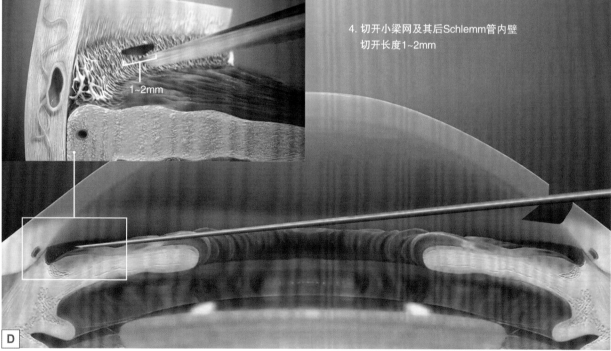

4. 切开小梁网及其后Schlemm管内壁
切开长度1~2mm

1~2mm

D

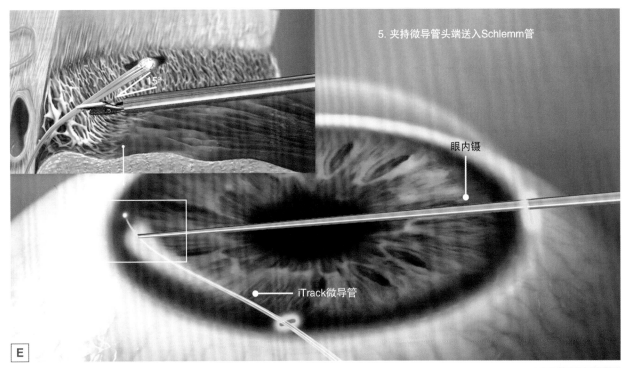

5. 夹持微导管头端送入Schlemm管

眼内镊

iTrack微导管

E

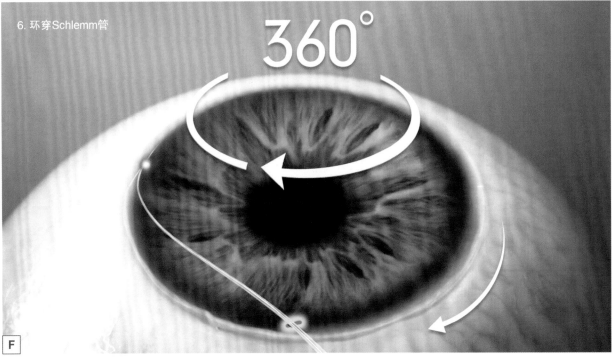

6. 环穿Schlemm管

360°

F

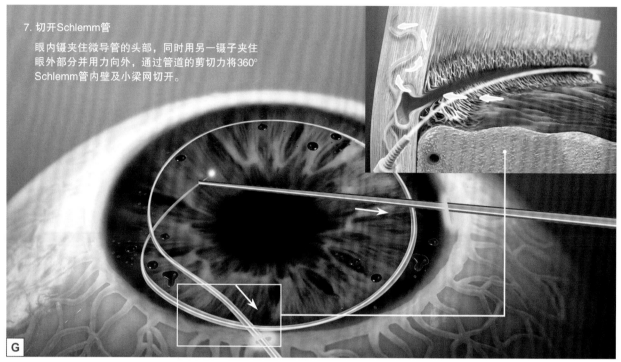

7. 切开Schlemm管

眼内镊夹住微导管的头部，同时用另一镊子夹住眼外部分并用力向外，通过管道的剪切力将360° Schlemm管内壁及小梁网切开。

G

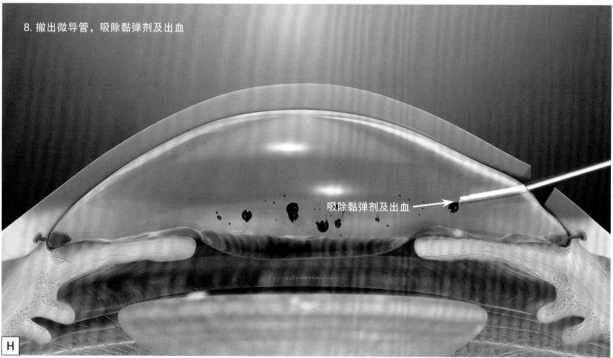

8. 撤出微导管，吸除黏弹剂及出血

吸除黏弹剂及出血

H

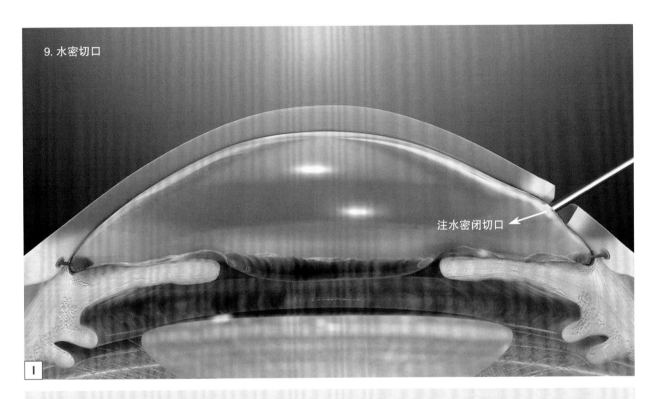

9. 水密切口

注水密闭切口

图 4-1-24　GATT 动画图解手术步骤

A:选择患者的颞侧角膜缘内制作一个透明角膜切口。使用 20G 巩膜穿刺刀或者 15° 侧切口刀制作一个侧切口,位置与主切口大约呈 90° 夹角　B:向前房注入黏弹剂,维持前房深度　C:将 iTrack 微导管穿过侧切口送入前房　D:使用视网膜刮钩,通过主切口进入前房并伸入到对侧房角处。通过房角镜的辅助观察,切开小梁网及其后 Schlemm 管内壁,切开长度 1~2mm　E:使用前节眼内镊夹持微导管头端送入 Schlemm 管　F:环穿 Schlemm 管一周　G:前节眼内镊于前房内夹持固定穿出的微导管头端,同时自辅助切口于眼球外缓慢撤出微导管,行全周切开　H:撤出微导管并吸除黏弹剂及前房出血　I:注入平衡盐溶液,水密角膜切口。图片由视博医疗授权使用

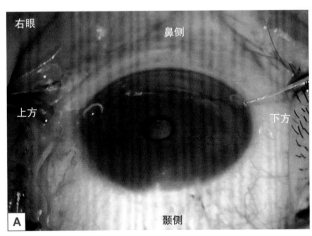

右眼　　鼻侧

上方　　　下方

颞侧

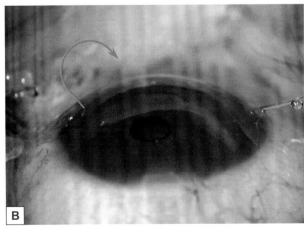

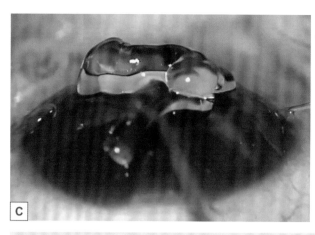

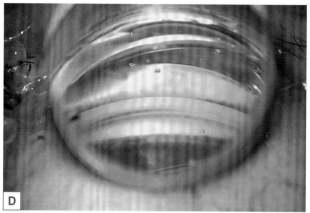

图 4-1-25 调整头位和显微镜位置（视频 110 号）

A：以颞侧手术体位为例，调整位置前所见 B：调整患者头位，向鼻侧倾斜约 30°~40°（绿箭头示意倾斜方向），同时调整显微镜向术者方向倾斜约 30° 后所见 C：角膜表面涂抹黏弹剂 D：房角镜辅助下观察鼻侧房角，以能清晰可见房角结构的体位为合适体位

视频 110 号

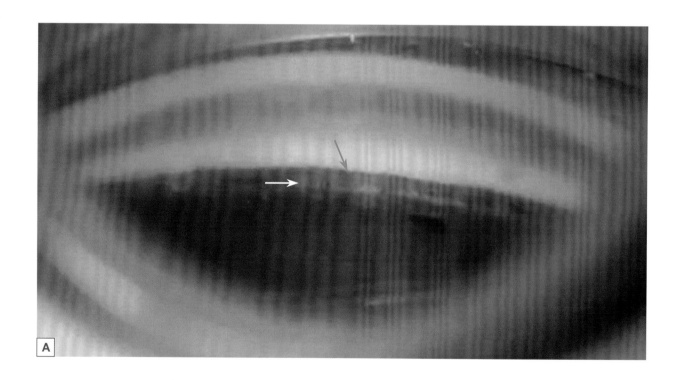

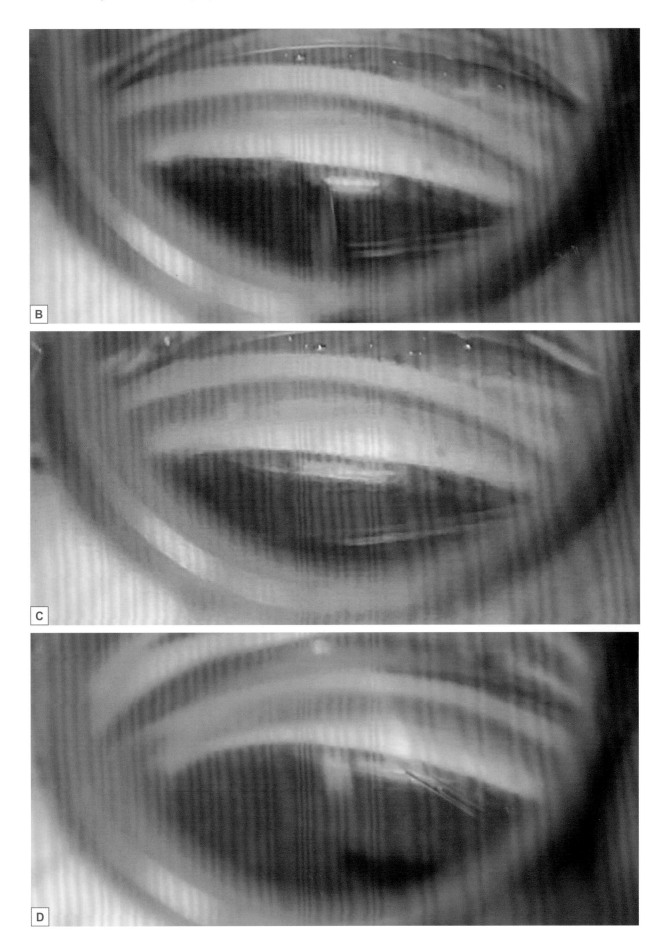

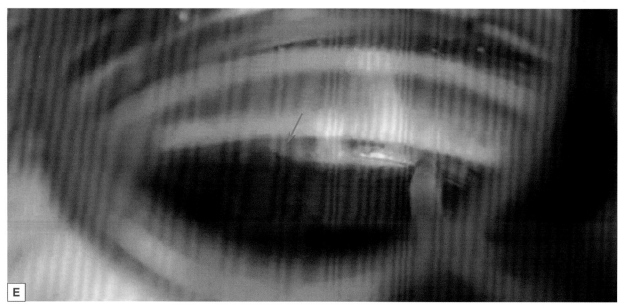

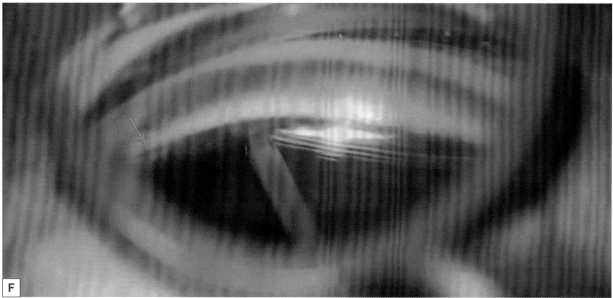

图 4-1-26　切开小梁网将微导管插入 Schlemm 管(视频 110 号)

A：房角镜辅助下可见清晰的房角结构,棕色条带为小梁网(绿箭头),白色细长条带为巩膜嵴(白箭头)　B、C：用视网膜刮钩切开小梁网及其后的 Schlemm 管内壁,切开长度 1~2mm　D~F：前节眼内镊夹持微导管头端送入 Schlemm 管。当微导管在 Schlemm 管内行走时,可见微导管的闪烁光指引(绿箭头)

视频 110 号

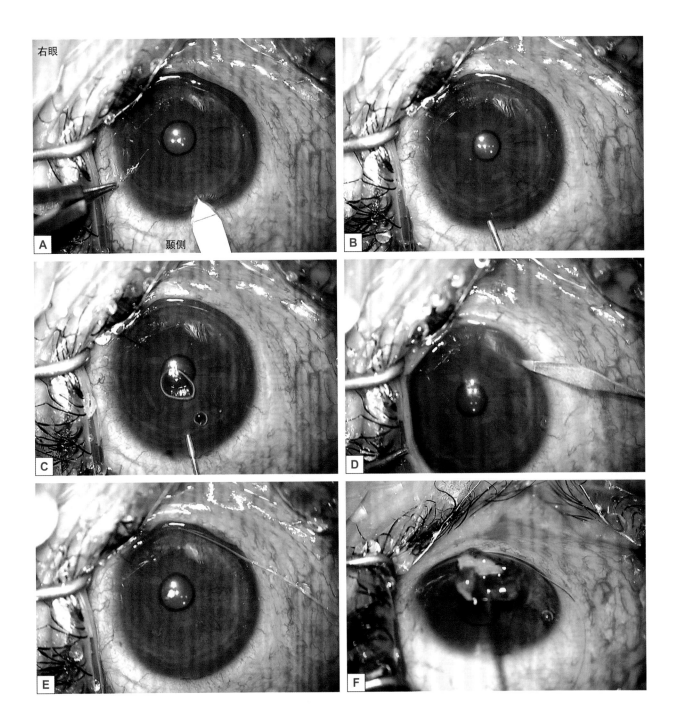

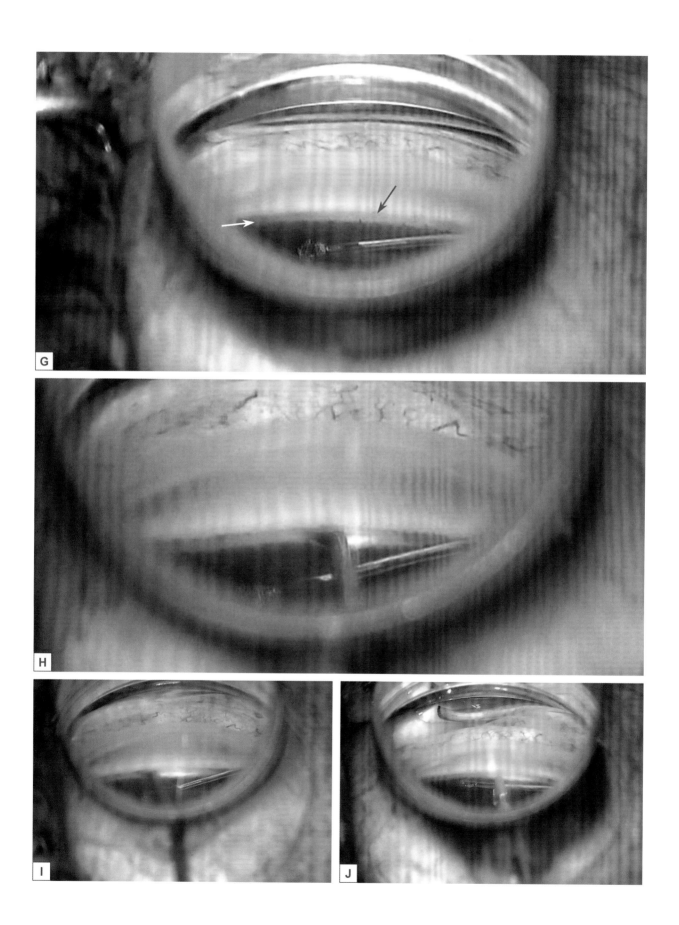

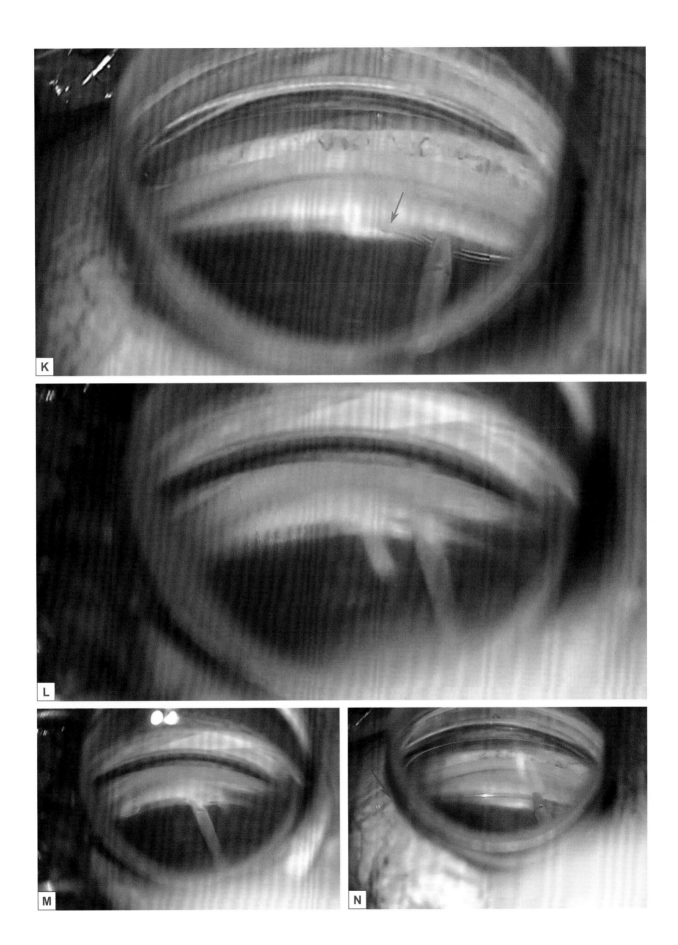

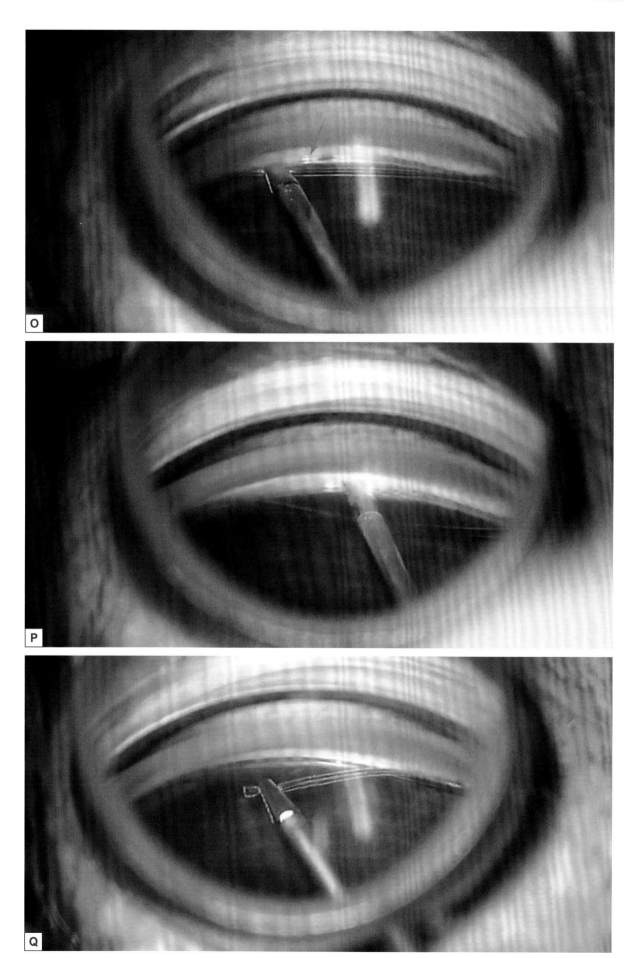

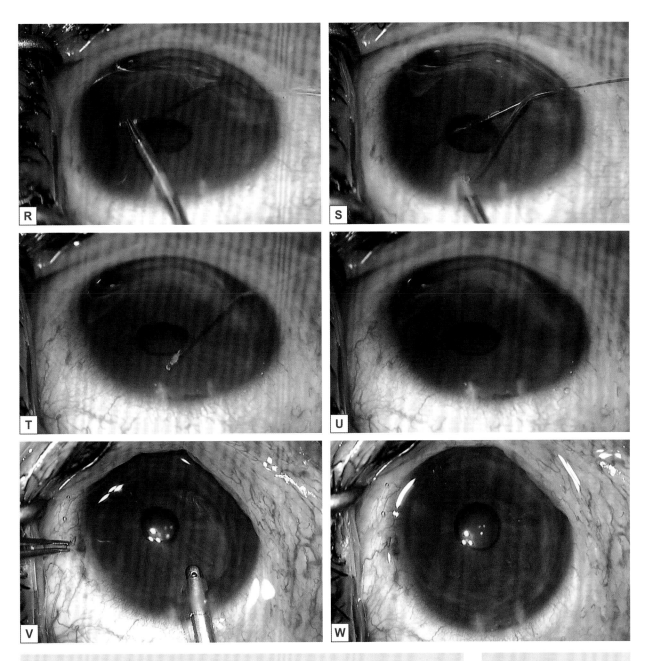

图 4-1-27　成人 GATT 手术步骤（视频 121 号）

A:患眼为右眼。选择患者的颞侧做 2.2mm 透明角膜切口　B:前房内注入卡巴胆碱缩小瞳孔　C:前房注入黏弹剂,维持前房深度　D:使用 15° 侧切口刀制作一个侧切口,位置与主切口大约呈 90° 夹角　E:将 iTrack 微导管穿过侧切口送入前房　F:调整患者头位,向鼻侧倾斜约 30°~40°,同时调整显微镜向术者方向倾斜角度约 30°,角膜表面涂抹黏弹剂　G:房角镜辅助下观察鼻侧房角,可见清晰的房角结构,粉色条带为小梁网(蓝箭头),白色细长条带为巩膜嵴(白箭头)　H,I:用视网膜刮钩切开小梁网及其后的 Schlemm 管内壁,切开长度 1~2mm　J~N:使用前节眼内镊夹持微导管头端送入 Schlemm 管(K,绿箭头)。环穿 Schlemm 管,当微导管在 Schlemm 管内行走时,可见微导管头端的闪烁光指引。N 图红箭头示意微导管头端的位置　O:微导管成功穿行 360°,绿箭头示意微导管的头端已经到达起始点　P~U:用前节眼内镊于前房内夹持固定穿出的微导管头端,同时自辅助切口于眼球外缓慢撤出微导管尾端,行全周切开　V:抽吸干净前房黏弹剂　W:水密角膜切口,结束手术

视频 121 号

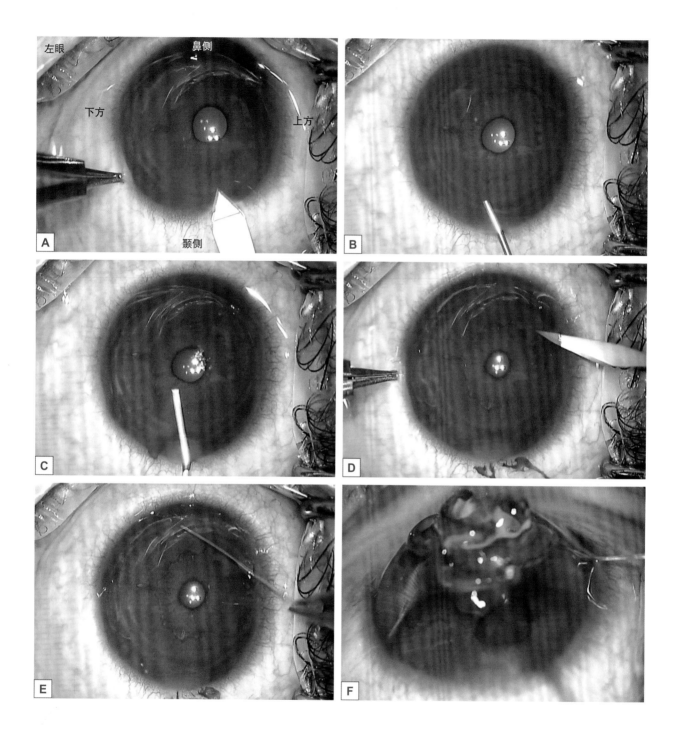

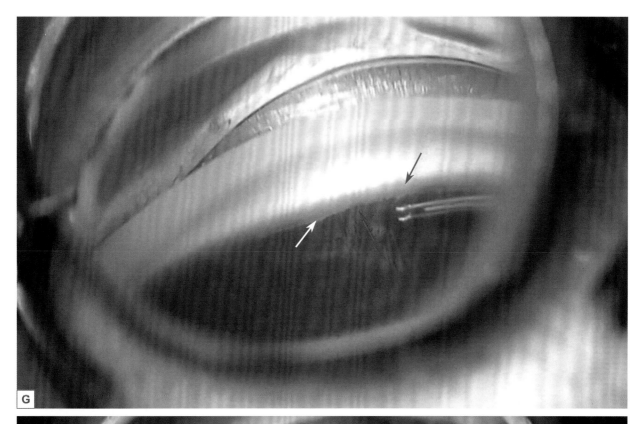

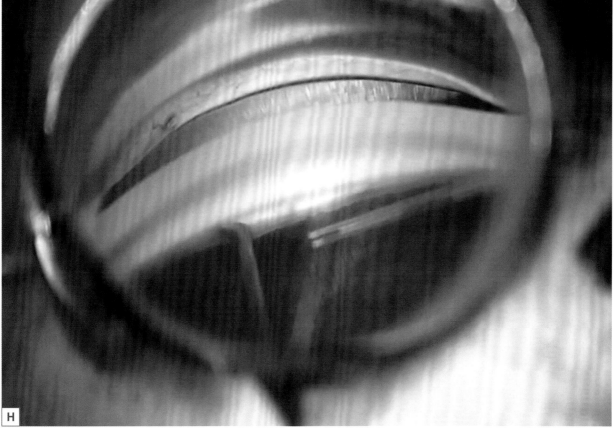

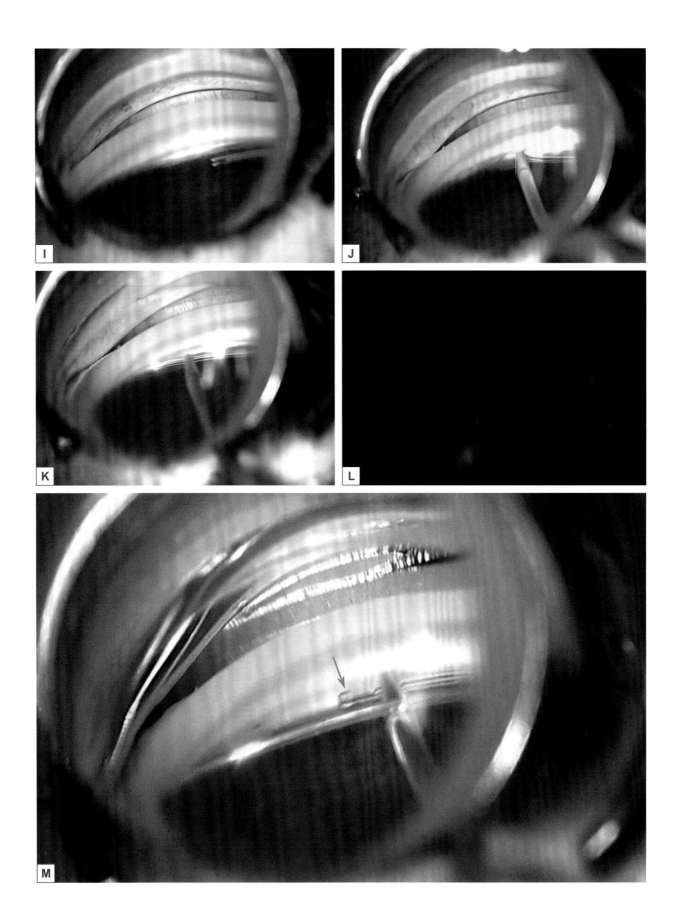

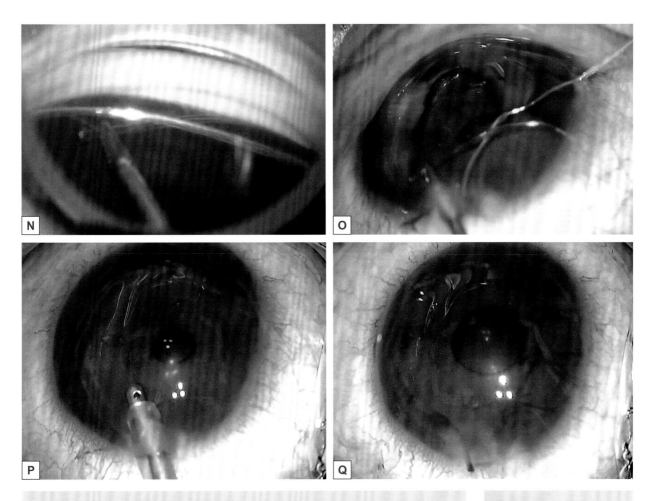

图 4-1-28 儿童 GATT 手术步骤（视频 113 号）

A：患眼为左眼，大眼球。选择患者的颞侧做 2.2mm 透明角膜切口 B：前房内注入卡巴胆碱缩小瞳孔 C：前房注入黏弹剂，维持前房深度 D：使用 15° 侧切口刀制作一个侧切口，位置与主切口大约呈 90° 夹角 E：将 iTrack 微导管穿过侧切口送入前房 F：调整患者头位，向鼻侧倾斜约 30°~40°，同时调整显微镜向术者方向倾斜，倾斜角度约 30°~40°，角膜表面涂布黏弹剂 G：房角镜辅助下观察鼻侧房角，可见清晰的房角结构，虹膜附止高位（红箭头）、遮挡巩膜嵴。粉色条带为小梁网（蓝箭头），白色细长条带为巩膜嵴（白箭头） H、I：用视网膜刮钩切开小梁网及其后的 Schlemm 管内壁，切开长度 1~2mm J~L：使用前节眼内镊夹持微导管头端送入 Schlemm 管。环穿 Schlemm 管，当微导管在 Schlemm 管内行走时，可见微导管头端的闪烁光指引。脚踏关闭显微镜光源，可见闪烁光（L） M：微导管成功穿行 360°，可见微导管的头端已经到达起始点（绿箭头） N、O：前节眼内镊于前房内夹持固定穿出的微导管头端，同时自辅助切口于眼球外缓慢撤出微导管尾端，行全周切开 P：抽吸干净前房黏弹剂 Q：水密角膜切口，可见血液回流，该表现意味着 Schlemm 管被切开。结束手术。视频来自著者已发表的文章：*SONG Y，ZHANG X，WEINREB R N. Gonioscopy-assisted transluminal trabeculotomy in primary congenital glaucoma. Am J Ophthalmol Case Rep，2022，25：101366.* The materials are under the CC BY license（http://creativecommons.org/licenses/by/4.0/）

视频 113 号

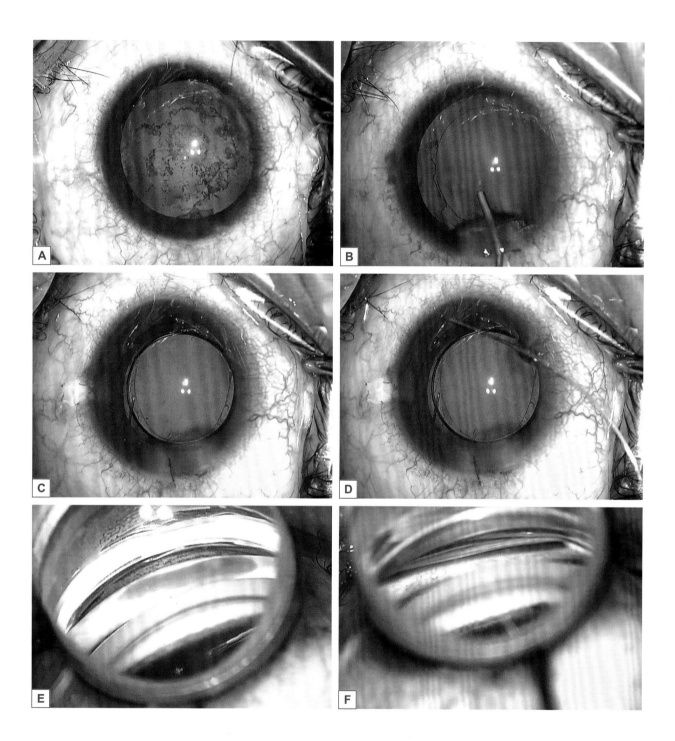

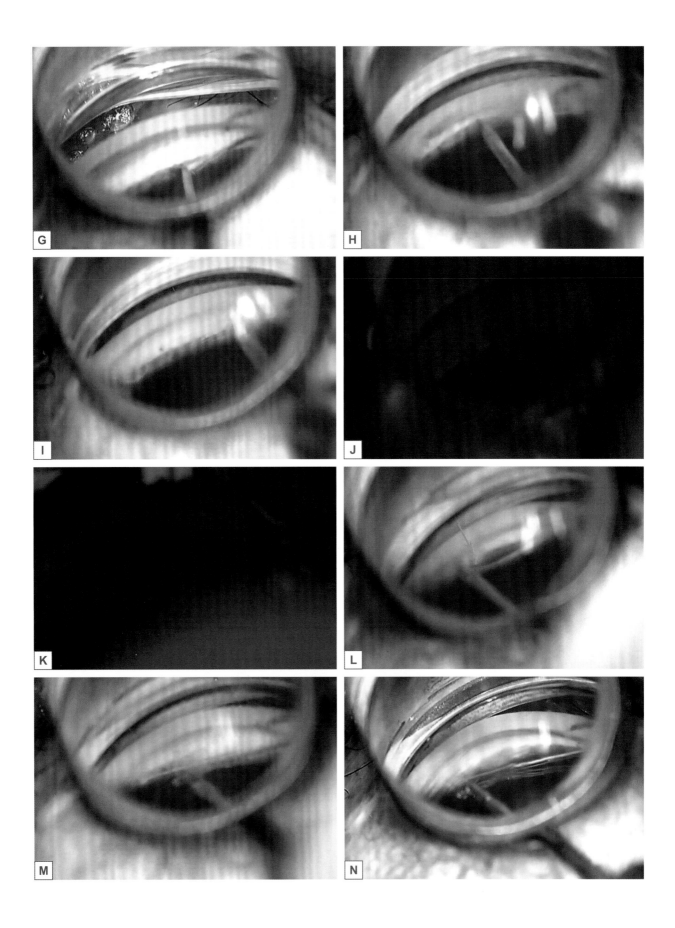

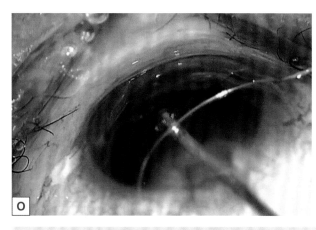
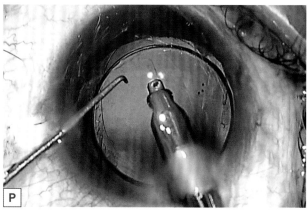

图 4-1-29 PEI 联合 GATT 手术步骤(视频 115 号)

A~C:患眼为左眼。采取颞侧体位,先完成 PEI,植入人工晶状体 D:将 iTrack 微导管穿过侧切口送入前房 E:在房角镜辅助下观察鼻侧房角,可见清晰的房角结构。淡红色条带为小梁网,白色细长条带为巩膜嵴 F、G:用视网膜刮钩切开小梁网及其后的 Schlemm 管内壁,切开长度 1~2mm H~K:使用前节眼内镊夹持微导管头端送入 Schlemm 管。环穿 Schlemm 管,当微导管在 Schlemm 管内行走时,可见微导管的闪烁光指引。脚踏关闭显微镜光源,可见闪烁光不断前行(J、K) L:微导管成功穿行360°,可见微导管的头端已经到达起始点(绿箭头) M~O:前节眼内镊于前房内夹持固定穿出的导光光纤头端,同时自辅助切口于眼球外缓慢撤出导管光纤尾端,行全周切开 P:抽吸干净前房黏弹剂,水密角膜切口,结束手术

视频 115 号

(二) 部分切开或特殊情况下完成的 GATT

GATT 在操作过程中,经常会遇到一些特殊情况,如中途微导管受阻导致部分切开,或发现房角异常采取特殊处理等。下面分别介绍六个病例。

第一个病例:图 4-1-30 展示了一例微导管行至 200° 时受阻,内路法处理受阻部位,仍然顺利完成360° Schlemm 管切开的 GATT 案例。

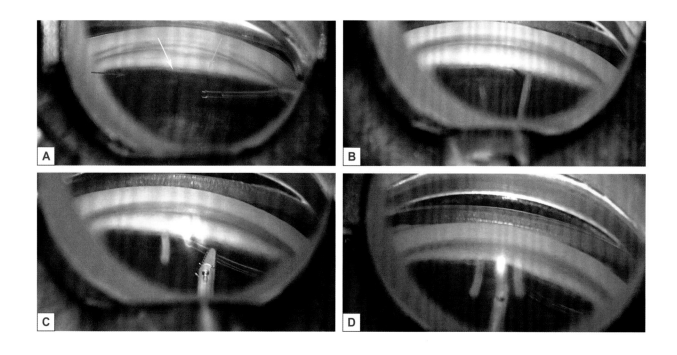

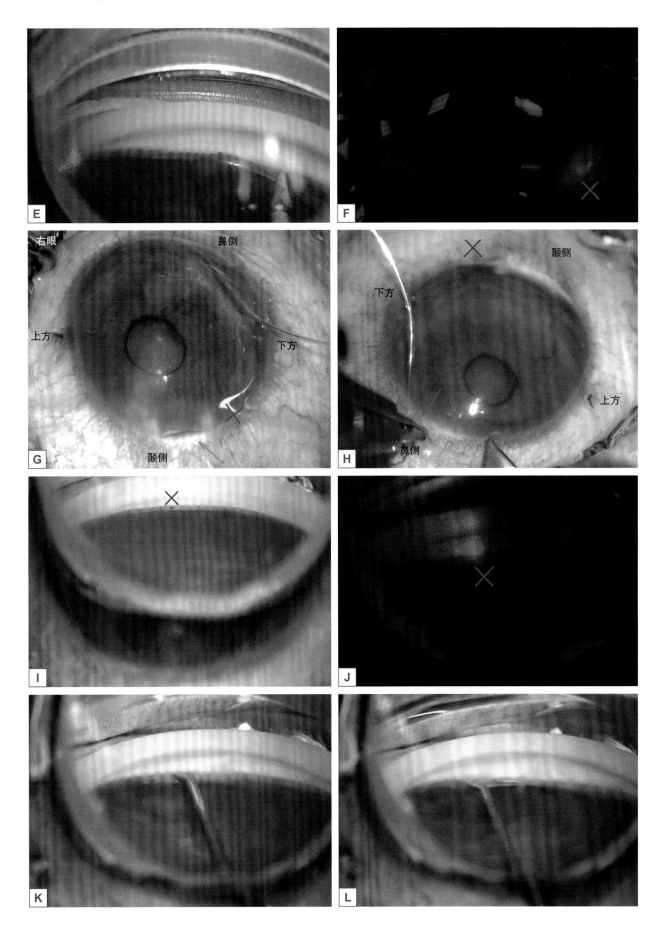

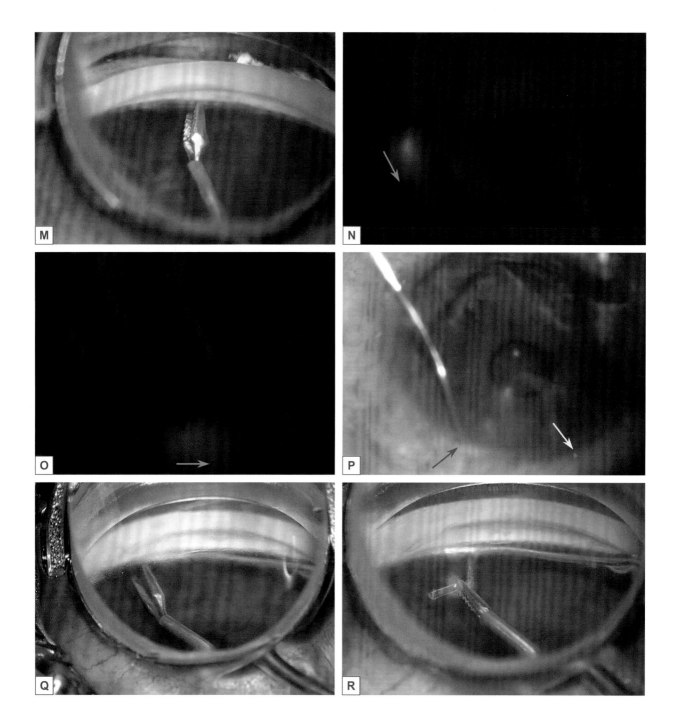

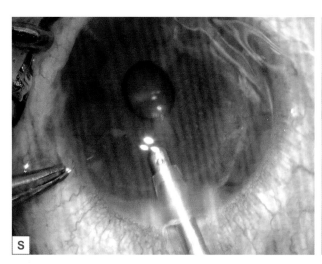 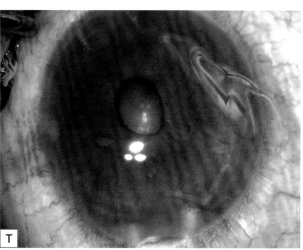

图 4-1-30 GATT 微导管穿行 200° 受阻,但顺利完成 360°Schlemm 管切开(视频 182 号)

视频 182 号

A:患眼为右眼,先在颞侧位做一个 2.2mm 的透明角膜切口,在房角镜辅助下观察鼻侧房角,可见清晰的房角结构,粉色条带为小梁网(绿箭头),白色细长条带为巩膜嵴(白箭头),此患者睫状体带很宽(红箭头) B:用视网膜刮钩切开小梁网及其后的 Schlemm 管内壁,切开长度 1~2mm C~E:使用前节眼内镊夹持微导管头端送入 Schlemm 管 F、G:环穿 Schlemm 管大约 200° 时(颞下方房角),微导管行走受阻(红色叉叉)。绿箭头示意主切口,蓝箭头示意微导管穿行的始发处,红色叉叉示意微导管受阻处 H:调整体位至鼻上方头位为手术体位,旋转显微镜。在鼻上方(受阻部位的对侧)再做一个 2.2mm 的透明角膜切口。红色叉叉示意微导管受阻的部位(在颞下方房角处),绿箭头为第一个主切口,蓝箭头为微导管穿行的始发处 I:在房角镜辅助下,确认微导管受阻的位置为颞下方房角处(红色叉叉) J:脚踏关闭显微镜光源,再次确认微导管受阻的位置在颞下方房角(红色叉叉) K、L:用视网膜刮钩在受阻处切开 Schlemm 管,裸露带闪烁光的微导管头端 M~P:前节眼内镊夹持微导管头端,继续前行 Schlemm 管(越过受阻切开部位),脚踏关闭显微镜光源,绿箭头示意微导管穿行轨迹,最后到达了 P 图中黄箭头示意的部位,该部位已经超越了微导管穿行的始发处(P,蓝箭头) Q、R:术者回到颞侧位,从颞侧透明角膜切口进入前房,用前节眼内镊于前房内夹持固定穿出的导光光纤头端,同时自辅助切口于眼球外缓慢撤出导管光纤尾端,顺利完成全周 360° Schlemm 管切开 S:抽吸干净前房黏弹剂 T:水密角膜切口,结束手术

　　第二个病例:图 4-1-31 展示了一例微导管行至 270° 受阻,经内路法取出微导管,完成 270° Schlemm 管切开的 GATT 案例。

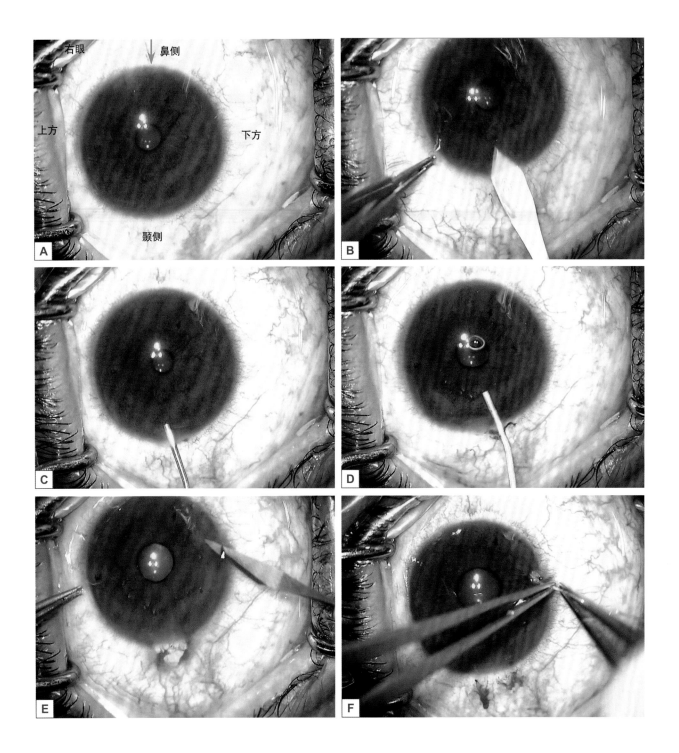

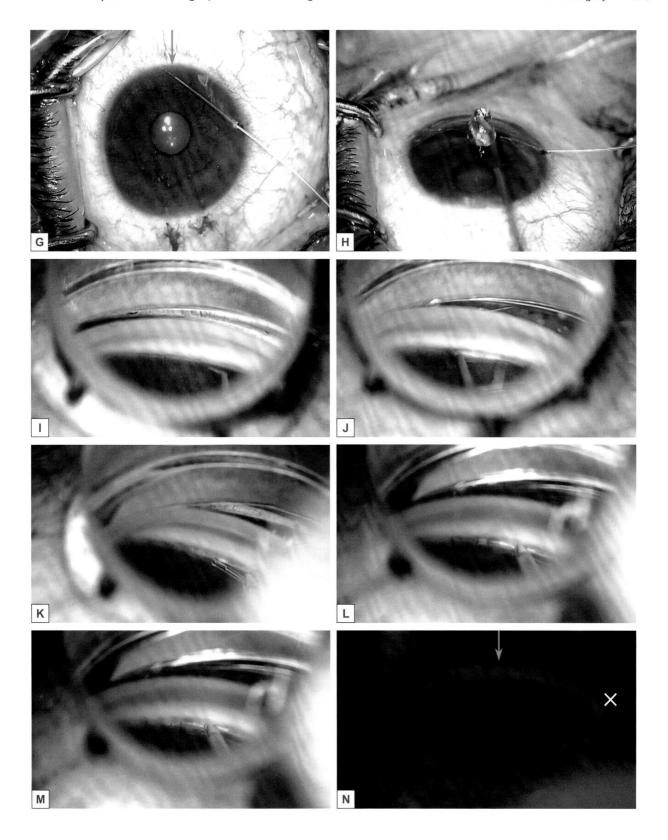

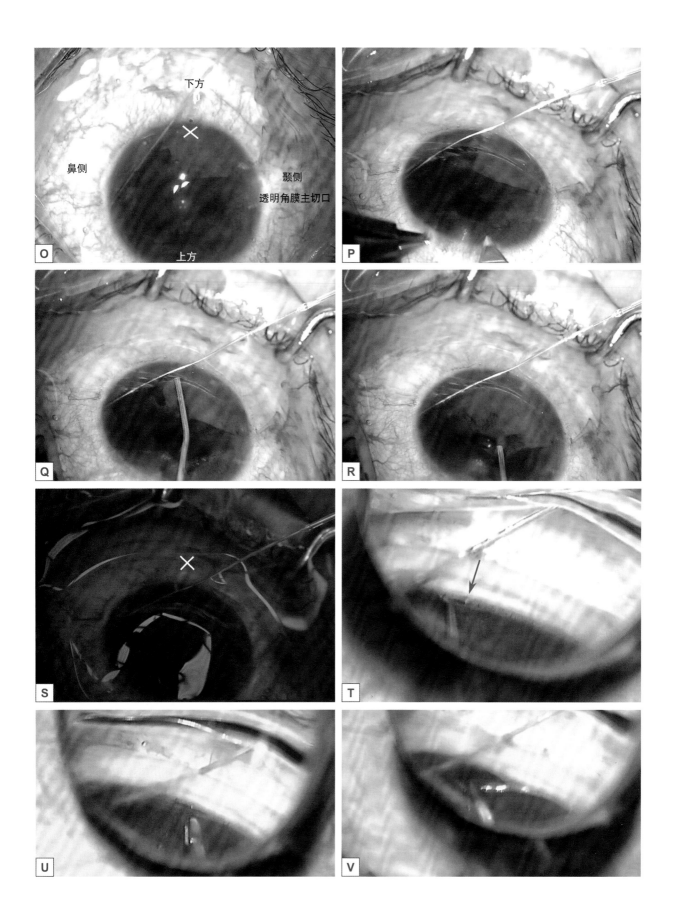

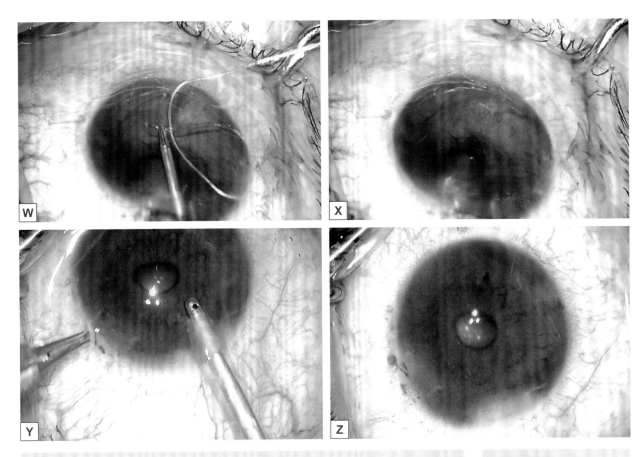

图 4-1-31　GATT 微导管穿行 270° 受阻，内路法取出微导管，完成 270° Schlemm 管切开（视频 125 号）

视频 125 号

A：患眼为右眼，绿箭头示意拟插入微导管的鼻侧房角部位　B：在颞侧做 2.2mm 透明角膜切口　C：前房内注入卡巴胆碱缩小瞳孔　D：前房注入黏弹剂，维持前房深度　E：使用 15° 侧切口刀在下方透明角膜处制作一个侧切口，位置与主切口大约呈 90° 夹角　F、G：将 iTrack 微导管穿过侧切口送入前房。绿箭头示意拟插入微导管的部位　H：调整患者头位，向鼻侧倾斜约 40°，同时调整显微镜倾斜角度约 30°，角膜表面涂抹黏弹剂　I：在房角镜辅助下观察鼻侧房角，可见清晰的房角结构，粉色条带为小梁网，白色细长条带为巩膜嵴　J：用视网膜刮钩切开小梁网及其后的 Schlemm 管内壁，切开长度 1~2mm　K~M：使用前节眼内镊夹持微导管头端送入 Schlemm 管　N：环穿 Schlemm 管 270° 时，微导管行走受阻（下方房角，白色叉叉示意受阻部位。绿箭头示意微导管穿行的始发处）　O：调整体位至上方头位为手术体位。白色叉叉示意微导管受阻的部位（在下方房角处）　P：在上方大约 11 点部位（微导管受阻部位的对侧），再做一个 2.2mm 透明角膜切口　Q、R：用黏弹剂将下方房角处出血推开，暴露视野　S：脚踏关闭显微镜光源，再次确认微导管受阻的位置在下方房角（白色叉叉）　T：用视网膜刮钩在受阻处切开 Schlemm 管，裸露带闪烁光的微导管头端（蓝箭头）　U~X：前节眼内镊夹持微导管头端，同时自辅助切口于眼球外缓慢撤出导管光纤，行 270° Schlemm 管切开　Y：抽吸干净前房黏弹剂　Z：水密角膜切口，结束手术

第三个病例:图 4-1-32 展示了一例微导管双向(顺时针、逆时针)穿行各 270° 均受阻,经内路法取出微导管,最终完成 270°Schlemm 管切开的 GATT 案例。

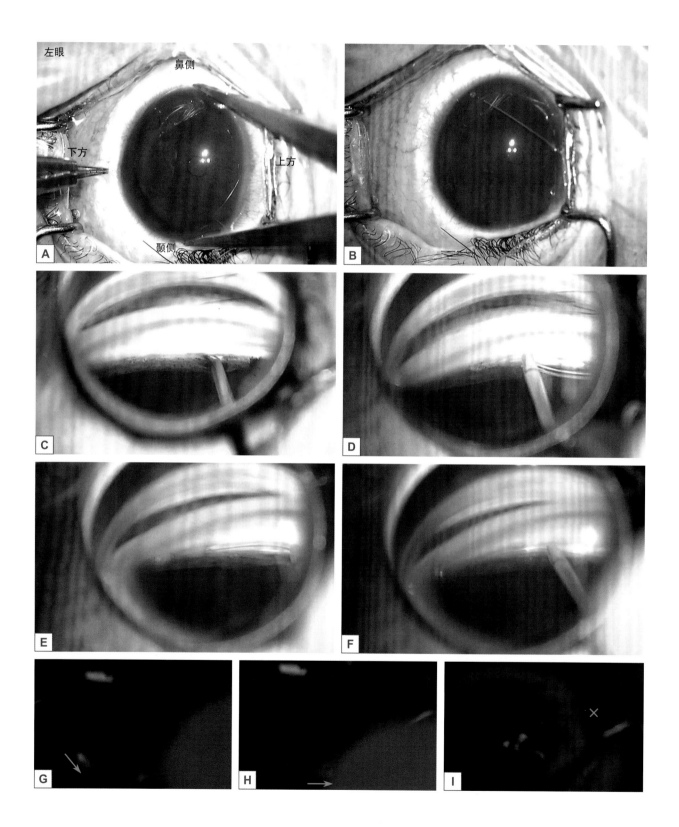

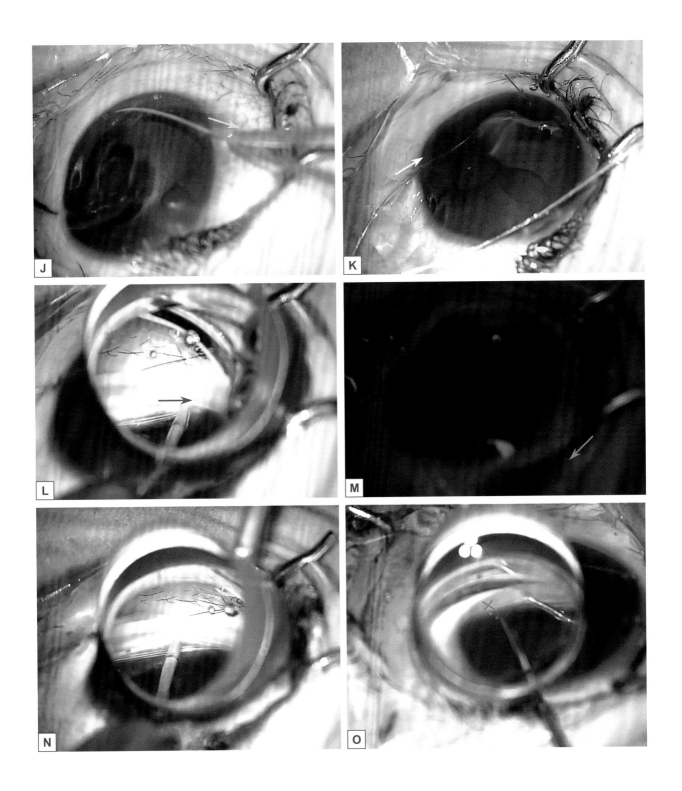

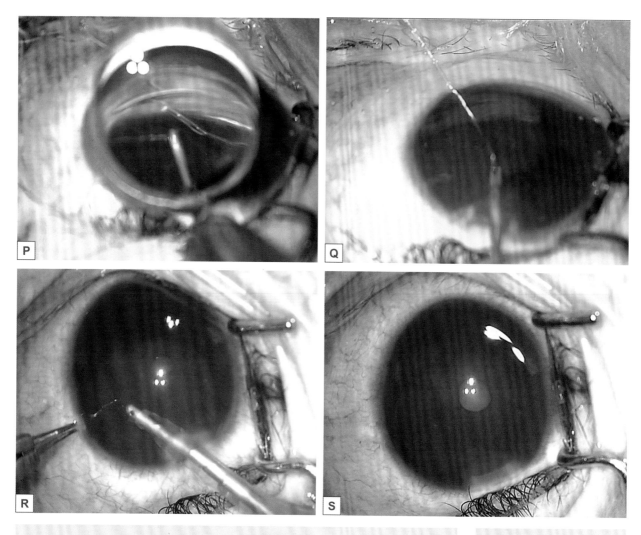

图 4-1-32　GATT 微导管逆时针穿行 270° 受阻，顺时针再穿行 270° 受阻，最终完成 270° Schlemm 管切开（视频 127 号）

视频 127 号

A：患眼为左眼，角膜直径 14mm，为原发性先天性青光眼。拟行 GATT　B：在颞侧做主切口，在上方透明角膜处制作一个侧切口，位置与主切口大约呈 90° 夹角。将 iTrack 微导管穿过侧切口送入前房，可见微导管的头端闪烁红光　C：从主切口进入前房，用视网膜刮钩切开鼻侧小梁网及其后的 Schlemm 管内壁，切开长度 1~2mm　D~I：使用前节眼内镊夹持微导管头端送入 Schlemm 管。逆时针环穿 Schlemm 管 270° 时（上方房角），微导管行走受阻（I，绿色叉叉）。此时由于受阻部位在上方房角，无法从内路法取出微导管（但此时若选择从外路法取出微导管完成 270° Schlemm 管切开也是可行的）J：自辅助切口于眼球外缓慢退出导管光纤（黄箭头示意退出方向）　K：在下方（白箭头示意）重新做透明角膜侧切口，将 iTrack 微导管穿过侧切口送入前房，可见微导管的头端闪烁红光　L：使用前节眼内镊夹持微导管头端送入 Schlemm 管。顺时针环穿 Schlemm 管（蓝箭头示意顺时针方向）　M：脚踏关闭显微镜光源，可见微导管行走顺畅（绿箭头示意微导管走向）　N、O：行至 270° 时，微导管再次受阻（下方房角，绿色叉叉）　P、Q：从同一切口（颞侧透明角膜切口）进入前房，用视网膜刮钩在下方房角受阻处切开 Schlemm 管，前节眼内镊夹持固定微导管头端，同时自辅助切口于眼球外缓慢撤出导管光纤尾端，行 270° Schlemm 管切开。逆时针、顺时针穿行各 270° 均受阻，最终完成 270° 切开　R：抽吸干净前房黏弹剂　S：水密角膜切口，结束手术。视频来自著者已发表的文章：SONG Y，ZHANG X，WEINREB R N. Gonioscopy-assisted transluminal trabeculotomy in primary congenital glaucoma. Am J Ophthalmol Case Rep，2022，25：101366. The materials are under the CC BY license（http：//creativecommons. org/licenses/by/4.0/）

第四个病例:图 4-1-33 展示了一例微导管穿行 270° 受阻,用外路法取出微导管的 GATT 案例。

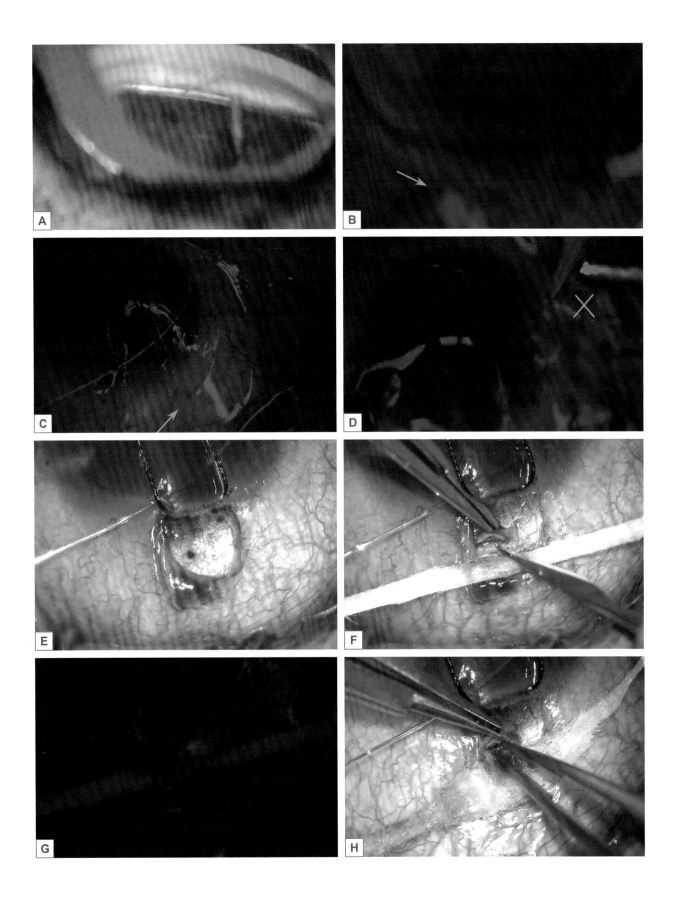

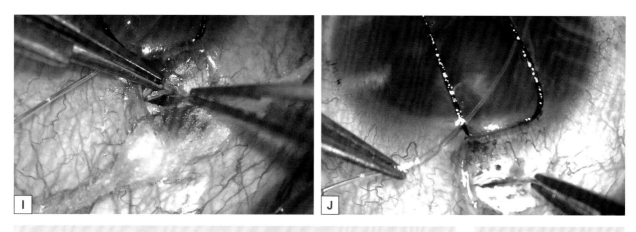

图 4-1-33 GATT 微导管穿行 270° 受阻，用外路法取出微导管（视频 183 号）

A：左眼行 GATT，选择颞侧为手术体位。微导管逆时针行进在 Schlemm 管中 B~D：微导管头端闪烁光提示穿行轨迹，穿行 270° 到达上方房角时微导管受阻（D 绿色叉叉） E~I：在微导管受阻相对应的位置，做结膜瓣和巩膜瓣（本例直接切开巩膜瓣，到达深层），取出微导管 J：牵拉微导管，行 270° Schlemm 管切开

视频 183 号

第五个病例：图 4-1-34 报道一例 GATT 因出血过多改行外路 360° Schlemm 管切开，结果在穿行大约 310° 的位置微导管受到阻碍，用外路法取出微导管完成 310° 切开的 GATT 案例。

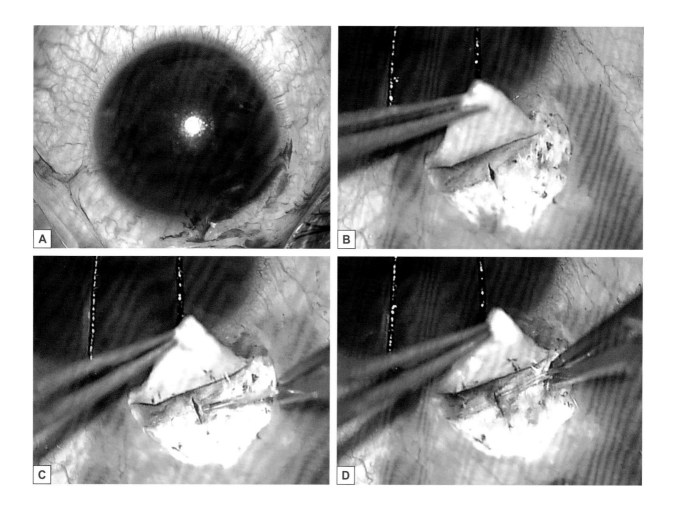

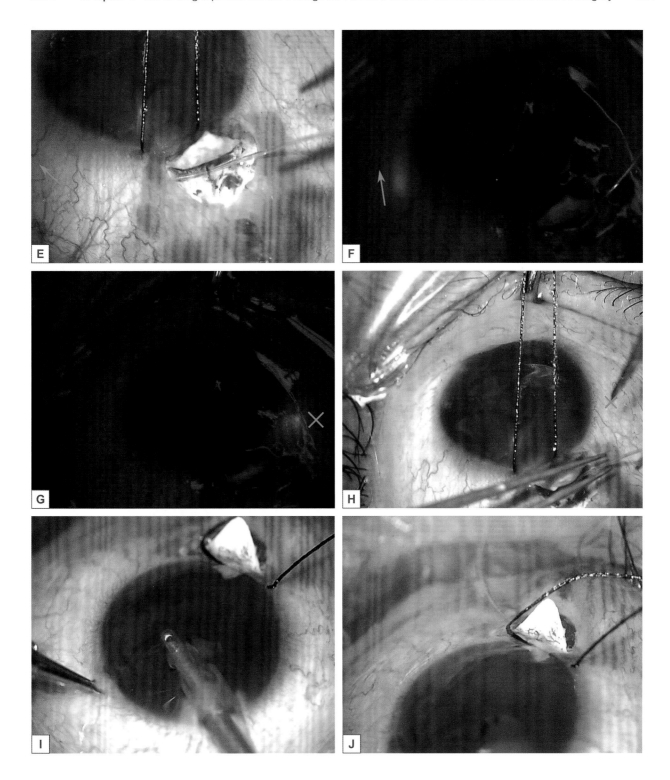

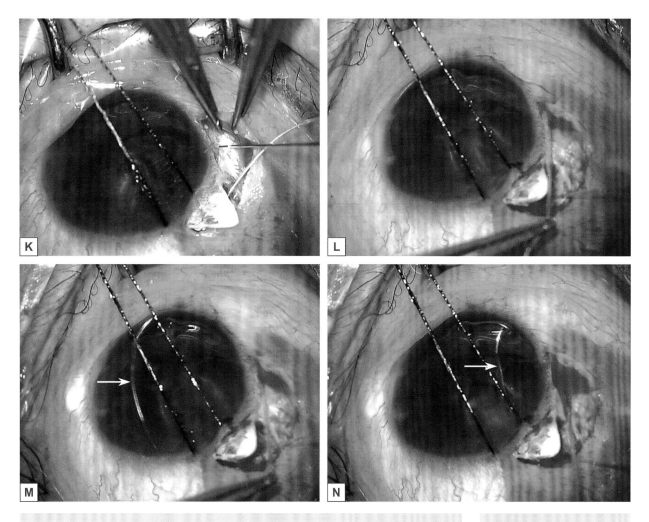

图 4-1-34 经内路改经外路 360° Schlemm 管穿行受阻,用外路法取出微导管
(视频 184 号)

A:GATT 术中因出血过多停止手术、拟改外路法 B~F:采取上方为手术体位。制
作结膜瓣和巩膜瓣,找到 Schlemm 管断端开口,将微导管的头端自左侧 Schlemm
管断端缓慢插入,根据闪烁光位置判断导管穿行顺利(绿箭头示意穿行方向)
G、H:行至大约 310° 时,微导管受阻(绿色叉叉) I、J:进行前房抽吸,将前房内积血
抽吸干净 K:在微导管受阻处(绿色叉叉)做一垂直切口(蓝直线),直达微导管所在
层面 L~N:牵拉微导管两端,前房内可见微导管(M、N 白箭头),将 Schlemm 管 310°
切开

视频 184 号

第六个病例:图 4-1-35 展示了一例房角完全被虹膜遮挡关闭的儿童青光眼,但顺利完成 360°Schlemm 管切开的 GATT 案例。

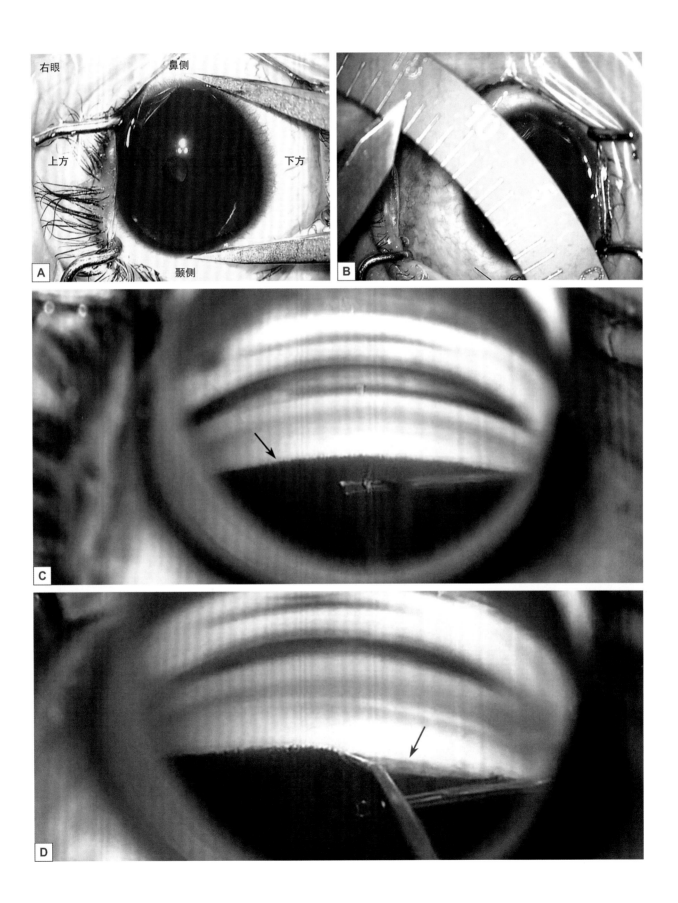

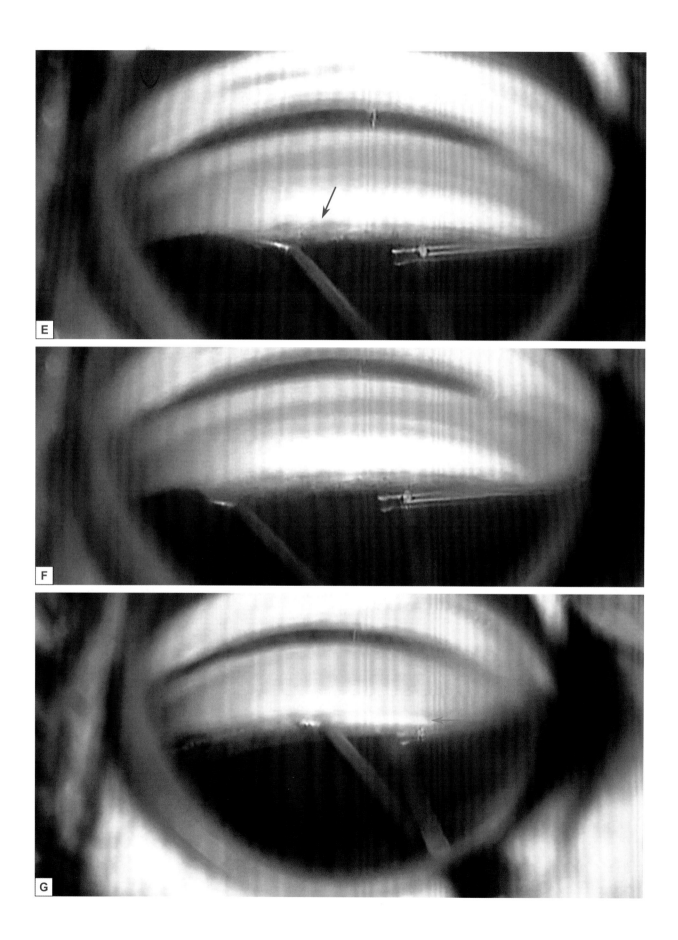

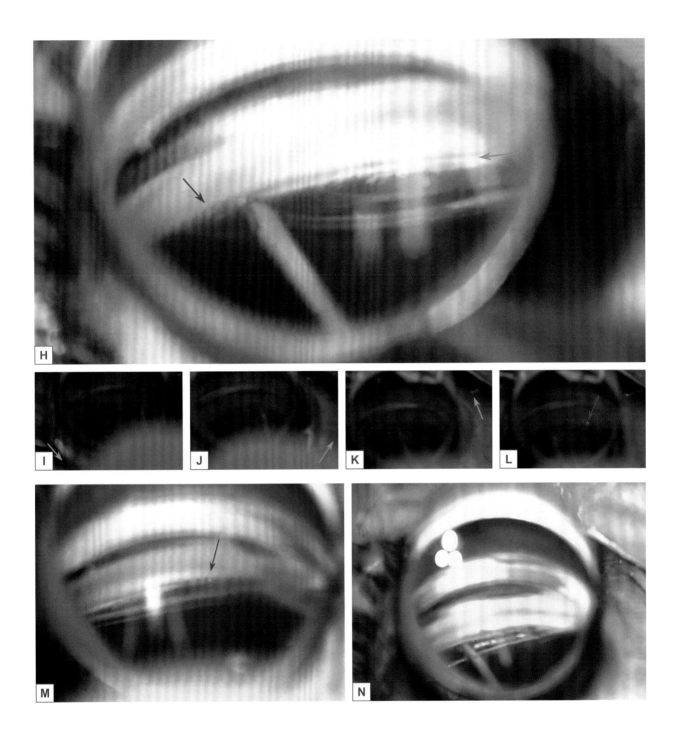

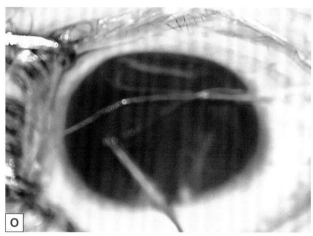
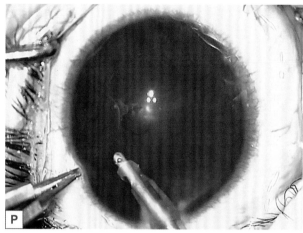

图 4-1-35 房角结构完全被虹膜遮挡关闭的儿童青光眼 GATT 手术(视频 124 号)

视频 124 号

A、B:患眼为右眼,角膜直径 14mm C:房角镜观察房角,发现房角全周关闭,不见房角结构(黑箭头) D~F:用视网膜刮钩轻轻拨开虹膜组织,发现虹膜后面存在完整的房角结构(蓝箭头),棕色色素条带为小梁网,白色细长条带为巩膜嵴。提示虹膜组织完全遮挡房角结构 G:从颞侧主切口进入前房,用视网膜刮钩切开鼻侧小梁网及其后的 Schlemm 管内壁,切开长度 1~2mm H:使用前节眼内镊夹持微导管头端送入 Schlemm 管。红箭头示意进入 Schlemm 管内的带闪烁光的微导管头端,绿箭头示意已经被切开的 Schlemm 管 I~M:环穿 Schlemm 管,脚踏关闭显微镜光源,微导管在 Schlemm 管内行走时,可见微导管的闪烁光指引(绿箭头示意走行方向)。当微导管成功穿行 360°,可见微导管的头端已经到达起始点(L,M 红箭头) N、O:前节眼内镊于前房内夹持固定穿出的导光光纤头端,同时自辅助切口于眼球外缓慢撤出导管光纤尾端,行全周切开 P:抽吸干净前房黏弹剂,结束手术。视频和图片来自著者已发表的文章:*SONG Y, ZHANG X, WEINREB R N. Gonioscopy-assisted transluminal trabeculotomy in primary congenital glaucoma. Am J Ophthalmol Case Rep*, 2022, *25*: 101 366. The materials are under the CC BY license (http://creativecommons.org/licenses/by/4.0/)

第二节　经内路 Schlemm 管成形术

Ab interno canaloplasty(ABiC)

【适应证】各类型开角型青光眼患者[20-22],可联合白内障手术进行[23,24]。

【手术原理】经内路 Schlemm 管成形术(ab interno canaloplasty, ABiC),手术操作基本同 GATT,也是借助 iTrack 手术系统(见图 4-1-20)将微导管经角膜内路进入 Schlemm 管。但两者的手术原理不同,GATT 是切开 Schlemm 管,ABiC 则是扩张 Schlemm 管。iTrack 手术系统的灌注导管的内径为 50μm,黏弹剂可通过灌注导管的推注注入 Schlemm 管从而完成对 Schlemm 管的扩张。当微导管在 Schlemm 管内穿行 360° 后,反向将微导管退出时,每经过 2 个钟点就注入一些黏弹性物质,当微导管完整退出后,黏弹剂的存在使得 Schlemm 管得以扩张,从而达到降低眼压的目的。

研究表明经内路 Schlemm 管成形术同样是一种安全、有效的治疗开角型青光眼的新型抗青光眼手术方式[20-24]。

【手术步骤】见图 4-2-1。

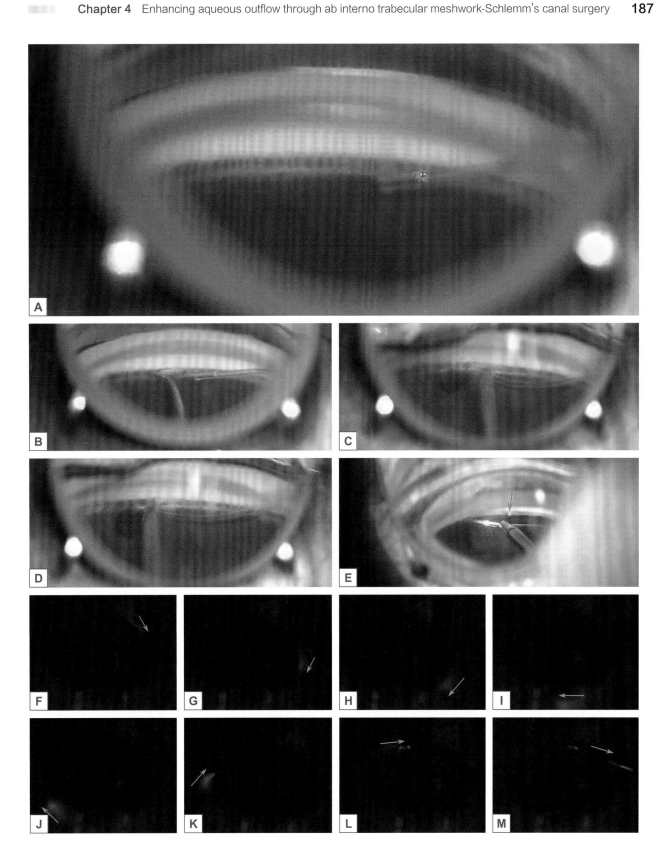

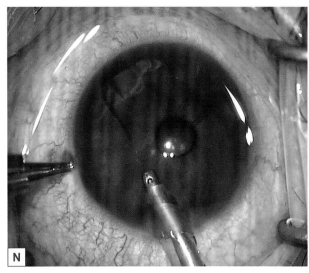
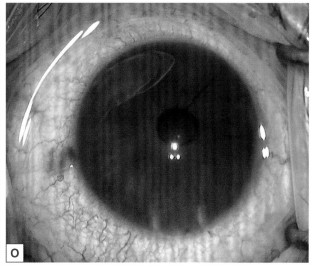

图 4-2-1　房角镜和微导管辅助下经内路 Schlemm 管成形术（ABiC）

A：从颞侧主切口操作，房角镜辅助下观察鼻侧房角，可见清晰的房角结构，红色条带为小梁网（充血的 Schlemm 管），白色细长条带为巩膜嵴。注意，iTrack 微导管已经通过侧切口送入前房　B：用视网膜刮钩切开鼻侧小梁网及其后的Schlemm 管内壁，切开长度 1~2mm　C：使用前节眼内镊夹持微导管头端送入 Schlemm 管　D：环穿 Schlemm 管，当微导管在 Schlemm 管内行走时，可见微导管的闪烁光指引　E：微导管成功穿行 360°，绿箭头示意微导管的头端已经到达起始点　F~M：自辅助切口于眼球外缓慢退出导管光纤尾端，边退边推注黏弹剂，使 Schlemm 管存留黏弹剂以扩张Schlemm 管，直至微导管从插入起始端出来。脚踏关闭显微镜光源可见微导管沿着探头闪烁指引反向撤退（绿箭头示意撤退方向）　N：抽吸干净前房黏弹剂　O：水密角膜切口，结束手术。图片为潘晓晶教授提供手术录像剪辑

第三节　小梁消融术

Trabectome

【适应证】各类型开角型青光眼患者[25-27]，可联合白内障手术进行[28-29]。KDB、TMH、GATT 等Schlemm 管切开术的适应证同样适合小梁消融术。

【手术原理】小梁消融术（trabectome）是一种微创的经内路小梁切除术，是 Minckler 等[25]于 2005 年首次报道的用于治疗开角型青光眼患者的一种新型手术方法。

小梁消融仪由 Neomedix Corporation 研发。小梁消融是通过一种新型手术器械—小梁切除器，即小梁消融显微双极手柄（trabectome handpiece）来实现。降压机制主要是通过消融小梁网和 Schlemm 管内壁，促进房水直接流入 Schlemm 管和集液管。其宗旨是重建自然的房水外流通路。手术方法：通过透明角膜或角膜缘做一 1.6mm 切口，手柄进入前房，进入对侧房角，在房角镜辅助下，穿过小梁网进入 Schlemm 管，通过脚踏激活微电子烧灼器，然后切开并同时烧灼小梁网和 Schlemm 管内壁。当手柄退出前房时可看到Schlemm 管反流的少量血液。由此可见，其原理和前面所述的各类型 Schlemm 管切开手术类似，只不过小梁消融术把目标小梁网和 Schlemm 管内壁都烧灼清除了。

该手术的优点是损伤小，不扰动结膜，方法相对简单，术后并发症少。

小梁消融术使用的房角镜为带手柄的房角镜，型号有 Goniolens "L" 和 "R" 两种，分别为左、右手操作用，见图 4-3-1 以及第三章图 3-1-3。

小梁消融术能量参数为 0.8W（一般推荐 0.5~1.0W）。小梁消融术仪器及操作关键部位见图 4-3-1~图 4-3-3。

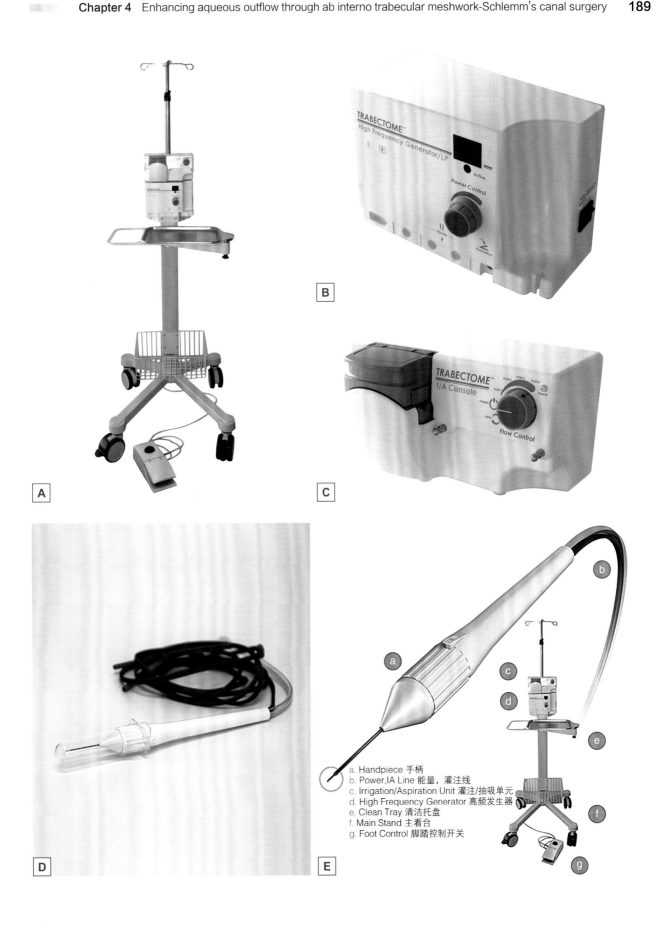

a. Handpiece 手柄
b. Power,IA Line 能量，灌注线
c. Irrigation/Aspiration Unit 灌注/抽吸单元
d. High Frequency Generator 高频发生器
e. Clean Tray 清洁托盘
f. Main Stand 主看台
g. Foot Control 脚踏控制开关

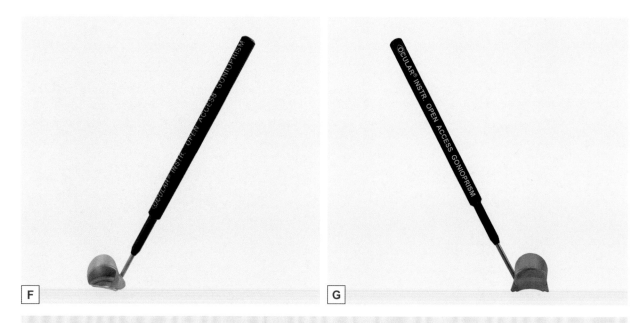

图 4-3-1　小梁消融术操作台外观和器械

A:示意完整小梁消融仪操作台外观　B:示意高频发生器　C:示意灌注抽吸器　D、E:示意显微双极手柄　F:示意专用房角镜(L 左手持)　G:示意专用房角镜(R 右手持)。图片由高视医疗授权使用

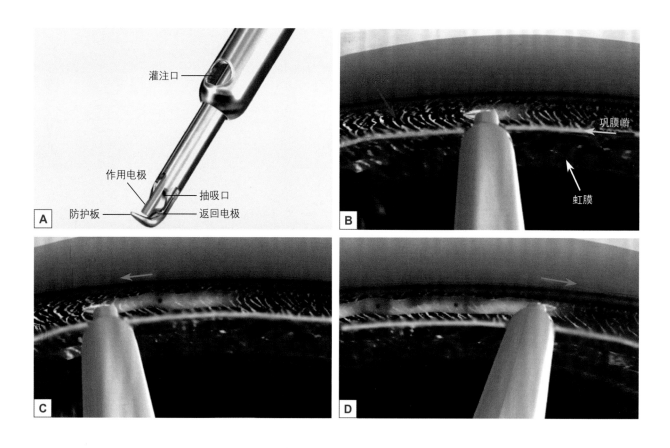

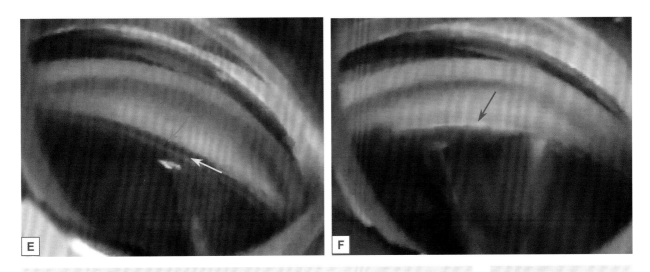

图 4-3-2　小梁消融术操作关键部位示意（视频 39 号）

A：示意小梁消融显微双极手柄　B：示意小梁网（红箭头）、巩膜嵴（黄箭头）、虹膜（白箭头）　C：手柄消融左侧小梁网和 Schlemm 管内壁（绿箭头方向，大约 60° 范围）　D：再向右侧消融小梁网和 Schlemm 管内壁，大约 60° 范围　E：示意消融前房角镜所见小梁网（绿箭头）、巩膜嵴（黄箭头）外观　F：示意消融后暴露的 Schlemm 管外壁部位呈现灰白色（蓝箭头）。图片 E、F 为吴慧娟教授提供手术视频剪辑

视频 39 号

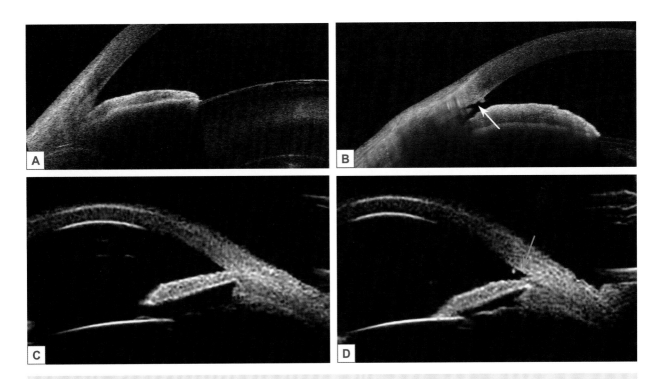

图 4-3-3　小梁消融术术前术后前节 OCT 和 UBM 所见

A：示意小梁消融术前前节 OCT（anterior segment OCT，AS-OCT）影像　B：示意小梁消融术后前节 OCT 影像，白箭头示意消融后的 Schlemm 管被打开　C：示意小梁消融术前超声活体显微镜（ultrasound biomicroscopy，UBM）影像　D：示意小梁消融术后 UBM 影像，绿箭头示意消融后的 Schlemm 管被打开。图片由吴慧娟教授提供

【**手术步骤**】见图 4-3-4、图 4-3-5 展示小梁消融术手术步骤,图 4-3-6 展示 PEI 联合小梁消融术手术步骤。

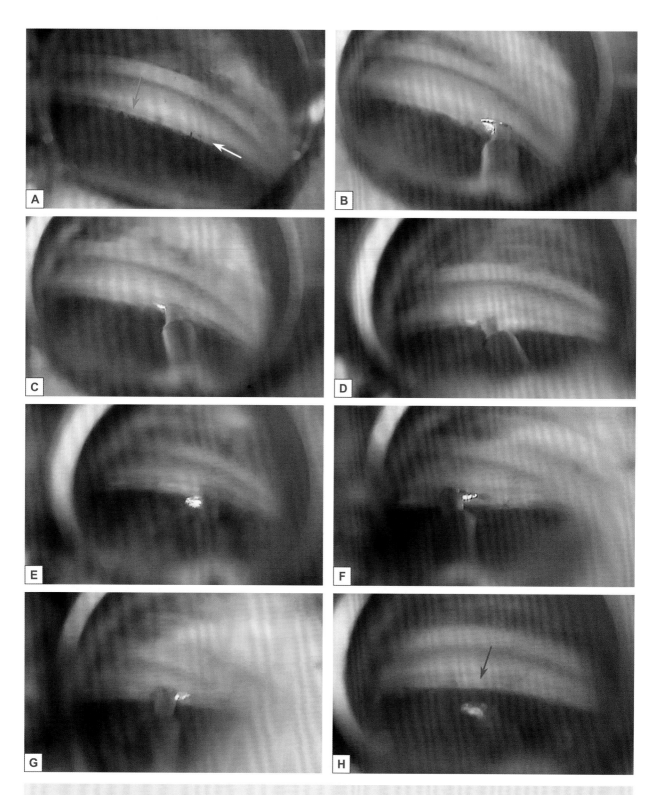

图 4-3-4　小梁消融术手术关键步骤

A:房角镜下辨识小梁网的位置,绿箭头示意小梁网,白箭头示意巩膜嵴　B:在房角镜直视下,将小梁消融显微双极手柄靠近小梁网的位置　C~E:高频消融小梁网和 Schlemm 管内壁,先向左侧消融大约 60° 范围,消融后的小梁网和 Schlemm 管外壁的部位呈现灰白色(E)　F、G:再向右侧消融大约 60° 范围　H:120° 范围消融后暴露出 Schlemm 管外壁部位呈现灰白色(蓝箭头)。图片为张纯教授提供手术视频剪辑

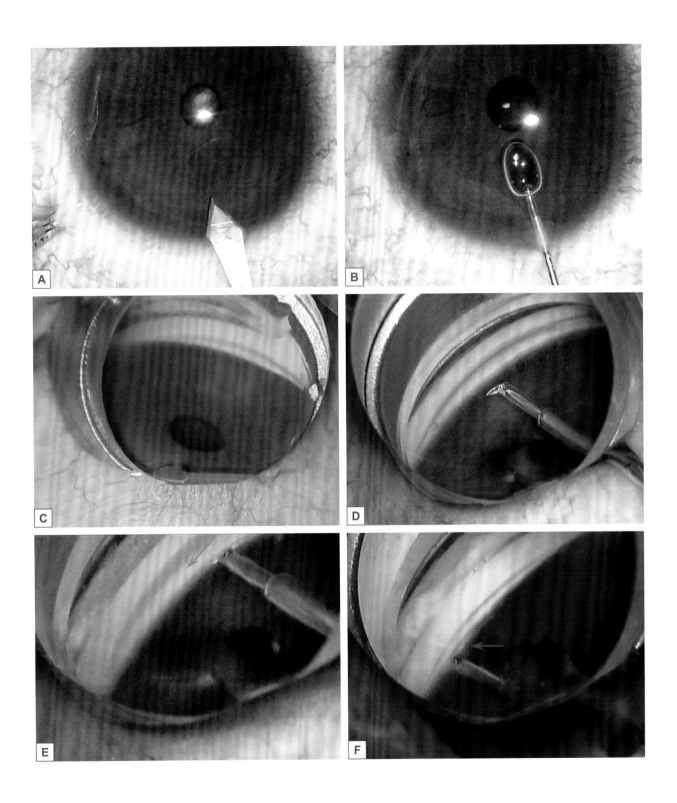

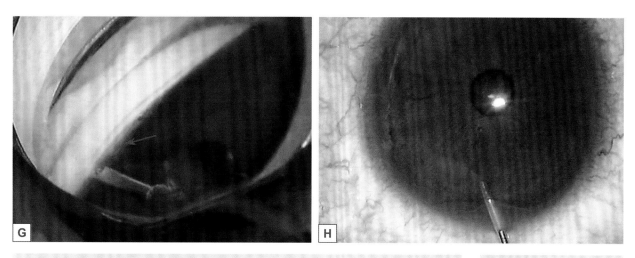

图 4-3-5　小梁消融术手术步骤(视频 38 号)

A:在颞侧或上方做透明角膜切口　B:前房内注入黏弹剂　C:房角镜下查看小梁网的位置　D:在房角镜直视下,将小梁消融显微双极手柄靠近小梁网的位置　E~G:高频消融小梁网和 Schlemm 管内壁,先向一侧消融(绿箭头方向,大约 60° 范围),消融后暴露出 Schlemm 管外壁部位呈现灰白色(红箭头)。再向另一侧消融大约 60° 范围(未显示)　H:前房冲洗抽吸黏弹剂及出血,水密切口,结束手术。图片为王宁利教授提供手术视频剪辑

视频 38 号

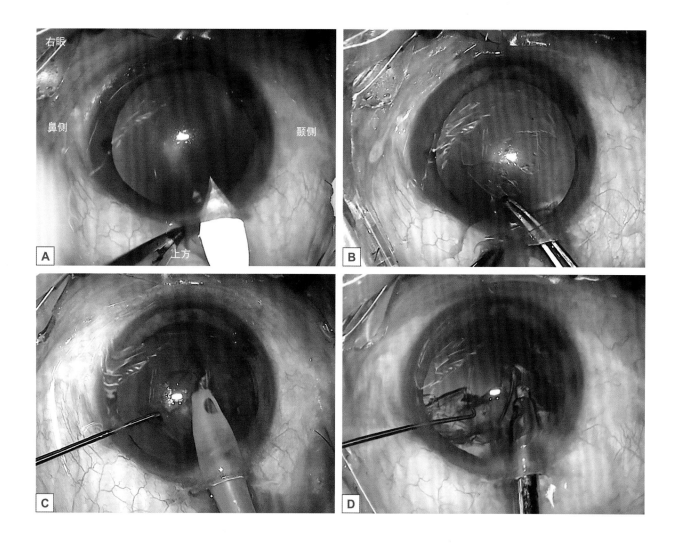

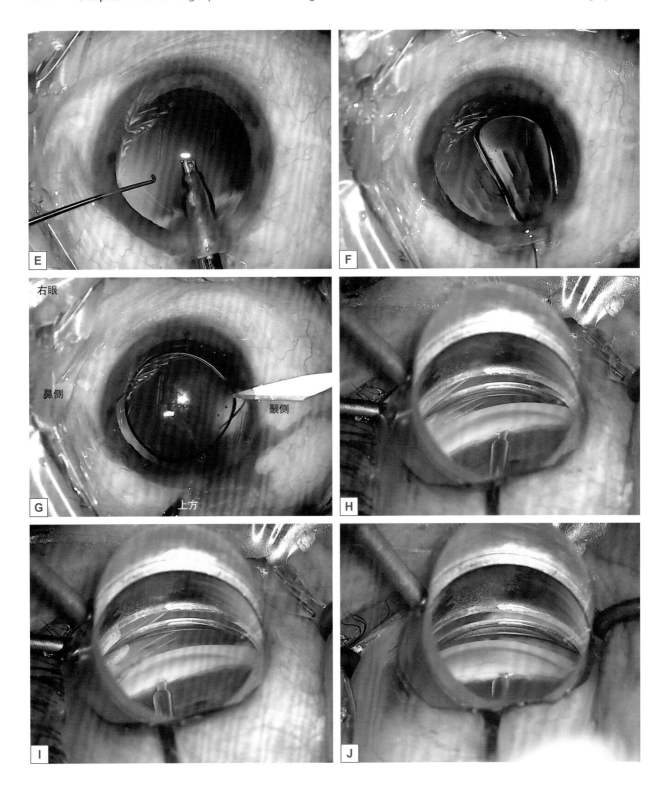

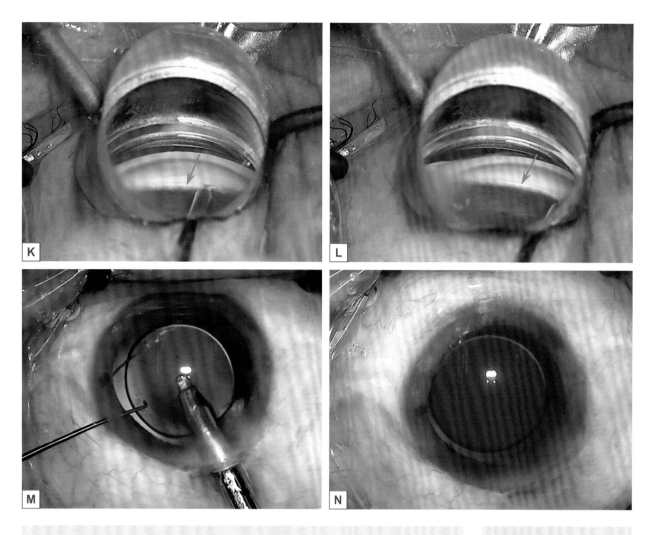

图 4-3-6　PEI 联合小梁消融术（视频 181 号）

A~F：患眼为右眼。先采取患眼上方体位完成 PEI。在上方做透明角膜切口（A），环形撕囊（B），超声乳化吸除晶状体核块（C），抽吸晶状体皮质（D、E），植入人工晶状体（F）　G：采用颞侧体位行小梁消融术，在颞侧做侧切口　H~L：小梁消融显微双极手柄从颞侧切口进入前房，分别进行左右两侧各 60° 范围的小梁网和 Schlemm 管内壁消融。经过消融后裸露出乳白色的 Schlemm 管外壁（K、L，绿箭头）　M：抽吸干净前房黏弹剂　N：术毕外观。图片为吴慧娟教授提供视频剪辑

视频 181 号

第四节　小梁微型旁路支架（iStent）植入术

iStent implantation

【适应证】适用于合并白内障的轻度或中度开角型青光眼、目前接受降眼压药物治疗的患者。美国 FDA 批准在进行白内障手术时联合使用以降低患者的眼压[30-32]。

【手术原理】小梁微型旁路支架（trabecular micro-bypass stent，iStent）降低眼压的原理是：经透明角膜切口进入前房，将 iStent 通过小梁网植入到 Schlemm 管，使房水可以通过 iStent 直接进入 Schlemm 管，降低小梁网组织及 Schlemm 管内壁房水流出阻力，增加房水经传统引流通路流出量，从而降低眼压[33]。

第一代 iStent 为 "L" 形微型支架（图 4-4-1），有两种型号 GTS-100R 和 GTS-100L。2004 年获批准于欧洲应用，2012 年通过美国 FDA 审评应用于临床研究。目前对第一代 iStent 在开角型青光眼患者中应用

的研究相对较多[30-37]。

第二代 iStent 经推注器植入,故亦被称为 iStent inject。第二代 iStent 已于 2018 年 6 月获得 FDA 批准,2020 年 9 月推出 iStent inject®W。值得一提的是,iStent inject®W 是目前已知的可植入人体的最小的医疗器械。见图 4-4-2、图 4-4-3。

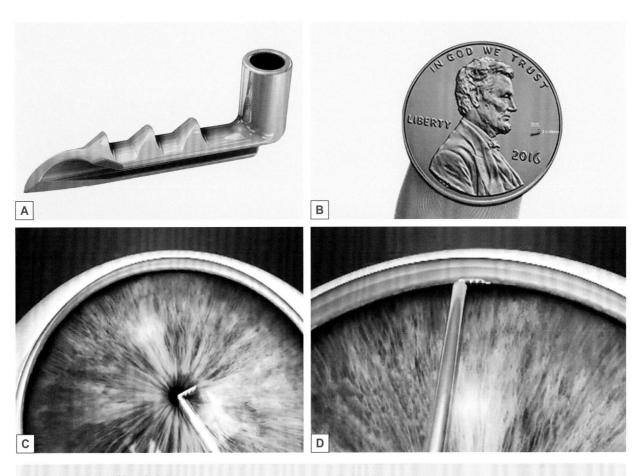

图 4-4-1 iStent 第一代产品

A:第一代 iStent 为"L"形微型支架,重 60μg,长 1mm,与长 0.25mm、直径 120μm 的连通管相接 B:它体积很小,只有美元 1 分钱硬币上的一个数字那么大 C、D:在房角镜辅助下,借助推送器将支架推进至小梁网,按下释放按钮,使支架的主体进入 Schlemm 管,支架的后部(连通管)置于小梁网表面。图片由 Glaukos 授权使用

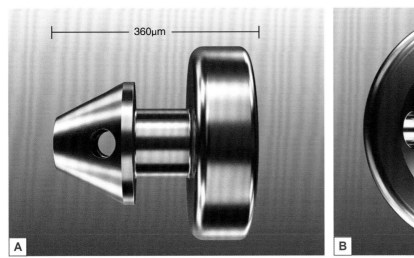

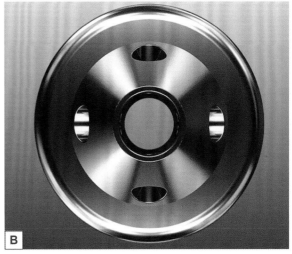

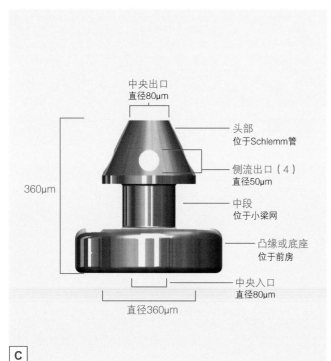

中央出口
直径80μm

头部
位于Schlemm管

侧流出口（4）
直径50μm

中段
位于小梁网

凸缘或底座
位于前房

中央入口
直径80μm

360μm

直径360μm

C

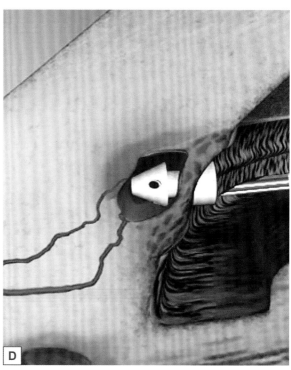

D

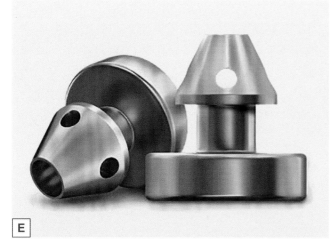

E

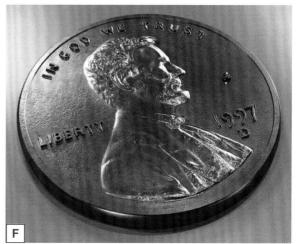

F

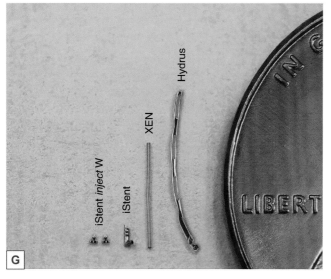

Hydrus

XEN

iStent

iStent inject W

G

图 4-4-2　iStent 第二代产品

A~C：iStent 支架第二代产品形状为圆锥形，头端有 4 个等大均匀分布的圆形开口利于引流房水，高 0.36mm，外径在 0.2~0.26mm 之间变化。主入口直径为 0.08mm，侧向流道为 0.05mm　D：将其植入 Schlemm 管腔内，颈部卡在 Schlemm 管内壁及小梁网组织中，末端边缘暴露于周边前房　E：一支推注器同时可携带两枚 iStent　F、G：iStent inject® W 是目前已知的、可植入人体的最小的医疗器械。图片 C~G 由 Glaukos 授权提供

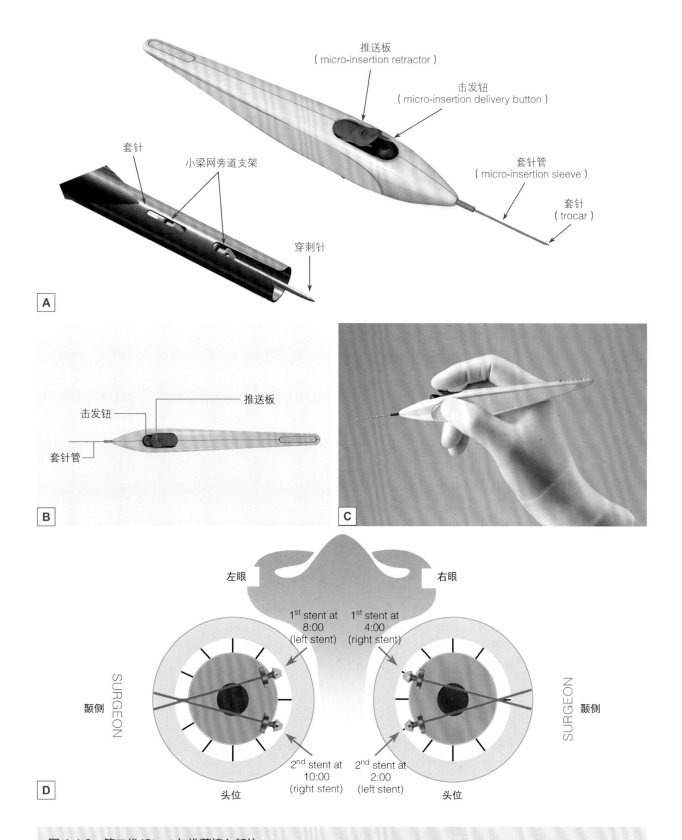

图 4-4-3 第二代 iStent 与推荐植入部位

A、B：iStent inject® W 装置的构造　C：握持的手势　D：推荐植入的部位。右眼从颞侧进针，植入 iStent 部位为鼻侧 2 点钟和 4 点钟点位置；左眼从颞侧进针，植入 iStent 部位为鼻侧 8 点钟和 10 点钟点位置。图片由 Glaukos 授权提供

　　【手术步骤】iStent 植入术动画手术步骤见图 4-4-4。iStent 植入术手术步骤见图 4-4-5。术后所见见图 4-4-6。

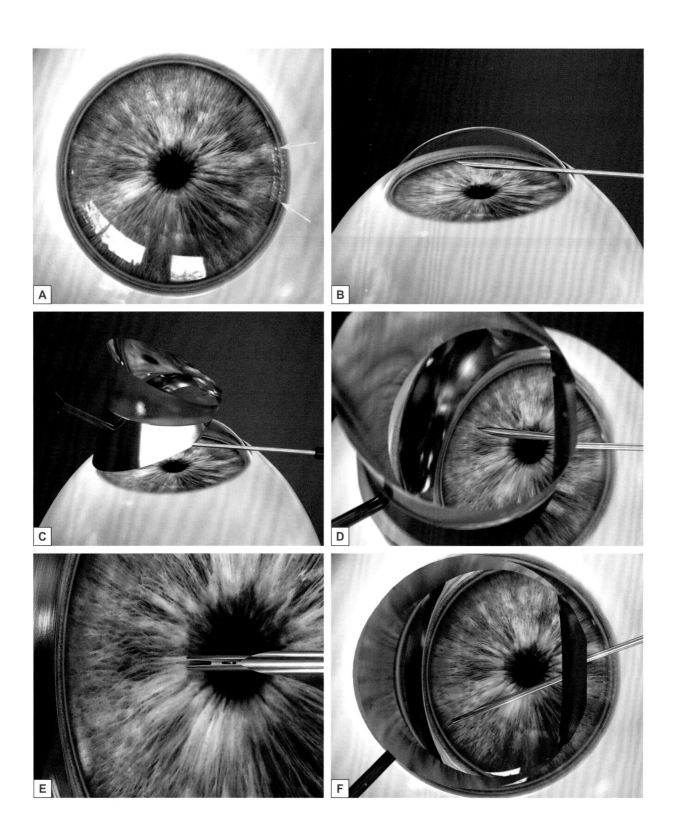

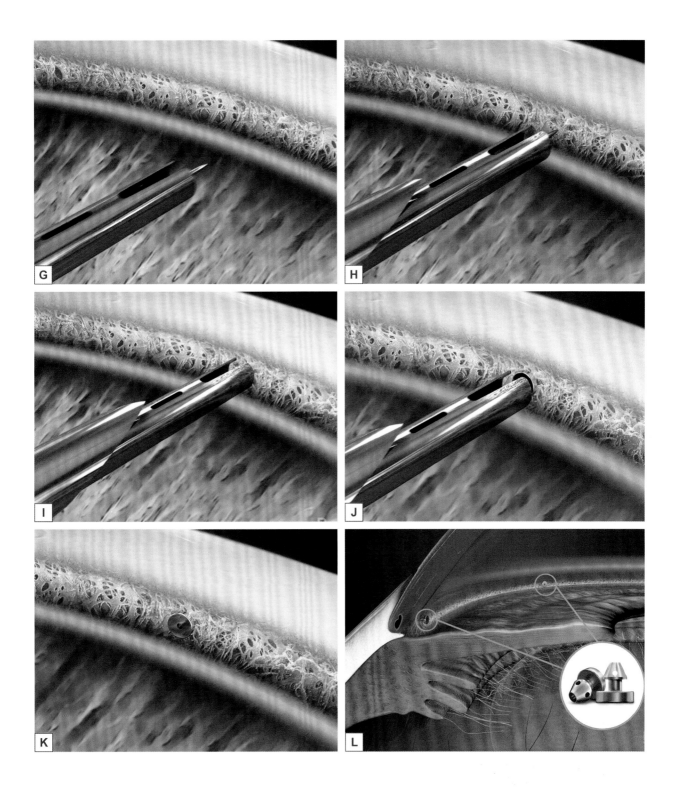

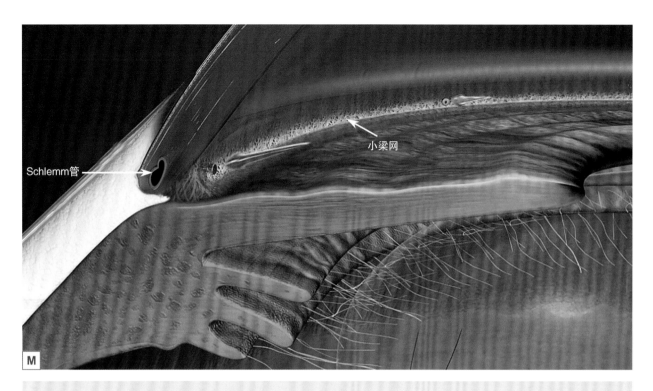

图 4-4-4　iStent 植入术动画步骤

A:选择颞侧位为手术位置,做 2.2mm 透明角膜切口(黄色箭头之间)　B:套针管平行虹膜面进入眼内　C、D:借助房角镜进行操作。进入眼内时,确保套针管处于正向的位置　E:穿过瞳孔边缘,按下蓝绿色按钮缩回套针管,露出穿刺针　F:选择植入支架的部位　G:推送器垂直接近小梁网组织　H:用穿刺针穿透小梁网组织　I:推送器前缘刚好触碰小梁网或轻轻触压小梁网组织　J:按压击发钮,释放 iStent 支架　K:iStent 植入 Schlemm 管后的外观　L、M:植入两个 iStent 支架,紫色箭头示意房水流入 iStent 支架(M)。图片为 Glaukos 授权视频剪辑

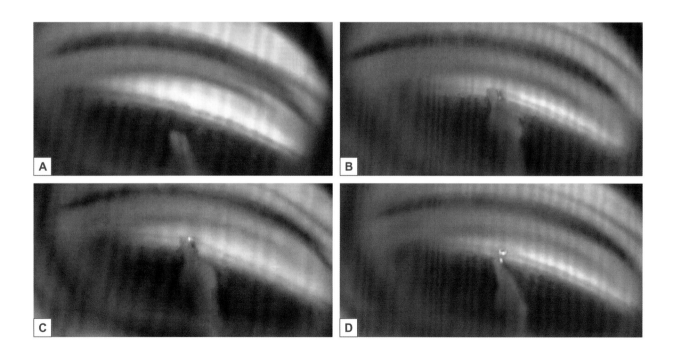

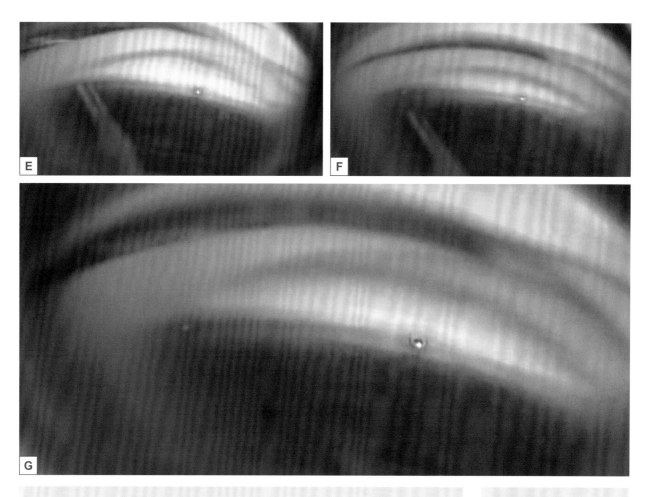

图 4-4-5　iStent 植入手术步骤（视频 176 号）

A：房角镜辅助下，套针管平行虹膜面进入眼内　B：推送器垂直接近小梁网组织，用穿刺针穿透小梁网组织，推送器前缘刚好触碰小梁网或轻轻触压小梁网组织　C、D：按压击发钮，释放一个 iStent　E、F：同法植入第二个 iStent　G：iStent 植入 Schlemm 管后的外观。图片为 Chelvin Sng 教授提供手术视频剪辑

视频 176 号

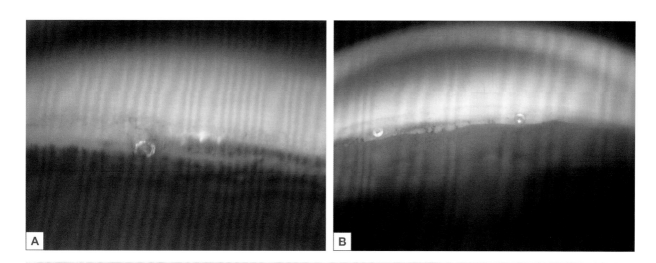

图 4-4-6　iStent 植入术后在前房角所见

A：显示 iStent 第一代产品"L"形微型支架植入物在前房角（房角镜下）　B：显示 iStent 第二代产品 iStent Inject 支架在前房角（房角镜下）。图片为 Chelvin Sng 教授提供

第五节　Hydrus 微型支架植入术

Hydrus microstent implantation

【**适应证**】Hydrus 微型支架（Hydrus® Microstent）适用于轻度至中度原发性开角型青光眼的成人患者，可联合白内障手术进行[38-40]。禁忌在外伤性、恶性、葡萄膜炎性、新生血管性青光眼或可识别的先天性前房角异常患者中使用[38]。

【**手术原理**】Hydrus 微型支架由镍钛诺，一种镍（Ni）和钛（Ti）金属合金组成。镍钛诺因其良好的柔韧性、强度和生物相容性而被广泛应用于各种植入装置中。镍钛诺作为一种形状记忆合金，具有超弹性特性，适合作为 Schlemm 管的支撑结构。植入物由镍钛诺管激光切开而成，采用专利设计，交替的脊柱作为结构支撑，窗为房水提供流出通道。激光切开后，植入物的形状被加热到与 Schlemm 管的曲率相匹配的曲率，然后通过电抛光形成光滑的生物相容性表面。

微型支架全长约 8mm，管径内径长为 292μm，宽为 185μm。微型支架的长度和曲率被设计为占用 Schlemm 管大约 90° 或 3 个钟点长度，同时具有足够的结构厚度来支撑 Schlemm 管，使 Schlemm 管最大管径化；另外，微型支架的近端部分留置于前房中，允许房水从前房直接流入 Schlemm 管。见图 4-5-1。

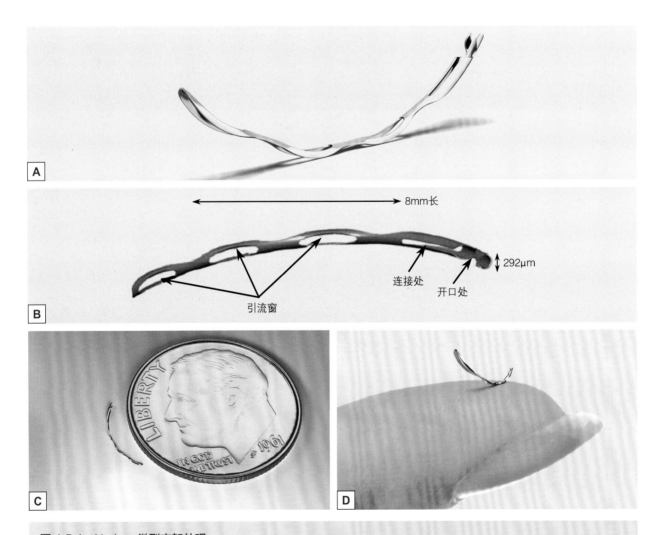

图 4-5-1　Hydrus 微型支架外观

A、B:Hydrus 微型支架的结构和参数　　C、D:Hydrus 微型支架与硬币和手指对比图。图片由 Ivantis 授权使用

Hydrus 微型支架由 Ivantis 研发,于 2018 年 8 月获得 FDA 批准,目前已拿到 CE 认证,在欧洲和澳大利亚都已在临床应用。截至当前,已在 22 个国家服务了超过 15 000 名患者,持有 30 多个授权专利。

Hydrus 微型支架通过以下三种方式帮助降低眼压:①支架远端穿过小梁网并停留在 Schlemm 管内,同时近端(入口)留置在前房中,提供了从前房到 Schlemm 管无阻碍的房水流出通道;② 支架的数个引流窗口拉伸小梁网,增加了支架所在 3 个钟点位处的小梁网引流作用;③ 支架支撑扩张 Schlemm 管,便于沿着支架进入 Schlemm 管的房水顺利进入下游集液管通道[38]。见图 4-5-2。

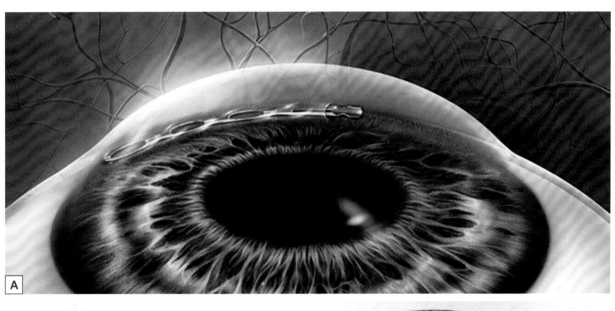

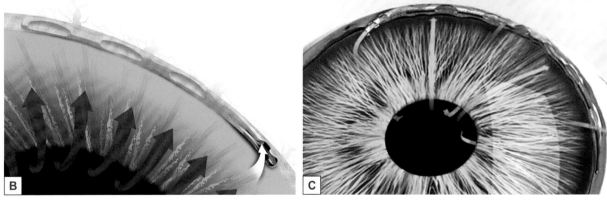

图 4-5-2 Hydrus 微型支架降低眼压原理

A~C:Hydrus 微型支架降低眼压示意图。整个微型支架支撑在 Schlemm 管内刚好达到 90° 范围。图片由 Ivantis 授权使用

【手术步骤】Hydrus 微型支架是一种新月形植入物,预先加载在手持输送系统的套管内。在房角镜辅助直视下,套管穿过小梁网并引导微型支架进入 Schlemm 管。使用手指运动来旋转手片上的跟踪轮,将微型支架推进 Schlemm 管。当跟踪轮到达顶点停止时,微型支架从输送系统释放完成,入口位于前房。通过这种方式植入,微型支架为 Schlemm 管提供支撑结构,用于扩张和恢复房水流出通道,导致眼压降低,见图 4-5-3。动画手术操作见图 4-5-4。手术操作步骤见图 4-5-5。

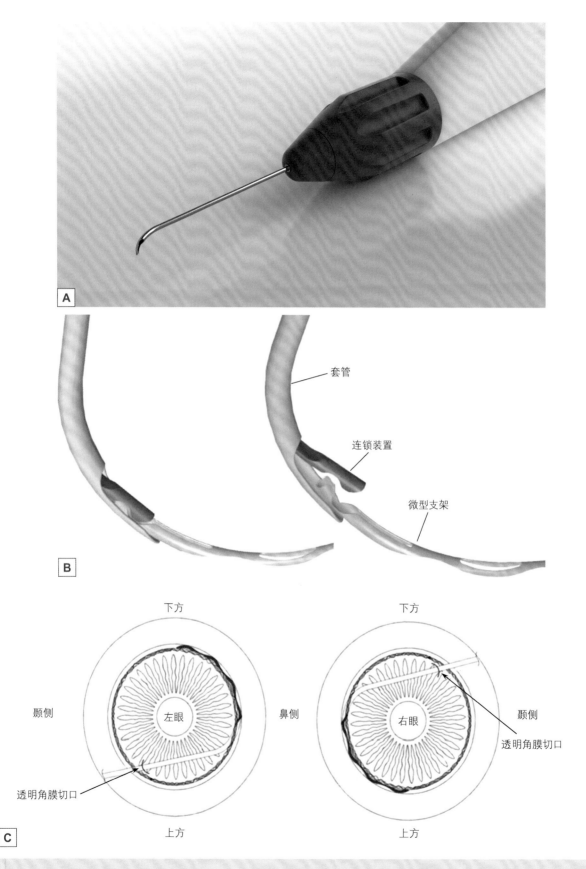

图 4-5-3　Hydrus 微型支架植入示意图

A：Hydrus 微型支架植入手柄　B：Hydrus 微型支架在连锁装置紧扣（左）和松开的状态（右）　C：Hydrus 微支架植入眼内部位的示意图。建议从颞侧进入，植入部位为鼻上方（右眼）或鼻下方（左眼）。图片 A~C 由 Ivantis 授权使用

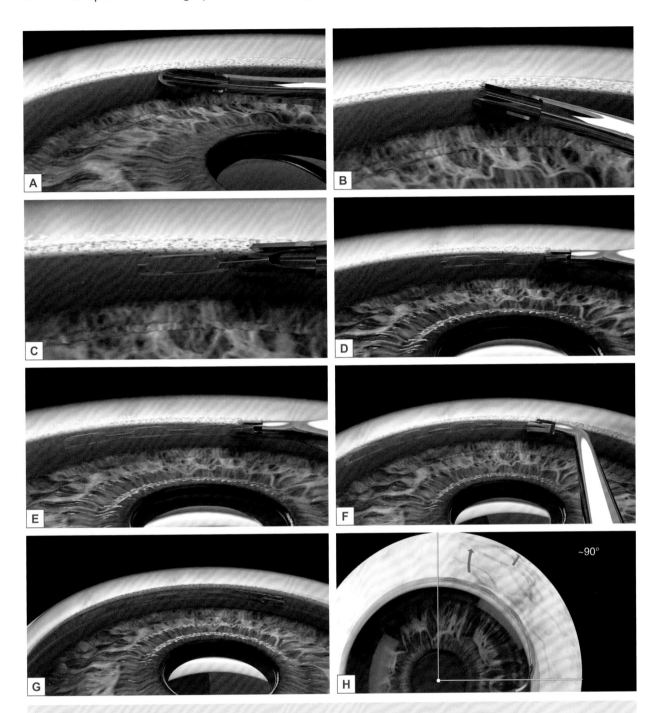

图 4-5-4　Hydrus 微型支架植入动画手术步骤

A：Hydrus 微支架通过推送器送至小梁网前　B：Hydrus 微支架通过推送器插入小梁网并进入 Schlemm 管　C~G：缓慢、逐一推送出 Hydrus 微型支架　H：整个微型支架支撑在 Schlemm 管内达到 90° 范围。图片由 Ivantis 授权使用

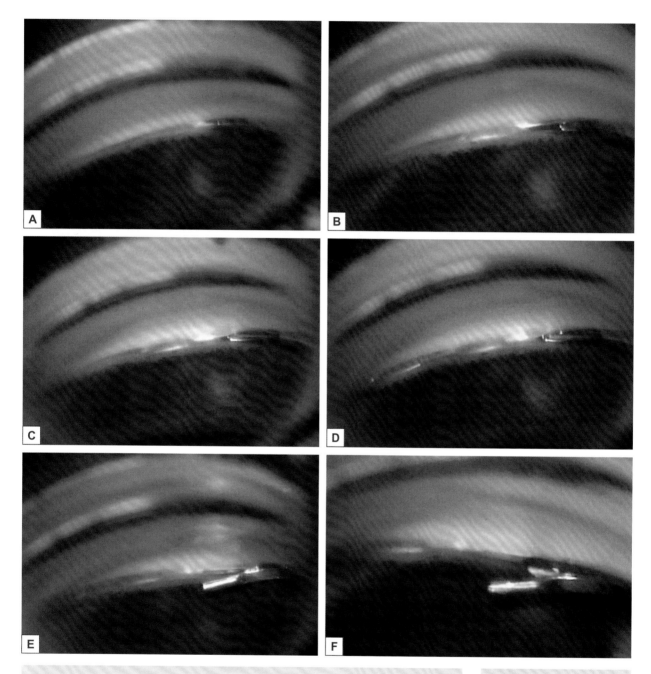

图 4-5-5 Hydrus 支架植入手术关键步骤(视频 177 号)

A:Hydrus 微支架通过推送器进入 Schlemm 管 B~D:缓慢、逐一推送出 Hydrus 微型支架 E:整个微型支架支撑在 Schlemm 管内达到 90° 范围时,支架推送完毕,连锁装置松开的外观 F:推送器移出 Schlemm 管的外观。图片为 Chelvin Sng 教授提供手术视频剪辑

视频 177 号

第六节 与手术相关的问题、并发症及其处理的问题解答

Questions and answers in surgical procedures and complications

一、Schlemm 管相关的名称比较多，有些混乱，能否解释和统一一下？

目前 Schlemm 管相关的名称确实比较多。从解剖结构上看，Schlemm 管（schlemm's canal）、黏小管（viscocanal）和音译"施氏管"含义相同；从手术方式上看，经内路 Schlemm 管切开（ab interno schlemm's canal incision）、经内路小梁切开（ab interno trabeculotomy）、房角切开（goniotomy，GT）含义相同。著者认为"房角切开术"朗朗上口、通俗易懂，但容易被误解为"房角上划一刀"。因此，采用"经内路 Schlemm 管切开术"比较好，能从解剖角度提示手术切开的部位在 Schlemm 管而不是在其他部位。以下如无特殊说明，主要讨论经内路 Schlemm 管手术相关问题。

二、Schlemm 管手术是否有严格且具体的适应证？在国外 Schlemm 管手术主要用于早中期 POAG，偶有报道用于难治性青光眼及晚期青光眼的临床研究。在基层开展 Schlemm 管手术，该如何把握手术适应证？在早中期 POAG，药物治疗与 Schlemm 管手术这类微创手术之间该如何选择？

Schlemm 管手术都有严格且具体的适应证。一般来说，主要适用于开角型青光眼，包括原发性先天性青光眼、青少年型开角型青光眼、成人原发性开角型青光眼和一些继发性开角型青光眼，如剥脱综合征继发性青光眼、色素播散性青光眼、激素性青光眼等[1-4]；也适用于部分闭角型青光眼[7-11]，但一般需联合 PEI 和 GSL 或其他手术方式，详见第九章；也适合一些难治性青光眼[12,13]，详见第十章，但远期效果仍亟待长期的观察和循证医学数据。

另一方面，文献报道 Schlemm 管手术主要适合早、中期青光眼患者[1-6]，但临床实践以及一些报道证明对晚期青光眼患者亦有效[8,12]，但同样需长期的观察和循证医学数据。

应当按照共识或指南进行青光眼治疗方案的选择[41]。对于早中期 POAG 患者，可以选择药物治疗或者选择性激光小梁成形术（selective laser trabeculoplasty，SLT）；保守治疗无效、用 2 种或以上药物能或不能控制眼压、患者不能耐受药物治疗，著者认为都可选择 Schlemm 管手术。

三、对于合并白内障的原发性青光眼，如何选择 Schlemm 管手术？

目前尚没有确切的共识和指南，下面仅是著者个人建议，仅供参考：

1. 对于 POAG：①用 1 种药能够控制眼压，单纯 PEI；②用 2 种或以上药物能或不能控制眼压，PEI+Schlemm 管手术。

2. 对于 PACG：①房角粘连范围小于 180°，眼压不高或用 2 种药物以下能控制眼压，建议单纯 PEI；用 2 种或以上药物能或不能控制眼压，建议 PEI+GSL+Schlemm 管手术。②房角粘连范围大于 180° 但眼压不高，建议 PEI+GSL；眼压高，且用 2 种或以上药物能或不能控制眼压，建议 PEI+GSL+Schlemm 管手术。详见第九章及第九章第七节问题二。

如果采用 Schlemm 管切开，可以选择 120°、240°、360° 切开，多少范围效果最好，目前研究尚未定论[42-45]，仍有待循证医学研究数据证明。

四、对于没有白内障手术指征或透明晶状体的原发性青光眼，如何选择 Schlemm 管手术？

同上，目前同样没有确切的共识和指南，下面也是著者个人建议，仅供参考：

1. 对于 POAG：①用药能够控制眼压，药物治疗或 SLT；②用 2 种或以上药物能或不能控制眼压，可

以选择各种 Schlemm 管手术。

2.　对于 PACG：①房角粘连范围小于 180°，眼压不高或用 2 种药物以下能控制眼压，建议单纯激光周边虹膜切除术（laser peripheral iridotomy，LPI）或手术周边虹膜切除术（surgical peripheral iridotomy，SPI）；用 2 种或以上药物能或不能控制眼压，建议 SPI+GSL+Schlemm 管手术。②房角粘连范围大于 180°，眼压不高，建议单纯 SPI 或 SPI+GSL；眼压高，用 2 种或以上药物能或不能控制眼压，建议 SPI+GSL+Schlemm 管手术。详见第九章及第九章第七节问题二。

五、Schlemm 管手术适合所有类型青光眼患者吗？

不是。Schlemm 管手术理论上适合原发性或一些继发性开角型青光眼，联合白内障摘除（PEI）/PEI+房角分离（GSL）也适合原发性闭角型青光眼[1-13]。但房水外流通路中 Schlemm 管之后的病变对青光眼的发病机制能够产生多大的作用，我们知之甚少。因此，一般认为，上巩膜静脉压增高的患者（如甲亢患者、Sturge-Weber 综合征）是不适合做 Schlemm 管手术的。但国内郭文毅教授对一些 Sturge-Weber 综合征早发者行传统的经外路小梁切开术[46]和非穿透小梁手术联合外路小梁切开术（待发表数据）获得了成功，当然远期效果如何仍拭目以待。目前有学者认为，Sturge-Weber 综合征早发者之所以做 Schlemm 管切开获得成功，是因为早发者的发病机制为前房角异常；但青少年或成人型的发病机制多为上巩膜静脉压增高，一般需采用外引流手术。这些理论都有待进一步研究得以证实。

一些继发性闭角型青光眼如长期葡萄膜炎，虹膜角膜内皮综合征（iridocorneal endothelial syndrome，ICE 综合征）或一些先天发育异常等引起的大范围、坚韧的房角粘连，理论上是不适合做 Schlemm 管手术的。

六、Schlemm 管手术是否能有效治疗难治性青光眼？

一些回顾性的研究数据认为能有效治疗难治性青光眼[12,13,47,48]。临床实践证明也是有一定效果的。本书第十章列举了十三例多次内眼手术后眼压仍不能控制的难治性青光眼病例，其中十二例采用 Schlemm 管切开术获得成功。当然，目前只是在尝试阶段，远期效果如何还有待更长期的观察和循证医学数据支持。详见第十章第二节。

七、抗青光眼手术后还能做 Schlemm 管手术吗？

如果原发病是原发性青光眼（开角或闭角）或继发性开角型青光眼，可以考虑做 Schlemm 管手术[49,50]。第十章介绍了多个一次或多次抗青光眼手术眼压不降、做 120° 或 240° Schlemm 管切开获得成功的案例。这些抗青光眼手术包括周边虹膜切除术后、小梁切除术后、房水引流阀植入术后、EX-PRESS 青光眼引流钉植入术后等。病例一至病例九是原发性开角型青光眼或继发性开角型青光眼，病例十、病例十一是原发性闭角型青光眼。

如果是继发性闭角型青光眼，则需要分析具体原因，长期葡萄膜炎、ICE 综合征或一些先天发育异常引起的大范围、坚韧的房角粘连，著者认为是不适合做 Schlemm 管手术的。第十章病例七虽然是 ICE 综合征，且已行 2 次小梁切除术和 1 次房水引流阀植入手术，但鼻侧房角仍是宽角、开放，未见粘连，所以尝试了鼻侧房角 120° Schlemm 管切开术，到目前为止眼压控制良好。

八、做过小梁切除术还能做 360°Schlemm 管手术吗？

当然可以。对于 GATT，如果前面做的小梁切除术没有损伤到 Schlemm 管，360° 穿行应该没有问题[49]，图 4-6-1 介绍了一例既往做过小梁切除术，但穿行很顺利的病例。如果前面做的小梁切除术损伤到 Schlemm 管，可以在受阻处取出微导管完成次全切除。

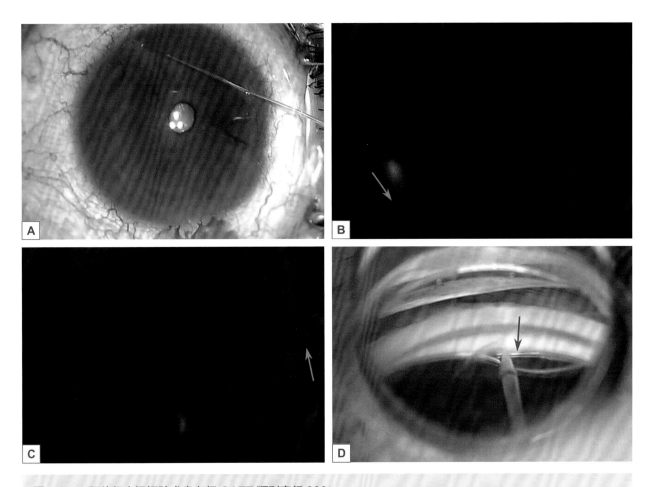

图 4-6-1　既往行小梁切除术患者行 GATT 顺利穿行 360°

A:左眼既往行小梁切除术后眼压不降拟行 GATT,右边(上方)见小梁切除术位置和周边虹膜切除口　B、C:微导管穿行顺利,闪烁光指引穿行路径(绿箭头)　D:微导管成功穿行 360° 到达起始端(蓝箭头)

九、其他内眼手术后继发性青光眼还能做 Schlemm 管手术吗?

可以尝试,但关键要看房角是否具备行 Schlemm 管手术的结构。第十章病例一和病例二分别介绍了多次玻璃体视网膜手术、PEI 术后继发性青光眼,做 120° 或 240° Schlemm 管切开获得成功的案例。这些患者的房角宽、开放,小梁网和巩膜嵴等重要结构都存在。如果通过房角分离(GSL)也能看到小梁网和巩膜嵴等重要结构,也是可以尝试做 Schlemm 管手术的,见第十章病例十和病例十一。

十、糖尿病或其他一些血管病变的患者是否能够选择 Schlemm 管手术?

可以,但这些患者很容易出血。如果选择 Schlemm 管切开术要慎重,因为 Schlemm 管切开术最常见的并发症是出血。120° 切开出血一般不多,240° 和 360° 切开出血较多。但对于糖尿病患者,即使选择 120° 切开都有可能出血多。著者曾试图对一个曾行 PPV 术后硅油眼的糖尿病患者做 120° Schlemm 管切开,房角镜下房角结构非常清晰,且没有见到新生血管,但切开刀轻轻碰到小梁网时就出血不止,瞬间充满前房。手术被迫暂停,改用其他手术方式。

十一、大多数 MIGS 手术耗材较昂贵,如果效果并不优于传统小梁切除术,那么此类手术在国内开展和推广的意义该如何评估?

微创手术的意义在于更小的创伤、更简单的操作、更快捷的手术、更少的并发症。传统手术的操作复杂、学习曲线长、手术时间长、并发症多、术后处理要求高。尽管手术耗材较昂贵,但也有很大的开展和推广的意义。当然,两者的长期疗效和性价比还有待长期的追踪观察和研究。

十二、经 Schlemm 管手术降低眼压幅度有什么不同,哪一种最大,哪一种最小?

理论上,Schlemm 管切开手术降低眼压幅度最大,研究报道,降低幅度可以达 36%[51],且术前眼压越高,术后降低幅度越大[52]。最近研究显示,Schlemm 管切开比 Schlemm 管成形(ABiC)降低幅度大(待发表的数据),单纯 iStent 植入术降低眼压幅度目前最小,最低只有 5.2%[53](iStent 植入联合白内障手术或用药后可以下降 16.0%~29%[54])。

十三、Schlemm 管手术有哪些并发症?

术中、术后出血是最常见和主要的并发症[2,3,51]。术后眼压一过性增高、激素性青光眼、远期房角是否粘连是经内路 Schlemm 管手术需要面对的主要问题[2,3,51]。

其他并发症较少见,包括损伤角膜内皮,角膜后弹力层剥脱,损伤晶状体,损伤虹膜、睫状体、睫状体撕裂、分离、脱离,脉络膜脱离等[2,3,51]。本节都会讨论到这些问题。

十四、为什么绝大多数房角切开的部位都选择在鼻侧?

房角切开主要选择在鼻侧和鼻下方,是基于鼻侧和下方集液管系统分布更为充沛,有效保障房水滤过效率,从而充分降低眼压。研究发现,集液管从 Schlemm 管外壁发出,直接汇入房水静脉、巩膜内静脉丛到睫状前静脉[55,56]。集液管管径 50~70μm,每只眼大约有 25~35 条,平均每个象限 6~9 条,研究表明鼻下象限最多[55-57]。详见第一章。

十五、儿童 Schlemm 管切开和成人有什么不同?

手术操作和成人没有什么不同。但儿童房角结构常由于先天发育的异常,表现多样,辨识清楚小梁网等重要结构不容易(详见第二章)。首先要分清楚是原发性还是继发性儿童青光眼的房角表现。原发性儿童青光眼中,单纯房角发育异常包括了小梁网色泽少(图 2-4-5)、残留较多中胚叶组织(图 2-4-1~图 2-4-3)、虹膜附止高位(图 2-4-6)等。虹膜完全覆盖遮挡房角结构(图 2-4-7、图 4-1-35)、膜样组织覆盖小梁网(图 2-4-8)都有见到。继发性儿童青光眼的房角则根据不同的原发病变有多种不同的改变。

十六、儿童青光眼发病机制"膜理论"存在吗?

著者从多个儿童青光眼行 Schlemm 管切开手术来看,切开过程中是能够感受到小梁网前面是有一层透明或半透明的"膜"性组织的,它似乎与虹膜根部相连,覆盖整个房角。当这层膜很薄时,不一定能看到;当这层膜有一定韧性时,随着 Schlemm 管切开,能看到这层膜在牵扯虹膜。这种情况著者在两例成人青光眼中也有看到,是否儿童时期就有房角发育异常,而成年后才发现或才发病?另外,国内党光福教授遇到一例非常致密且坚韧的膜性组织,随着 Schlemm 管切开,整层膜被掀下来了,见第二章第四节图 2-4-8。

十七、Schlemm 管切开术 120°、240°、360°,哪一个效果更好?

Schlemm 管切开术所切范围从 120° 至 360° 各有不等,但至今对孰好孰坏尚无定论。目前有数篇回顾性研究对 Schlemm 管不同切开范围的手术效果进行了报道,但结果均为差异不显著[42-45]。著者在同一患者采取一眼做 360°,另眼做 120° 或 240° 切开;或者一眼 120°,另眼 240° 切开,到目前为止,还没有看到哪个范围结果更好。但这些都是个案,且随访时间还不足 1 年。关于不同切开范围的前瞻性观察性研究正在随访中。当然,如果能开展随机对照临床研究会更有说服力。

十八、手术前如眼压高，是否需要输液甘露醇把眼压降低再做手术？还是高眼压状态下手术？术前降低眼压药物是否要提前停掉？

任何手术前都需要评估手术风险。高眼压状态下手术并发症风险肯定高。一般认为把眼压控制在 20~30mmHg 左右手术会比较安全。但也要看具体的手术方式。如果是"开天窗"式手术，如小梁切除术，高眼压状态下手术风险是极高的。但如果行 Schlemm 管手术、非穿透小梁手术、房水引流阀植入手术、经巩膜睫状体手术等，高眼压状态下手术相对还是安全的。另外，麻醉也是一个非常重要的因素，全麻后高眼压状态往往能够得到缓解，如果采用局麻下手术，术前就尽可能降低眼压到安全范围。著者经验，只要术前评估充分、麻醉选择正确、手术技巧过硬，术前可以不输液甘露醇的。研究表明，术前眼压越高，Schlemm 管手术术后降低眼压幅度越大[52]。

如果术前用药维持在安全眼压范围，就不需要停药；如果眼压太低，则需提前停药。

十九、Schlemm 管手术术前是否需要常规使用局部或全身止血药物？如果需要，如何确定剂量？针对凝血状况异常的患者，是否也常规使用止血药物？

一般是不需要的。对于术中术后出血高危人群如糖尿病患者、女性月经前期等，可以使用局部或全身的止血药物；长期吃抗凝药物患者，术前应遵循内科医生的医嘱停用抗凝药物。止血药物的用法：可以术前口服止血药 1 周或者肌内注射止血药 3 日。但目前尚无统一的用药指导意见。针对凝血状况异常的患者，应当进行内科检查并听取专业医生的建议。

二十、前房内注入黏弹剂越多越好吗？

不是的。前房过度填充黏弹剂会导致 Schlemm 管塌陷，反而会导致小梁网切开困难。注入的黏弹剂让眼球有一定的硬度，放置房角镜轻压角膜无皱纹即可。

二十一、术中前房内注入卡巴胆碱缩瞳药缩小瞳孔是必需的吗？

不是必需，但很有必要。缩小瞳孔，保护晶状体，同时收缩虹膜使房角暴露更清晰。

二十二、术中做完白内障摘除后是否需要缩瞳进行下一步 Schlemm 管手术？

理论上能够缩小瞳孔最好。但事实上，一方面中晚期青光眼患者瞳孔往往很难缩回来；另一方面，对于开角型青光眼，缩瞳对房角的作用不大，对于闭角型青光眼患者，实际操作发现，缩瞳对已经粘连的周边虹膜没有太大影响。著者所有患者在植入 IOL 后都没有缩瞳而直接进行房角分离，都能达到很好的分离效果。从操作角度来看，如果缩瞳，还需要先抽吸前房内黏弹剂，来回进出前房，操作较烦琐。见第九章第七节问题八。

二十三、术后为什么要用缩瞳剂？其作用是什么？

主要是防止术后周边虹膜前粘连（PAS）[51,58]。毛果芸香碱具有缩小瞳孔、拉伸虹膜的作用。一般建议术后常规使用 3 个月。也有学者在手术结束、水密切口之前，用卡米可林（卡巴胆碱）注入前房，预防PAS。著者对术后使用缩瞳剂作用持不同意见。著者临床观察发现，术中缩瞳和不缩瞳，对中晚期患者的周边虹膜粘连是没有太大影响的，拉伸虹膜仅仅是拉伸了中幅和瞳孔区的虹膜。缩瞳剂对粘连范围小、粘连时间不长的早期患者可能有比较明显的作用。

二十四、如何去除漂浮在前房内的小梁网条带？

应用 KDB 小梁网切除器切开 Schlemm 管时，由于其独特的设计，能够将小梁网完整切除下来。但切除的小梁网条带通常悬浮在前房（见图 4-1-2）。去除方法：从透明角膜切口，用显微镊 / 撕囊镊 / 玻切镊 / 内界膜镊等夹断或剪切小梁网连接端，取出分离的条状小梁网；或用注吸头吸出；也可以调转 KDB 刀头朝向小梁网连接端,推进刀头直至和连接端汇合。切勿以撕扯的方式抓下或拉下小梁网条带,防止同时撕下其他组织如角膜内皮或后弹力层。

二十五、房角切开术中被切除小梁网组织是否会被自行吸收? 完全吸收一般需要多久?

图 4-1-2 展示了 KDB 内路小梁网切除术后漂浮在前房的小梁网条带。据著者观察,有的可以自行吸收,但似乎需要比较长的时间,可达 3 个月之久,有的就与虹膜粘连在一起。建议手术中将切除的小梁网组织清除出前房为宜。

二十六、如何才能看清楚房角结构?

首先,调整显微镜和患者体位。如取患眼颞侧为手术体位,患者头部向鼻侧倾斜大约 30°~40°,同时嘱咐眼睛也向鼻侧注视,同时显微镜向术者方向(颞侧)倾斜大约 30°~40°;如选择头位为手术位,患者头部无须移动或抬高头部,嘱咐眼球向下或鼻下或颞下看。带手柄房角镜有助于牵动眼球,找到最佳体位观看房角结构。

其次,使用房角镜时,切勿用力压在角膜上,压力过大时可能形成角膜条纹,且常导致 Schlemm 管充血。正确的做法是让房角镜轻轻"浮"在角膜上,这是最佳的用力尺度。

再次,学会辨识房角结构。需要认真学习房角结构的相关知识,以及如何使用房角镜。可参考《图解青光眼 眼前节影像学检查及诊断》及本书第二章。手术显微镜放大倍数在 8~10 倍下,一般能够清楚辨识白色巩膜嵴和小梁网。儿童房角结构表现多样,特别是当儿童小梁网色素少呈现乳白色时,需要非常仔细确定小梁网位置,详见第二章第四节及本节问题十五、十六和二十七。

二十七、儿童小梁网色素少,如何顺利找到小梁网位置并完成 Schlemm 管切开?

的确,儿童青光眼房角发育异常表现多样,其中一个就是小梁网色素少,手术台上不容易辨认。详见第二章第四节,但认真学习和熟悉儿童房角结构,还是能够辨认解剖结构的。

二十八、房角切开的部位在 Schlemm 管,如何防止切穿 Schlemm 管外壁和不伤及周围组织?

首先熟悉并了解房角结构是防止损伤的基础。手术台上要仔细辨认小梁网和巩膜嵴。白色狭长的巩膜嵴上面就是小梁网,小梁网一般都有淡或深色的色素沉着,常由于 Schlemm 管充血而呈现为红色、粉色。小梁网后面就是 Schlemm 管。事实上,小梁网和 Schlemm 管内壁是紧紧相贴的。"切开小梁网"意味着"Schlemm 管被打开了(切开了)"。将切开刀插入小梁网,进入 Schlemm 管一般会有落空感。切开 Schlemm 管一般不会出血,有时会有少量回血。其次,操作轻柔,不要用力过猛,否则容易刺入 Schlemm 管外壁引起损伤。再次,整个切开过程应避免反复切开的操作。

KDB 内路小梁网切除器头端比较粗钝,但它独特的设计也正是为了避免伤及 Schlemm 管外壁。KDB 内路小梁网切除器的使用:刀跟抬起,刀尖与小梁网平面成 10° 夹角刺穿小梁网进入 Schlemm 管,然后刀的足跟稳贴 Schlemm 管外壁,刀尖上挑 10°,向前平滑移动切除小梁网及 Schlemm 管内壁,双刀设计创造一个平行切口,暴露 Schlemm 管外壁和集液管,不会触碰及损伤 Schlemm 管外壁。但 KDB 滑动过程中阻力较大,眼球容易跟随刀尖转动,需保持头端的方向和向前推进的方向一致,就可以防止切到 Schlemm 管外壁和接触角膜内皮或虹膜。

TMH 头端小巧灵活,插入小梁网进入 Schlemm 管后,轻轻滑动就能轻松地切开 Schlemm 管,切除过程阻力小,眼球转动不大,也不容易伤及周围组织。

二十九、如何判断是否正确切开了 Schlemm 管?

进入 Schlemm 管有落空感,切开 Schlemm 管时能感受到刀的头端在管腔内"行走",见图 4-1-10~ 图 4-1-13 等,切开 Schlemm 管一般会有 2~3 处回血(但也有完全不出血或回血的)。

三十、出血和回血怎么区别？ Schlemm 管切开后一定有回血吗？

回血是指血液从切开的 Schlemm 管里涌出（房水静脉血液的回流倒灌）。出血是广义的，包括回血以及各种创伤引起的出血（如刺穿 Schlemm 管外壁、牵拉虹膜根部组织时组织的供血系统被破坏）。

正如第一章提到房水的常规流出通道是经小梁网，进入 Schlemm 管，然后流入集液管，通过深层巩膜静脉丛，进入房水静脉，最后汇入房水排出静脉系统。所以，理论上，当小梁及 Schlemm 管内壁被切开或切除，压力低于上巩膜静脉压，房水静脉的血液会回流倒灌入已切开的 Schlemm 管。

有研究报道，在一组行 Schlemm 管扩张术的 POAG 患者中，术中半定量观察 Schlemm 管回血等指标，发现回血多的患者往往术后有着更低的眼压，而回血差的患者术后眼压更高，甚至需要再次手术控制眼压。研究者推测回血差的患者，可能存在 Schlemm 管及集液管塌陷等房水下游通路受损导致回血不良的情况，并认为术中 Schlemm 管回血可作为手术效果的预测指标[59,60]。

但著者在实际临床工作中发现，120° 小梁切开术中较少发生 Schlemm 管回血，而术后绝大部分患者依然眼压控制良好。推测可能有以下原因：①是否与 Schlemm 管节段性引流功能有关；②是否术中因为黏弹剂的使用致前房压力较高，高于上巩膜静脉压，因此未出现回血（使用黏弹剂提高眼内压，也是我们术中常用的止血方法之一）。

受限于房水流出通道本身的解剖特性以及目前的影像学检查手段，对于房水流出通道的功能、调节、病理生理机制等，我们还知之甚少，需更多的深入研究才能彻底解释这个问题。

三十一、120°、240°、360°Schlemm 管切开出血情况是否一样？

Schlemm 管切开术最常见的并发症是出血，但出血程度不同。120° 切开一般出血很少，240° 和 360° 切开较多。除了回血，理论上切开 Schlemm 管应该不会出血，但术中触碰或损伤到虹膜 / 睫状体、切开刀损伤 Schlemm 管外壁等，都会引起出血，见图 4-6-2。术后出血多常见于 GATT，另外，糖尿病患者、葡萄膜炎患者也是术后出血多的高危人群。出血大多可以在数天或 10 天左右被吸收。

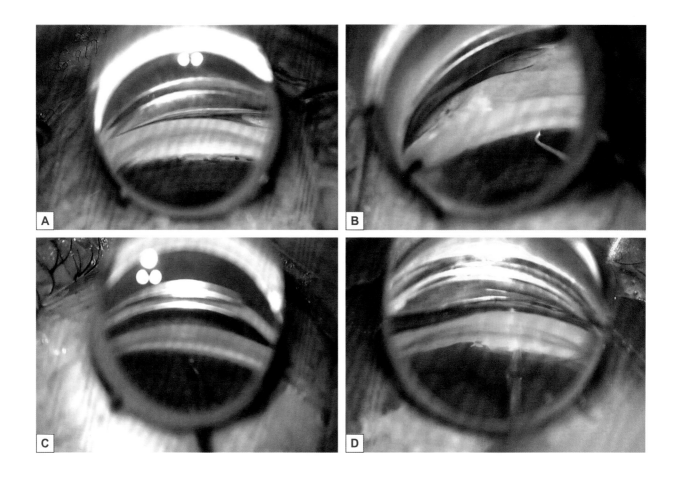

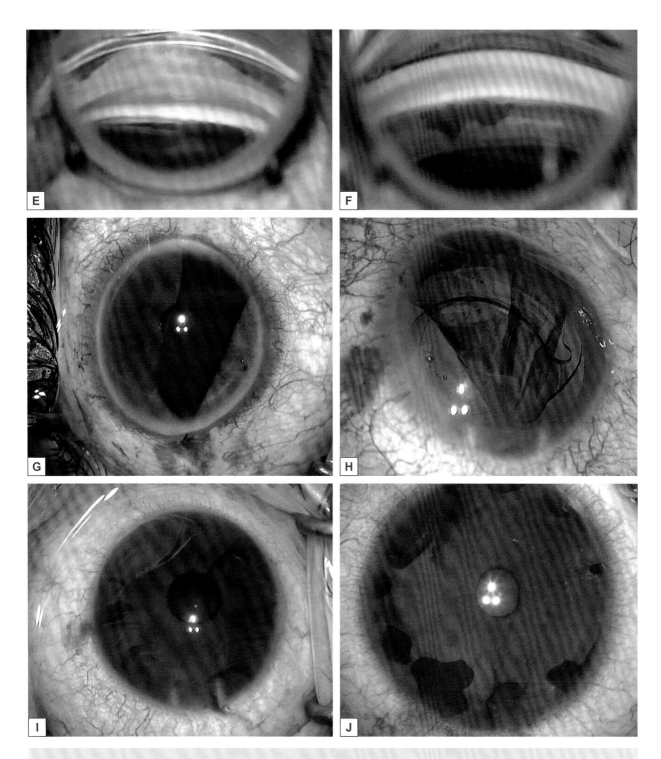

图 4-6-2　Schlemm 管切开术中出血

A~H：Schlemm 管切开术中回血和出血的各种表现　I、J：术毕可见前房回血情况

三十二、术中出血的常见原因是什么？如果遇到出血怎么处理？减少出血的对策有哪些？

术中出血原因是多方面的：①操作不够细致，触及虹膜，切开刀的头端刺入 Schlemm 管过深伤及 Schlemm 管外壁等组织。Schlemm 管是一管腔，一般切开刀的头端进入是不会引起出血的。从本章书附录的多个手术视频截图可以看到，头端尤其是 TMH 的头端进入 Schlemm 管后，可以感受并看到其在管腔内"行走"并切开，完全没有引起出血。②伤及房角的血管。③房角有异常新生血管存在。④糖尿病、葡萄膜炎患者或晚期青光眼患者，毛细血管通透性增加容易出血等。Schlemm 管切开后血液反流属于回血，一般不多，360° 切开时回血较多。

术中如果出血不多，用黏弹剂可以"推开"并暴露视野；如果出血较多，可以先让黏弹剂压迫出血位置，待出血停止，将积血抽吸干净后再继续进行手术；若持续出血影响视野无法进一步手术，则应改其他手术方式。

减少出血的对策：①术前提前服用止血药；术前、术后静脉滴注激素，降低毛细血管通透性。②维持一定的眼内压，一般30mmHg 左右是比较适中的压力。③减少术中不必要的操作（多余动作，多次进出前房）。④减少触碰虹膜的操作；加快手术速度，如切开—"推血"—插管，一气呵成。⑤注入黏弹剂适中即可，黏弹剂不是越多越好（见问题二十）。⑥手术部位的选择尽量避开 3 点钟、9 点钟（因该处是睫状后长动脉出入眼球的位置）。⑦术毕前房注入少量肾上腺素。有学者推荐在那些使用抗凝剂或术前预测术后出血风险较高的患者，在前房留 10%~20% 黏弹剂升高眼压。

图 4-6-3 展示一例 GATT，在术中切开 Schlemm 管时，刚开始出血很少，但不到几秒钟，出血瞬间充满前房。虽然庆幸的是 360° 穿行仍然顺利完成，但著者建议，遇到此种情况，还是先停下来抽吸干净前房出血后，再行穿管，否则盲穿操作可能会造成更大的损伤。

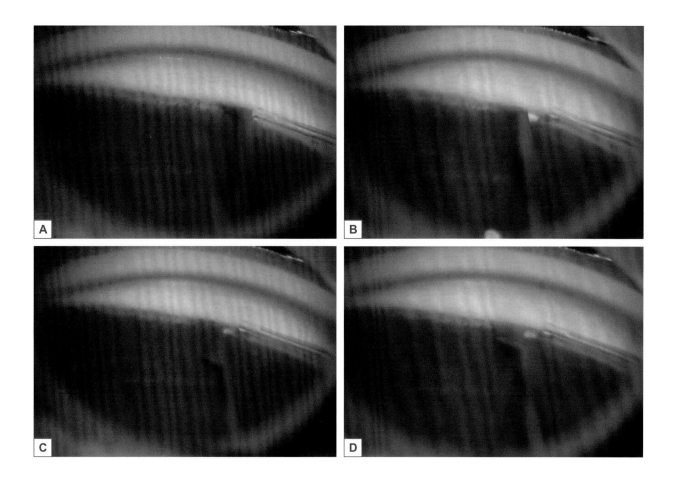

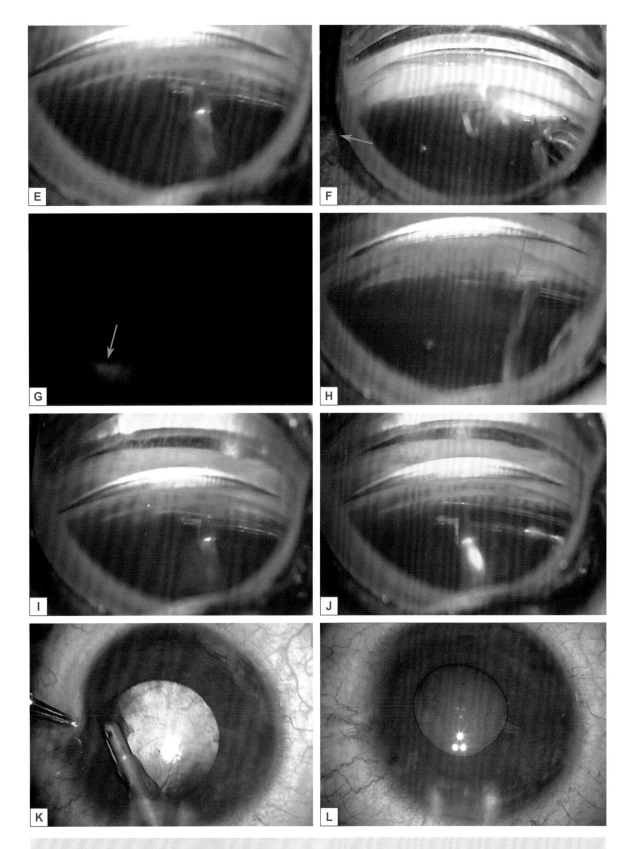

图 4-6-3 GATT 术中出血但顺利完成手术

A~D:GATT 术中,切开 Schlemm 管,少许出血 E:前后不到 30 秒,瞬间出血充满前房 F~H:尝试将微导管送入 Schlemm 管获得成功,顺利穿行 360°(绿箭头示意微导管头端闪烁光的行进轨迹)。H 图中绿箭头示意微导管头端 已经到达起始点 I、J:前节眼内镊于前房内夹持固定穿出的微导管光纤头端,同时自辅助切口于眼球外缓慢撤出 微导管光纤尾端,顺利完成全周 360° Schlemm 管切开 K:抽吸干净前房黏弹剂 L:水密角膜切口,结束手术

三十三、Schlemm 管切开术后出血恢复情况?

出血大部分都能自行吸收。出血吸收快慢因人而异以及视出血量多少而定。见图 4-6-4。也有个别术后因积血吸收缓慢,后行前房冲洗的报道。

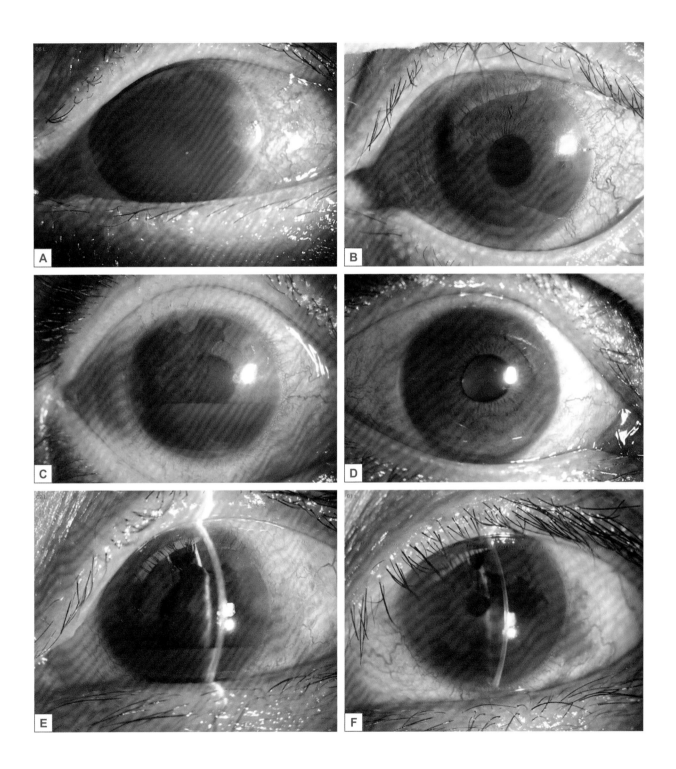

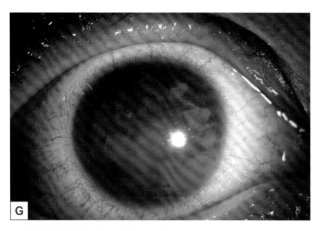
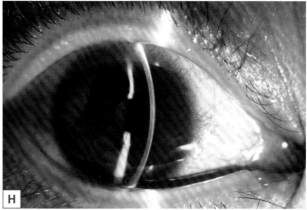

图 4-6-4 GATT 术后出血吸收情况

A、B:GATT 术后第 1 日（A），眼压 8mmHg，术后第 14 日出血吸收（B），眼压 6mmHg   C、D:GATT 术后第 1 日（C），眼压 11mmHg，术后第 11 日出血吸收（D），眼压 13mmHg   E、F:GATT 术后第 1 日（E），眼压 10mmHg，术后第 4 日出血吸收（F），眼压 9mmHg   G、H:GATT 术后第 1 日（G），眼压 10mmHg，术后第 9 日出血吸收（H），眼压 9mmHg

三十四、Schlemm 管切开术后 1 周前房仍有血凝块会引起房角粘连吗？怎么处理？这些出血或创伤炎症是否会引起房角粘连关闭使得远期降压效果变差？

术后 1 周前房仍有血凝块有可能引起房角粘连，加用活血化瘀药可以帮助血凝块吸收。这些出血或创伤炎症有可能会引起房角粘连关闭使得远期降压效果变差，但目前尚无相关研究结论，请参考本节问题四十七。

三十五、Schlemm 管切开术后前房血凝块熔解吸收时会引起眼压升高吗？眼压升高后怎么和糖皮质激素性青光眼鉴别？

血凝块熔解吸收时会引起眼压升高，这多数发生在出血后数日或数周内，突然出现的眼压增高为临床表现。主要原因是熔解产生的红细胞碎片和巨噬细胞堵塞小梁网[61]。前房积血会提高瞳孔阻滞和继发性房角关闭的概率[62]。房角镜下小梁网表面有红褐色色素堆积，外观呈微红或棕红色。它的临床表现与激素性青光眼不同，后者见本节问题六十二和六十三。

三十六、Schlemm 管切开术后眼部炎症反应大吗？

不大。事实上，除出血外，眼部非常"安静"，并发症很少。见图 4-6-5。

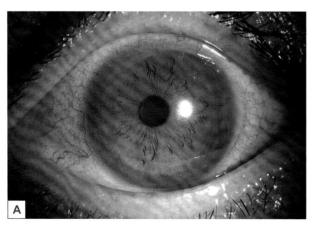
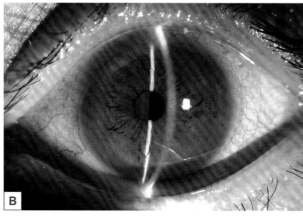

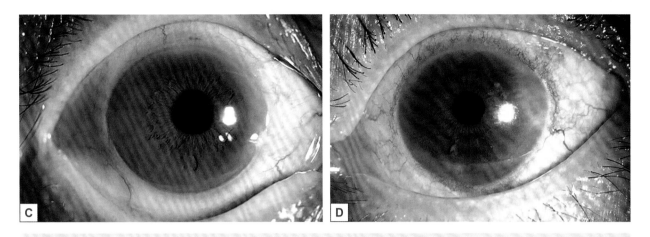

图 4-6-5 120°Schlemm 切开术术后第 1 日外观

A、B:POAG 左眼 120° 切开术后第 1 日眼前节照相,眼部无异常反应 C、D:分别两个患者,右眼(C)、左眼(D)均行 PEI+Schlemm 切开 120°,术后第 1 日,眼部无异常反应

三十七、Schlemm 管术后是否会发生浅前房、恶性青光眼? 该如何处理?

国外一项纳入了 10 篇 RCT 研究的 meta 分析中,211 例眼在 Schlemm 管切开术后有 4 例出现了浅前房,对照组小梁切除术 212 例眼中出现 28 例[63]。到目前为止,尚未见 Schlemm 管切开术后发生恶性青光眼的报道。著者目前的临床实践中也没有碰到。如果发生,按照滤过性手术发生浅前房、恶性青光眼来处理。

三十八、GATT 术中有时会出现微导管通过某段 Schlemm 管受阻现象,是否提示 Schlemm 管内有像静脉瓣膜一样的结构? 如果有这样的结构,那么它们的功能是什么? 或只是变异?

确实在手术中会遇到受阻现象,图 4-1-30 展示了一例在受阻部位前端再切开,让微导管跨过此段,继续前行获得成功的案例。但是否是像静脉瓣膜一样的结构? 功能是什么? 或只是变异? 尚未查到相关的报道。

三十九、GATT 术中受阻如何处理? 如何用内路法或外路法取出微导管完成部分 Schlemm 管切开?

如果微导管穿行 180° 以内就受阻,可以反方向试试,或者改行房角镜辅助下 Schlemm 管 120° 或 240° 切开就简单了。

如果微导管穿行 180° 以上才受阻,有四种解决方案:①在受阻部位前端再切开,让微导管越过受阻部位继续前行(图 4-1-30,视频 182 号)。②从内路法取出微导管(图 4-1-31,视频 125 号)。③从反方向重新试一次(图 4-1-32,视频 127 号)。④从外路法取出微导管(图 4-1-33,视频 183 号;图 4-1-34,视频 184 号)。

用内路法取出微导管,完成部分切除,此法需具备能够用内路法取出的体位条件。比如右眼手术,从鼻侧开始,逆行 270°,正好在下方房角,此时从上方制作透明角膜切口,可以用内路法取出(见图 4-1-31,视频 125 号);但如果此时是左眼,逆行 270°,正好在上方房角,那么只能用外路法取出微导管了(图 4-1-33,视频 183 号)。

四十、GATT 术中发现房角异常怎么办？改变手术方式吗？

图 4-1-35（视频 124 号）报道了一例 GATT 术中发现房角关闭,用视网膜刮钩轻轻拨开虹膜,发现完整的房角结构存在,最终顺利完成了 360°Schlemm 管切开。事实上图 4-1-32（视频 127 号）展示的病例是这个患者的对侧眼,也遇到了相同的情况,逆时针、顺时针各穿行 270°,最终完成 270° 切开手术。如果术中发现房角异常而没有正常大体结构、无法辨认小梁网和巩膜嵴等重要解剖结构,只能改行其他手术方式。儿童在术前往往不能配合完成房角镜检查,因此,术前充分评估和预备备选手术方案是明智的选择。当然如果术前能在全麻下先行房角镜检查就更好不过了。

四十一、GATT 术中出现假道怎么办？

当微导管行进过程中偏离原来的轨迹（沿角巩膜缘环形行走）,有异常大的阻力或无阻力,都有可能是进入了假道。

处理:应立即停止前行,回退微导管,重新前行;如果仍走假道,撤离出微导管,反向穿行;如果仍未成功,改行外路,或者其他手术方式。

四十二、GATT 并发症有哪些？

出血是最常见和主要的并发症[2,3]。其他并发症较少见,包括:损伤角膜内皮,角膜后弹力层剥脱并角膜层间积血,损伤晶状体,损伤虹膜、睫状体,睫状体撕裂、分离、脱离,脉络膜脱离,眼压增高（早期激素性青光眼）,房角粘连等[2,3]。

四十三、GATT 发生角膜后弹力层撕脱或脱离如何处理？

发生后弹力层脱落的原因:①反复多次操作,不慎切开或撕开角膜板层;②切开 Schlemm 管腔后,房水通过管腔内壁潜在的通道进入后弹力层腔隙而产生;③在切开的过程,牵拉力直接导致与管壁相连的后弹力层机械性的拉脱。可通过前节 OCT 协助诊断。

前房注气是解决角膜后弹力层撕脱或脱离的有效方法之一:前房内注入 14% 惰性气体（1.4ml 惰性气体 +10ml 过滤空气）,充满 80% 前房（气泡）。嘱面向上体位,使气泡持续顶压维持后弹力层恢复原位。一般在 1 周左右气体吸收（参考《图解青光眼手术操作与技巧》第三章第三节图 3-3-5）。临床上据说也有单纯的消毒空气前房填充后成功的案例。

四十四、GATT 发生睫状体、脉络膜脱离如何处理？

发生睫状体、脉络膜脱离的原因:①反复多次操作,不慎切开或撕开虹膜根部和睫状体带;②微导管进入睫状体、脉络膜上腔;③术后低眼压。

上巩膜静脉压一般是 6~9mmHg[64]。Schlemm 管切开后,房水经切开的 schlemm 管流出达到动态平衡,眼压就会维持在 8~12mmHg。所以,如术后眼压小于 6mmHg,是否意味着有检测不到的潜在的睫状体或脉络膜脱离？值得进一步研究。

处理同常规抗青光眼手术发生的睫状体、脉络膜脱离相同。举例:男,31 岁,诊断双眼 POAG（进展期）。左眼术前裸眼视力 0.06,矫正 0.63;眼压 41mmHg（3 种降眼压药）。左眼 GATT 手术顺利,完整 360° 切开。术后 20 日发现眼压 4mmHg,前房变浅,UBM 提示前段脉络膜和睫状体脱离。临床表现和处理见图 4-6-6。

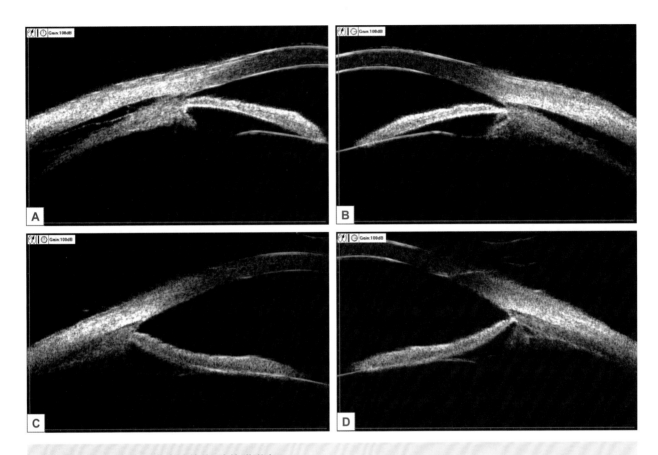

图 4-6-6　GATT 术后发生睫状体、脉络膜脱离

A、B:GATT 术后 20 日,发现前房变浅,眼压 4mmHg。UBM 发现睫状体脉络膜脱离。停用 1% 毛果芸香碱,加用阿托品眼药水、眼膏散瞳,同时加强全身及局部激素类抗炎药物。术后 1 个月好转　C、D:术后 5 个月复查 UBM,睫状体脉络膜脱离完全复位,眼压 16mmHg

四十五、GATT 发生睫状体分离如何处理?

发生的原因同睫状体、脉络膜脱离。睫状体分离属于更严重的并发症,可能与 GATT 术中创伤较大有关,尤其是在同一部位反复操作,比如出血较多时,看不清房角结构,尝试多次插管失败。

先按照睫状体脱离处理,若保守治疗无效,应尽快手术复位。下面的例子就是 GATT 术后发生的一例严重睫状体分离的典型病例,经长达半年多的保守治疗无效,术后第 8 个月时患者才同意行睫状体分离复位术,术后睫状体、脉络膜完全复位,眼压能够用药控制。其间,由于文献有报道通过 PEI 治疗睫状体分离能取得较好效果[65],曾为其行 PEI,但睫状体复位效果不明显。见图 4-6-7。

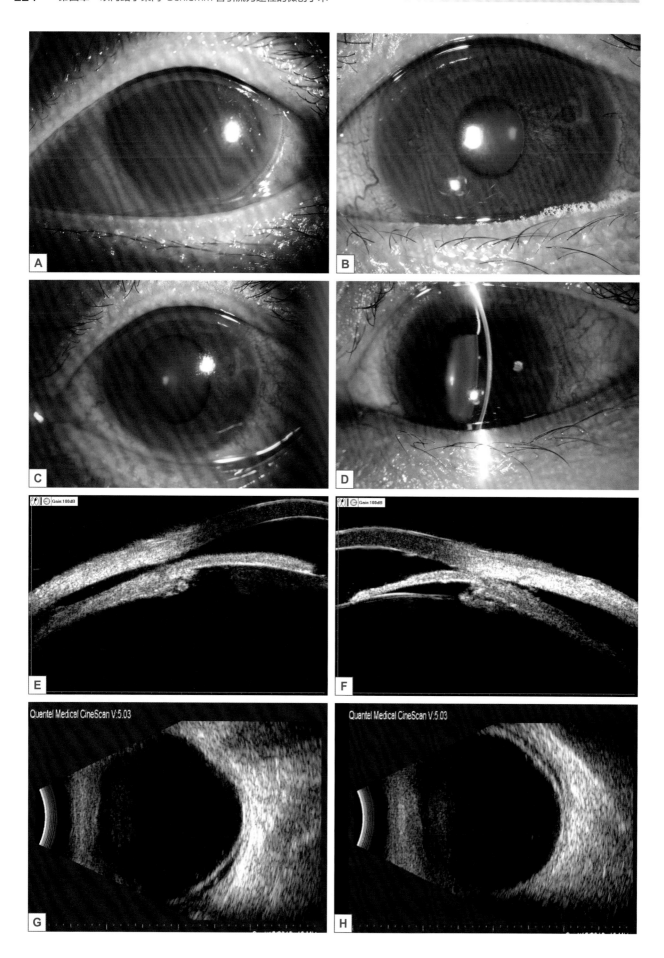

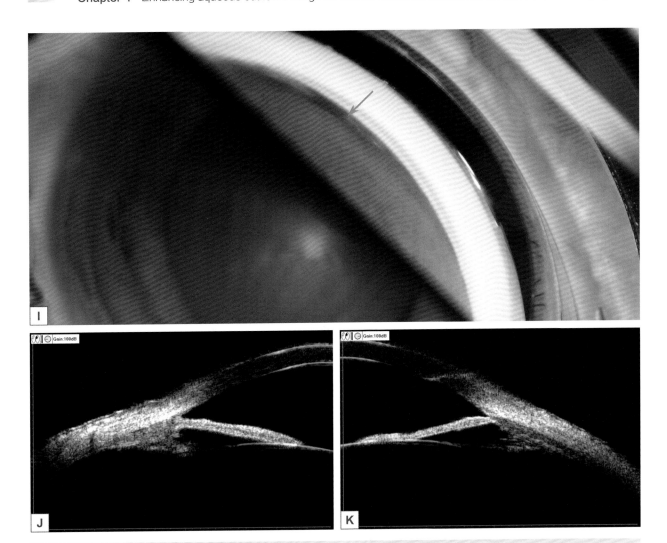

图 4-6-7　GATT 术后发生睫状体分离

A、B:患者男,56 岁,双眼 POAG(右眼晚期、左眼进展期),右眼已行小梁切除术,左眼行 GATT 术。术后第 1 日出血较多 (A),术后第 12 日完全吸收(B)　C、D:术后第 32 日发现前房变浅,眼压低　E、F:UBM 发现 9 点钟部位睫状体分离(E),其余 象限睫状体、脉络膜脱离(F)　G、H:B 超脉络膜脱离声像　I:房角镜下可见鼻侧和鼻下方房角后退明显(绿箭头)　J、K:长达 半年多保守治疗均无效,于术后第 8 个月行睫状体分离复位术,术后睫状体复位(J),睫状体、脉络膜脱离完全复位(K)

四十六、术后复查时发现房角后退、持续低眼压时如何处理?

建议查 UBM,如果存在睫状体脱离,局部和全身加强抗炎药物以促进恢复,提升眼压,参考本节问题 四十四;如果存在睫状体分离,保守治疗无效,应给予手术干预。参考本节问题四十五。

四十七、Schlemm 管切开术后会再次粘连吗? 切开的部位再次粘连是否是术后远期眼压 不降的原因?

抗青光眼术后远期效果不佳,原因是多方面的。不排除 Schlemm 管切开后会再次粘连。到目前为止 没有查到这方面的确切研究报道,但我们观察到一些病例如下:

切开部位完全没有任何再粘连,但眼压升高:见图 4-6-8。

仅局部粘连,但眼压升高:年轻女性 26 岁,诊断双眼 POAG 晚期,右眼 120° Schlemm 管切开术后 5 个月眼压逐渐增高。查看房角,切开的部位完好,仅仅鼻下方见到 1 个局部虹膜前粘连,但这么小的虹膜 前粘连不足以解释眼压升高。当然肉眼下没有看到房角粘连,不等于切开的 Schlemm 管没有粘连回去, 遗憾的是目前房角镜下用肉眼尚不能清晰辨认 Schlemm 管的再粘连。见图 4-6-9。

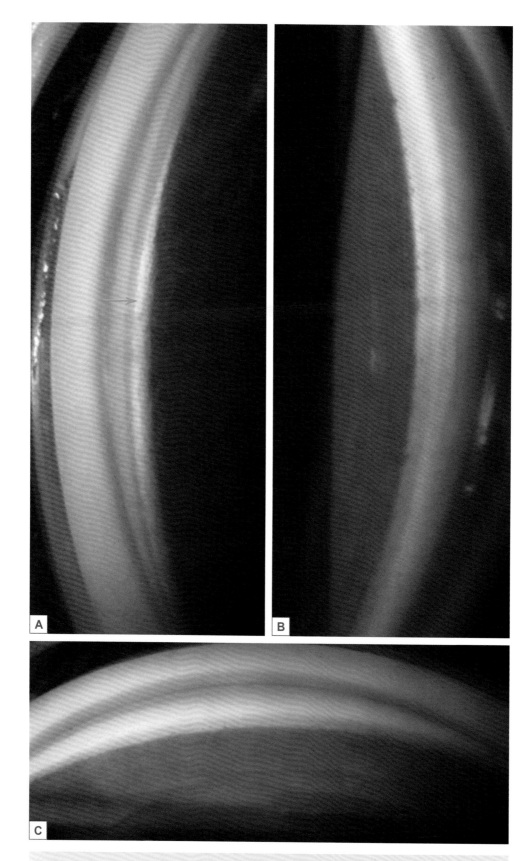

图 4-6-8　Schlemm 管切开术后半年眼压升高但房角仍然开放没有粘连

A：右眼 120° Schlemm 管切开术后半年，眼压升高，但房角镜下切开的鼻侧房角部位依然如旧、没有粘连（绿箭头示意被切开的 Schlemm 管呈现乳白色外观）　B：颞侧正常宽角开放的房角外观　C：下方正常宽角开放的房角外观

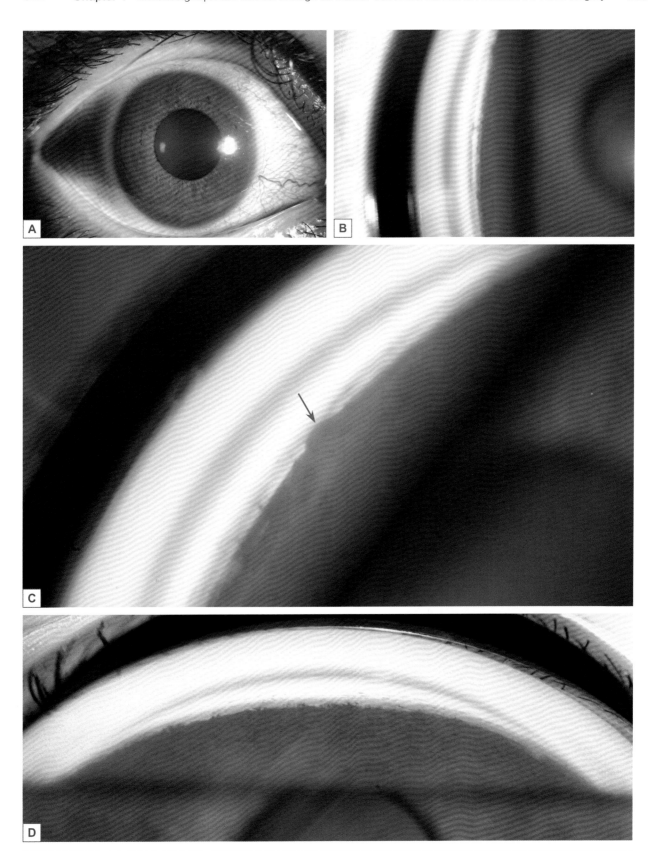

图 4-6-9　Schlemm 管切开术后 5 个月眼压升高但房角仅 1 处局部粘连

A:右眼 POAG 术前　B、C:120° Schlemm 管切开术后 5 个月,眼压升高,但房角镜下切开的部位依然如旧,没有粘连(B),仅仅鼻下方见到 1 处局部虹膜前粘连(C,蓝箭头)　D:下方正常的房角外观

　　另外一个例子,36 岁女性,诊断 POAG(右眼晚期,左眼近绝对期),右眼视力 0.06,左眼弱光感,仅存 2 个光定位。右眼术前眼压 29mmHg(4 种降眼压药物下),左眼 33mmHg(4 种降眼压药物下)。双眼均行鼻侧房角 120° Schlemm 管切开。术后 8 个月复查眼压一直控制良好。最近来诊发现右眼眼压 33mmHg,左眼 17mmHg(均未用药)。行房角镜检查,发现右眼鼻侧房角有 2 处局部粘连,左眼则清晰可见被切开的 Schlemm 管呈现乳白色和被"掀起"的半透明小梁网薄膜。也就是说右眼 2 处局部粘连无法解释眼压升高的原因,难道被切开的 Schlemm 管又粘连回去了? (右眼能见到小梁网和巩膜嵴,但的确没有见到如同左眼的"被掀起的小梁网薄膜"的改变。)见图 4-6-10。

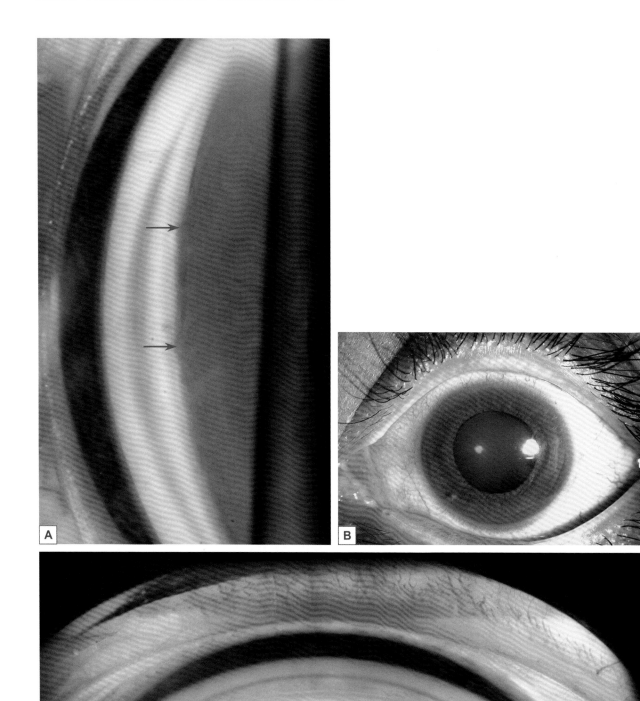

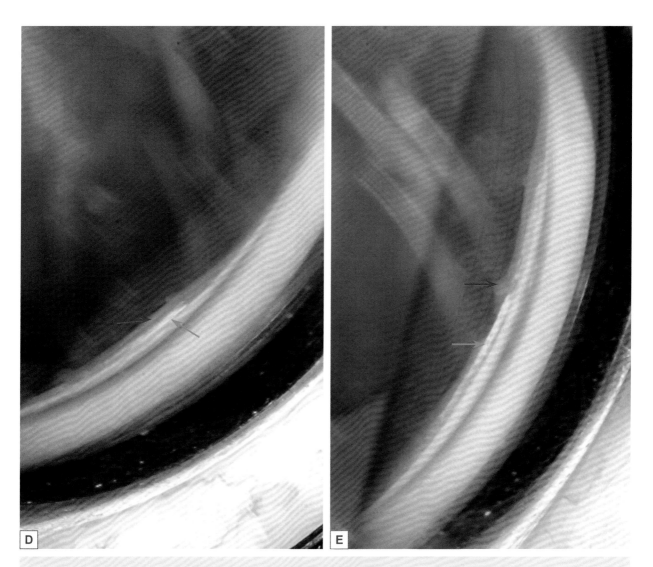

图 4-6-10　双眼 Schlemm 管切开术后 8 个月右眼眼压升高左眼不高

A：右眼术后 8 个月眼压增高，房角镜下鼻侧房角 Schlemm 管被切开的部位有 2 处局部粘连（蓝箭头）　B：左眼术后 8
个月眼压在正常范围，示意眼前节外观　C：左眼下方房角宽角开放　D、E：房角镜下，左眼鼻侧房角 Schlemm 管被切
开的部位，仍可清晰看到被切开的 Schlemm 管呈现乳白色（绿箭头），被掀起的小梁网呈现半透明薄膜（红箭头）

仅局部粘连,但眼压不高:另外一个类似患者,切开的象限内也仅有 1 处粘连,但随访 1 年期间内眼压没有增高。见图 4-6-11。

切开部位范围缩窄,但眼压不高:见第九章问题十八。

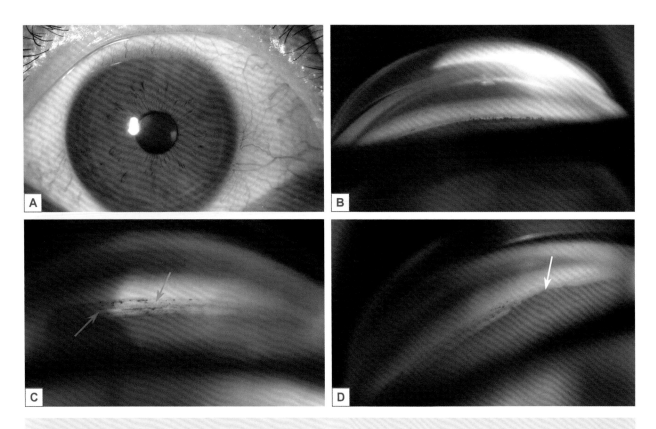

图 4-6-11　GATT 术后 1 年眼压控制良好但有局部粘连

A、B:术前眼前节外观和房角所见　C:术后可以看到 Schlemm 管被切开的部位(绿箭头),蓝箭头示意巩膜嵴　D:术后全周房角仅有 1 处局部粘连(白箭头)。患者在 1 年随访期间内眼压控制良好

部分粘连部分开放,但眼压不高:一 4 岁男孩儿童青光眼,行双眼 GATT,术后眼压都能很好控制。随访 1 年时全麻下查看房角,部分粘连、部分开放。见图 4-6-12。

不规则粘连范围较大,眼压升高:GATT 术后 2 个月眼压增高,房角镜检查发现全周房角不规则粘连,由于范围较大,似乎可以解释眼压增高的部分原因。见图 4-6-13。

不规则粘连,但眼压不高:GATT 术后 1 个月眼压尚未升高,但房角镜检查房角发现已有不规则粘连。远期效果如何仍需观察。见图 4-6-14。

上面的例子提示,房角粘连未必是眼压增高的必然原因,粘连范围与眼压增高似乎也不成正比关系。但著者认为,粘连应该有两个方面含义:一是虹膜粘连遮蔽房角,二是被切开的 Schlemm 管又粘连回去。而后者,在房角镜下肉眼很难判断出来。所以这些结论目前还不能站稳脚跟,还需进一步研究和更长时间的随访。

若房角粘连发生,但眼压没有升高,可保持随访观察,暂不做处理;若房角粘连发生,且眼压升高,可辅助局部降低眼压药物使用;对于确认房角粘连是眼压升高的因素,有学者尝试 YAG 激光爆破粘连点,使虹膜收缩。但是否有效果,著者尚没有这方面的经验。术后 1~3 个月常规使用毛果芸香碱拉伸虹膜是否有利于防止虹膜周边前粘连,著者也持保留意见。

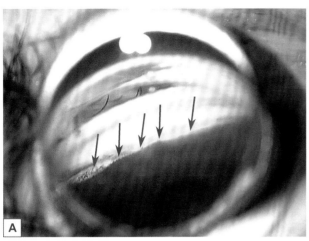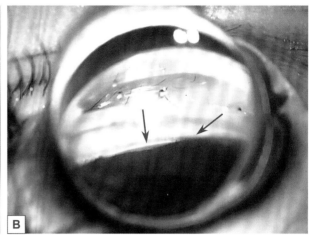

图 4-6-12   GATT 术后 1 年眼压控制良好但有部分粘连

A、B：双眼 GATT 术后 1 年（A 为右眼，B 为左眼），眼压分别为 6mmHg、11mmHg。检查房角，Schlemm 管切开处仍清晰可见（蓝箭头），但见部分或间断虹膜前粘连（红箭头）。图片来自著者已发表的文章：*SONG Y，ZHANG X，WEINREB R N. Gonioscopy-assisted transluminal trabeculotomy in primary congenital glaucoma. Am J Ophthalmol Case Rep，2022，25：101 366*. The materials are under the CC BY license（http：//creativecommons.org/licenses/by/4.0/）

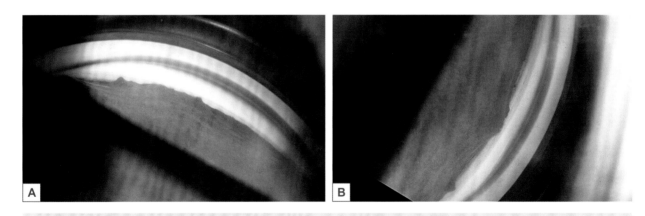

图 4-6-13   GATT 术后 2 个月眼压增高，房角有粘连

A、B：GATT 术后 2 个月眼压增高，房角镜检查发现全周房角不规则粘连，解释了眼压增高的部分原因

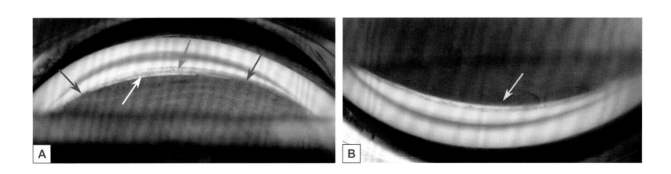

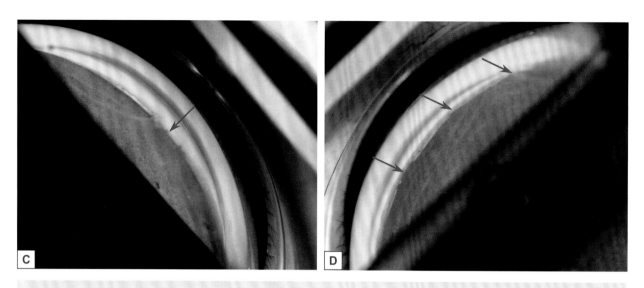

图 4-6-14　GATT 术后 1 个月眼压不高但见房角有粘连

A:GATT 术后 1 个月行房角镜检查下方房角所见。绿箭头示意小梁网,白箭头示意巩膜嵴,蓝箭头示意粘连的部位
B:上方房角见房角后退　　C、D:两侧房角见不同程度虹膜粘连至被切开的小梁网部位上。术后 1 个月时眼压尚未增高,
但全周房角均见不同程度房角粘连和房角后退,远期效果尚待观察

四十八、若房角切开 120°术后数年眼压再次控制不佳,是否可以再做一次房角切开 120°, 再做是否效果不理想?

理论上是可以的。但远期效果还需长期追踪随访。查阅文献,尚没有这方面的报道。另外,从另外一个角度考虑,如果切开范围 120°、240°、360° 对手术效果无明显影响[42-45],是否说明再次切开 120° 意义不大? 值得思考。

四十九、iStent 植入时,支架不慎脱落在前房,如何处理?

由于前房内有黏弹剂,脱落在前房的 iStent 支架是可以找回的。可以重新将其套入套管针,进行第二次注射或者移出前房。

五十、小梁消融术术中操作的关键点有哪些?

小梁消融术的核心技术点为准确消融小梁网和 Schlemm 管内壁组织,很多失败的病例是由于没有正确选择消融位置,造成了 Schlemm 管及周围组织的损伤,从而引起炎症愈合反应,而使手术失败。另外,在操作初学阶段,常不能判断消融的是全层 Schlemm 管内壁还是只是划了个痕迹。

正确定位小梁网的位置需要对房角的结构有清楚的认识,详见第二章。实际操作时,小梁消融显微双极手柄接触小梁网后,需先轻压小梁网,穿过小梁网和 Schlemm 管内壁、进入 Schlemm 管后方可开始消融。消融的组织是小梁网和 Schlemm 管内壁组织。

五十一、小梁消融术手术部位的选择

虽然小梁消融术手术操作比较简单,但由于需要在房角镜辅助下完成操作,手术的部位在一定程度上影响了操作。选择颞侧做切口,较容易操作;也可选择上方,但需要顺应稍向下倾斜的房角镜位置。

青白联合手术时,可以选择在同一切口,如颞侧或上方;如果选择不同切口,则在颞侧行小梁消融术,在上方行白内障手术,反之亦然。

五十二、小梁消融术消融小梁网和 Schlemm 管内壁的范围多大为宜?

一般消融 120° 范围,左右侧各 60° 即可。

五十三、小梁消融术会破坏 Schlemm 管外壁和集液管吗?

小梁消融手术降压原理是通过微电子烧灼器切开并同时烧灼小梁网和 Schlemm 管内壁,促进房水流入 Schlemm 管和集液管。所以小梁消融手术破坏了 Schlemm 管内壁但没有破坏 Schlemm 管外壁和集液管。

五十四、小梁消融术术中常见并发症有哪些?

术中最常见的并发症是消融小梁网和 Schlemm 管内壁时出现的一过性出血(回血),发生率约为 74.8%[66,67]。但随着手术的广泛开展,这一现象也被认为是手术成功的标志之一。小梁消融显微双极手柄头端有注吸系统,很容易将血液冲洗干净。

五十五、小梁消融术手术的优劣势有哪些?

小梁消融术优势是损伤小,不扰动结膜、Tenon 囊及巩膜,如果切开部位准确,可瞬间去除小梁网及 Schlemm 管内壁,方法相对简单,术后并发症少,容易与超声乳化白内障吸除和玻璃体切除等手术联合进行,手术若失败仍可施行标准滤过性抗青光眼手术等。

虽然小梁消融术的适应证较广(参考本章第三节),但对于房角结构不清、色素缺乏、角膜水肿、全身使用抗凝剂、上巩膜静脉压增高等患者不适用[67,68]。

五十六、小梁消融术可以联合其他手术吗?

由于小梁消融术操作相对简单,容易与超声乳化白内障吸除术联合进行[28,69]。另外,可以先行小梁消融术,然后再行超声乳化白内障吸除术,反之亦然。先行小梁消融术,后行超声乳化白内障吸除术的好处是房角结构观察较清晰;先行超声乳化白内障吸除术,后行小梁消融术的好处是较适宜中国人较狭窄的房角结构。小梁消融术还可以联合玻璃体切除术[70]。

五十七、MIGS 术后需要常规应用抗生素吗?

微创手术的意义在于更小的创伤、更简单的操作、更快捷的手术、更少的并发症。因此,著者认为一般不需要常规应用抗生素。

五十八、MIGS 术后需要休息多长时间? 其间患者需要注意哪些问题?

微创手术的意义在于更小的创伤、更简单的操作、更快捷的手术、更少的并发症,所以术后不需要特别的休息。但出血较多的话,应该制动、休息,促进积血吸收。

五十九、MIGS 术后多长时间可以做房角镜检查或接触性检查?

内眼手术如小梁切除术后行接触性检查一般需要 2 周。MIGS 入路切口小,是否可以提前进行接触性检查尚无研究证据支持。如必须检查,建议加用抗菌素防止感染。

六十、Schlemm 管手术通常为非滤过性手术,但为什么还是会失败? Schlemm 管手术失败的患者,能否再次选择 Schlemm 管手术?

Schlemm 管手术失败的原因是多方面的:①手术创伤大、术后炎症反应重,加重房角粘连和手术切开部位的再粘连;②激素性青光眼没有及时控制;③房角再次发生粘连;④切开的 Schlemm 管部位再次粘连或瘢痕化;⑤小梁网 -Schlemm 管途径后通路存在异常,Schlemm 管手术只解决了前通路问题。因此,对于 Schlemm 管手术失败的患者,应具体分析失败原因。针对前四个原因,可以考虑再次选择 Schlemm 管手术,比如 iStent 植入失败,还可以在其他象限再次植入;Schlemm 管切开 120° 失败,还可以在其他象限尝试再切 120° Schlemm 管。针对第五个原因,可以考虑其他手术方式如外滤过手术 XEN 青光眼引流管植入术、PRESERFLO 微型引流器植入术等。

六十一、MIGS 术后短暂性高眼压的发生机制? 是否需要干预? 如何干预?

MIGS 术后短暂性高眼压(IOP spike)主要是指术后眼压非常理想,大约 1~2 周时突然眼压升高。如果术后第 1 日就眼压很高,不叫术后短暂性高眼压,有可能是与手术操作相关的并发症。

MIGS 术后短暂性高眼压通常发生在术后 1~2 周,有 meta 分析报道 IOP spike 发生率为 0~ 32.7%[1]。有些患者未经干预,可自行缓解。原因尚无定论。可能的原因和处理:①凝血块阻塞,可加强活血化瘀药的使用。手术结束时应将前房出血冲洗干净,并积极预防术后出血。②血凝块熔解吸收时引起眼压升高,加强活血化瘀。③炎症导致小梁网和 Schlemm 管水肿,局部、全身加强抗炎。④激素性青光眼,立即停止使用激素,改用非甾体抗炎药物,局部全身辅助降低眼压,一般 1 周左右可以控制眼压。

六十二、激素性青光眼有什么表现?

激素性青光眼通常发生在术后 2 周左右[61],当然如果对激素超级敏感的患者,术后第 1 日也有高眼压的案例(手术结束时使用过含激素的眼膏包眼)。激素性青光眼表现:①有激素药物使用史;②术后 2 周左右突然眼压升高,可以高达 40~50mmHg,而无法用其他原因解释;③对侧眼眼压也随着升高(双眼都同时升高);④停激素眼压逐渐下降,大约 1 周左右眼压逐渐恢复到正常。

第十章图 10-1-5 展示了一个儿童青光眼的例子。其左眼做了 240° Schlemm 管切开术,手术非常顺利。术后第 7 日在当地测量双眼眼压高至 50~60mmHg,考虑由激素引起,嘱咐立刻停止局部用激素类药物。但停止使用激素 1 周后,眼压仍居高不下,百思不得其解。由于疫情原因,10 日后患者终于来诊,检查发现双眼下方球结膜下有白色沉积物,是康宁克通(曲安奈德无菌混悬液)! 原来当地医生在 2 个月前曾经为患者注射过康宁克通。这是一种消炎作用极强的合成皮质类固醇! 手术取出沉积物,观察眼压逐渐下降。见图 4-6-15。这个例子反过来证明了激素是引起高眼压的原因。

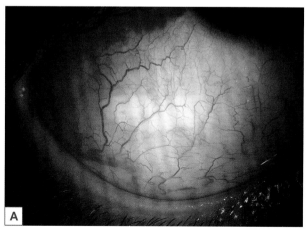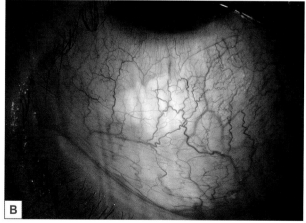

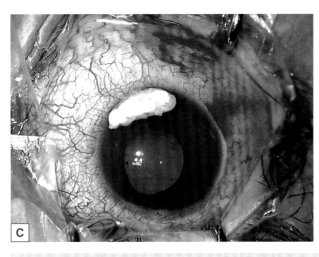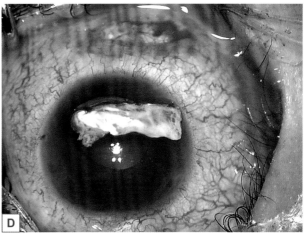

图 4-6-15 结膜下注射康宁克通引起激素性青光眼

A、B:双眼下方球结膜下见白色沉积物,为康宁克通 C、D:术中取出沉积物所见

六十三、激素性青光眼是 MIGS 手术的适应证,既往研究提示糖皮质激素受体主要分布于小梁网-Schlemm 管,为什么有些患者行小梁网-Schlemm 管切开后早期应用糖皮质激素眼压仍会升高,停用糖皮质激素后眼压逐渐控制?这是否提示糖皮质激素受体也分布于集液管处?关于激素性青光眼的研究进展如何?

目前关于激素受体的分布和对激素性青光眼的认识如下:

糖皮质激素(glucocorticoid,GC)属于类固醇激素。在临床上,GC 作为一类抗炎药物,通常用于治疗各种眼部和全身疾病,可以局部给药或全身给药。常见的 GC 主要包括地塞米松、泼尼松、甲泼尼龙、倍他米松等。激素性青光眼是指眼部使用 GC 引起眼压升高导致的青光眼性视神经病变。

GC 受体分布在人类小梁网细胞中,以及 Schlemm 管的内壁[71,72]。GC 的临床和细胞学作用是由糖皮质激素受体 α(glucocorticoid receptor,GRα)介导的。GRα 是配体依赖性转录因子核受体,在与 GC 结合后发生构象改变,进而诱导或抑制靶基因的转录[73],引起细胞形态学和功能的改变。

目前认为 GC 增加小梁网-Schlemm 管的阻力、减少房水外流的主要机制有四点:①小梁网增厚,小梁网滤过间隙缩小,邻管组织增厚,无定形细胞外物质增多,特别是在小梁网邻管组织和 Schlemm 管内皮下方[74];②小梁网细胞的细胞周转发生改变,金属蛋白酶组织抑制剂上调,金属蛋白酶的抑制促进了细胞外基质的沉积[75],使小梁网阻力增大;③小梁细胞对生物颗粒的吞噬作用降低[76],导致细胞外碎片的积累[77],从而引起房水流出阻力的增加;④细胞骨架网络的重组和交联肌动蛋白网络(crosslinked action networks,CLAN)的产生,肌动蛋白丝的细胞骨架缠结,导致小梁网僵硬并降低小梁网收缩性,从而抑制房水流出[78]。

发生激素性青光眼的危险因素有以下几点:①敏感性:正常人群中对类固醇的反应是不同的,大约 30%~40% 的正常人在 GC 局部给药时会引起眼压升高[79,80]。临床试验表明,GC 诱导的眼压升高可以在几小时内或几周内发生[81,82],如果全身使用则可能在数年内发生[83]。②年龄:一般来说,老年患者在使用 GC 眼药水后出现眼压升高的风险较高。也有研究认为年轻患者更容易在 GC 治疗葡萄膜炎时眼压升高。同时,1~8 岁儿童主要由于小梁网还未完全发育成熟,在接受 GC 治疗时会有比成人更明显的眼压升高反应[84,85];③青光眼:POAG 患者在眼部应用 GC 时会更容易产生高眼压反应。同时,POAG 患者的一级亲属使用 GC 导致眼压增高的风险也会更大[86]。④给药途径及药物配方:局部给药造成 GC 引起的高眼压或青光眼比全身给药更常见,局部给药导致 3/4 的激素性青光眼[76]。与新的局部用药如洛替泼尼诺依他酸、双氟泼尼特或利美索龙相比,使用地塞米松、泼尼松龙、倍他米松、氯倍他松和氟米松等较老的 GC 更容易引起眼压升高[72]。⑤其他：有研究认为结缔组织疾病、高度近视、1 型糖尿病和房角后退性青光眼也被报道为激素反应的危险因素[72]。

激素性青光眼的治疗：①激素诱导的高眼压通常是可逆的，特别是如果药物使用没有超过 1 年时[87]。眼压通常在停用 GC 治疗后 2~4 周内恢复正常，但如果 GC 疗程达 18 个月或更长时，眼压升高可能会持续更长时间[88]。②密切监测眼压。治疗开始前进行基线眼压测量。治疗开始后第 2 周进行测量，此后每 4~6 周测量 1 次，持续 2~3 个月[72]。③激素性青光眼的治疗实际上与 POAG 相同。所有可用的降压药物都可以用于这些患者。然而，据报道，前列腺素类似物会导致葡萄膜炎，在使用类固醇控制眼部炎症后出现高眼压的患者中，前列腺素类似物是相对禁忌使用的[89,90]。

六十四、术后激素使用的剂量、浓度、时间？ MIGS 创伤小，炎症轻，术后可否常规不使用激素，避免激素性青光眼的发生？

传统抗青光眼手术一般术后常规用局部抗炎药，如泼尼松龙、妥布霉素地塞米松、氯替泼诺、氟米龙等。一般术后用 1 个月。由于 MIGS 创伤小、炎症轻，是否可以仅用 1 周？ 著者支持用 1 周或 3 日，甚至常规不使用激素，直接用非甾体类抗炎药如双氯芬酸钠、普拉洛芬等，避免激素性青光眼的发生。

六十五、儿童及青少年更容易在内引流机制的 MIGS 手术后出现激素性青光眼，那么术后怎么应用抗炎药物？

儿童激素性青光眼发生率高[84,85]。著者见过不少对激素非常敏感的患者，术后第 1 日就发生高眼压的案例（手术结束时使用过含激素的眼膏包眼），立即停用激素后眼压逐渐下降。因此，对常规患者，著者通常在术后 3 日内使用激素类抗炎药物，然后改用非甾体类抗炎药，甚至术后第 1 日就直接用非甾体类抗炎药，这样大大降低了激素性青光眼发生的概率。但是，对于儿童，无论青光眼手术还是白内障手术，术后炎症反应都比较重，需要在使用激素类抗炎药和激素性青光眼中找到平衡：当炎症反应较重时，应当以抗炎为主，并积极降眼压。当炎症反应减轻时，可逐渐减少或停用激素类抗炎药，并根据眼压情况逐渐减少降眼压药物。

参 考 文 献

［1］ LAVIA C,DALLORTO L,MAULE M,et al. Minimally-invasive glaucoma surgeries（MIGS）for open angle glaucoma：A systematic review and meta-analysis. PLoS One,2017,12（8）：e0183142.

［2］ KASAHARA M,SHOJI N. Effectiveness and limitations of minimally invasive glaucoma surgery targeting Schlemm's canal. Jpn J Ophthalmol,2021,65（1）：6-22.

［3］ MATHEW D J,BUYS Y M. Minimally invasive glaucoma surgery：a critical appraisal of the literature. Annu Rev Vis Sci,2020,15（9）：47-89.

［4］ GILLMANN K,MANSOURI K. Minimally Invasive Glaucoma Surgery：Where Is the Evidence？ Asia Pac J Ophthalmol（Phila）,2020,9（3）：203-214.

［5］ RABIN R L,RABIN A R,ZHANG A D,et al. Co-management of cataract and glaucoma in the era of minimally invasive glaucoma surgery. Curr Opin Ophthalmol,2018,29（1）：88-95.

［6］ SARKISIAN S R,RADCLIFFE N,HARASYMOWYCZ P,et al. Visual outcomes of combined cataract surgery and minimally invasive glaucoma surgery. J Cataract Refract Surg,2020,46（10）：1422-1432.

［7］ 张西,宋云河,高新博,等. 微创青光眼手术在原发性闭角型青光眼联合手术中的应用研究进展. 中华眼科杂志,2022,58（1）：63-68.

［8］ 宋云河,张英哲,林凤彬,等. PEI 联合房角分离术及房角切开术治疗中晚期 PACG 疗效及安全性评估. 中华实验眼科杂志,2022,40（4）：334-339.

［9］ DORAIRAJ S,TAM M D,BALASUBRAMANI G K. Two-year clinical outcomes of combined phacoemulsification, goniosynechialysis,and excisional goniotomy for angle-closure glaucoma. Asia Pac J Ophthalmol（Phila）,2020,10（2）：183-

187.

［10］GUPTA S,SETHI A,YADAV S,et al. Safety and efficacy of incisional goniotomy as an adjunct with phacoemulsification in primary angle-closure glaucoma. J Cataract Refract Surg,2021,47(4):504-511.

［11］AL HABASH A,ALBUAINAIN A. Long term outcome of combined phacoemulsification and excisional goniotomy with the Kahook Dual Blade in different subtypes of glaucoma. Sci Rep,2021,11(1):10 660.

［12］SALINAS L,CHAUDHARY A,BERDAHL J P,et al. Goniotomy using the Kahook Dual Blade in severe and refractory glaucoma:6-month outcomes. J Glaucoma,2018,27(10):849-855.

［13］QIAO Y,TAN C,CHEN X,et al. Gonioscopy-assisted transluminal trabeculotomy versus goniotomy with Kahook dual blade in patients with uncontrolled juvenile open-angle glaucoma:a retrospective study. BMC Ophthalmol,2021,21(1): 395.

［14］VAN OTERENDORP C,BAHLMANN D. Kahook Dual Blade:An instrument for microincisional trabecular meshwork surgery. Ophthalmologe,2019,116(6):580-584.

［15］TANITO M,SANO I,IKEDA Y,et al. Short-term results of microhook ab interno trabeculotomy,a novel minimally invasive glaucoma surgery in Japanese eyes:initial case series. Acta Ophthalmol,2017,95(5):e354-e360.Omoto T,Fujishiro T, Asano-Shimizu K,et al. Comparison of the short-term effectiveness and safety profile of ab interno combined trabeculotomy using 2 types of trabecular hooks. Jpn J Ophthalmol,2020,64(4):407-413.

［16］OMOTO T,FUJISHIRO T,ASANO-SHIMIZU K,et al. Comparison of the short-term effectiveness and safety profile of ab interno combined trabeculotomy using 2 types of trabecular hooks. Jpn J Ophthalmol,2020,64(4):407-413.

［17］OMOTO T,FUJISHIRO T,ASANO-SHIMIZU K,et al. Comparison of 12-month surgical outcomes of ab interno trabeculotomy with phacoemulsification between spatula-shaped and dual-blade microhooks. Jpn J Ophthalmol,2021,65(3): 402-408.

［18］AMMAR D A,SEIBOLD L K,KAHOOK M Y. Preclinical investigation of goniotomy using four different techniques. Clin Ophthalmol,2020,14:3519-3525.

［19］GROVER D S,GODFREY D G,SMITH O,et al. Gonioscopy-assisted transluminal trabeculotomy,ab interno trabeculotomy:technique report and preliminary results. Ophthalmology,2014,121(4):855-861.

［20］DAVIDS A M,PAHLITZSCH M,BOEKER A,et al. Ab interno canaloplasty(ABiC)-12-month results of a new minimally invasive glaucoma surgery(MIGS). Graefes Arch Clin Exp Ophthalmol,2019,257(9):1947-1953.

［21］HUGHES T,TRAYNOR M. Clinical results of ab interno canaloplasty in patients with open-angle glaucoma. Clin Ophthalmol,2020,14:3641-3650.

［22］王怀洲,曹奕雯,王宁利,等. Schlemm管成形术治疗成年人开角型青光眼手术效果一年随访. 眼科,2014,23(1):22-25,36.

［23］BUDENZ D L,GEDDE S J. New options for combined cataract and glaucoma surgery. Curr Opin Ophthalmol,2014,25(2): 141-147.

［24］KHAIMI M A. Long-term medication reduction in controlled glaucoma with iTrack ab-interno canaloplasty as a standalone procedure and combined with cataract surgery. Ther Adv Ophthalmol,2021,13:25158414211045751.

［25］MINCKLER D S,BAERVELDT G,ALFARO M R,et al. Clinical results with the Trabectome for treatment of open-angle glaucoma. Ophthalmology,2005,112(6):962-967.

［26］JORDAN J F,WECKER T,VAN OTERENDORP C,et al. Trabectome surgery for primary and secondary open angle glaucomas. Graefes Arch Clin Exp Ophthalmol,2013,251(12):2753-2760.

［27］KONO Y,KASAHARA M,HIRASAWA K,et al. Long-term clinical results of trabectome surgery in patients with open-angle glaucoma. Graefes Arch Clin Exp Ophthalmol,2020,258(11):2467-2476.

［28］POLAT J K,LOEWEN N A. Combined phacoemulsification and trabectome for treatment of glaucoma. Surv Ophthalmol, 2017,62(5):698-705.

［29］ESFANDIARI H,SHAH P,TORKIAN P,et al. Five-year clinical outcomes of combined phacoemulsification and trabectome surgery at a single glaucoma center. Graefes Arch Clin Exp Ophthalmol,2019,257(2):357-362.

［30］LARSEN C L,SAMUELSON T W. Managing coexistent cataract and glaucoma with iStent. Surv Ophthalmol,2017,62(5): 706-711.

［31］MALVANKAR-MEHTA M S,IORDANOUS Y,CHEN Y N,et al. IStent with phacoemulsification versus phacoemulsification alone for patients with glaucoma and cataract:A meta-analysis. PLoS One,2015,10(7):e0131770.

［32］HU YW J,ANG CH B,TECSON IOC,et al. Combined phacoemulsification and iStent inject implantation in Asian eyes. Eur J Ophthalmol,2022,32(1):288-295.

［33］RESENDE A F,PATEL N S,WAISBOURD M,et al. IStent® trabecular microbypass stent:An update. J Ophthalmol,2016, 2016:2 731 856.

［34］MALVANKAR-MEHTA M S,CHEN Y N,IORDANOUS Y,et al. iStent as a solo procedure for glaucoma patients:A systematic review and meta-analysis. PLoS One,2015,10(5):e0128146.

［35］HEALEY P R,CLEMENT C I,KERR N M,et al. Standalone iStent trabecular micro-bypass glaucoma surgery:A systematic review and meta-analysis. J Glaucoma,2021,30(7):606-620.

［36］CHEN Y Y,LAI Y J,YEN Y F,et al. Use of iStent as a standalone operation in patients with open-angle glaucoma. J Ophthalmol,2020,2020:8 754 730.

［37］林仲静,徐硕,钟一声. 小梁微型旁路支架 iStent 的研究进展. 眼科新进展,2016,36(9):894-897.

［38］SAMET S,ONG J A,AHMED I I K. Hydrus microstent implantation for surgical management of glaucoma:a review of design,efficacy and safety. Eye Vis(Lond),2019,6:32.

［39］AL-MUGHEIRY T S,CATE H,CLARK A,et al. Microinvasive glaucoma stent(MIGS)surgery with concomitant phacoemulsification cataract extraction:outcomes and the learning curve. J Glaucoma,2017,26(7):646-651.

［40］LASPAS P,GARCIA-FEIJOO J,MARTINEZ-DE-LA-CASA J M,et al. Three-year results of hydrus microstent with phacoemulsification. Ophthalmol Glaucoma,2019,2(6):440-442.

［41］中华医学会眼科学分会青光眼学组与中国医师协会眼科医师分会青光眼学组. 中国青光眼指南(2020 年). 中华眼科杂志,2020,56(08):573-586.

［42］OKADA N,HIROOKA K,ONOE H,et al. Comparison of efficacy between 120° and 180° Schlemm's canal incision microhook ab interno trabeculotomy. J Clin Med,2021,10(14):3181.

［43］HIRABAYASHI M T,LEE D,KING J T,et al. Comparison of surgical outcomes of 360° circumferential trabeculotomy versus sectoral excisional goniotomy with the kahook dual blade at 6 months. Clin Ophthalmol,2019,15(13):2017-2024.

［44］MORI S,MURAI Y,UEDA K,et al. Comparison of efficacy and early surgery-related complications between one-quadrant and two-quadrant microhook ab interno trabeculotomy:a propensity score matched study. Acta Ophthalmol,2021,99(8): 898-903.

［45］YOKOYAMA H,TAKATA M,GOMI F. One-year outcomes of microhook trabeculotomy versus suture trabeculotomy ab interno. Graefes Arch Clin Exp Ophthalmol,2021,2(8):1-10.

［46］WU Y,YU R,CHEN D,et al. Early trabeculotomy ab externo in treatment of sturge-weber syndrome. Am J Ophthalmol, 2017,182:141-146.

［47］SARKISIAN S R,MATHEWS B,DING K,et al. 360° ab-interno trabeculotomy in refractory primary open-angle glaucoma. Clin Ophthalmol,2019,13(11):161-168.

［48］KALINA A G,KALINA P H,BROWN M M. XEN® gel stent in medically refractory open-angle glaucoma:results and observations after one year of use in the united states. Ophthalmol Ther,2019,8(3):435-446.

［49］CUBUK M O,UCGUL A Y,UNSAL E. Gonioscopy-assisted transluminal trabeculotomy as an option after failed trabeculectomy. Int Ophthalmol,2020,40(8):1923-1930.

［50］BRUSINI P,TOSONI C. Canaloplasty after failed trabeculectomy:a possible option. J Glaucoma,2014,23(1):33-34.

［51］KAPLOWITZ K,BUSSEL I I,HONKANEN R,et al. Review and meta-analysis of ab-interno trabeculectomy outcomes. Br J Ophthalmol,2016,100(5):594-600.

［52］LOEWEN R T,ROY P,PARIKH H A,et al. Impact of a glaucoma severity index on results of trabectome surgery:larger pressure reduction in more severe glaucoma. PLoS One,2016,11(3):e0151926.

［53］AHMED I I K,FEA A,AU L,et al. A prospective randomized trial comparing hydrus and iStent microinvasive glaucoma surgery implants for standalone treatment of open-angle glaucoma:The COMPARE study. Ophthalmology,2020,127(1): 52-61.

［54］SALBY AM,SKALICKY SE. Combined iStent® inject trabecular micro-bypass and phacoemulsification in Australian patients with open-angle glaucoma. Clin Ophthalmol,2020,14:985-993.

［55］舒静,李晴,曾流芝. Schlemm 管手术发展史. 眼科学报,2020,35(4):262-270.

［56］M ELHUSSEINY A,JAMERSON E C,MENSHAWEY R,et al. Collector channels:role and evaluation in schlemm's canal surgery. Curr Eye Res,2020,45(10):1181-1187.

［57］ANDREW N H,AKKACH S,CASSON R J. A review of aqueous outflow resistance and its relevance to microinvasive glaucoma surgery. Surv Ophthalmol,2020,65(1):18-31.

［58］MINCKLER D,BAERVELDT G,RAMIREZ M A,et al. Clinical results with the Trabectome,a novel surgical device for treatment of open-angle glaucoma. Trans Am Ophthalmol Soc,2006,104:40-50.

［59］GRIESHABER M C,PIENAAR A,OLIVIER J,et al. Clinical evaluation of the aqueous outflow system in primary open-angle glaucoma for canaloplasty. Invest Ophthalmol Vis Sci,2010,51(3):1498-1504.

［60］CARREON T,VAN DER MERWE E,FELLMAN R L,et al. Aqueous outflow - A continuum from trabecular meshwork to episcleral veins. Prog Retin Eye Res,2017,57:108-133.

［61］葛坚,王宁利,黎晓新等. 眼科学. 3 版. 北京:人民卫生出版社,2015:76-78;261-294.

［62］RAZEGHINEJAD R,LIN M M,LEE D,et al. Pathophysiology and management of glaucoma and ocular hypertension related to trauma. Surv Ophthalmol,2020,65(5):530-547.

［63］CHAI C,LOON S C. Meta-analysis of viscocanalostomy versus trabeculectomy in uncontrolled glaucoma. J Glaucoma,2010,19(8):519-527.

［64］SIT A J,MCLAREN J W. Measurement of episcleral venous pressure. Exp Eye Res,2011,93(3):291–298.

［65］MARDELLI P G. Closure of persistent cyclodialysis cleft using the haptics of the intraocular lens. Am J Ophthalmol,2006,142(4):676-678.

［66］黄萍,王怀洲,吴慧娟,等. 小梁消融术疗效和安全性的临床观察. 中华眼科杂志,2015,51(2):115-119.

［67］王晓蕾,张秀兰. 开角型青光眼手术治疗最新进展. 中华视光学杂志,2011,13(4):317-320.

［68］VOLD S D. Ab interno trabeculotomy with the trabectome system:what does the data tell us? Int Ophthalmol Clin,2011,51(3):65-81.

［69］MINCKLER D S,FRANCIS B A,HODAPP E A,et al. Aqueous shunts in Glaucoma. Ophthalmic Technology Assessment,American Academy of Ophthalmology. Ophthalmology,2008,115(6):1089-1098.

［70］TOUSSAINT B,PETERSEN M R,SISK R A,et al. Long-term results of combined Ab Interno Trabeculotomy(Trabectome)and small-gauge pars plana vitrectomy. Retina,2016,36(6):1076-1080.

［71］HERNANDEZ M R,WENK E J,WEINSTEIN B I,et al. Glucocorticoid target cells in human outflow pathway:autopsy and surgical specimens. Invest Ophthalmol Vis Sci,1983,24(12):1612-1616.

［72］ROBERTI G,ODDONE F,AGNIFILI L,et al. Steroid-induced glaucoma:epidemiology,pathophysiology,and clinical management. Surv Ophthalmol,2020,65(4):458-472.

［73］GARROTT H M,WALLAND M J. Glaucoma from topical corticosteroids to the eyelids. Clin Exp Ophthalmol,2004,32(2):224-226.

［74］CLARK A F,WILSON K,DE KATER A W,et al. Dexamethasone-induced ocular hypertension in perfusion-cultured human eyes. Invest Ophthalmol Vis Sci,1995,36(2):478-489.

［75］SAMPLES J R,ALEXANDER J P,ACOTT T S. Regulation of the levels of human trabecular matrix metalloproteinases and inhibitor by interleukin-1 and dexamethasone. Invest Ophthalmol Vis Sci,1993,34(12):3386-3395.

［76］ZHANG X,OGNIBENE C M,CLARK A F,et al. Dexamethasone inhibition of trabecular meshwork cell phagocytosis and its modulation by glucocorticoid receptor beta. Exp Eye Res,2007,84(2):275-284.

［77］BILL A. Editorial:The drainage of aqueous humor. Invest Ophthalmol,1975,14(1):1-3.

［78］CLARK A F,BROTCHIE D,READ A T,et al. Dexamethasone alters F-actin architecture and promotes cross-linked actin network formation in human trabecular meshwork tissue. Cell Motil Cytoskeleton,2005,60(2):83-95.

［79］PATERSON G. Studies of the response to topical dexamethasone of glaucoma relatives. Trans Ophthalmol Soc U K,1965,85:295-305.

［80］BARTLETT J D,WOOLLEY T W,ADAMS C M. Identification of high intraocular pressure responders to topical ophthalmic corticosteroids. J Ocul Pharmacol,1993,9(1):35-45.

［81］WEBSTER J C,OAKLEY R H,JEWELL C M,et al. Proinflammatory cytokines regulate human glucocorticoid receptor gene expression and lead to the accumulation of the dominant negative beta isoform:a mechanism for the generation of glucocorticoid resistance. Proc Natl Acad Sci U S A,2001,98(12):6865-6870.

[82] ARMALY M F. Effect of corticosteroid on intraocular pressure and fluid dynamics. II. The Effect of dexamethasone in the glaucomatous eye. Arch Ophthalmol,1963,70(10):492-499.

[83] BERNSTEIN H N,MILLS D W,BECKER B. Steroid-induced elevation of intraocular pressure. Arch Ophthalmol,1963,70(7):15-18.

[84] NG J S,FAN D S,YOUNG A L,et al. Ocular hypertensive response to topical dexamethasone in children:a dose-dependent phenomenon. Ophthalmology,2000,107(11):2097-2100.

[85] REMÉ C,D'EPINAY S L. Periods of development of the normal human chamber angle. Doc Ophthalmol,1981,51(3):241-268.

[86] BARTLETT J D,WOOLLEY T W,ADAMS C M. Identification of high intraocular pressure responders to topical ophthalmic corticosteroids. J Ocul Pharmacol,1993,9(1):35-45.

[87] SIHOTA R,KONKAL V L,DADA T,et al. Prospective,long-term evaluation of steroid-induced glaucoma. Eye(Lond),2008,22(1):26-30.

[88] PHULKE S,KAUSHIK S,KAUR S,et al. Steroid-induced glaucoma:an avoidable irreversible blindness. J Curr Glaucoma Pract,2017,11(2):67-72.

[89] SCHWARTZ J T,REULING F H,FEINLEIB M,et al. Twin study on ocular pressure following topically applied dexamethasone. II. Inheritance of variation in pressure response. Arch Ophthalmol,1973,90(10):281-286.

[90] SOHN E H,WANG R,READ R,et al. Long-term,multicenter evaluation of subconjunctival injection of triamcinolone for non-necrotizing,noninfectious anterior scleritis. Ophthalmology,2011,118(10):1932-1937.

第五章

Chapter 5

以外路小梁网 -Schlemm 管引流为途径的微创手术

Enhancing aqueous outflow through ab externo trabecular meshwork-Schlemm's canal surgery

与第四章相呼应,本章阐述经外路(ab externo)、以小梁网 -Schlemm 管引流为途径的微创手术。经外路法包括 Schlemm 管切开和成形术。从手术操作上看,经外路法需要制作结膜瓣、巩膜瓣,以及缝合结膜瓣、巩膜瓣等,不符合"创伤小、微切口、操作少"等微创手术概念,理论上不应属于微创手术范畴。但为延续手术的完整性,本章阐述此部分内容供读者参考。

第一节　经外路 Schlemm 管切开术

Ab externo trabeculotomy

经外路 Schlemm 管切开术分为传统经外路 Schlemm 管切开手术(conventional trabeculotomy)和全周经外路 Schlemm 管切开手术(circumferential trabeculotomy)两种术式。前者主要是指传统小梁切开术,后者有缝线法或微导管法(suture or microcatheter),微导管法也称经外路微导管辅助下 360° 小梁切开术(ab externo microcatheter-assisted trabeculotomy,MAT)。

一、传统小梁切开术

【适应证】传统小梁切开术主要适用于原发性先天性青光眼(primary congenital glaucoma,PCG),更适用于合并有角膜混浊的病例[1-6]。其也适用于一些继发性儿童青光眼如葡萄膜炎性青光眼和激素诱发的房角开放的青光眼,以及先天性风疹和 Sturge-Weber 综合征引起的继发性青光眼[1]。

【手术原理】使用传统金属小梁切开刀(也叫探针,probe),从外路切开近 1/3 的 Schlemm 管内壁和小梁网,在前房和 Schlemm 管之间建立直接通道,以利房水排出。小梁刀分左侧刀和右侧刀,左侧刀用于切口左侧 Schlemm 管切开,右侧刀用于切口右侧 Schlemm 管切开。切割范围左右各切开大约 60°,共 120°。每把刀又分为上刃和下刃,上刃起引导作用,下刃起切割作用。见图 5-1-1。

无论是传统小梁切开术还是微导管辅助下 360° 经外路 Schlemm 管手术,Schlemm 管的精确定位都很重要。外部标志是灰蓝色小梁网带与白色巩膜的连接处。需制作一个较厚的板层巩膜瓣(一般 2/3 厚或以上),才能在巩膜床上清晰辨认出三个解剖结构,见图 5-1-2。在灰蓝色小梁网带与白色巩膜结合处,即为 Schlemm 管走向。在此位置前 0.5mm~ 后 0.5mm 之间,做 0.5~1.0mm 长垂直切口,细心寻找切口深处黑点,如黑点处有房水溢出或少量出血,提示 Schlemm 管外壁已被切开。建议在显微镜高放大倍数下(图5-1-3),缓慢和仔细地沿着切口壁加深切口以定位 Schlemm 管。

【手术步骤】术前可以使用 1%~2% 毛果芸香碱缩瞳,术中使用卡巴胆碱缩瞳,防止晶状体受损。制作以穹窿部或角膜缘为基底的结膜瓣完成经外路的传统小梁切开术。见图 5-1-4。

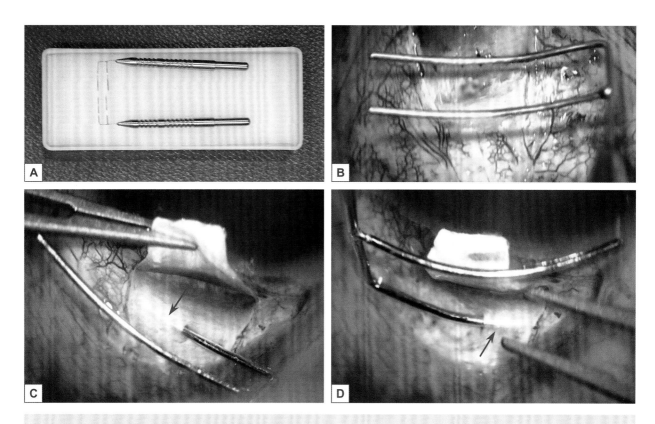

图 5-1-1 传统小梁切开刀

A:示意小梁切开刀,分左侧刀和右侧刀 B:示意左侧刀。刀分上刃和下刃。上刃起引导作用,下刃进入 Schlemm 管腔起切割作用 C:示意左侧刀下刃成功进入 Schlemm 管的管腔(蓝箭头) D:示意右侧刀下刃成功进入 Schlemm 管的管腔(蓝箭头)

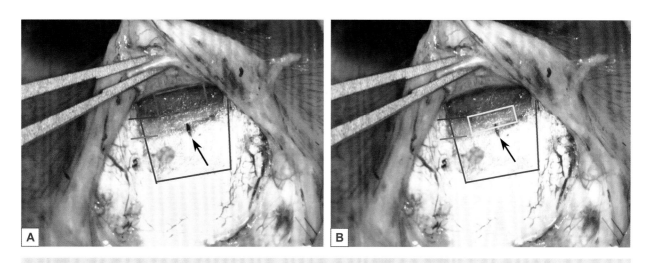

图 5-1-2 Schlemm 管的精确定位 1

A、B:剖切 2/3 厚巩膜瓣后,可在巩膜床上清晰辨认出三个解剖结构:红直线往前的是透明角膜区域,中间(红直线与绿直线之间)是较窄的灰蓝色小梁网带,绿直线之后是致密白色的巩膜区域。绿直线所指方向即为 Schlemm 管走向。黑箭头示意在 Schlemm 管处所做的垂直切口,已将 Schlemm 管外壁打开。A 图中紫色框示意现代小梁切除术推荐切除深层组织进入前房的部位,B 图中黄色框示意传统小梁切除术切除深层组织进入前房的部位,此部位切除容易引起出血

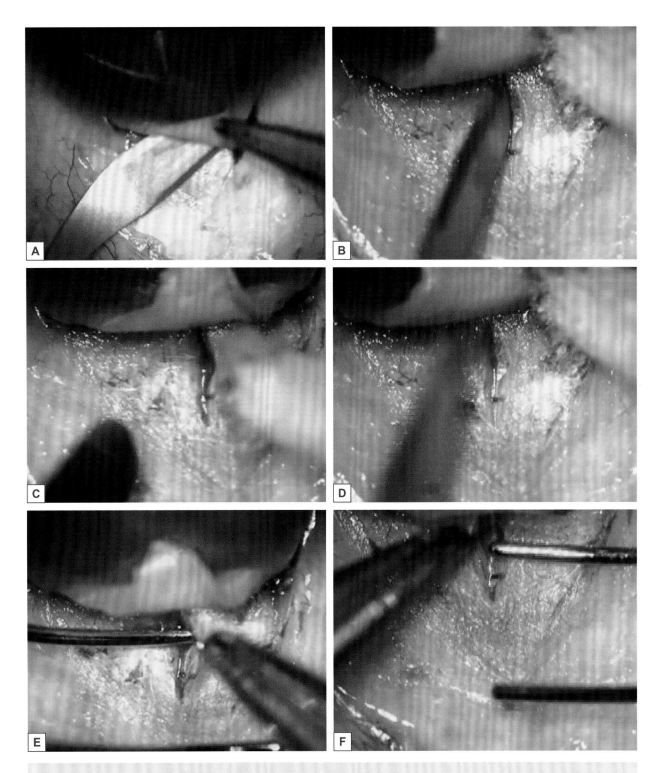

图 5-1-3   Schlemm 管的精确定位 2

A~D：制作以穹窿部为基底的结膜瓣及约 1/2~2/3 厚的三角形巩膜瓣，在巩膜瓣下灰蓝色小梁网带与白色巩膜交界处（相当于 Schlemm 管处）做垂直切口，寻找切口深处黑点，C、D 图绿箭头示意切口深处的黑点，即 Schlemm 管开口处   E、F：分别用左、右侧小梁切开刀，插入 Schlemm 管管腔内。图片为 Dr. Stephen P. Christiansen 提供手术视频剪辑

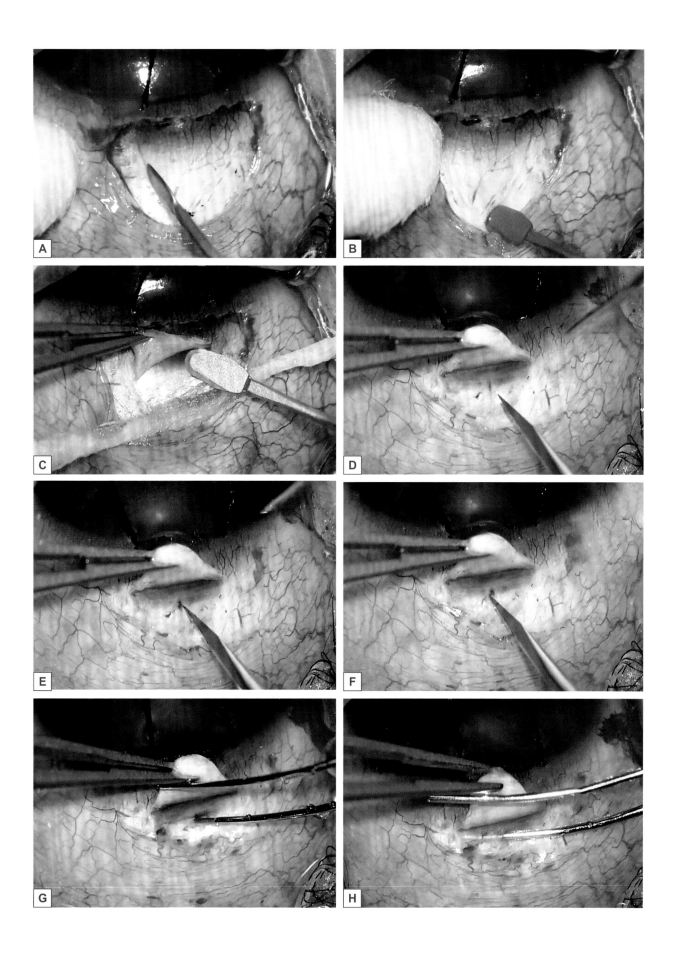

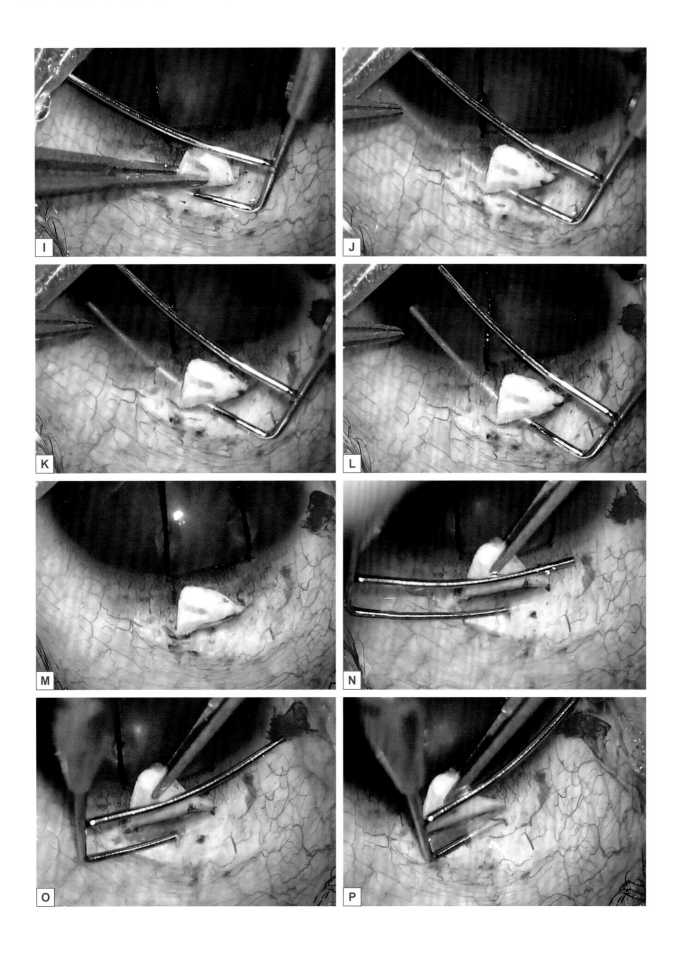

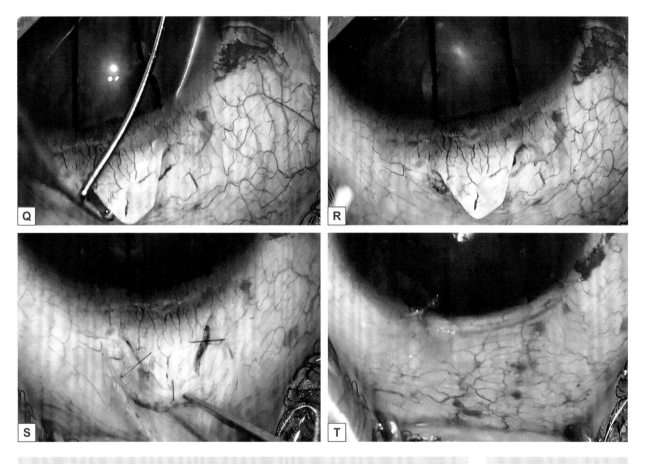

图 5-1-4　以穹窿部为基底结膜瓣的传统小梁切开术（视频 99 号）

A~C:制作以穹窿部为基底的结膜瓣,再制作三角形巩膜瓣　D~F:该例制作的巩膜瓣约 1/2 厚,可隐约辨认三个解剖标志。在灰蓝色小梁网带与白色的巩膜区域之间（Schlemm 管相对应的部位）做垂直切口,细心寻找切口深处黑点,如黑点处有房水溢出及少量出血,提示 Schlemm 管外壁已被切开　G~M:将左侧小梁切开刀下刃插入 Schlemm 管管腔内,切开左侧大约 60° 的 Schlemm 管内壁和小梁网,上刃起引导作用　N~R:更换成右侧小梁切开刀,同样方法切开右侧大约 60° 的 Schlemm 管内壁和小梁网　S:10-0 尼龙线缝合巩膜瓣　T:8-0 可吸收缝线缝合结膜瓣,结束手术

视频 99 号

二、经外路微导管辅助下 360° 小梁切开术（MAT）

【适应证】同传统小梁切开术。

【手术原理】经外路微导管辅助下 360° 小梁切开术（MAT）原理和经内路房角镜及微导管辅助下 360° 小梁切开术（gonioscopic and microcatheter-assisted transluminal trabeculotomy,GATT）相同（见第四章）,也是借助 iTrack 手术系统,在直视下将带有导光纤维的、头端闪烁发光的微导管插入 Schlemm 管内,穿行 360° Schlemm 管来完成。只不过外路法是从外路入口（图 5-1-5）,同传统经外路小梁切开手术一样需先剖切巩膜瓣,找到 Schlemm 管。所以,无论是传统小梁切开术还是经外路微导管辅助下 360° 小梁切开术,Schlemm 管精确定位仍是最关键的步骤（图 5-1-2 和图 5-1-3）。5-0 或 6-0 聚丙烯线也可替代微导管,但缺乏了导光纤维的指引,穿行时缝线如果迷路不易察觉和处理。

【手术步骤】术前可以使用 1%~2% 毛果芸香碱缩瞳,术中使用卡巴胆碱缩瞳。手术步骤见图 5-1-6。

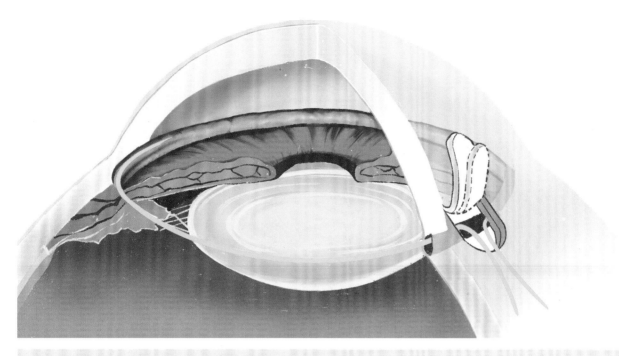

图 5-1-5   经外路微导管辅助下 360° 小梁切开术（MAT）示意图
示意微导管（绿色）从巩膜面进入 Schlemm 管，穿行 360° Schlemm 管

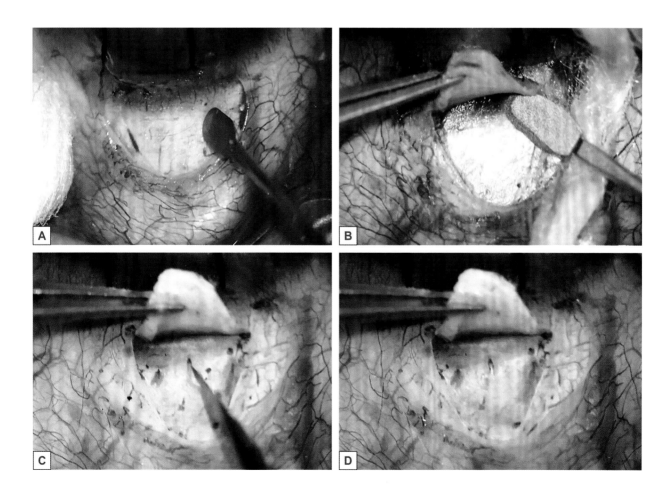

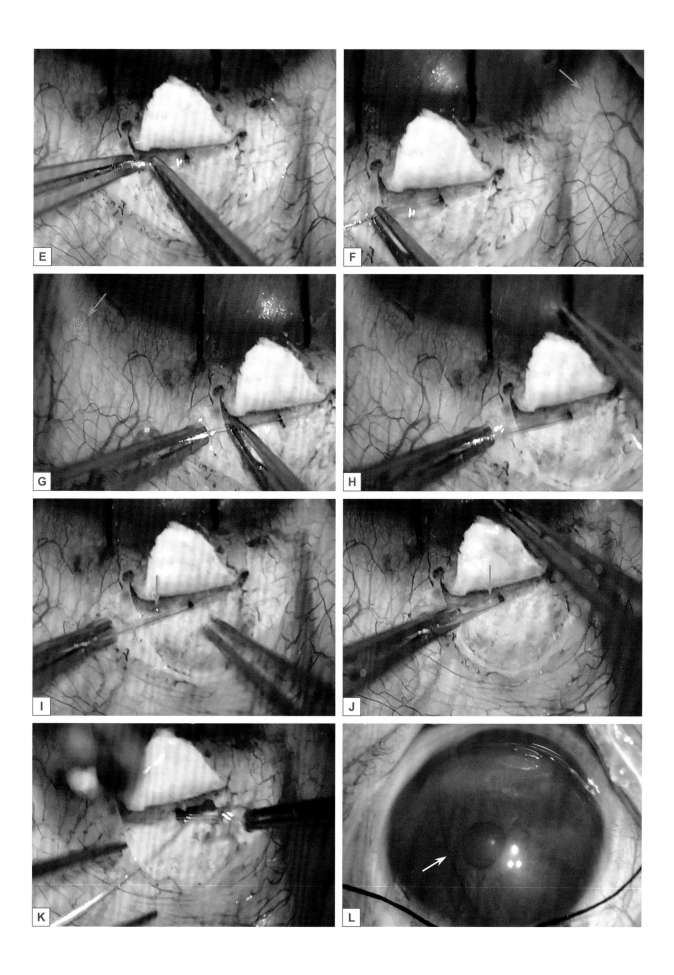

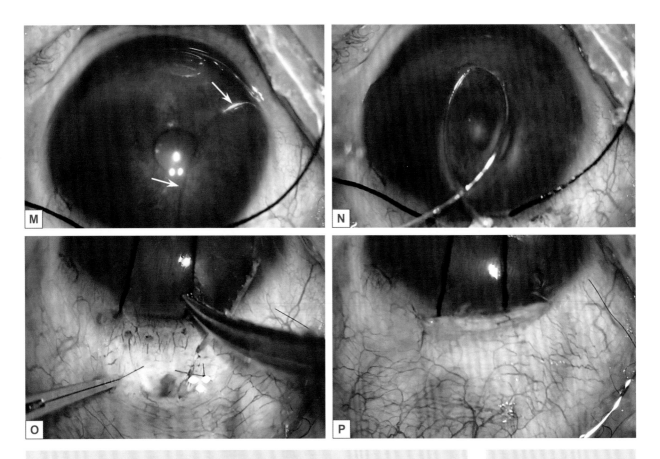

图 5-1-6　经外路微导管辅助下 360°小梁切开术（MAT）手术步骤（视频 100 号）

A、B：制作以穹窿部为基底的结膜瓣，再制作三角形巩膜瓣　C、D：该例制作的巩膜瓣约 1/2 厚，可隐约辨认三个解剖标志。在灰蓝色小梁网带与白色的巩膜区域之间（Schlemm 管相对应的部位）做垂直切口，细心寻找切口深处黑点，如黑点处有房水溢出及少量出血，提示 Schlemm 管外壁已被切开　E~J：将微导管的头端自右侧 Schlemm 管断端缓慢插入，根据闪烁光位置判断微导管在 Schlemm 管内走行位置（绿箭头），微导管沿 Schlemm 管穿行 1 周，微导管从另一断端穿出　K~N：牵拉导管两端将 Schlemm 管切开，前房内可见微导管（白箭头）。继续牵拉微导管两端，将 Schlemm 管 360°切开。N 图示意已经牵拉出眼内的微导管　O：10-0 尼龙线缝合巩膜瓣　P：8-0 可吸收缝线缝合结膜瓣，结束手术

视频 100 号

第二节　经外路 Schlemm 管成形术

Ab externo canaloplasty

【适应证】 各类型开角型青光眼患者。

【手术原理】 Stegmann 等[7]于 1999 年最先报道了粘小管造瘘术（viscocanalostomy，VCO）。Lewis 等[8]则在 VCO 的基础上形成了 Schlemm 管成形术（canaloplasty）。

现代的经外路 Schlemm 管成形术（ab externo canaloplasty，CP）手术原理包括两个方面：一是切除 Schlemm 管外壁和深层巩膜瓣，形成巩膜池，达到非穿透小梁手术（non-perforating trabecular surgery，NPTS）的效果；二是同时扩张 Schlemm 管，降低 Schlemm 管及远端的阻力。

扩张 Schlemm 管的手段有三个：一是黏弹剂扩张；二是留置缝线扩张；三是新型 Schlemm 管扩张器（Stegmann Canal Expander®）[9]。其中，前两者需要用到 iTrack 手术系统（详见第四章）。

黏弹剂扩张 Schlemm 管是通过 iTrack 微导管内置的一个精确的螺旋推注注射器来完成黏弹性物质的推注。当微导管穿行 1 周完成 360°时,将微导管反向退出,此时每经过 2 个钟点就注射入一些黏弹性物质,当微导管完整退出后,黏弹剂就留在了 Schlemm 管达到扩张的目的。

留置缝线扩张 Schlemm 管的操作:当微导管穿行 1 周完成 360°时,将 9-0 或 10-0 的聚丙烯缝线系在微导管头端上,然后反向将微导管退出(同时每经过 2 个钟点就注射入一些黏弹性物质),当微导管完整退出后,缝线就留在了 Schlemm 管内。将缝线系紧,这样就可以对 Schlemm 管内壁产生一定的张力,这一张力的持久存在使得 Schlemm 管得以扩张,从而达到降低眼压的目的,见图 5-2-1。对于 Schlemm 管经过黏弹剂扩张后,是否留置缝线尚有争议。有研究表明,单纯黏弹剂扩张后没有留置缝线,同样能够取得理想的降低眼压效果[10]。

研究表明经外路 Schlemm 管成形术是一种安全、有效的治疗开角型青光眼的新型手术方式[7-17]。

【手术步骤】经 iTrack 微导管指引下经外路 Schlemm 管成形术,见图 5-2-2 和图 5-2-3。

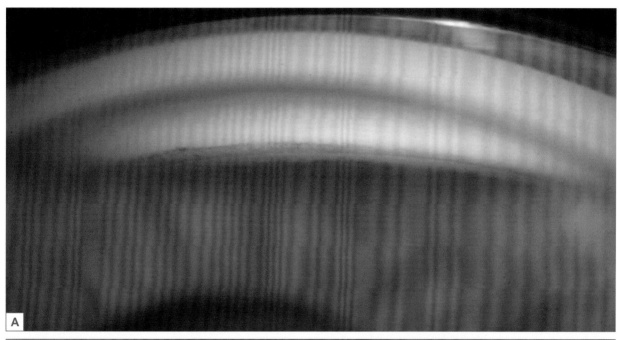

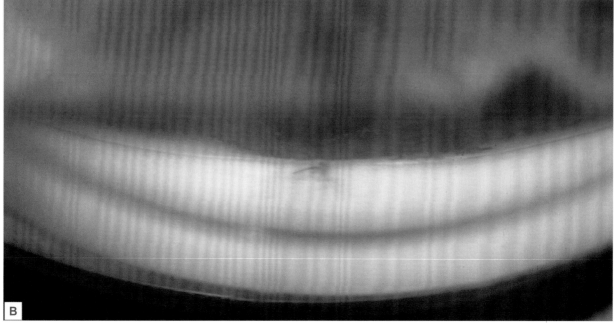

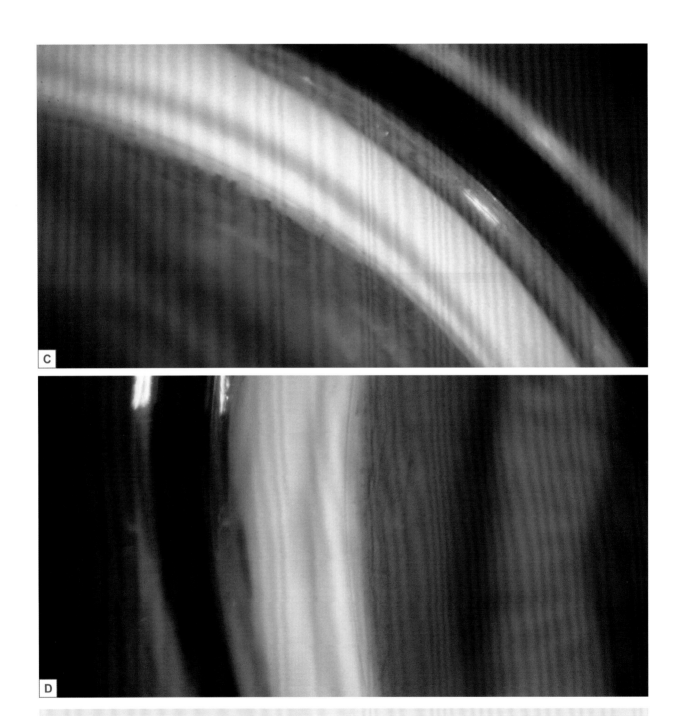

图 5-2-1　经外路 Schlemm 管成形术缝线留置

A~D：经外路 Schlemm 管成形术后，在下方（A）、上方（B）、鼻下方（C）、颞侧（D）房角 Schlemm 管腔内均可见聚丙烯缝线

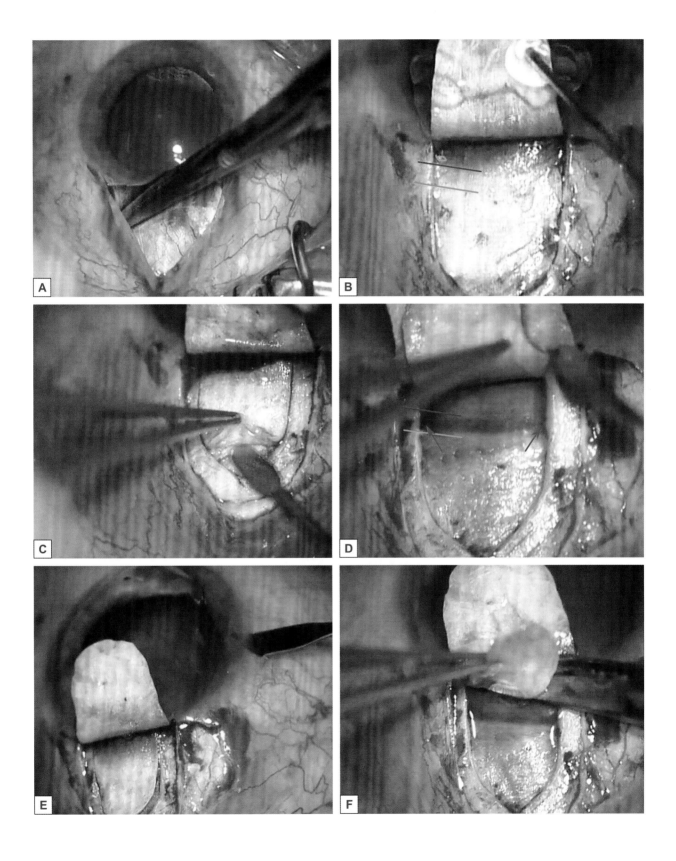

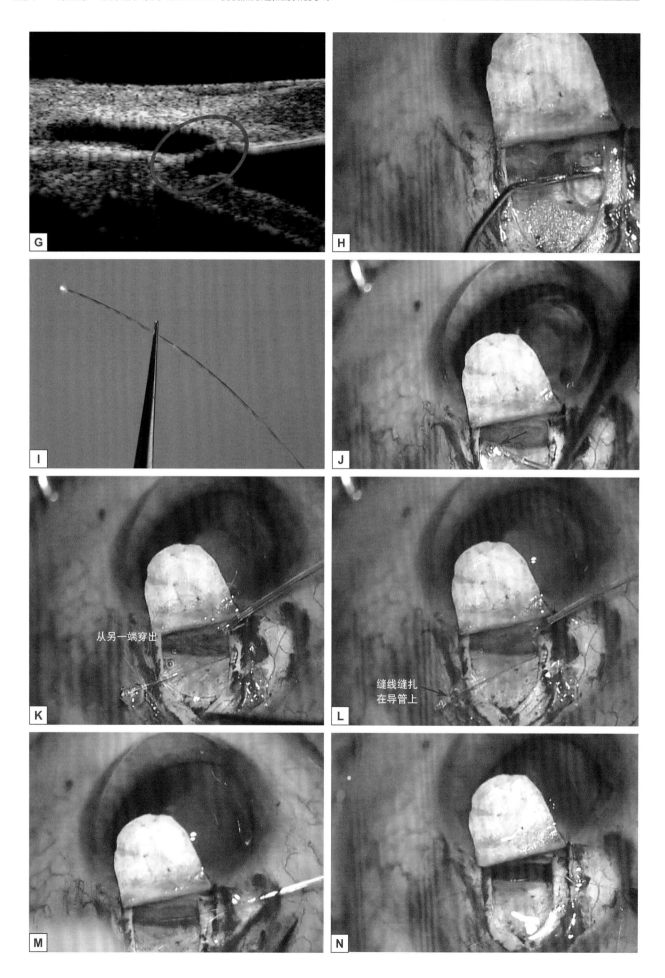

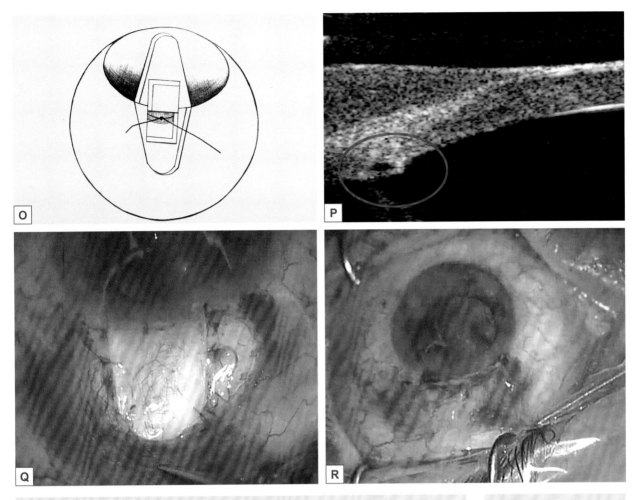

图 5-2-2 微导管指引下 Schlemm 管成形术(视频 36 号)

A:制作以穹窿部为基底的结膜瓣 B:制作第一层巩膜瓣,新月形、1/3 厚度、大小约 4mm×5mm。在深层巩膜床上隐约能识别三个解剖标志:红直线往前为透明角膜区域,绿直线往后为白色巩膜区域,红直线和绿直线之间区域为灰蓝色小梁网带。绿直线方向相当于 Schlemm 管走向 C、D:在第一层巩膜瓣下,再制作 1/3~1/2 巩膜厚度的第二层巩膜瓣,大小约 3mm×4mm,暴露出 Schlemm 管断端(蓝箭头) E:做侧切口前房穿刺,注入一定的 BSS 或黏弹剂维持和稳定前房 F:剪除第二层巩膜瓣,形成巩膜池 G:UBM 下可显示被剪除的第二层巩膜瓣为一空隙,红色圈显示暴露的后弹力膜窗 H:Schlemm 管内注入黏弹剂扩张 Schlemm 管开口,但应避免注入过多,且进针深度不能超过 1.5mm,以免损伤 Schlemm 管内壁 I:示意带导光纤维的微导管 J:微导管插入 Schlemm 管 K、L:微导管穿行 360° 从另一端出来,绿箭头示意微导管的探头有红色闪烁光。将双股 10-0 聚丙烯缝线的一端结扎于微导管头端,将微导管反向退出(同时每经过 2 个钟点就注射入一些黏弹性物质),微导管完全退出后缝线取而代之留在了 Schlemm 管内 M~O:将双股 10-0 聚丙烯缝线留置在 Schlemm 管内,收紧并结扎缝线至适当张力 P:术中应用 80Hz UBM 明确 Schlemm 管腔扩张形态及缝线张力,必要时调整缝线,直至 Schlemm 管内壁及小梁网区域被牵拉程度达理想状态(红圈示意扩张良好的 Schlemm 管) Q:10-0 尼龙线缝合巩膜瓣 R:8-0 可吸收线缝合结膜,结束手术。图片为 Dr. Paolo Brusini 提供手术视频剪辑

视频 36 号

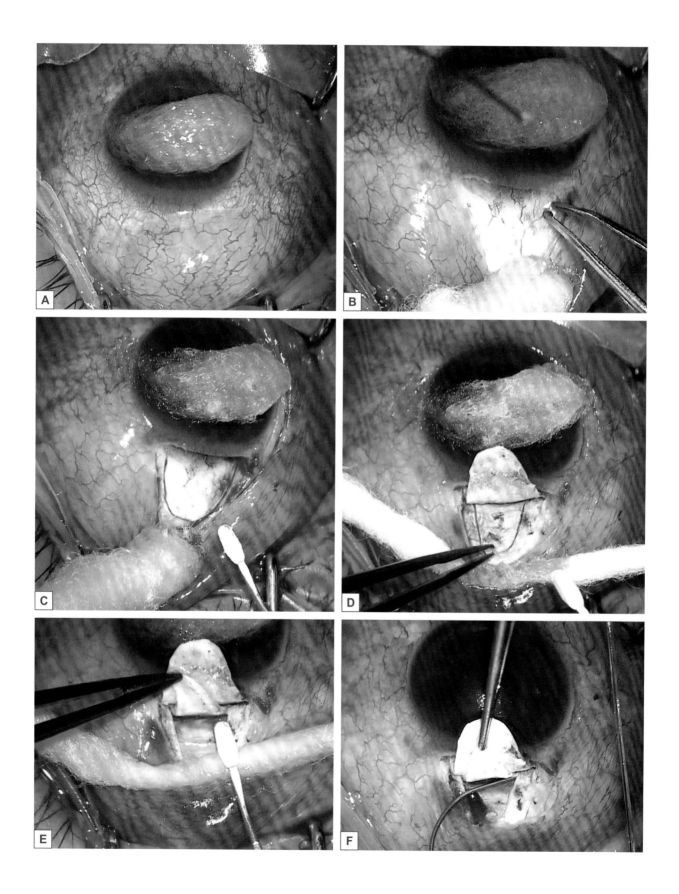

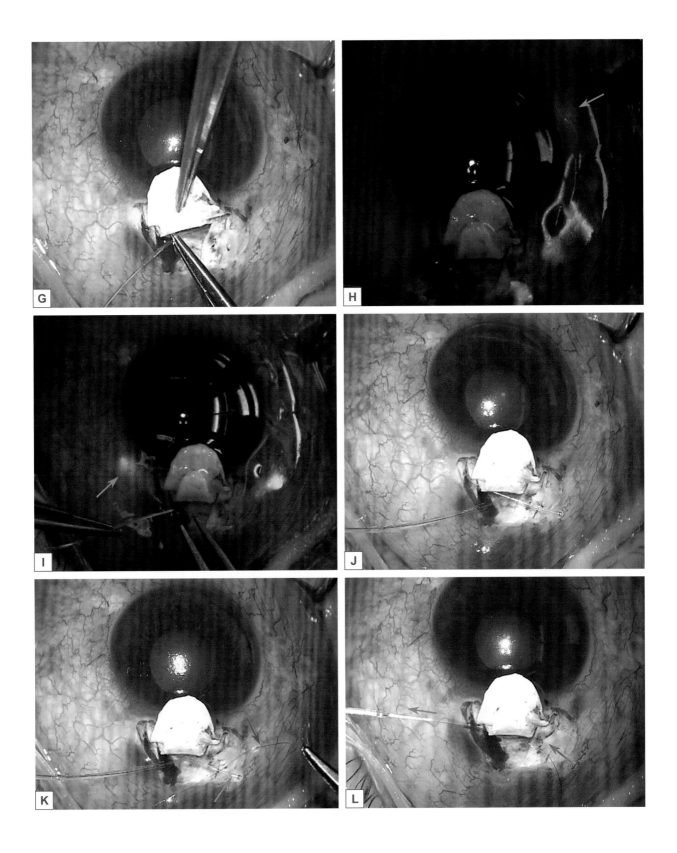

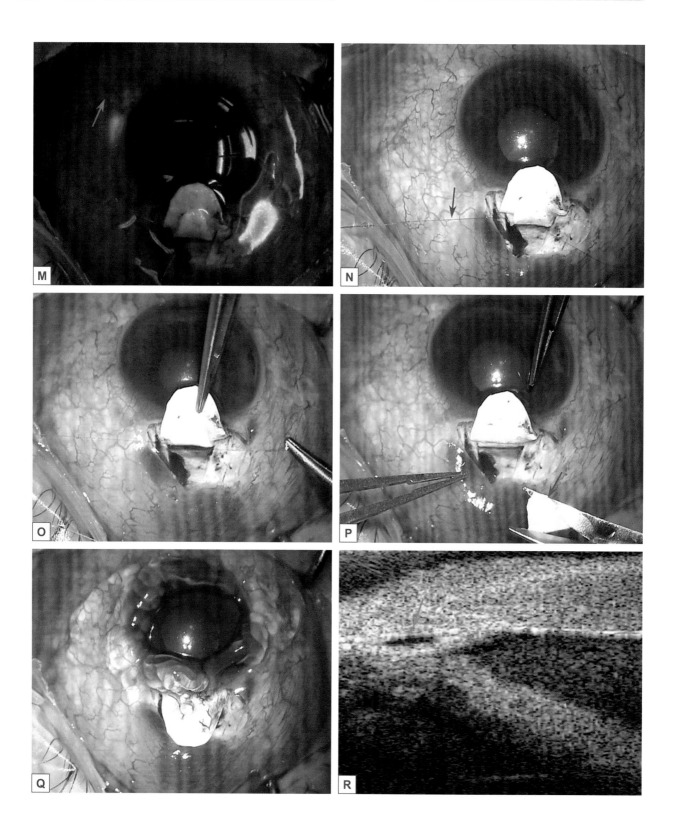

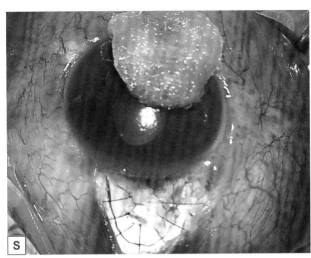
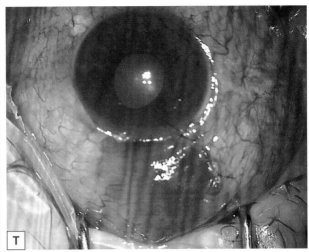

图 5-2-3 微导管指引下 Schlemm 管成形术(视频 37 号)

视频 37 号

A:2% 利多卡因结膜下浸润麻醉 B:制作以穹窿部为基底的结膜瓣,巩膜表面电凝止血 C:制作新月形、1/3 厚度、大小约 4mm×5mm 的巩膜瓣 D:在第一层巩膜瓣下,再制作 1/3 巩膜厚度的第二层巩膜瓣,大小约 3mm×4mm E:剖切第二层巩膜瓣,直至暴露 Schlemm 管断端,此时可以见到有房水反流 F:30G 针头向 Schlemm 管断端注入黏弹剂扩张 Schlemm 管开口,进针深度不超过 1.5mm,避免损伤 Schlemm 内壁 G:连接微导管,待微导管管腔内填充黏弹剂后(装置配备此功能),将微导管的头端自一侧 Schlemm 管断口缓慢插入 H:根据闪烁光位置判断微导管在 Schlemm 管内走行位置(绿箭头) I:微导管沿 Schlemm 管穿行 360° 1 周(绿箭头) J:微导管从另一断端穿出 K:将双股 10-0 聚丙烯缝线(蓝箭头)的一端结扎于微导管头端(绿箭头) L:回撤微导管(绿箭头示意回撤方向),将 10-0 聚丙烯缝线带入 Schlemm 管(紫色箭头示意缝线进入 Schlemm 管方向) M:回退过程中均匀注入黏弹剂扩张 Schlemm 管(紫色箭头示意闪烁光) N:逆行穿行 360° 1 周后,微导管完全退出(绿箭头示意微导管,蓝箭头示意缝线),这时双股 10-0 聚丙烯缝线就取代微导管留置在 Schlemm 管内,于微导管头端剪断缝线 O:收紧并结扎缝线至适当张力 P:剪除第二层巩膜瓣(蓝箭头),形成巩膜池 Q:在角膜缘放置黏弹剂准备行 UBM 检查 R:术中应用 80Hz UBM 检查可见 Schlemm 管扩张良好(绿箭头) S:10-0 尼龙线缝合第一层巩膜瓣 T:10-0 尼龙线缝合结膜瓣,手术结束。图片为王宁利教授提供手术视频剪辑

第三节 与手术相关的问题、并发症及其处理的问题解答

Questions and answers in surgical procedures and complications

一、经外路和经内路 Schlemm 管手术适应证有什么不同? 两者优劣势各是什么?

两种手术适应证基本相同。经内路法优势是不需要损伤结膜,不会影响后续滤过性手术部位的选择;损伤较少,更安全;手术时间更短;避免滤过泡相关并发症的长期风险。劣势是手术技术要求高,对角膜透明度要求较高,需要看清房角直视下操作。

经外路法优势是不受角膜透明度的影响。劣势是需要损伤结膜,手术创伤大、手术操作较多,理论上不属于微创手术范畴。

二、经内路与经外路 Schlemm 管手术哪种手术方式更好?

事实上,两种术式的选择主要取决于角膜透明度。经内路法对角膜透明度要求高,但外路法在角膜透明和混浊的条件下均可进行。但是,经外路 Schlemm 管手术比经内路创伤更大,会引起结膜瘢痕形成,手术技术要求高,有时会找不到 Schlemm 管,而临时改为小梁切除术。

比较经内路与经外路 Schlemm 管切开的研究发现,手术成功率更多的是由病情的严重程度和持续时间决定,而不是由手术方式决定[18]。而且在治疗 PCG 时发现,无论采取经外路还是经内路 Schlemm 管切开手术,初始眼压越高,眼压降幅越大[19]。就现有研究结果报道,两种手术方式成功率都较高[1,5,20,21]。但目前国外专家选择经内路 Schlemm 管切开占绝大多数[22]。

三、经内路和经外路 360° Schlemm 管切开手术效果哪个更好?

参考问题二。现有证据表明,无论是原发性开角型青光眼(POAG)[23]还是 PCG[24],两种手术方式在12 个月时的有效性和安全性相似,目前尚未有两者更长期疗效对比的研究。

四、经外路 Schlemm 管手术的手术部位应如何选择?

可采用上方、颞侧、下方。有学者建议最好选择颞侧或下方切口,但如果在颞侧或下方尝试手术没有成功,转变为小梁切除术时较困难。

五、经外路 Schlemm 管手术的结膜瓣制作有何特殊要求?

没有特殊要求。但在操作上,以穹窿部为基底的结膜瓣比以角膜缘为基底的结膜瓣来得更方便,对结膜的损害更小。

六、经外路 Schlemm 管手术的巩膜瓣制作有何特殊要求?

巩膜瓣制作的部位十分重要,是准确寻找 Schlemm 管的关键。对于大眼球的儿童青光眼,由于患眼角膜缘扩张明显,制作巩膜瓣应在扩张的角膜缘之后进行,否则会错过偏后的 Schlemm 管。见《图解青光眼手术操作与技巧》第五章图 5-3-2。

巩膜瓣的厚度也是寻找 Schlemm 管的关键,较厚的巩膜瓣(2/3 厚或以上)一般才能清晰地观察到三个主要的解剖结构,见图 5-1-2。

至于巩膜瓣的形状,三角瓣、方形瓣、梯形瓣、圆形瓣等,均依手术者偏好。参考《图解青光眼手术操作与技巧》第五章以及本章。

一般认为经外路 Schlemm 管手术采用三角形瓣简单且方便,但是,有学者认为采用方形或梯形瓣要比三角瓣更好[2,3],原因是:①方形或梯形瓣有足够的组织覆盖 Schlemm 管切开口,尤其当切口处在术后持续有滤过功能时,方形或梯形瓣的作用就尤为明显了;②术中万一找不到 Schlemm 管而需要改行小梁切除术时,方形或梯形的巩膜瓣有利于创口的覆盖。

七、Schlemm 管成形术术中最关键的操作要点是什么?

是精确寻找和定位 Schlemm 管[2]。先剖切第一层约 1/3 厚度巩膜瓣,再剖切第二层约 1/3 或 1/2 厚度巩膜瓣,一般能清楚辨认深层巩膜床上的解剖结构。过浅、过深、穿破、凹凸不平等,都会直接影响到 Schlemm 管的定位判断,见图 5-3-1。

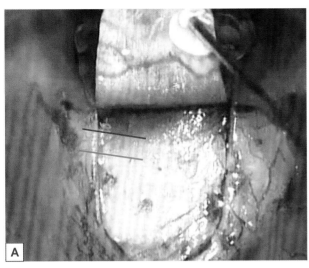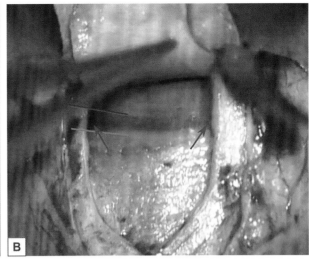

图 5-3-1   Schlemm 管定位

A:剖切第一层巩膜瓣时,由于厚度只有 1/3 厚度,在深层巩膜床上仅能隐约识别三个解剖标志:红直线往前为透明角膜区域,绿直线往后为白色巩膜区域,红直线和绿直线之间区域为灰蓝色小梁网带。绿直线方向相当于 Schlemm 管走向   B:剖切完第二层 1/3~1/2 巩膜厚度巩膜瓣时,Schlemm 管外壁已被撕除,留下 Schlemm 管内壁和透明角膜后弹力膜,暴露出 Schlemm 管断端(蓝箭头)。图片由 Dr. Paolo Brusini 提供

八、在经外路 Schlemm 管手术中,如何精确定位 Schlemm 管?

问题七解答已提到,在经外路 Schlemm 管手术中,Schlemm 管精确定位很重要。

外部标志是灰蓝色小梁网带与白色巩膜的连接处。需制作一个较厚的板层巩膜瓣(一般 2/3 厚或以上),或者先剖切第一层约 1/3 厚度巩膜瓣,再剖切第二层约 1/3 或 1/2 厚度巩膜瓣,才能在巩膜床上清晰辨认出三个解剖结构(图 5-1-2)。在灰蓝色小梁网带与白色巩膜结合处,即为 Schlemm 管走向。在此位置前 0.5mm~ 后 0.5mm 之间,做 0.5~1.0mm 长垂直切口,细心寻找切口深处黑点,如黑点处有房水溢出或少量出血,提示 Schlemm 管外壁已被切开。建议在显微镜高放大倍数下(图 5-1-3),缓慢和仔细地沿着切口壁加深切口定位 Schlemm 管。

九、如何判断传统小梁切开刀(探针)成功进入 Schlemm 管?

成功进入 Schlemm 管,有进入"隧道"的顺畅感觉,一般无太大阻力,切开小梁后常会伴有少量血和 / 或房水从 Schlemm 管切口端逆流或进入前房。

如果刀(探针)向前房扫动时,在角膜缘的角膜基质内出现气泡,或可见虹膜基底部移动,则说明小梁切开刀(探针)很可能不在 Schlemm 管内,而是在角膜或前房内;如果轻轻将探针后移时,若其很容易后移,则说明小梁切开刀(探针)很可能不在 Schlemm 管内,而是在脉络膜上腔。

十、经外路 Schlemm 管手术中最常遇见的问题和并发症是什么?

1. 找不到 Schlemm 管。
2. 方向错误、进入假道。探针或微导管位置偏离,进入角膜、前房、后房或脉络膜上腔等。假道可以导致角膜后弹力层脱离、虹膜脱出、虹膜根部离断、睫状体脱离和晶状体半脱位。
3. Schlemm 管内壁穿孔并不慎进入前房。
4. 损伤眼前节结构和晶状体,通常出现在角膜缘解剖变异和角膜雾状混浊时。
5. 形成滤过泡或出现睫状体脱离,将会发生持续低眼压。
6. 前房出血、积血。

文献表明,最主要问题是术中无法进入 Schlemm 管、后弹力膜脱离(发生率为 1.6%~9.1%)和微导管进入 Schlemm 管后不能正确地在管腔内行进等[9,12,25]。Lewis 等人的研究表明手术中能成功将微导管 360° 导入的病例占总体的 84.7%,而未能进入 Schlemm 管的微导管可能进入前房或睫状体脉络膜上腔。

而最常见的并发症是微导管穿过小梁网进入前房的病例中,由于黏弹剂进入前房,可能会导致术后一过性的高眼压(1.6%~18.2%)。而微导管进入睫状体脉络膜上腔,可能会导致睫状体脱离而造成术后低眼压[3]。其他术后并发症,包括最常见的前房积血、角膜层间出血、白内障、低眼压、浅前房等[9,12,25]。

十一、找不到 Schlemm 管的常见原因是什么？如果确实找不到 Schlemm 管怎么办？

研究表明确实有 4%~20% 的病例找不到 Schlemm 管[1]。找不到 Schlemm 管的原因,可能有:①巩膜瓣太薄:一般需要较厚的巩膜瓣(如 2/3 厚或以上),才能在巩膜床上清晰辨认出 Schlemm 管解剖结构,参考问题六;②巩膜瓣剖切位置太靠前:儿童青光眼大多有扩张的角膜缘,巩膜瓣应在扩张的角膜缘之后进行,否则会错过 Schlemm 管所在位置;③Schlemm 管位置变异。著者认为,前两种情况是主要的原因。

如果确实找不到 Schlemm 管,可改做小梁切除术。

十二、经外路 360° Schlemm 管成形或切开手术中,缝线或导管遇到障碍怎么办？

可以尝试以下几种方法:

1. 从 Schlemm 管反向入口进入,可能会在反方向上较顺利通过。
2. 从阻塞部位稍微退出一点儿,然后再尝试通过导管。
3. 注射少量黏弹剂,打开管腔后再尝试通过。
4. 通过降低眼压或少许加压来改变 Schlemm 管的张力,再尝试通过。

如果所有的尝试都失败了,可以用:①小梁切开刀(探针)进行传统小梁切开术;②改行小梁切除术;③如果穿行小于 180°,建议改行内路法 120°/240° Schlemm 管切开术;④如果穿行超过 180° 以上,内路法(见第四章图 4-1-30~图 4-1-32)或外路法(见图 4-1-33 和图 4-1-34)处理或取出受阻的缝线或微导管。

十三、经外路 360° Schlemm 管手术中出现假道怎么办？

首先需要确认是否正确进入了 Schlemm 管,如果不是,立即停止前行。回退微导管,重新前行;如果仍走假道,撤离出微导管,反向穿行。如果仍未成功,更换另一个位置重新制作结膜瓣和巩膜瓣,重新寻找 Schlemm 管入口。如果所有的尝试都失败了,改其他手术方式。图 5-3-2 报道了一例一开始就没有正确进入 Schlemm 管而进入假道的病例,重新寻找 Schlemm 管入口获得成功。

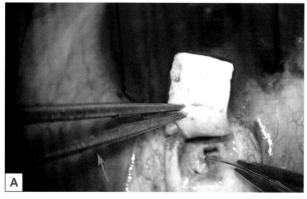
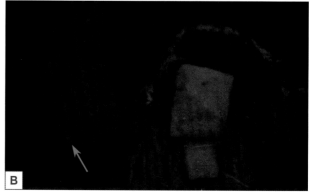

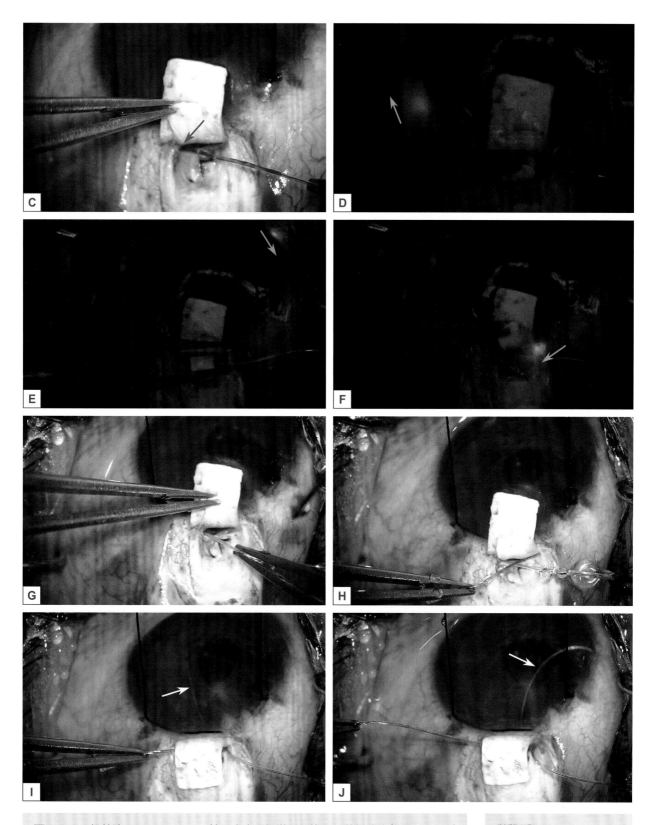

图 5-3-2　经外路 360° Schlemm 管手术出现假道后更换入口获得成功（视频 185 号）

A、B：将微导管的头端自左侧 Schlemm 管断端缓慢插入，根据闪烁光位置判断微导管不在 Schlemm 管内，而是进入了假道（绿箭头）　C：重新将微导管插入另外一切口（蓝箭头）　D~G：微导管非常顺利地沿 Schlemm 管穿行 1 周（绿箭头示意穿行方向），从入口处穿出　H~J：牵拉导管两端将 Schlemm 管切开，前房内可见微导管（I、J 白箭头）。继续牵拉微导管两端，将 Schlemm 管 360° 切开

视频 185 号

十四、经外路 Schlemm 管切开术手术失败的主要原因是什么？

经外路 Schlemm 管切开手术降低眼压原理是打开 Schlemm 管,增加房水外流。有个别学者认为,它也可通过增加葡萄膜巩膜通路外流来降低眼压[26]。

在猴子[27]和人类[28]的研究中得到证实,Schlemm 管切开部位被瘢痕组织覆盖是导致经外路 Schlemm 管手术失败的主要原因。2015 年的一篇人类的病理学研究发现[26]:①小梁网持续断裂,切口边缘肿胀或退变;②小梁网融合;③内层小梁网有覆膜;④在虹膜周边前粘连处,出现色素细胞侵入小梁网断端等改变,阻碍了房水经葡萄膜巩膜途径外流,也是导致手术失败的原因。

十五、经外路 Schlemm 管成形留置缝线是必需的吗？

不是必需。有研究表明,单纯黏弹剂扩张后没有留置缝线,同样能够取得理想的降低眼压的效果[10]。鲜有报道 Schlemm 管内留置缝线也会带来相关的并发症,如缝线突出,但发生率仅为 1.6%[16]。

十六、Schlemm 管成形术适合所有病例吗？

目前研究表明,经外路 Schlemm 管成形术是一种安全、有效的治疗开角型青光眼的新型抗青光眼手术方式[7-17]。但 Schlemm 管成形术不适合 Schlemm 管后房水引流系统功能欠佳的病例,如上巩膜静脉压高以及小梁网出现硬化导致部分 Schlemm 管闭塞的病例,因此适合于早中期、部分晚期开角型青光眼。

参 考 文 献

[1] WEINREB R N,GRAJEWSKI A L,PAPADOPOULO M,et al. 儿童青光眼(世界青光眼学会联合会共识系列). 张秀兰,吴仁毅,译. 北京:人民卫生出版社,2015:83-120.

[2] 张秀兰,王宁利. 图解青光眼手术操作与技巧. 北京:人民卫生出版社,2016:178-219,353-372.

[3] GIACONI J A,LAW S K,COLEMAN A L,et al. Pearls of glaucoma management. Berlin:Springer,2010:403-414.

[4] PAPADOPOULOS M,EDMUNDS B,FENERTY C,et al. Childhood glaucoma surgery in the 21st century. Eye(Lond),2014,28(8):931-943.

[5] DIETLEIN TS. Glaucoma surgery in children. Ophthalmologe,2015,112(2):95-101.

[6] 叶天才,王宁利. 临床青光眼图谱. 北京:人民卫生出版社,2007:213-221.

[7] STEGMANN R,PIENAAR A,MILLER D. Viscocanalostomy for open-angle glaucoma in black African patients. J Cataract Refract Surg,1999,25(3):316-322.

[8] LEWIS R A,VON WOLFF K,TETZ M,et al. Canaloplasty:circumferential viscodilation and tensioning of Schlemm's canal using a flexible microcatheter for the treatment of open-angle glaucoma in adults:interim clinical study analysis. J Cataract Refract Surg,2007,33(7):1217-1226.

[9] GRIESHABER M C,SCHOETZAU A,GRIESHABER H R,et al. Canaloplasty with Stegmann canal expander for primary open-angle glaucoma:two-year clinical results. Acta Ophthalmologica,2017,95:503-508.

[10] LEWIS R A,VON WOLFF K,TETZ M,et al. Canaloplasty:Three-year results of circumferential viscodilation and tensioning of Schlemm canal using a microcatheter to treat open-angle glaucoma. J Cataract Refr Surg,2011,37(4):682-690.

[11] BULL H,VON WOLFF K,KÖRBER N,et al. Three-year canaloplasty outcomes for the treatment of open-angle glaucoma:European study results. Graef Arch Clin Exp Ophthalmol,2011,249(10):1537-1545.

[12] GRIESHABER M C,PIENAAR A,OLIVIER J,et al. Canaloplasty for primary open-angle glaucoma:long-term outcome. Br J Ophthalmol,2010,94(11):1478-1482.

[13] 王怀洲,曹奕雯,王宁利,等. Schlemm 管成形术治疗成年人开角型青光眼手术效果一年随访. 眼科,2014,23(1):22-25,36.

[14] DICKERSON J E JR,BROWN R H. Circumferential canal surgery:a brief history. Curr Opin Ophthalmol,2020,31(2):139-146.

［15］GALLARDO M J,SUPNET R A,AHMED I I K. Circumferential viscodilation of Schlemm's canal for open-angle glaucoma:ab-interno vs ab-externo canaloplasty with tensioning suture. Clin Ophthalmol,2018,12:2493-2498.

［16］LEWIS R A,VON WOLFF K,TETZ M,et al. Canaloplasty:circumferential viscodilation and tensioning of Schlemm canal using a flexible microcatheter for the treatment of open-angle glaucoma in adults:two-year interim clinical study results. J Cataract Refract Surg,2009,35(5):814-824.

［17］VASTARDIS I,FILI S,GATZIOUFAS Z,et al. Ab externo canaloplasty results and efficacy:a retrospective cohort study with a 12-month follow-up. Eye Vis(Lond),2019,6:9.

［18］MENDICINO M E,LYNCH M G,DRACK A,et al. Long-term surgical and visual outcomes in primary congenital glaucoma:360 degrees trabeculotomy versus goniotomy. J AAPOS,2000,4(4):205-210.

［19］EL SAYED Y,ESMAEL A,METTIAS N,et al. Factors influencing the outcome of goniotomy and trabeculotomy in primary congenital glaucoma. Br J Ophthalmol,2021,105(9):1250-1255.

［20］ROJAS C,BOHNSACK B L. Rate of Complete catheterization of Schlemm's canal and trabeculotomy success in primary and secondary childhood glaucomas. Am J Ophthalmol,2020,212:69-78.

［21］GAGRANI M,GARG I,GHATE D. Surgical interventions for primary congenital glaucoma. Cochrane Database Syst Rev,2020,8(8):CD008213.

［22］YANG S A,MITCHELL W,HALL N,et al. Trends and usage patterns of minimally invasive glaucoma surgery in the United States:IRIS® Registry Analysis 2013-2018. Ophthalmol Glaucoma,2021,4(6):558-68.

［23］YALINBAS D,DILEKMEN N,HEPSEN I F. Comparison of ab externo and ab interno 360-degree suture trabeculotomy in adult open-angle glaucoma. J Glaucoma,2020,29(11):1088-1094.

［24］SHI Y,WANG H,OATTS J,et al. Ab interno vs ab externo microcatheter-assisted trabeculotomy for primary congenital glaucoma with clear cornea. Clin Exp Ophthalmol,2020,48(9):1201-1209.

［25］FUJITA K,KITAGAWA K,UETA Y,et al. Short-term results of canaloplasty surgery for primary open-angle glaucoma in Japanese patients. Case Rep Ophthalmol,2011,2(1):65-68.

［26］AMARI Y,HAMANAKA T,FUTA R. Pathologic investigation failure of trabeculotomy. J Glaucoma,2015,24(4):316-322.

［27］ITO S,NISHIKAWA M,TOKURA T,et al. Histopathological study of trabecular meshwork after trabeculotomy in monkeys. Nippon Ganka Gakkai Zasshi,1994,98(9):811-819.

［28］CASTELBUONO A C,GREEN W R. Histopathologic features of trabeculectomy surgery. Trans Am Ophthalmol Soc,2003,101:119-125.

图解青光眼
微创手术操作与技巧

第六章

Chapter 6

以葡萄膜巩膜引流为途径的微创手术

Enhancing aqueous outflow through uveosclearal routes

葡萄膜巩膜外流途径（葡-巩途径）为非压力依赖性，眼压在 4mmHg 时即能发挥作用[1]，其中脉络膜上腔分流术是将房水外流引导至脉络膜上腔，实质上增加了生理性葡萄膜巩膜通路的引流量，改善房水的流出，达到降低眼压的目的。也分经内路和经外路两种植入方式。经内路植入脉络膜上腔的植入物有 CyPass 微型支架（Transcend Medical）和 iStent Supra（Glaukos），经外路植入脉络膜上腔的植入物有 SOLX Gold Shunt、STARflo 和 Aquashunt 等。

第一节　CyPass 微型支架脉络膜上腔植入术

CyPass micro-stent implantation

【适应证】原发性开角型青光眼。可联合超声乳化白内障吸除手术进行[2,3]。

【手术原理】CyPass 微型支架（CyPass Micro-Stent）引流器是一个长 6.35mm、外径为 0.43mm、内径为 0.30mm 的聚酰胺管。它呈弧形，以利于顺延脉络膜上腔插入（图 6-1-1A）。经内路操作，是在房角的巩膜突与虹膜根部附着处，将 CyPass 微型支架植入脉络膜上腔，其套环部位卡在巩膜突下（图 6-1-1B）。CyPass 微型支架连通前房和脉络膜上腔，增强前房到脉络膜上腔的引流，实现降低眼压的目的。

CyPass 微型支架植入的外观见图 6-1-2。

【手术步骤】见图 6-1-3。

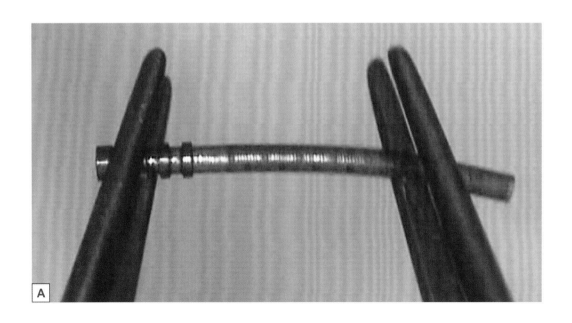

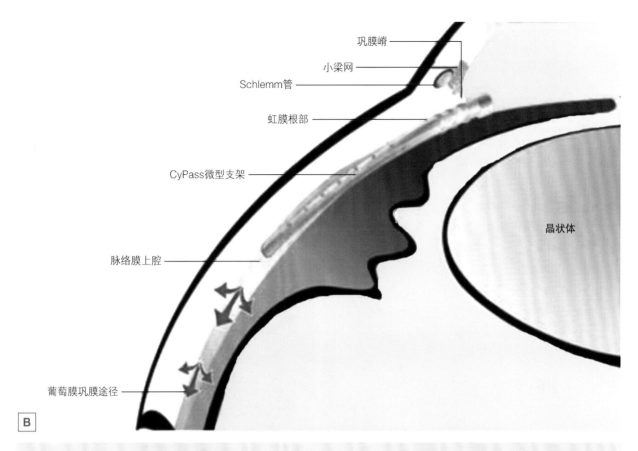

巩膜嵴

小梁网

Schlemm管

虹膜根部

CyPass微型支架

脉络膜上腔

葡萄膜巩膜途径

晶状体

B

图 6-1-1　CyPass 微型支架植入脉络膜上腔

A:CyPass 微型支架外观　B:将 CyPass 微型支架插入脉络膜上腔间隙以增加葡萄膜巩膜途径房水外流示意图。A 图由 Keith Barton 教授提供

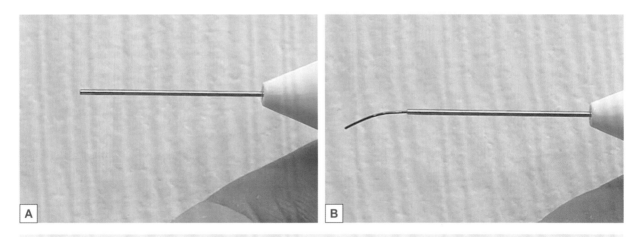

A　**B**

图 6-1-2　CyPass 微型支架植入的外观

A:推注器外观　B:按下推注按钮,CyPass 微型支架被释放出来。图片由 Keith Barton 教授提供

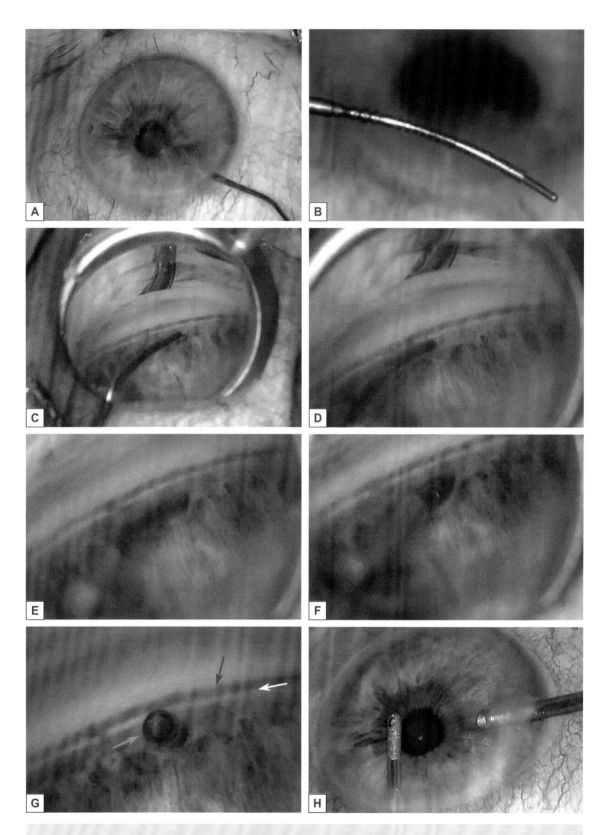

图 6-1-3　CyPass 微型支架脉络膜上腔植入手术步骤

A：从透明角膜切口进入眼内操作，前房内注入卡巴胆碱缩小瞳孔，并在前房内注入黏弹剂，维持一定的前房深度　B：在进入前房前，推注器释放出 CyPass 微型支架　C~G：房角镜辅助下，在巩膜嵴和虹膜根部之间，顺延脉络膜上腔插入弧形的 CyPass 微型支架，逐渐深入，最后留下其套环部位卡在巩膜突和虹膜根部之间的位置上。G 图中绿箭头示意 CyPass 微型支架套环，白箭头示意巩膜嵴，蓝箭头示意小梁网　H：抽吸黏弹剂，结束手术。图片为 Keith Barton 教授提供手术视频剪辑

第二节　iStent supra 微型支架脉络膜上腔植入术

iStent supra micro-bypass stent

【适应证】同 CyPass 微型支架。

【手术原理】原理同 CyPass 微型支架。iStent supra 微型支架由经肝素处理的聚醚砜和钛合金材料制成,长 4mm,呈弧形,弧度和脉络膜上腔弧度一致。它的管腔直径从 0.16mm 到 0.17mm 不等。外径从 0.3mm 到 0.4mm 不等,在器件表面有固定嵴(图 6-2-1)。通过内路植入脉络膜上腔,避开了小梁网和巩膜静脉窦,促进房水直接流入脉络膜上腔[4,5]。

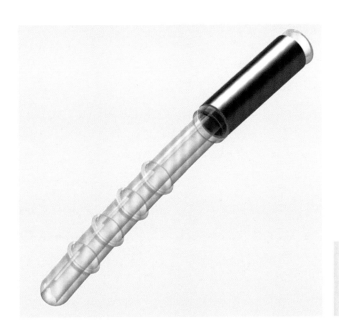

图 6-2-1　iStent supra 微型支架引流器

iStent supra 微型支架引流器外观。图片由 Glaukos 授权使用

第三节　与手术相关的问题、并发症及其处理的问题解答

Questions and answers in surgical procedures and complications

一、以葡萄膜巩膜引流为途径的青光眼微创手术的优势在哪里?

以葡萄膜巩膜引流为途径的青光眼微创手术的优势有三点:①非滤过泡依赖性,所以避免了所有滤过泡相关并发症;②非压力依赖性,不受上巩膜静脉压的限制;③它的内入路途径既保护结膜,又减少感染发生率[6]。

二、脉络膜上腔植入手术操作关键点有哪些?

手术关键点主要是前房角能见度要清晰,解剖结构要清楚。正确植入的部位是巩膜嵴与虹膜根部之间,其实就是睫状体带部位,顺延巩膜的弧度缓缓插入脉络膜上腔。如果植入过程有阻力,意味着可能没有顺延巩膜弧度插入植入物,或者植入物插进了巩膜或睫状体而不是睫状体与巩膜之间。如果植入物插入太靠前(超越小梁网甚至 Schwalbe 线),可能会导致角膜内皮细胞的丢失;如果插入太靠后太深,支架的套环部分可能被虹膜覆盖或阻塞[2]。

三、脉络膜上腔植入手术有效性如何？

有关脉络膜上腔植入手术有效性和安全性的研究报道其实不少。Hoeh 等[7]报道了联合白内障摘除手术的 CyPass 微型支架植入手术 6 个月的结果。基线眼压在 21mmHg 以上的患者，平均降低眼压幅度是 37%，青光眼用药减少 50%；基线眼压在 21mmHg 以下的患者，青光眼用药减少 71%。

类似的研究显示[8]，2 年随访结果，基线眼压在 21mmHg 以上的患者，平均降低眼压幅度是 37%；基线在 21mmHg 以下的患者，平均降低眼压幅度是 28%。两组用降眼压药相同。

一项纳入了 505 例患者的随机对照临床研究（COMPASS 研究）[9]，对比单纯白内障摘除术（131 例）和白内障摘除联合 CyPass 微型支架（374 例）的作用，术后 2 年的结果显示，两组基线眼压和用药接近，均无统计学差异；在眼压下降幅度达到 20% 以上的患者中，联合 CyPass 微型支架组患者达到 77%，单纯白内障组 60%；联合 CyPass 微型支架组眼压下降平均 7.4mmHg，单纯白内障组 5.4mmHg。

就目前研究结果看，脉络膜上腔植入手术降低眼压的效果是确实的。

四、脉络膜上腔植入手术并发症有哪些？

相较传统的滤过性手术，脉络膜上腔植入手术有更好的安全性；但相较小梁网-Schlemm 管途径的微创手术，其并发症相对多些。术中严重并发症罕见，主要是出血、损伤晶状体或角膜以及睫状体分离。术后潜在并发症有炎症、低眼压、一过性高眼压、出血、管口阻塞、植入物移位、白内障加重、视力下降、角膜内皮数量减少、角膜失代偿、眼压升高需再次行抗青光眼手术等[2]。其中术后低眼压较为常见，但大多数在 1 个月内可以恢复[7,10]。

五、Cypass 植入会引起脉络膜脱离吗？

理论上任何一种手术只要引起眼压过低都有可能引起脉络膜脱离，另外机械性损伤也会引起脉络膜脱离。Cypass 植入脉络膜上腔，有潜在机械性损伤引起脉络膜脱离的风险。文献报道，Cypass 植入会引起较大的眼压下降，引起暂时性低眼压，但未见文献报道引起脉络膜脱离[11,12]。

六、为什么目前见不到相关脉络膜上腔植入手术的开展？

一项长达 5 年的 COMPASS-XT 研究数据表明，与仅接受白内障手术的对照组相比，CyPass 微型支架植入组可观察到角膜内皮细胞损失增加，且具有显著统计学差异[2,9]。基于此，目前 CyPass 微型支架已退出全球市场（www.alcon.com/cypass-recall-information）。目前，Glaukos 也停止了 iStent supra 微型支架的临床应用。

参 考 文 献

［1］ 张勇，朱小敏，谢琳. 葡萄膜巩膜途径降眼压机制治疗青光眼的研究进展. 国际眼科杂志，2019,19(07):1131-1133.

［2］ GARCIA-FEIJOO J, MARTINEZ-DE-LA-CASA J, PERUCHO L. Superchoroidal MIGS devices. In: SNG C C A, BARTON K. Minimally invasive glaucoma surgery. Singapore: Springer, 2021: 105-119.

［3］ 陈霄雅，王怀洲，王宁利. 微创青光眼手术新进展. 眼科，2014,23(01):64-68.

［4］ HILL R A, HAFFNER D, VOSKANYAN L. The iStent® MIGS Family: iStent®, iStent Inject®, and iStent Supra®. In: SAMPLES J R, AHMED I I K. Surgical innovations in glaucoma. New York: Springer, 2014: 147-156.

［5］ 林仲静，徐硕，钟一声. 小梁微型旁路支架 iStent 的研究进展. 眼科新进展，2016,36(9):894-897.

［6］ GIGON A, SHAARAWY T. The suprachoroidal route in glaucoma surgery. J Curr Glaucoma Pract, 2016, 10(1): 13-20.

［7］ HOEH H, AHMED I I, GRISANTI S, et al. Early postoperative safety and surgical outcomes after implantation of a suprachoroidal micro-stent for the treatment of open-angle glaucoma concomitant with cataract surgery. J cataract Refract Surg, 2013, 39(3): 431-437.

［8］ HOEH H, GRISANTI S, GRISANTI S, et al. Two-year clinical experience with the CyPass micro-stent: safety and surgical outcomes of a novel supraciliary micro-stent. Klin Monatsbl Augenheilkd,2014,231(4):377-381.

[9] VOLD S,AHMED I I,CRAVEN E R,et al. Two-year COMPASS trial results:supraciliary microstenting with phacoemulsification in patents with open-angle glaucoma and cataracts. Ophthalmology,2016,123(10):2103-2112.

[10] HOEH H,VOLD S D,AHMED I K,et al. Initial clinical experience with the CyPass micro-stent:safety and surgical outcomes of a novel supraciliary microstent. J Glaucoma,2016,25:106-112.

[11] GARCÍA-FEIJOO J,RAU M,GRISANTI S,et al. Supraciliary micro-stent implantation for open-angle glaucoma failing topical therapy:1-year results of a multicenter study. Am J Ophthalmol,2015,159(6):1075-1081.

[12] FIGUS M,POSARELLI C,PASSANI A,et al. The supraciliary space as a suitable pathway for glaucoma surgery:Ho-hum or home run？ Surv Ophthalmol,2017,62(6):828-837.

以结膜下引流为途径的微创手术

Enhancing aqueous outflow through subconjunctival space

以结膜下引流为途径的青光眼微创手术,是通过微型支架在前房和结膜下之间建立人工通道,将房水引流到结膜下间隙,从而降低眼压。从手术原理上分为两大类:一类是经内路结膜下引流装置,目前在国内获批上市的有 XEN 青光眼引流管(XEN Glaucoma Treatment System,赞宜 /XEN);另一类是经外路结膜下引流装置,代表性的有 PRESERFLO 微型引流器(PRESERFLO MicroShunt)。

这类手术的作用机制类似于传统滤过性手术,完全绕过小梁网、Schlemm 管和集液管,将液体直接引流到结膜下空隙。手术的成功与否取决于滤过泡的健康状态。因此,这类微创手术与传统滤过性手术在优势方面有许多相似之处。最主要优点之一是它不影响任何生理流出途径,同时也不依赖巩膜外静脉压或脉络膜上腔压力梯度来实现滤过。它们的滤过能力仅取决于引流装置和结膜下空隙的流出阻力[1]。另外,这些新的结膜下植入物均由非硅胶、生物相容性的惰性材料制成,可以减少可能导致手术失败的术后炎症和纤维化反应。

在三种增加房水流出的 MIGS 引流途径中,经结膜下引流途径的微创手术降压幅度最大[2],临床研究也显示出了与小梁切除术相似的术后眼压[3-5],并降低了术后早期低眼压、滤过泡渗漏和感染等并发症的发生率[5]。

但值得注意的是,经结膜下引流途径的手术方式,仍然是滤过泡依赖的手术操作,滤过泡相关的并发症包括感染、渗漏和植入物暴露等都不容忽视。

第一节　XEN 青光眼引流管植入术

XEN gel implantation

【适应证】XEN 青光眼引流管植入术适用于原发性开角型青光眼、部分适合内路手术的继发性开角型青光眼、联合白内障摘除和房角分离的原发性闭角型青光眼患者[6-9]。

【手术原理】通过透明角膜切口进入前房,将 XEN 青光眼引流管植入在前房和结膜下之间建立人工管道,将房水引流到结膜下间隙,从而降低眼压。该手术特点是无须切开结膜,最大限度地减少了周边组织的创伤,手术风险更小,恢复更快,也不影响患者未来在需要时进行传统青光眼滤过手术[1,10]。

【手术步骤】

1. 确定并标记 XEN 青光眼引流管植入的位置。理想的引流管植入位置为正上方或鼻上方,最佳植入位置为尽可能接近 12 点钟的位置且距离角巩缘 3mm 处的结膜下。基于此,于颞下方做角膜切口便于推注器针尖进入前房。可以采用标记笔事先在引流管植入的目标位置(距离角巩缘 3mm 处)的结膜面进行标记定位。如果目标象限的球结膜不能满足手术要求,则更换其他位置。见图 7-1-1、图 7-1-2。

2. 水分离结膜。可以采用丝裂霉素 C(mitomycin C,MMC)进行水分离。使用 1ml 注射器抽取浓度为 0.2~0.4mg/ml 的 MMC 溶液 0.1ml(可根据患者年龄、目标区域结膜健康程度等情况进行适量增减),在目标引流管植入位置距离角巩缘 5~8mm 处,进行水分离结膜和 Tenon 囊,然后用棉签轻轻将液体向穹窿部方向推移。注意 MMC 注入结膜进行水分离时,应避开血管以免出血,结膜下出血可能影响引流管末端可见度,引起瘢痕化阻塞引流管进而导致术后滤过泡功能障碍。见图 7-1-3。

3. 选择握持 XEN 青光眼引流管植入注射器手法。推荐三种握持方法,见图 7-1-4~ 图 7-1-6。

4. 推送注射器,释放引流管。准备好推注器后,推注器针尖斜面向上经透明角膜主切口推入前房,朝目标植入位置送去。利用房角镜引导推注器以一定角度到达目标植入位置,针尖穿刺准确部位应为小梁网或功能小梁网上方。将针尖刺入目标位置,直至结膜标记处(距离角巩缘 3mm 处的结膜下)可见针尖斜面,然后向 12:00 方向旋转推注器,使针尖旋转 90°,随后轻轻缓慢地滑动推注器的滑杆,直至引流管完全推出。针管退缩后撤,将引流管留置于结膜下及巩膜隧道中。此时可见弥漫性滤过泡迅速形成,最后缓慢退出推注器。

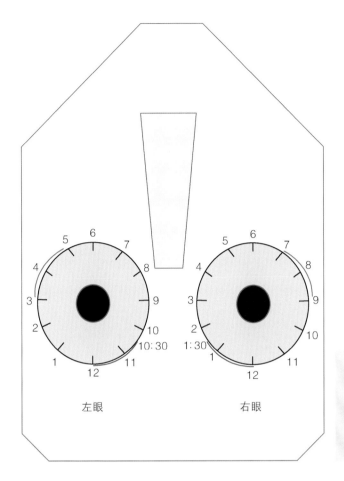

图 7-1-1　XEN 青光眼引流管植入位置的选择

理想的引流管植入位置为正上方或鼻上方(红色线条范围),即右眼 12:00 和 1:30 方位之间,左眼 10:30 和 12:00 方位之间;颞下方做角膜切口(蓝色线条范围),即右眼 7:00~9:00 之间,左眼 3:00~5:00 之间

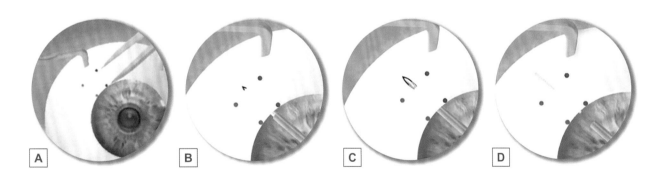

图 7-1-2　XEN 青光眼引流管植入区域结膜的标记

A~D:目标引流管植入位置,在距离角巩缘 3mm 处的结膜处,采用标记笔事先进行标记定位结膜。针尖到达 3mm 时,再释放出引流管。图片由艾尔建授权使用

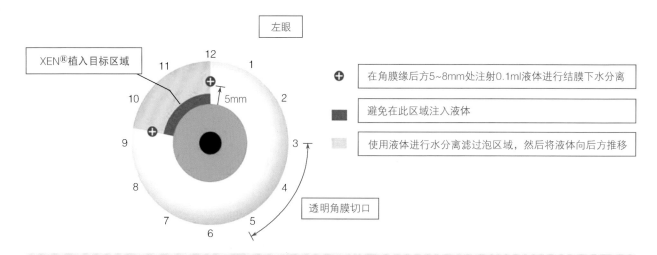

左眼

XEN®植入目标区域

⊕ 在角膜缘后方5~8mm处注射0.1ml液体进行结膜下水分离

■ 避免在此区域注入液体

使用液体进行水分离滤过泡区域，然后将液体向后方推移

透明角膜切口

图7-1-3　XEN青光眼引流管植入术的水分离操作

示意图为左眼。选择颞下方3:00~5:00方位为透明角膜主切口,鼻上方9:30~12:00方位为目标XEN青光眼引流管植入区域。水分离的部位如图中草绿色区域示意。图片由艾尔建授权使用

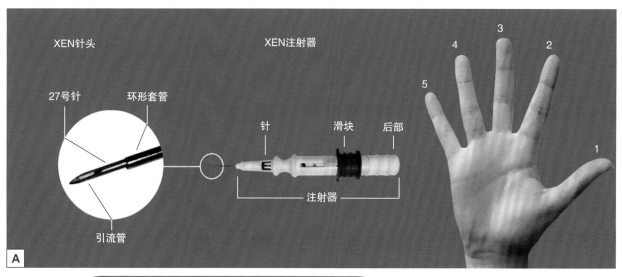

XEN针头　　　　XEN注射器

27号针　　环形套管

针　　滑块　　后部

注射器

引流管

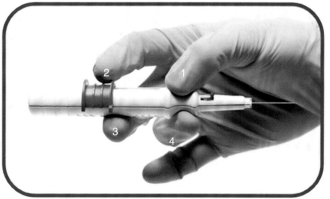

将注射器固定在拇指和无名指之间

使用中指在下方支撑注射器

使用示指调节滑块

针头朝向手腕

保持注射器处于水平位置

当进入眼睛时，示指应置于滑动器前，以免意外滑动

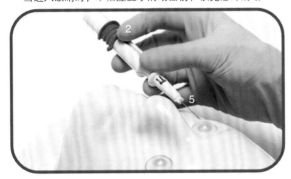

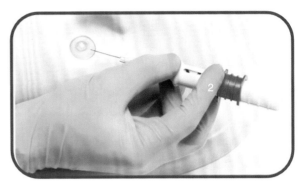

小指可置于患者脸颊上以增强植入时稳定性

C

手腕应尽可能伸直

当结膜下间隙可以看见针头斜面时，将示指移到滑块上

图 7-1-4　XEN 青光眼引流管植入注射器握持方法 1——头上侧坐位、四指并用
A:XEN 青光眼引流管植入注射器各部分组成及定义手指分布　B、C:示意在患者右眼上进行操作,头上侧坐姿时,右手采用四指并用握持方法。图片由艾尔建授权使用

用示指和中指固定注射器、针头朝向远离手腕方向

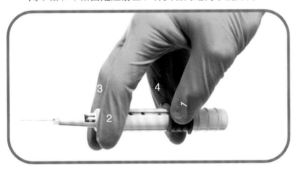

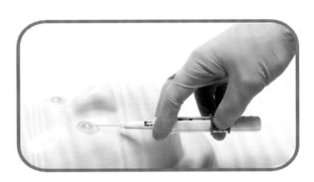

将注射器固定在水平位置
无名指支撑注射器 拇指调节滑块

手腕尽量伸直以方便拇指（滑块）移动
必要时可抬高肘部以放松手腕

图 7-1-5　XEN 青光眼引流管植入注射器握持方法 2——颞侧坐位、手心朝下
示意在患者右眼上进行操作,颞侧坐姿时,右手采用手心朝下握持方法。图片由艾尔建授权使用

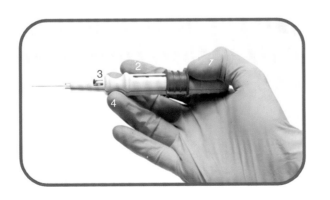

A

将注射器置于中指和无名指间

将注射器的后部置于示指和拇指之间

拇指握住注射器后部，并调节滑块

针头应远离手腕

保持注射器处于水平位置

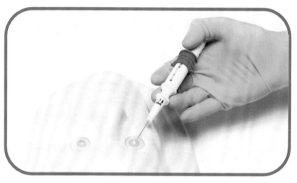
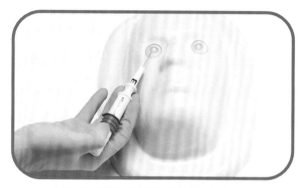

手掌朝上，以更好地进入鼻上象限

保证拇指能够轻松地到达滑块轨道末端，而不会过度拉紧或使推注器不稳定

B

图 7-1-6　XEN 青光眼引流管植入注射器握持方法 3——颞侧坐位、手心朝上

A、B：示意在患者右眼上进行操作，颞侧坐姿时，右手采用手心朝上握持方法。图片由艾尔建授权使用

　　使用房角镜确认前房中引流管长度约 1.0mm，并确认引流管悬浮于前房内，与角膜内皮及虹膜未接触，于结膜下观察淡黄色的引流管长度为 2.0~3.0mm。理想的引流管定位为前房 1.0mm，巩膜隧道 2.0mm 或 3.0mm，结膜下间隙 3.0mm 或者 2.0mm，记录为 1-2-3 或者 1-3-2。这种定位可降低前房内引流管阻塞的风险，避免引流管移动，使滤过泡尽可能位于角膜缘后方。见图 7-1-7。

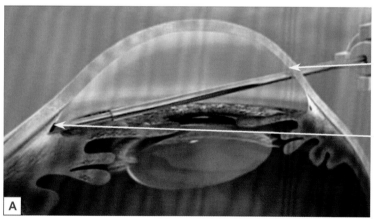

通过角膜切口前进

确认针头出口位置

A

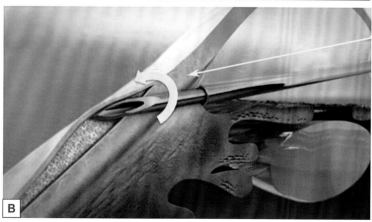

向12点钟方向旋转针尖斜面

B

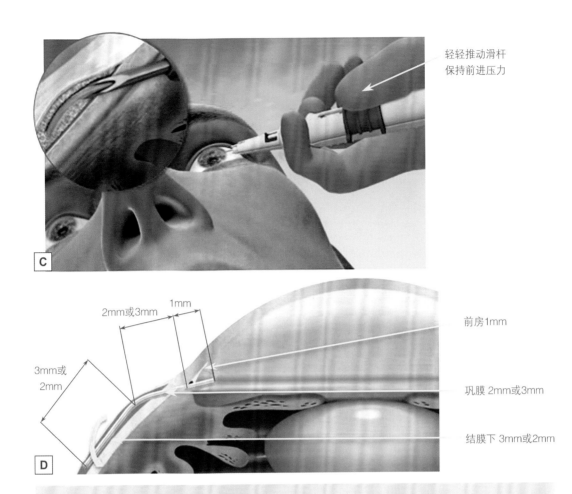

轻轻推动滑杆
保持前进压力

2mm或3mm　1mm

前房1mm

3mm或
2mm

巩膜 2mm或3mm

结膜下 3mm或2mm

图 7-1-7　XEN 青光眼引流管植入操作关键步骤
A:穿过角膜切口,确定针头在对侧目标区域穿出的位置。应从小梁网或功能小梁网上方穿刺。确认针尖距角膜缘后标记 3mm 结膜处时停止前行　B:使用高放大倍率视野,继续推进针,直至看到整个针尖斜面,旋转针尖斜面 90°(使针尖斜面朝向 12:00 方向)　C:通过轻轻移动滑杆推出引流管　D:使用高倍镜确认引流管位置,理想的位置可记为 1-2-3 或者 1-3-2。图片由艾尔建授权使用

5. 检查 XEN 青光眼引流管植入的位置,抽吸黏弹剂,结束手术。

使用显微无齿镊对引流管在结膜下的活动性进行检查,引流管在结膜下应是直的、可移动的。使用 I/A 彻底抽吸前房黏弹剂,以降低引流管阻塞和术后高眼压风险,最后水密角膜切口。

XEN 青光眼引流管植入术的动画演示步骤见图 7-1-8,详细手术步骤见图 7-1-9,联合白内障超声乳化吸除和人工晶状体植入(phacoemulsification cataract extraction combined with intraocular lens implantation, PEI)手术步骤见图 7-1-10。手术后所见见图 7-1-11~ 图 7-1-13。

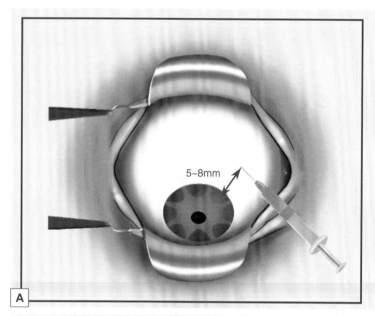

降低结膜抵抗

水分离植入部位的结膜及组织，减少结膜阻力及瘢痕产生、增大滤过空间，过程中要避免触碰血管

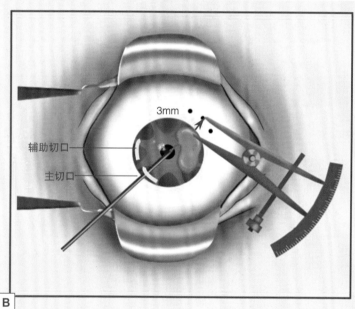

- 确保眼球目标区域有健康且自由活动的结膜
- 在距角膜缘3mm标记目标区域
- 于颞下角膜处做一大小约2mm的切口
- 注入黏弹剂填充前房

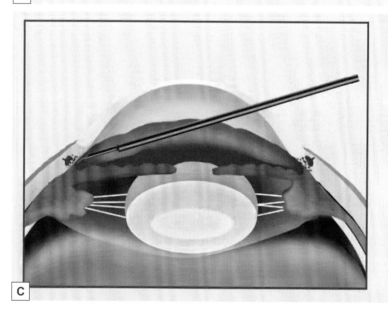

- 通过主切口推进针尖斜面穿过前房，过程中避免损伤角膜、虹膜及晶体
- 可使用房角镜辅助定位，使针尖斜面到达对侧房角标记的进针点

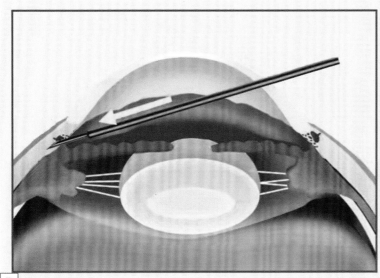

进入对侧房角后，使用适当器械固定角膜，旋转针尖斜面并轻轻向前施压，使针尖斜面穿过巩膜

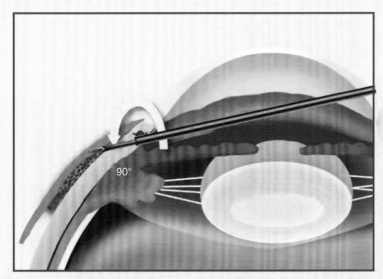

针尖斜面朝上穿过小梁网和巩膜，确认出口点在标记处，当结膜下可见整个针尖斜面时停止进针并向12点钟方向旋转90°

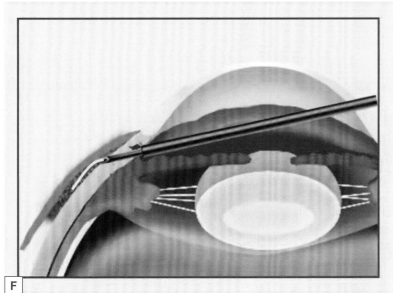

旋转角度后，轻轻保持向前的压力并滑动滑块，直至引流管完全推出

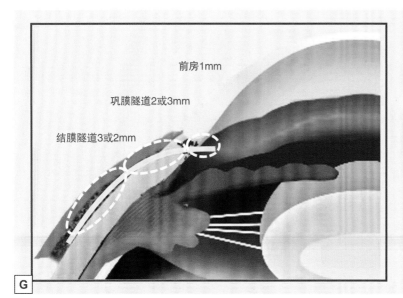

前房1mm

巩膜隧道2或3mm

结膜隧道3或2mm

G

撤回注射针管后，可见引流管一端位于前房，另一端位于结膜下。具体位置为结膜下3或2mm，巩膜隧道内2或3mm，前房内1mm

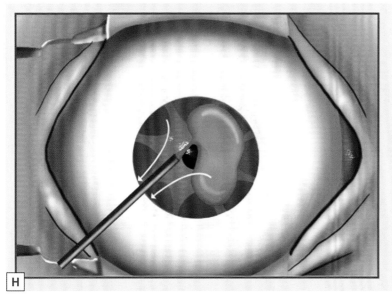

H

手动操作抽吸黏弹剂，同时观察滤过泡形成情况

图 7-1-8　XEN 青光眼引流管植入动画操作步骤

A：水分离结膜　B：制作主/辅助切口　C：经主切口推动针头穿过前房　D：推进针头穿过巩膜　E：继续前进，然后旋转针头斜面　F：移动滑杆，置入引流管　G：确认引流管的"1-2-3"或"1-3-2"位置　H：抽吸黏弹剂，确认形成滤过泡。图片由艾尔建授权使用

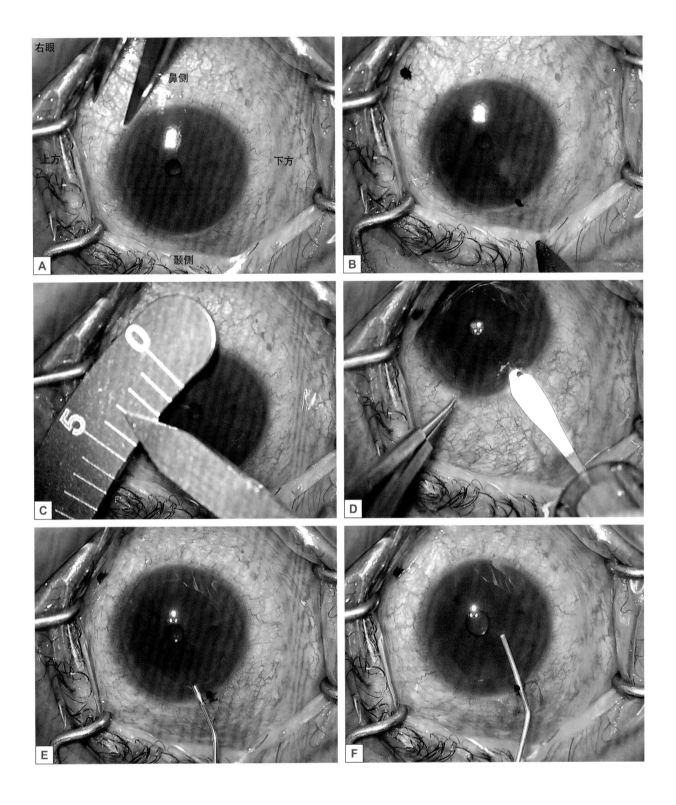

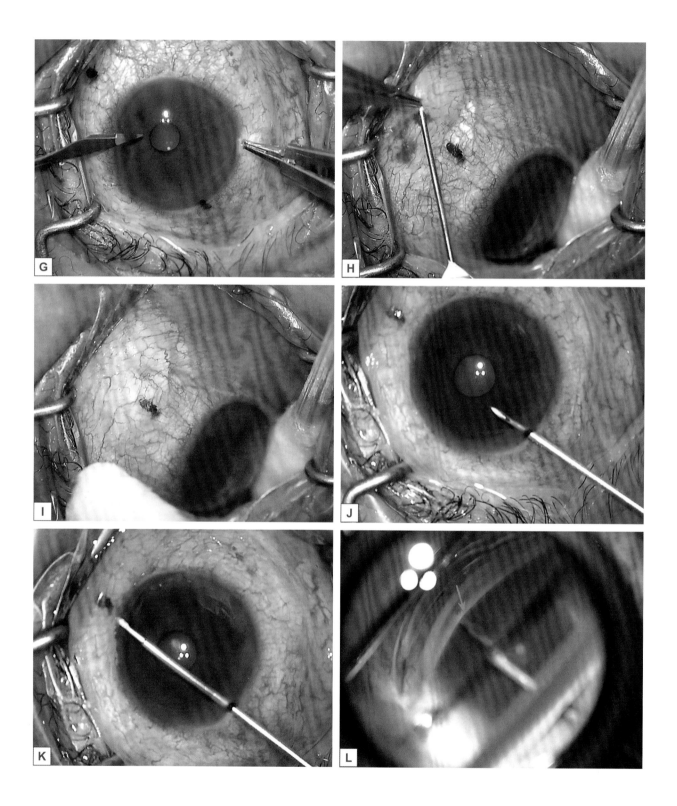

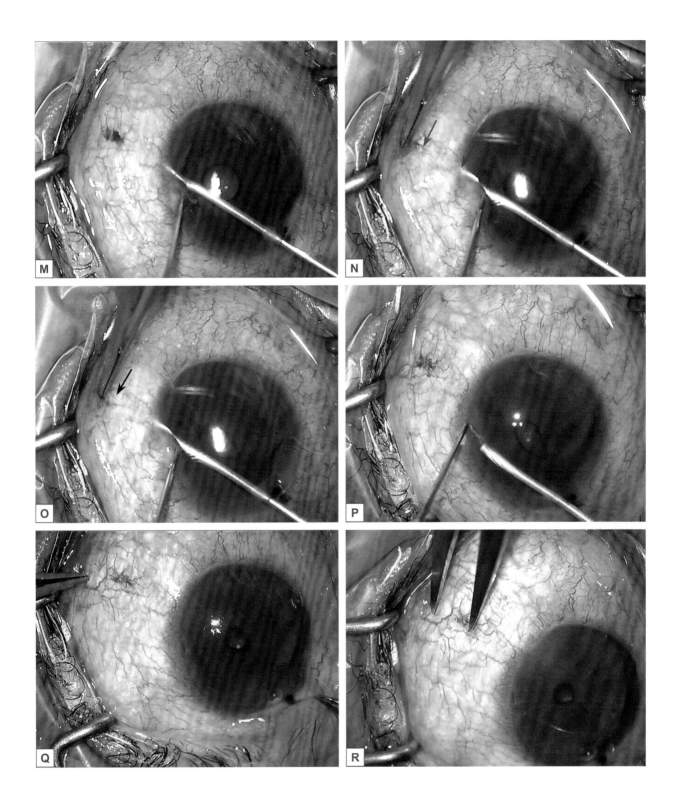

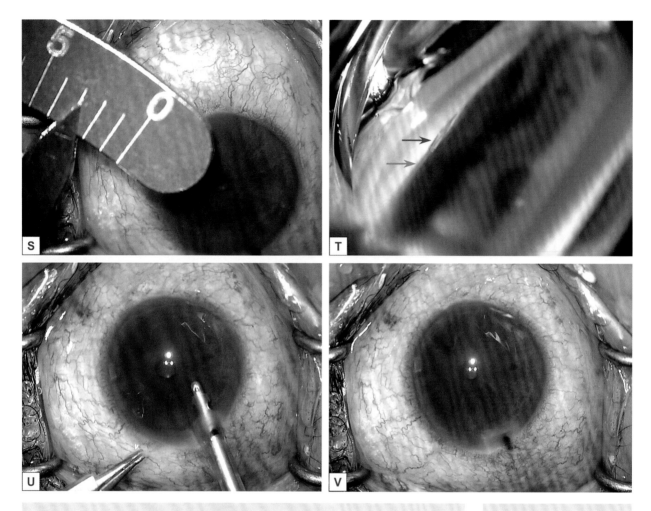

图 7-1-9　XEN 青光眼引流管植入手术步骤（视频 160 号）

A~C:患眼为右眼，取患眼颞侧位为手术体位。在右眼鼻上方大约 1:00 方位，在距角膜缘 3mm 结膜处做标记　D:在颞下方大约 8:00 方位做 2.2mm 透明角膜切口　E:前房注入卡巴胆碱缩小瞳孔　F:前房注入适量黏弹剂　G:在大约 11:00 方位透明角膜处做辅助切口（与主切口夹角大约呈 90°）　H、I:在目标引流管植入位置距离角巩缘 5~8mm 处，球结膜下注入 0.2mg/ml MMC 0.1ml，用棉签轻轻将液体向穹窿部方向推移，进行水分离球结膜和 Tenon 囊　J、K:经主切口推动针头穿过前房达到对侧目标区域房角处　L:在房角镜辅助下，确定针头穿出的位置。从小梁网上方穿刺（绿箭头示意小梁网）　M、N:利用辅助切口，左手用劈核钩固定眼球，并和右手推进针前进方向形成对抗力。推进针头穿过巩膜，确认针尖距角膜缘标记 3mm 结膜处时停止前行，可以看到针尖斜面（蓝箭头）。注意针尖潜行巩膜时，针尖前进的深度可以从 M 和 N 图红箭头示意的变化中看到　O:旋转针尖斜面 90°，使针尖斜面朝向 12:00 方向，轻轻移动滑杆推出引流管（黑箭头）　P:撤出注射针管　Q~S:确认引流管位置（绿箭头），在结膜下长度 3mm　T:房角镜下确认前房内引流管长度大约 1mm（红箭头），在小梁网上方（绿箭头）穿出　U:抽吸黏弹剂　V:形成前房，结束手术。可见上方滤过泡弥散形成。此例术后情况见图 7-1-11

视频 160 号

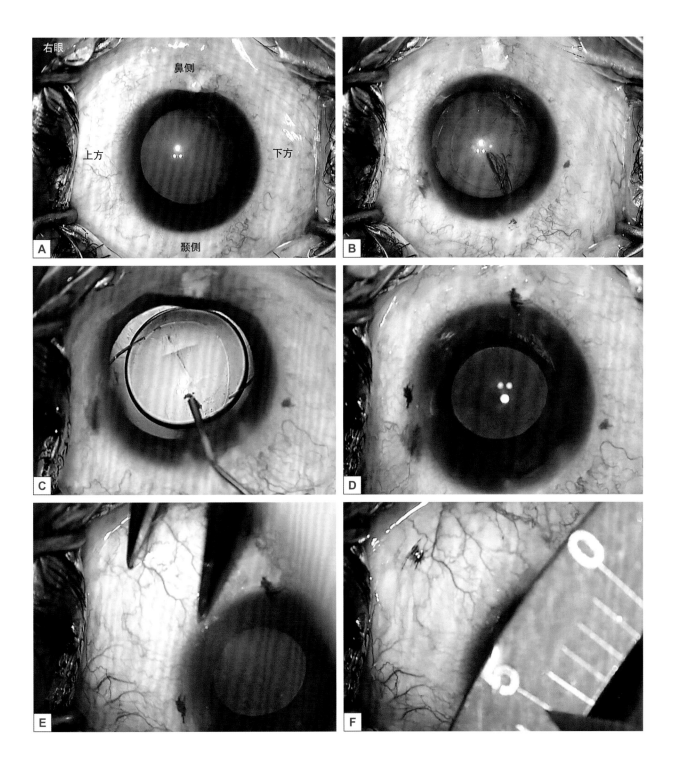

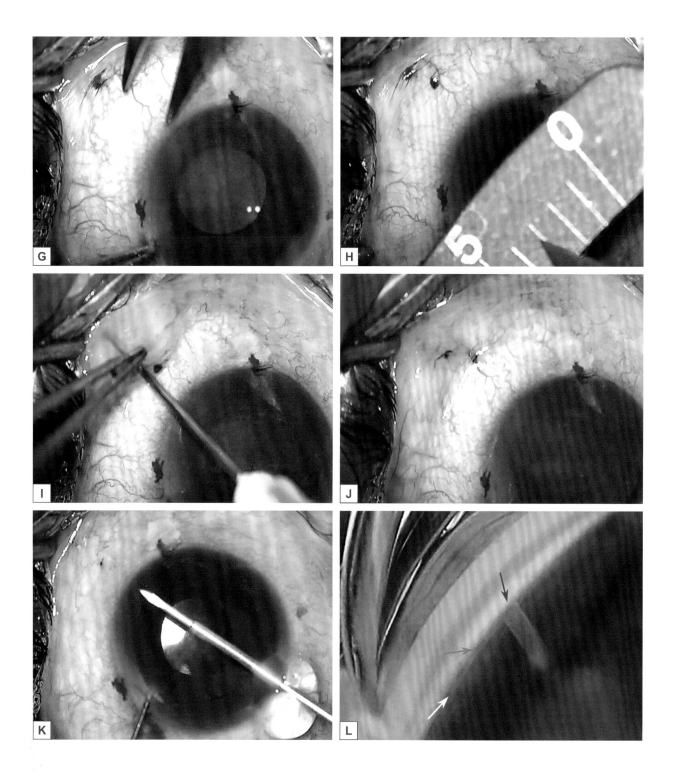

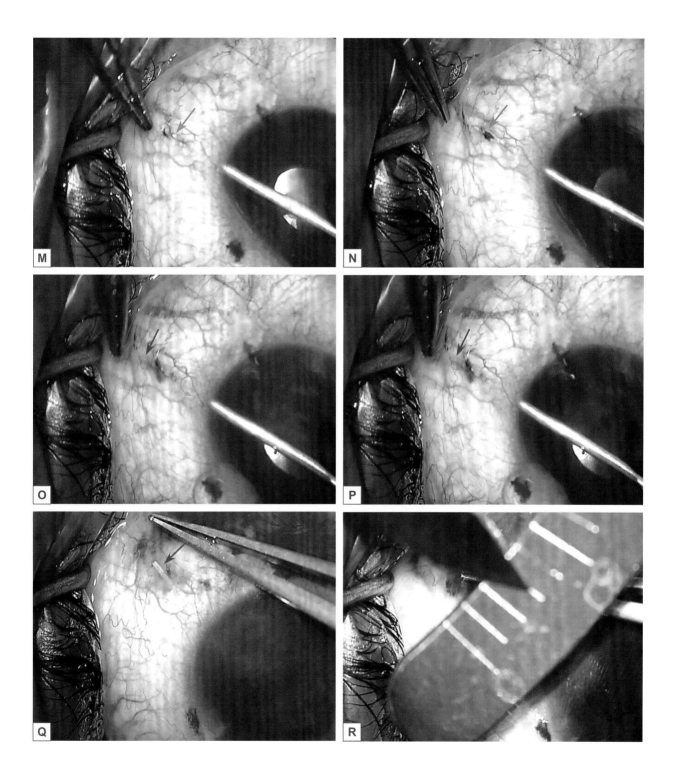

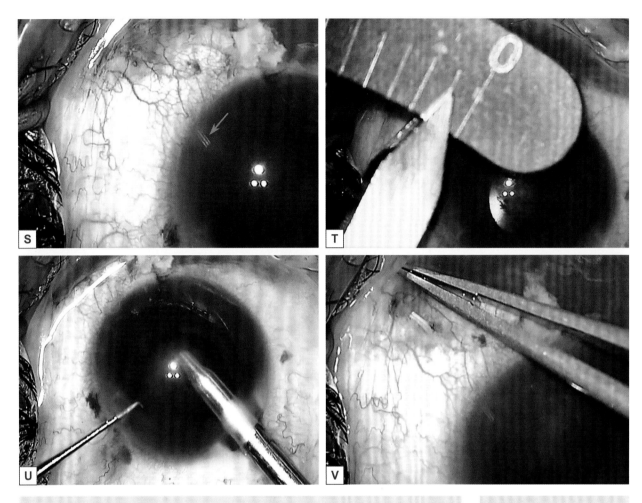

图 7-1-10　PEI+XEN 青光眼引流管植入手术步骤（视频 186 号）

视频 186 号

A~D：术眼为右眼，先在颞侧位完成 PEI。标记眼球各部位位置（D）　E、F：在右眼鼻上方大约 2:00 方位，在引流管植入目标位置距离角巩缘 5mm 处做标记　G、H：在距角膜缘 3mm 结膜处做标记　I、J：在标记 5mm 的位置后球结膜下注入 0.2mg/ml MMC 0.1ml，用棉签轻轻将液体向穹窿部方向推移，进行水分离球结膜和 Tenon 囊　K：完成颞下方做 2.2mm 透明角膜切口，前房注入卡巴胆碱缩小瞳孔、前房注入适量黏弹剂，在大约 11:00 方位透明角膜处做辅助切口等操作后，经主切口推动针头穿过前房到达对侧目标区域房角处　L：在房角镜辅助下，确定针头穿出的位置。从小梁网上方穿刺（绿箭头示意小梁网，白箭头示意巩膜嵴，红箭头示意针尖正对小梁网上方刺入）　M：利用辅助切口，左手用劈核钩固定眼球，并和右手推进针前进方向形成对抗力。推进针头穿过巩膜，确认针尖距角膜缘后标记 3mm 结膜处时停止前行，可以看到针尖出现（绿箭头）　N：继续前行，在结膜下见到针尖整个斜面（绿箭头）　O、P：旋转针尖斜面 90°（绿箭头），使针尖斜面朝向 12:00 方向，轻轻移动滑杆推出引流管（红箭头）　Q、R：结膜下引流管（红箭头）长 3mm　S、T：前房内引流管长度 1mm（绿箭头）　U：抽吸黏弹剂，形成前房，结束手术　V：清晰可见引流管在前房和结膜下的位置良好。此例术后情况见图 7-1-12

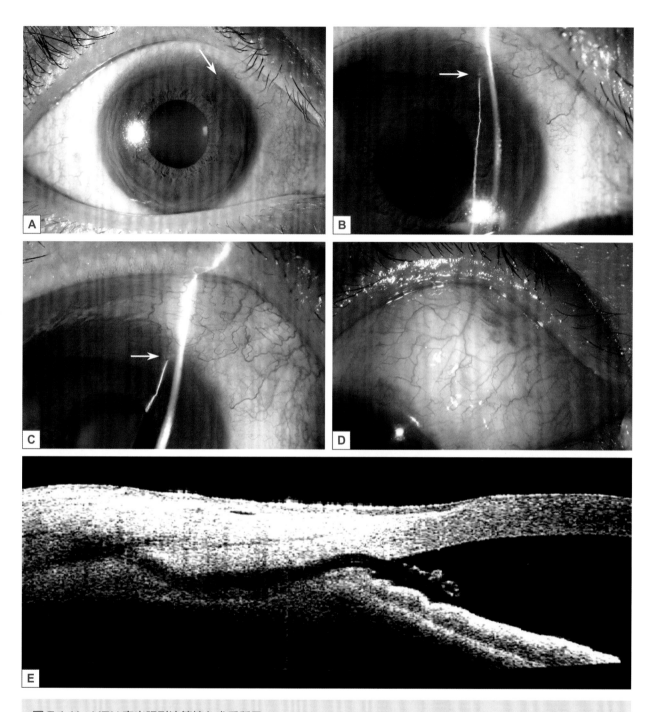

图 7-1-11   XEN 青光眼引流管植入术后所见

A~C:右眼 XEN 植入术后第 1 日前房内的引流管(白箭头)   D:形成的弥散滤过泡,眼压 6mmHg   E:三维扫频前节 OCT(CASIA SS AS-OCT)可见前房内、巩膜隧道内和结膜下 XEN 青光眼引流管的影像。此图为图 7-1-9 病例的术后 情况

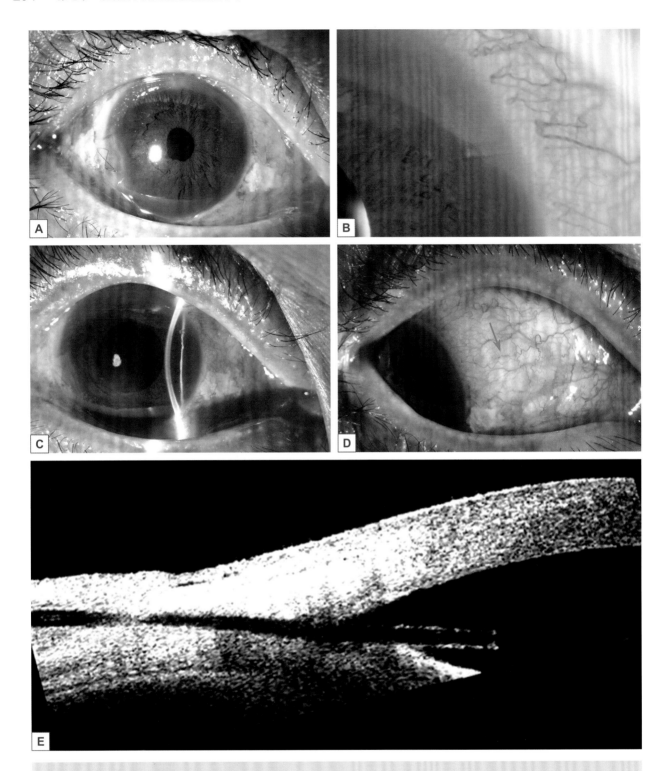

图 7-1-12   PEI+XEN 青光眼引流管植入术后所见

A~C:右眼 PEI+XEN 植入术后第 1 日前房内的引流管（A 蓝箭头） D:形成弥散滤过泡,眼压 7mmHg,可见结膜下淡黄色引流管（绿箭头） E:三维扫频前节 OCT（CASIA SS AS-OCT）可见前房内、巩膜隧道内和结膜下 XEN 青光眼引流管的影像。此图为图 7-1-10 病例的术后情况

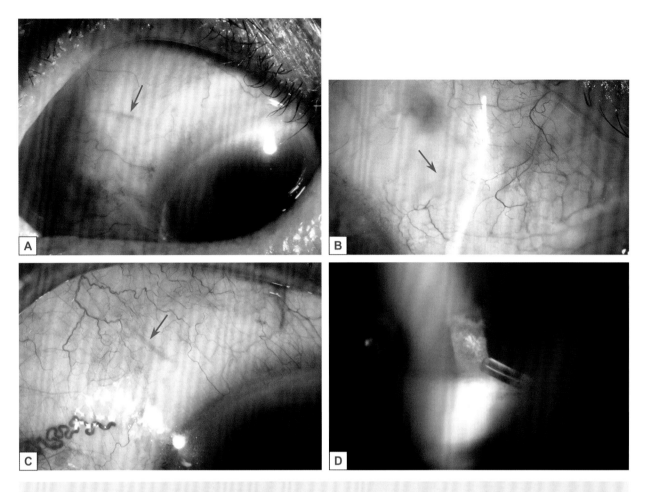

图 7-1-13　XEN 青光眼引流管植入术后所见

A~C：显示 XEN 青光眼引流管在结膜下（蓝箭头）　D：房角镜下 XEN 青光眼引流管在前房角所见。A 图由 Keith Barton 教授提供，B~D 图由 Chelvin Sng 教授提供

第二节　PRESERFLO 微型引流器植入术

Preserflo microshunt implantation

【适应证】PRESERFLO 微型引流器手术适应证为药物和传统手术治疗失败的青光眼。目前认为最适宜的适应证是原发性开角型青光眼，扩大的适应证包括无晶状体或人工晶状体眼的青光眼、滤过性手术失败的青光眼、外伤性青光眼、新生血管性青光眼、葡萄膜炎继发性青光眼等难治性青光眼。相对禁忌证为闭角型青光眼，绝对禁忌证为葡萄膜炎活动期、眼部感染、严重干眼症、严重睑缘炎等眼病，或患有植入装置后可能引起术后并发症的眼部疾病或全身疾病[11]。

【手术原理】PRESERFLO 微型引流器是由一种新型的具有热塑性和弹性的合成生物材料制成，这种合成生物材料也叫 SIBS 材料（聚苯乙烯 -b- 异丁烯 -b- 苯乙烯，polystyrene-block-isobutylene-block-styrene），是一种高度生物相容的生物惰性材料，生物稳定性强，可以减少慢性炎症和促进最小化瘢痕形成[12-13]。

PRESERFLO 微型引流器于 2012 年 1 月 9 日获得欧盟 CE 认证[14]，2013 年开启美国Ⅲ期临床试验，FDA 认证过程中[15]。国内首次应用于 2021 年 1 月，但目前在国内尚未获批上市。

该微型引流器全长 8.5mm，外径 350μm，内径 70μm，侧翼宽 1.1mm（图 7-2-1），可通过微创外路法植入，将房水从前房引至结膜和 Tenon 囊下方形成滤过泡，结膜下液体在滤过泡内被直接吸收到巩膜上静脉系统,通过这种途径引流房水,可降低小梁网、Schlemm 管和脉络膜上腔间隙的高阻力。一项 PRESERFLO 植入术后 5 年的长期随访研究显示,患者的平均眼压和青光眼药物的使用量均持续下降,且没有出现长期威胁视力的不良事件或植入设备退化现象[16]。

　　正如本章开头所述,PRESERFLO 微型引流器植入术为经外路结膜下的滤过性手术,需要进行结膜和巩膜的切开。其优点是与内路手术相比,前房内进行的操作更少,虽然需要进行结膜和巩膜的切开,但术者能以比内路手术更可预测的方式引导房水流出。缺点是仍然属于滤过泡依赖的手术技术,同传统的滤过性手术如小梁切除术、房水引流阀植入手术等都存在潜在的术后滤过泡相关并发症的问题[1]。

【**手术步骤**】动画手术演示步骤见图 7-2-2,手术步骤见图 7-2-3。术后情况见图 7-2-4。

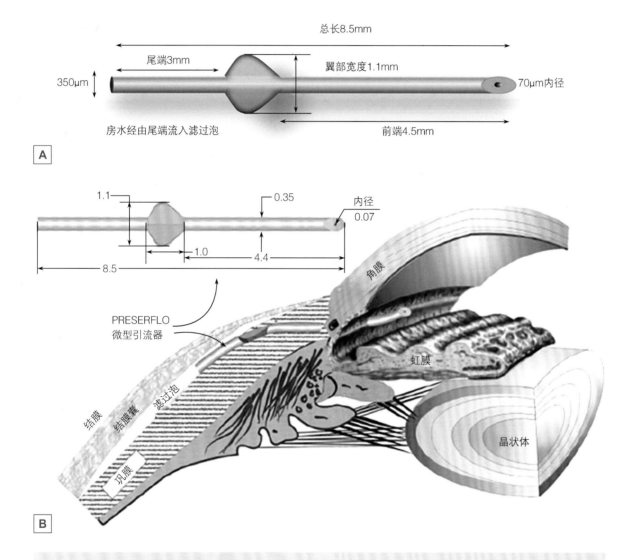

图 7-2-1 PRESERFLO 微型引流器外观

A:PRESERFLO 微型引流器各项参数　B:示意 PRESERFLO 微型引流器植入眼内的解剖定位。图片由参天制药授权使用

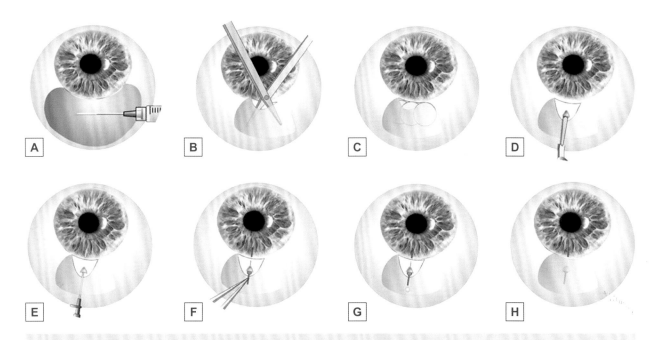

图 7-2-2   PRESERFLO 微型引流器植入术动画演示步骤

A:结膜下注射局部麻醉剂   B:在角巩膜交界处分离结膜和 Tenon 囊形成以穹窿部为基底的结膜瓣   C:MMC(0.2~0.5mg/mL)棉片放在结膜下和 Tenon 囊瓣下,用大量无菌生理盐水或平衡盐溶液冲洗   D:在角膜缘后 3mm 处,使用 1mm 宽的三角形刀在巩膜中形成 2mm 长的浅腔隧道   E:25G 针头穿过角膜缘下方的腔道,进入前房形成通道,前房内的位置在角膜和虹膜之间   F:用镊子夹持微型引流器穿过巩膜袋和针道,并将设备的侧翼锲入巩膜袋   G:确定房水从前房流向瓣下   H:设备的远端塞在结膜和 Tenon 囊下方,用 Vicryl 或 10-0 尼龙缝合线缝合伤口,结束手术。图片由参天制药授权使用

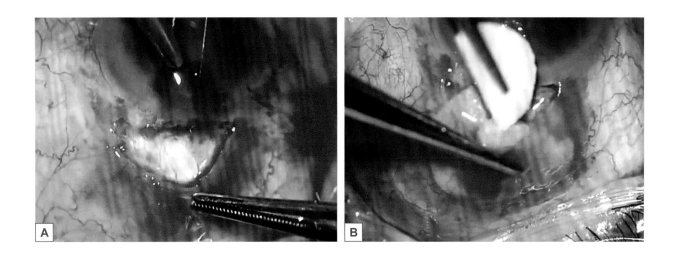

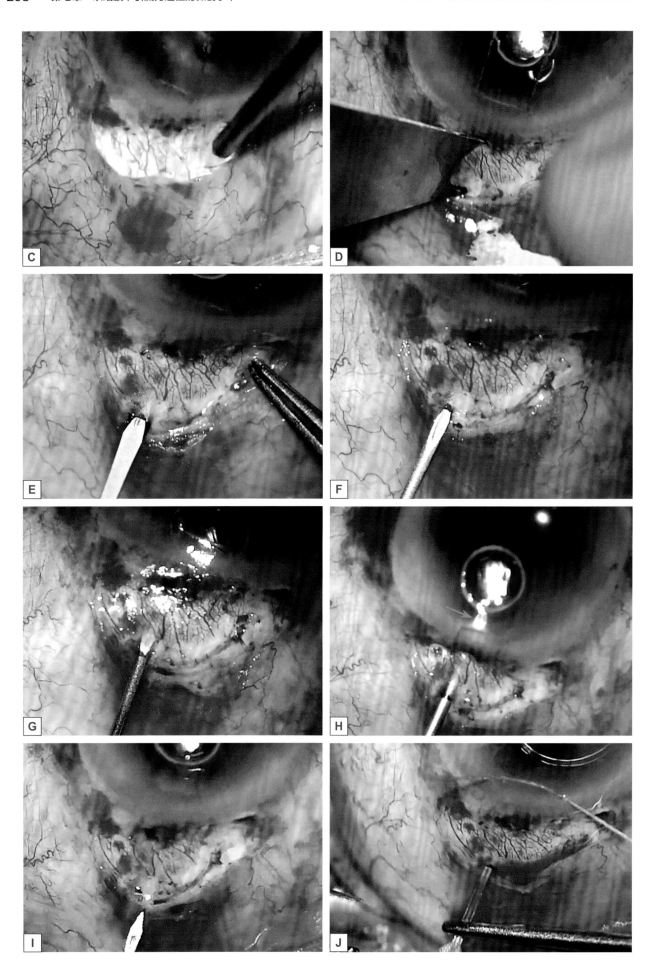

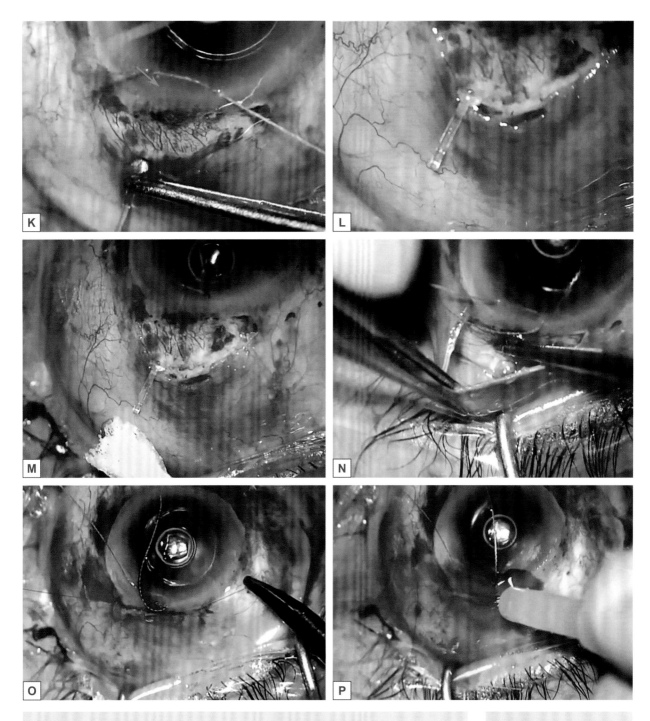

图 7-2-3 PRESERFLO 微型引流器植入手术操作（视频 178 号）

A：制作结膜瓣 B：放置 MMC 棉片 C：生理盐水或平衡盐溶液冲洗 MMC D：在距离角膜缘 3mm 处标记 E：穿刺刀做穿刺切口 F~H：用 25G 针头，顺延眼球弧度斜行向上，在巩膜浅层隧道潜行，到达角膜缘时平行虹膜穿刺入前房，绿箭头示意进入前房的针尖（H） I：退出穿刺针头 J~K：将 PRESERFLO 微型引流器的引流管插入巩膜浅层隧道，绿箭头示意进入前房的引流管（K） L：插入前房的 PRESERFLO 微型引流器装置 M：用吸水海绵验证引流管通畅，有房水缓慢流出 N：将引流管置入结膜瓣下 O：缝合结膜瓣 P：用荧光素钠检验结膜瓣没有渗漏，结束手术。图片为 Chelvin Sng 教授提供视频剪辑

视频 178 号

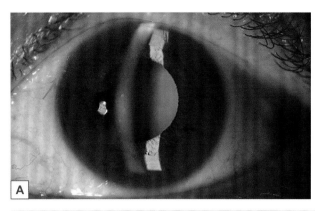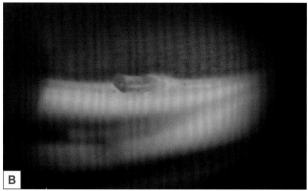

图 7-2-4　PRESERFLO 微型引流器植入术后所见

A:显示 PRESERFLO 微型引流器在前房(绿箭头)　B:PRESERFLO 微型引流器在前房角(房角镜下)。图片由 Chelvin Sng 教授提供

第三节　与手术相关的问题、并发症及其处理的问题解答

Questions and answers in surgical procedures and complications

一、XEN 青光眼引流管植入术只有内路法操作吗?

XEN 青光眼引流管植入术有内路法(ab interno)和外路法(ab externo)。本章主要介绍了内路法。外路法是从结膜入口,经过巩膜隧道穿刺入前房,将引流管推注入前房[17]。研究表明,外路法和内路法两种手术方法之间的结果没有差异,在降低眼压、减少药物使用、不良事件发生率等方面无显著性统计学差异[17]。两种手术方式各有优劣,可更加灵活地根据患者的实际情况选择治疗方案。

二、XEN 青光眼引流管植入术的优劣势在哪里?

相比传统小梁切除术,XEN 青光眼引流管植入术的优点是显而易见的,具有内路操作、侵入性最小、不扰动球结膜组织的优点[5,18],它不影响任何生理流出途径[18],也不依赖巩膜外静脉压或脉络膜上腔压力梯度来实现滤过。它们的滤过能力仅取决于引流管和结膜下空隙的流出阻力。因此,此术式降眼压效果好,手术适应证广,不仅适用于开角型青光眼,也适用于难治性青光眼和其他类型青光眼,以及青白联合手术。另外,手术操作简单、用时少、学习曲线短,如果发生引流管阻塞,再通手术操作简单。XEN 引流管体积小,如果手术失败,可在不同象限多次安装引流管[19]。

缺点是同小梁切除术,术后远期眼压和成功与否取决于滤过泡情况[1]。但在临床研究中显示了与小梁切除术联合 MMC 的疗效相当,而没有低眼压性黄斑病变的风险,也大大减少了滤过泡瘘和感染的发生率[5]。

三、XEN 青光眼引流管植入术手术成功的关键点在哪里?

有三点[20]:①植入时尽量减少出血:出血可能降低手术过程中的可见度,并触发炎症细胞因子的释放,促进纤维化[21-23]。②降低结膜阻力:降低结膜对房水的流出阻力可增加持续降低眼压的可能性,因此术中引流管移动度的识别至关重要,术后需进行密切随访并对滤过泡进行维护。③控制炎症:炎症是滤过术后结膜下纤维化和滤过泡失败的重要原因[23]。因此,需重视术前术后抗炎和抗代谢药物的使用。

四、XEN 青光眼引流管植入术眼内操作确切解剖位置在哪里?

注射器针尖应从小梁网或功能小梁网上方进行穿刺,在巩膜隧道内潜行,直至在距离角巩缘 3mm 的结膜标记处可见针尖斜面。

五、XEN 青光眼引流管植入术眼外操作确切解剖位置在哪里?

理想的引流管植入位置为正上方或鼻上方,尽可能接近 12∶00 位置。

距离角巩缘 3mm 的结膜处,可以采用标记笔事先在引流管植入目标位置进行标记定位结膜,见图 7-1-1、图 7-1-2。理想的引流管定位为前房 1.0mm,巩膜隧道 2.0mm 或者 3.0mm,结膜下间隙 3.0mm 或者 2.0mm,记录为 1-2-3 或者 1-3-2,见图 7-1-7D 和图 7-1-8G。

六、XEN 青光眼引流管植入术近期和远期的结果如何?

如果 XEN 通畅、位置良好且前房中没有黏弹剂残留,在理想情况下,XEN 植入术后预期眼压下降水平约为 9~10mmHg,XEN 青光眼引流管植入术后成功的标准是:术后 12 个月在不使用降眼压药物的情况下,眼压为 6~16mmHg[24]。但不同的临床研究报道有不同,术后 1 日的平均眼压为 9.7mmHg[25],也有报道为 14.1mmHg±8.0mmHg[26]。下面是一些远期的效果供参考:

美国关键临床试验 Pivotal Study 显示 12 个月时,在药物种数不变或较基线减少的情况下,眼压较基线降低≥20% 的受试者比例为 76.3%,12 个月时较基线的平均眼压下降达 9.1mmHg,眼压较基线变化均 >27%,较基线使用青光眼药物种类从 3.5 种降至 1.7 种[27]。

2021 年,多中心 XEN 单独植入术与联合 PEI 的 3 年长期真实世界疗效数据显示,术后 3 年时平均眼压下降 6.6mmHg,降眼压药物种数减少 1.4 种,1~3 年内手术总体成功率稳定,3 年手术总体成功率达 65.8%,3 年时行针刺分离操作的术眼占比 42.9%[28]。

另有一项前瞻性单中心研究显示,平均随访 3 年,用药眼压从基线的 20.8mmHg±7.4mmHg 降至 13.1mmHg±3.4mmHg。降眼压药物从 1.9 种 ±1.3 种降至 0.4 种 ±0.9 种。分别有 29.0% 和 31.0% 的眼睛达到完全成功和合格成功,51 只眼(55.4%)进行了针刺分离[29]。

另外,一项亚洲人群中的数据显示,随访 12 个月,与术前未使用药物的眼压相比,眼压降低了约 45%,90.3% 在 XEN 植入后 12 个月不需要任何外用青光眼药物,12 个月累积 Kaplan-Meier 生存概率(成功率)为 80.6%,35.5% 在裂隙灯下进行了针刺分离[30]。

另一项亚洲人群的单中心回顾性队列研究显示,平均随访 6 个月,在末次随访时,总体患者眼压显著降低了 21%,到随访结束时,共有 66.7% 的患者无须药物治疗,61.9% 的患者至少进行了 1 次针刺分离操作,末次随访的完全成功率为 61.9%[31]。

七、XEN 青光眼引流管植入术采用哪种麻醉方法?

表面麻醉即可。对配合欠佳的患者可考虑结膜下浸润麻醉,对于眼球震颤的成年患者,可考虑球后阻滞麻醉。配合不佳的成年患者(如高血压控制不佳、心脏病、精神高度紧张、精神疾病、老年痴呆等),儿童和婴幼儿患者采用全身麻醉。

八、XEN 青光眼引流管植入术结膜条件要求是什么?

由于手术的成功率有赖于功能滤过泡的形成,因此,目标手术区域的结膜健康、眼表无炎症反应,可为 XEN 成功植入创造良好的条件。若患者存在术眼结膜充血、过敏、干眼或睑缘炎,则至少在术前 1 个月开始治疗,以减轻术前的眼部充血和炎症。

九、XEN 青光眼引流管植入术中必须做辅助切口吗? 其作用是什么?

辅助切口不是必须做。辅助切口是用来帮助固定眼球的。利用辅助切口,一手用劈核钩固定眼球,并和另一只手推进针前进方向形成对抗力,以利于推进针头穿过巩膜。如果不做辅助切口,可以用镊子固定眼球。

十、XEN 青光眼引流管植入术后有什么注意事项?

微创手术术后护理一般都比较简单。但术后1周内应避免对术眼有任何额外压力,包括打喷嚏、咳嗽、便秘用力等,以免术眼受压造成浅前房或前房消失。

十一、XEN 青光眼引流管植入术有哪些潜在的并发症?

与小梁切除术相似,术后短期并发症包括浅前房及低眼压、前房出血、炎症、引流管移位、引流管管腔堵塞、浅前房导致虹膜贴附阻塞引流管内口等;术后远期并发症包括滤过区纤维包裹、眼压控制不良等[1];罕见并发症有引流管暴露、引流管断裂、脉络膜渗漏脱离或出血、玻璃体腔出血、葡萄膜炎、低眼压性黄斑病变、恶性青光眼、引流管相关眼内炎等[23]。

十二、XEN 青光眼引流管植入术中发生前房出血的原因是什么?

主要原因是前房穿刺和穿刺隧道时损伤组织导致出血。如出血不多,给予黏弹剂将出血“推”开,如果出血较多,可以进行前房冲洗。

十三、XEN 青光眼引流管植入术中,如果推注针头出针时,直接将结膜戳穿,该怎么处理?

术中发生了穿破结膜的处理:排除结膜腐朽的情况,镊子夹持结膜并向外牵拉,让针尖回到结膜内;如果针尖在结膜下长度过长(可能是巩膜偏薄,或者穿刺针对房角的顶压太用力),可以将推注器往前房回退一点儿,但依然保证针尖粗细交界处和房角接触。然后按照标准旋转针尖并完成推注。

十四、XEN 青光眼引流管植入术后发生浅前房和低眼压的概率大吗?

早期低眼压多发生在术后2周内[32]。与小梁切除术后相比,内路微创青光眼结膜下滤过性手术后,眼压即使 <6mmHg 也不易引起低眼压相关并发症[20],早期低眼压可能与植入后引流管与穿刺隧道存在一定间隙有关,多于1周内恢复正常。因此,若术后眼压 <6mmHg,前房深且视力稳定,无须处理,可保守观察;若持续浅前房,可局部使用睫状肌麻痹剂、糖皮质激素滴眼液抗炎治疗;若前房消失威胁到角膜内皮,保守治疗无效后可采取手术干预形成前房等措施[33]。

同小梁切除术一样,提高手术技巧预防浅前房发生仍然是第一位的,且发生浅前房后,不应急于手术干预,积极抗炎促使患眼房水低分泌状态得到改善、耐心等待前房逐渐恢复都是非常有效的决策[34]。

十五、XEN 青光眼引流管植入后,其引流管内口会发生堵塞吗?

当引流管正确放置时,虹膜阻塞引流管内口极少发生,发生的危险因素与其他青光眼引流装置植入术相同,包括周边虹膜异常、虹膜根部附着点较低、窄房角,以及既往虹膜阻塞其他引流装置病史等。术后早期,炎症、出血可以引起引流管管腔堵塞,浅前房导致虹膜贴附引流管内口引起堵塞等。

发生虹膜贴附引流管内口堵塞,如果不伴有眼压升高者,可随访观察;眼压升高,可先试用缩瞳剂。若缩瞳无效或患者不耐受缩瞳剂,可考虑激光治疗。如果由于前房内引流管过短导致虹膜贴附堵塞引流管内口,也可进入手术室调整引流管在前房中的长度,从前房进入轻轻地将引流管拉回前房,或将引流管从巩膜出口部位稍微推向前房。

十六、XEN 青光眼引流管植入引流管长度不理想如何调整?

应使用高倍镜和房角镜确认前房内引流管位置,引流管理想的位置可记为 1-2-3 或 1-3-2,即前房1.0mm,巩膜隧道 2.0mm 或 3.0mm,结膜下间隙 3.0mm 或 2.0mm。见图 7-1-7D 图 7-1-8G。

若前房未见引流管(即前房内引流管过短),可使用镊子将引流管从巩膜出口部位稍微推向前房。

若引流管在结膜下的长度略短（即前房内引流管稍长），可以先推动分离结膜组织让结膜下间隙松弛，然后用镊子轻轻将引流管拉向结膜下间隙。

若结膜下未见引流管或结膜下引流管过短（即前房内引流管过长），建议使用显微镊子（如视网膜镊、前节眼内镊）通过主切口将引流管从前房中取出，将引流管重新装载到推注器中，然后尝试第二次植入操作。

十七、XEN 青光眼引流管植入后，其引流管发生移位怎么办？

可能与术后揉眼、眼球按摩等动作相关。若退缩到隧道内，眼压正常，密切观察病情变化保守治疗；眼压升高时则需要再次手术调整，通过针刺分离将周围组织拨开，顺直引流管，使管口开放在结膜下和 Tenon 囊之间。若引流管向前房滑动、触及角膜、位于瞳孔区影响视力或眼压升高时需要再次手术重新调整。

十八、XEN 青光眼引流管植入后引流管无法移动或过度弯曲怎么处理？

引流管在结膜下出现卷曲，可能原因包括：①引流管植入过程中受到阻碍；②推注器针尖斜面未完全暴露于结膜标记处导致针尖仍部分位于巩膜组织；③已尝试植入引流管而导致引流管水合变软（引流管遇水会变软）；④结膜下组织水分离不完全或不充分；⑤引流管的巩膜出口点处 Tenon 囊阻力高等。可以考虑在术中进行引流管"初次针刺分离"：在引流管下方插入 30G 针头，针头朝穹隆方向移动，必要时将针头插入引流管上方重复上述操作。对周围组织进行初次针刺分离可以使引流管自由移动，但这也可能会增加结膜下出血的风险，故在针刺分离时尽量避开血管。

十九、XEN 青光眼引流管植入术后会发生瘢痕化和 Tenon 囊纤维包裹吗？

和小梁切除术一样，滤过区也会发生瘢痕化和 / 或 Tenon 囊纤维包裹[23]。表现和处理基本同小梁切除术。术后早期（一般术后 1 个月内）可通过按摩、针刺分离、局部注射抗代谢药物 MMC 或氟尿嘧啶（5-FU，5-fluorouracil）抑制瘢痕化进程。使用 MMC 时，使用的剂量与术前水分离使用的剂量相似，通常浓度为 0.2mg/ml，注射 0.1ml。可根据患者具体情况酌情增减。

二十、XEN 青光眼引流管植入术是否会发生结膜糜烂、引流管暴露与滤过泡渗漏的并发症？ XEN 引流管会发生排斥反应吗？

有少数几个研究报道有滤过泡渗漏或结膜裂开，报道的最高发生率为 9.2%[27]；3/185 滤过泡渗漏或者裂开[3]；4/74 发生结膜腐蚀伴 XEN 脱出，但 4 例患者都是经过针刺分离后出现这种并发症[35]；1/13 发生了引流管脱出[36]。

引流管是否会发生排斥反应，目前尚未见文献报道。

二十一、XEN 青光眼引流管植入术后角膜内皮细胞会减少吗？

会。但 Gillmann 等[37]研究显示，在术后 24 个月，行单独 PEI 的角膜内皮细胞密度平均下降 14.5%，XEN 联合 PEI 的内皮细胞密度平均下降 14.3%，两种手术方式下降的百分比差异无统计学意义。Olgun 等[38]则发现，在术后 3 个月，XEN 青光眼引流管植入组角膜内皮细胞损失率（2.1%）明显小于小梁切除术组（10.0%），说明 XEN 青光眼引流管植入可能是术前角膜内皮细胞密度较低患者的更优治疗选择。但无论如何，术后都要评估角膜内皮细胞数量减少是否和引流管机械性刺激有关，一旦发现引流管接触角膜内皮须尽快手术调整引流管位置。若评估发现与前房内引流管无关，积极对症处理，治疗原发病。

二十二、单独植入 XEN 青光眼引流管和联合 PEI，哪一种手术效果更好？

在一项纳入了接受单独 XEN 手术（$n=112$）和 XEN 联合 PEI（$n=87$）的 218 只眼的研究中，12 个月和 24 个月结果都显示，单独植入术与联合 PEI 组降压效果相当。24 个月时总体手术完全成功率为 65.8%，单独植入组成功率为 62.8%,联合 PEI 组成功率 69.3%。术中并发症发生率 4.6%,最常见的术中并发症是前房出血,占 2.8%。联合手术发生前房出血 7.1% 和虹膜损伤 5.1%,略高于单独 XEN 植入术。也就是说,XEN 青光眼引流管单独植入术与联合 PEI 术长期降压效果和安全性相当[39]。

部分研究中报道联合手术比单独植入在降低眼压幅度及成功率方面要低,Mansouri 等[40]认为可能是超声乳化吸除术的促炎症作用进一步削弱了 XEN 引流管植入术的降眼压作用。

二十三、XEN 青光眼引流管植入术和 PRESERFLO 微型引流器植入术可以用于闭角型青光眼吗?

目前查到有三篇回顾性研究报道 XEN 联合 PEI 可有效治疗原发性闭角型青光眼(PACG)。Millan F 等[6]曾于 2017 年对 12 例 PACG 患者行 PEI+XEN 植入术,术后 12 个月时眼压维持在 (13.0 ± 2.6) mmHg;眼压下降 20% 的成功率为 100%;并发症包括 3 例短暂前房积血,1 例黄斑囊样水肿。在一篇术后 2 年的回顾性研究中,纳入了 151 只眼(PACG 占 8.6%)行单纯 XEN 植入术或 PEI+XEN 术,所有患者在 12 个月和 24 个月的平均眼压分别为 (15.4 ± 5.9) mmHg 和 (14.5 ± 3.3) mmHg[7]。另一篇类似的 XEN 或 PEI+XEN 术后 3 年的回顾性研究中,纳入 205 只眼(PACG 占 7.8%),在术前、术后 24 个月和 36 个月的平均眼压分别为 (22.6 ± 7.0) mmHg、(14.7 ± 3.8) mmHg 和 (14.0 ± 2.9) mmHg[8]。

本书第九章图 9-5-1(视频 187 号)报道了 PEI+GSL 联合 XEN 青光眼引流管植入术的病例。

目前未见 PRESERFLO 微型引流器植入术在闭角型青光眼中应用的报道。

二十四、XEN 青光眼引流管植入术可以用于其他类型青光眼吗?

研究表明,XEN 青光眼引流管植入术适应证很广,不仅适用于开角型青光眼,也适用于闭角型青光眼(见问题二十三)以及难治性青光眼,如葡萄膜炎继发性青光眼[41-42]、儿童青光眼[43]、新生血管性青光眼[44]等。

二十五、到目前为止,各类型 MIGS 降压幅度比较情况如何?

一篇 meta 分析比较了不同 MIGS 手术方式的降眼压幅度的差异,结果显示眼压降低幅度从低到高依次为:15.3%(iStent)、24.0%(小梁消融术)、25.1%(KDB)、29.1%(iStent inject)、30.2%(Cypass)、34.4%(Hydrus)、36.2%(内路 Schlemm 管成形术)、36.5%(GATT)、38.8%(XEN)和 50.0%(PRESERFLO 微型引流器植入术)[2]。由此可见,PRESERFLO 微型引流器植入术是所有 MIGS 手术中降压幅度最大的手术方式。

另外,还有一些研究比较了不同 MIGS 手术之间的差异:有的表示小梁切除术、XEN 和 PRESERFLO 植入术之间没有统计学上的显著差异[45];有的显示 XEN 提供了更好的安全性和更少的术后就诊次数,但完全手术成功率不如 EX-PRESS[46];还有学者认为,XEN 组眼压下降百分比和用药需求明显优于 GATT 组[47];除此之外,还有研究显示,XEN 和 PRESERFLO 微型引流器植入术,两者降压效果接近[48]。

参 考 文 献

[1] LEE R M H,BOUREMEL Y,EAMES I,et al. The implications of an ab interno versus ab externo surgical approach on outflow resistance of a subconjunctival drainage device for intraocular pressure control. Transl Vis Sci Technol,2019,8(3): 58.

[2] GILLMANN K,MANSOURI K. Minimally invasive glaucoma surgery:where is the evidence? Asia Pac J Ophthalmol (Phila),2020,9(3):203-214.

[3] SCHLENKER M B,GULAMHUSEIN H,CONRAD-HENGERER I,et al. Efficacy,safety,and risk factors for failure of standalone ab interno gelatin microstent implantation versus standalone trabeculectomy. Ophthalmology,2017,124(11): 1579-1588.

[4] MARCOS PARRA M T,SALINAS LÓPEZ J A,LÓPEZ GRAU N S,et al. XEN implant device versus trabeculectomy, either alone or in combination with phacoemulsification,in open-angle glaucoma patients. Graefes Arch Clin Exp

Ophthalmol,2019,257(8):1741-1750.

［5］ FRANCIS B A,SARKISIAN S R,TAN J C. 青光眼微小切口手术. 陈君毅,陈雪莉,译. 上海:上海科学技术出版社,
2019:67;183.

［6］ MILLAN F,REVERON M E,GONZALEZ L,et al. Evaluation of the XEN45 gel stent in patients with primary angle
closure glaucoma. Invest Ophthalmol Vis Sci,2017,58(8):2113.

［7］ GABBAY I E,ALLEN F,MORLEY C,et al. Efficacy and safety data for the XEN45 implant at 2 years:a retrospective
analysis. Br J Ophthalmol,2020,104(8):1125-1130.

［8］ GABBAY I E,GOLDBERG M,ALLEN F,et al. Efficacy and safety data for the ab interno XEN45 gel stent implant at 3
Years:A retrospective analysis. Eur J Ophthalmol,2022,32(2):1016-1022.

［9］ CHAUDHARY A,SALINAS L,GUIDOTTI J,et al. XEN Gel Implant:a new surgical approach in glaucoma. Expert Rev
Med Devices,2018,15(1):47-59.

［10］ SHEYBANI A,REITSAMER H,AHMED I I. Fluid dynamics of a novel Micro-Fistula implant for the surgical treatment of
glaucoma. Invest Ophthalmol Vis Sci,2015,56(8):4789-4795.

［11］ DO A T,PARIKH H,PANARELLI J F. Subconjunctival microinvasive glaucoma surgeries:an update on the Xen gel stent
and the PreserFlo MicroShunt. Curr Opin Ophthalmol,2020,31(2):132-138.

［12］ PINCHUK L,RISS I,BATLLE J F,et al. The use of poly(styrene-block-isobutylene-block-styrene)as a microshunt to treat
glaucoma. Regen Biomater,2016,3(2):137-142.

［13］ ACOSTA A C,ESPANA E M,YAMAMOTO H,et al. A newly designed glaucoma drainage implant made of poly(styrene-
b-isobutylene-b-styrene):biocompatibility and function in normal rabbit eyes. Arch Ophthalmol,2006,124(12):1742-1749.

［14］ PINCHUK L,RISS I,BATLLE J F,et al. The development of a micro-shunt made from poly(styrene-block-isobutylene-
block-styrene)to treat glaucoma. J Biomed Mater Res B Appl Biomater,2017,105(1):211-221.

［15］ SADRUDDIN O,PINCHUK L,ANGELES R,et al. Ab externo implantation of the MicroShunt,a poly(styrene-block-
isobutylene-block-styrene)surgical device for the treatment of primary open-angle glaucoma:a review. Eye Vis(Lond),
2019,15(6):36.

［16］ BATLLE J F,CORONA A,ALBUQUERQUE R. Long-term results of the PRESERFLO MicroShunt in patients with
primary open-angle glaucoma from a single-center nonrandomized study. J Glaucoma,2021,30(3):281-286.

［17］ TAN N E,TRACER N,TERRACIANO A,et al. Comparison of safety and efficacy between ab interno and ab externo
approaches to XEN gel stent placement. Clin Ophthalmol,2021,26(15):299-305.

［18］ AHMED I I. MIGS and the FDA:what's in a name? Ophthalmology,2015,122(9):1737-1739.

［19］ POELMAN H J,PALS J,ROSTAMZAD P,et al. Efficacy of the XEN-implant in glaucoma and a meta-analysis of the
literature. J Clin Med,2021,10(5):1118.

［20］ VERA V,AHMED I I K,STALMANS I,et al. Gel stent implantation—recommendations for preoperative assessment,
surgical technique,and postoperative management. US Ophthalmic Review,2018,11(1):38-46.

［21］ ESMON C T. The interactions between inflammation and coagulation. Br J Haematol,2005,131(4):417-430.

［22］ YU D Y,MORGAN W H,SUN X,et al. The critical role of the conjunctiva in glaucoma filtration surgery. Prog Retin Eye
Res,2009,28(5):303-328.

［23］ SCHLUNCK G,MEYER-TER-VEHN T,KLINK T,et al. Conjunctival fibrosis following filtering glaucoma surgery. Exp
Eye Res,2016,142:76-82.

［24］ CUTOLO C A,IESTER M,BAGNIS A,et al. Early postoperative intraocular pressure is associated with better pressure
control after XEN implantation. J Glaucoma,2020,29(6):456-460.

［25］ MIDHA N,RAO H L,MERMOUD A,MANSOURI K. Identifying the predictors of needling after XEN gel implant. Eye
(Lond),2019,33(3):353-357.

［26］ MIDHA N,GILLMANN K,CHAUDHARY A,et al. Efficacy of needling revision after XEN gel stent implantation:a
prospective study. J Glaucoma,2020,29(1):11-14.

［27］ GROVER D S,FLYNN W J,BASHFORD K P,et al. Performance and safety of a new ab interno gelatin stent in refractory
glaucoma at 12 months. Am J Ophthalmol,2017,183:25-36.

［28］ REITSAMER H,VERA V,RUBEN S,et al. Three-year effectiveness and safety of the XEN gel stent as a solo procedure
or in combination with phacoemulsification in open-angle glaucoma:a multicentre study. Acta Ophthalmol,2022,100(1):

e233-e245.

［29］GILLMANN K，BRAVETTI G E，RAO H L，et al. Combined and stand-alone XEN 45 gel stent implantation：3-year outcomes and success predictors. Acta Ophthalmol，2021，99（4）：e531-e539.

［30］SNG C C A，CHEW P T K，HTOON H M，et al. Case series of combined XEN implantation and phacoemulsification in Chinese eyes：one-year outcomes. Adv Ther，2019，36（12）：3519-3529.

［31］HU J Y，ANG B C H，YIP L W. Efficacy of the XEN gel stent on intraocular pressure lowering in East Asian eyes. Int Ophthalmol，2020，40（5）：1191-1199.

［32］KALINA A G，KALINA P H，BROWN M M. XEN® gel stent in medically refractory open-angle glaucoma：results and observations after one year of use in the United States. Ophthalmol Ther，2019，8（3）：435-446.

［33］STONER A M，CAPITENA YOUNG C E，SOOHOO J R，et al. A comparison of clinical outcomes after XEN gel stent and EX-PRESS glaucoma drainage device implantation. J Glaucoma，2021，30（6）：481-488.

［34］张秀兰，王宁利. 图解青光眼手术操作与技巧. 北京：人民卫生出版社，2016：118-125，144-147.

［35］IBÁÑEZ-MUÑOZ A，SOTO-BIFORCOS V S，RODRÍGUEZ-VICENTE L，et al. XEN implant in primary and secondary open-angle glaucoma：A 12-month retrospective study. Eur J Ophthalmol，2020，30（5）：1034-1041.

［36］GALAL A，BILGIC A，ELTANAMLY R，et al. XEN glaucoma implant with mitomycin C 1-year follow-up：result and complications. J Ophthalmol，2017：5457246.

［37］GILLMANN K，BRAVETTI G E，RAO H L，et al. Impact of phacoemulsification combined with XEN gel stent implantation on corneal endothelial cell density：2-year results. J Glaucoma，2020，29（3）：155-160.

［38］OLGUN A，DUZGUN E，YILDIZ A M，et al. XEN gel stent versus trabeculectomy：short-term effects on corneal endothelial cells. Eur J Ophthalmol，2021，31（2）：346-353.

［39］REITSAMER H，SNG C，VERA V，et al. Two-year results of a multicenter study of the ab interno gelatin implant in medically uncontrolled primary open-angle glaucoma. Graefes Arch Clin Exp Ophthalmol，2019，257（5）：983-996.

［40］MANSOURI K，GUIDOTTI J，RAO H L，et al. Prospective evaluation of standalone XEN gel implant and combined phacoemulsification-XEN gel implant surgery：1-year results. J Glaucoma，2018，27（2）：140-147.

［41］SNG C C，WANG J，HAU S，et al. XEN-45 collagen implant for the treatment of uveitic glaucoma. Clin Exp Ophthalmol，2018，46（4）：339-345.

［42］QURESHI A，JONES N P，AU L. Urgent management of secondary glaucoma in uveitis using the Xen-45 gel stent. J Glaucoma，2019，28（12）：1061-1066.

［43］SMITH O U，GROVER D S，EMANUEL M E，et al. XEN gel stent in pediatric glaucoma. J Glaucoma，2020，29（4）：e19-e22.

［44］TAILOR R，LALIAS T. A case of refractory neovascular glaucoma treated with a XEN 45 implant. J Glaucoma，2018，27（10）：929-930.

［45］WAGNER F M，SCHUSTER A K，MUNDER A，et al. Comparison of subconjunctival microinvasive glaucoma surgery and trabeculectomy. Acta Ophthalmol，2021，9：1-7.

［46］STONER A M，CAPITENA YOUNG C E，SOOHOO J R，et al. A comparison of clinical outcomes after XEN gel stent and EX-PRESS glaucoma drainage device implantation. J Glaucoma，2021，30（6）：481-488.

［47］OLGUN A，AKTAS Z，UCGUL A Y. XEN gel implant versus gonioscopy-assisted transluminal trabeculotomy for the treatment of open-angle glaucoma. Int Ophthalmol，2020，40（5）：1085-1093.

［48］SCHERES L M J，KUJOVIC-ALEKSOV S，RAMDAS W D，et al. XEN® gel stent compared to PRESERFLO™ MicroShunt implantation for primary open-angle glaucoma：two-year results. Acta Ophthalmol，2021，99（3）：e433-e440.

第八章

Chapter 8

以睫状体分泌功能减弱为途径的微创手术

Reducing aqueous production through
ciliary procedures

睫状体分泌功能减弱性手术(也称为睫状体破坏性手术、睫状体消融性手术)包括传统的经巩膜睫状体冷凝术、经巩膜睫状体光凝术(外光凝)和内镜直视下或行玻璃体视网膜手术中直视下睫状体光凝术(内光凝)。微创睫状体分泌功能减弱性手术的精髓应当是创伤更小、术后炎症反应更小、并发症更少。目前主要指超声睫状体成形术(ultrasound ciliary plasty,UCP),微脉冲经巩膜激光治疗(micropulse transscleral laser therapy,MP-TLT)。有学者将内镜直视下睫状体光凝术(endoscopic cyclophotocoagulation,ECP)归属于微创手术,但尚有一定的争议。

第一节　超声睫状体成形术

Ultrasound ciliary plasty(UCP)

超声睫状体成形术(UCP),最初称为经巩膜睫状体高强度聚焦超声凝固术(high intensity focused ultrasound,HIFU),于 2017 年获得我国国家食品药品监督管理总局注册批准。

【适应证】 2011 年,欧洲 CE 批准 UCP 治疗的适应证为:①各种难治性青光眼;②无视力或无视力恢复可能;③无手术机会或无手术价值;④眼部疼痛感剧烈,全身情况差;⑤无法耐受手术者。2015 年获欧洲 CE 批准,将适应证扩展到,以高眼压为特征的各期青光眼患者,即只要眼压控制未达到靶眼压的非正常眼压性青光眼,排除眼内感染、炎症、视网膜脱离、肿瘤、巩膜变薄等其他非青光眼疾病,或影响眼表治疗探头居中放置或影响探头准确对焦睫状突的眼表或眼内解剖异常的患者,都可以考虑 UCP 治疗[1-16]。

【手术原理】UCP 医疗设备包括两个部分:一个控制台(EyeOP1)和一个无菌的一次性医疗耗材(EyeOP-PACK),见图 8-1-1。后者由两部分组成:定位环和治疗探头。这种装置产生治疗作用的主要部分是环形的治疗探头,治疗探头上的 6 个换能器产生 6 个高强度聚焦超声束,能够诱导可控的睫状体损伤。术前通过形态学检查和统计学换算选择合适尺寸的治疗探头,使高强度聚焦超声的治疗位置仅针对靶组织——睫状突的上皮细胞。治疗时,这种微型的治疗探头通过其内部特定形状(凹形)的压电换能器产生高强度的聚焦超声束,聚集在一起的声能进一步转化成热能,导致靶组织的热凝固,同时不损伤邻近的周围组织[17]。与传统光凝相比,超声束转化的热能量是一定的,不依赖于组织内的色素含量,这明显不同于二极管激光器的环形睫状体破坏技术,后者的疗效和剂量参数直接取决于靶部位的色素含量多少[18]。

总之,UCP 通过高强度超声波造成定向、可控、温和的睫状体凝固。现已表明,对已接受最大耐受剂量降眼压药物治疗,有或无青光眼滤过性手术史的开角型和闭角型青光眼患者,UCP 均可有效降低其眼内压[1-16]。UCP 是一项非侵入性技术,没有伤口,没有进入眼内操作,所有操作在眼外进行,非常方便、快捷、安全。

第二代 UCP 在探头设计和治疗程序上做了进一步的改变。一是在治疗探头的设计上,第二代探头上每个换能器的宽度增大至 4mm(第一代探头换能器的宽度为 2.5mm)。二是第二代探头设计了一个旋转卡槽,配合治疗程序的改进,可以进行 8 个扇区和 10 个扇区的治疗。所以第二代的改进增加了治疗圆周面积,见图 8-1-2。早期的第一代探头从安全性考虑,实际产生的超声能量较低,达到热凝固破坏的靶组织较少;目前使用的第二代治疗探头产生的超声能量适中,在保证安全性的同时,使临床试验中患者的反应率从之前的 68% 提高到 80% 以上,且绝大多数患者能够达到降压 35%~40% 的治疗效果[2-4,6,7,14,16]。

【手术步骤】麻醉可采用球后注射、球周注射或全身麻醉,目的是在缓解患者疼痛的同时,保证患眼良好的制动性,即保证治疗期间探头稳定的居中性。所有治疗相关的能量设置和参数在控制台主机中完成初始设置,使用者不能随意更改。目前治疗扇区数量:初始眼压 30mmHg 以下,推荐 6 扇区;30~40mmHg,推荐 8 扇区;40mmHg 及以上推荐 10 扇区。

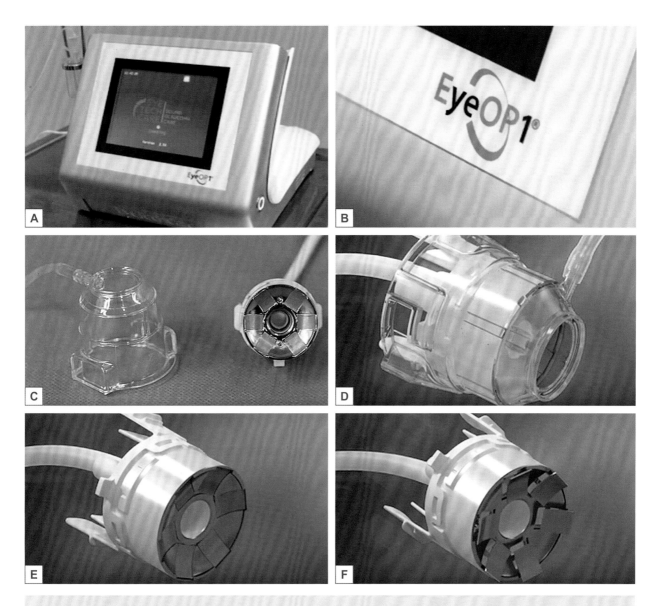

图 8-1-1   UCP 装置

A~D：UCP 医疗设备包括两个部分，一个控制台（EyeOP1）（A、B）和一个一次性医疗设备，后者由两部分组成，包括定位环和治疗探头（C、D）　E、F：专用环形探头，通过 6 个微型换能器产生超声波，这些换能器设计了严格的温度控制，其弧度设计有助于对睫状体进行精确定位，精确度在亚毫米以内，根据患者的适应证，操作人员可以使用不同的操作程序对超声剂量进行精确控制。图片由 Dr. Dietrich Wolf 提供

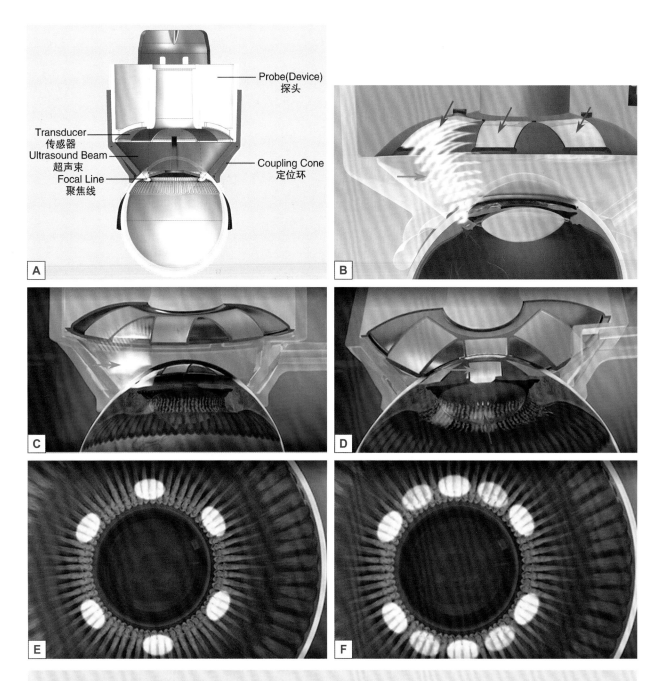

图 8-1-2　UCP 工作原理

A：治疗探头中的结构　B：根据患者 UBM 检查结果，选择合适探头尺寸，确保高强度超声精确聚焦在睫状突上。蓝箭头示意治疗探头，绿箭头示意超声波，红箭头示意睫状体。操作时避开 3 点、9 点钟位，均匀在 360° 上凝固部分睫状突　C、D：示意正在进行超声凝固睫状体。绿箭头示意超声波，红箭头示意正在凝固的睫状体　E：超声凝固 6 个扇区　F：超声凝固 10 个扇区。图片由 Dr. Dietrich Wolf 提供

麻醉后,常规外眼消毒,撑开眼睑(可使用开睑器)后放置定位环,使其居中,然后踩下脚踏上的负压启动开关,使定位环通过负压吸引作用固定在巩膜上,然后插入治疗探头,并用生理盐水或平衡盐溶液(BBS)填充定位环和治疗探头之间的空隙,防止超声能量在空气中的快速衰减,最后踩下脚踏上的治疗踏板启动治疗程序直至完成治疗。见图 8-1-3 和图 8-1-4。

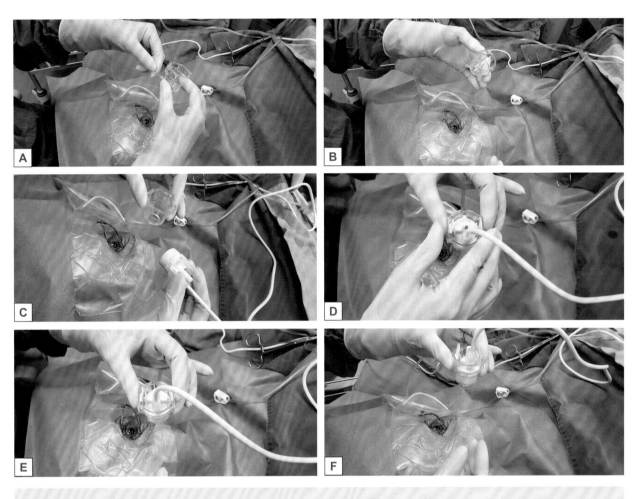

图 8-1-3　UCP 操作前准备

A、B:示意定位环外观　C~F:将治疗探头放入定位环中

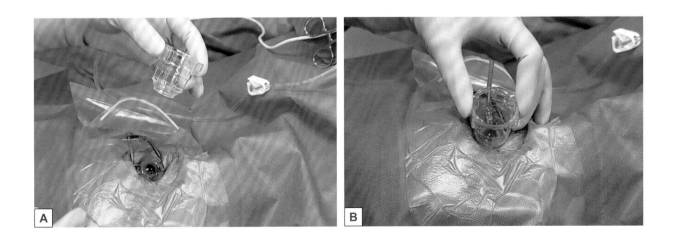

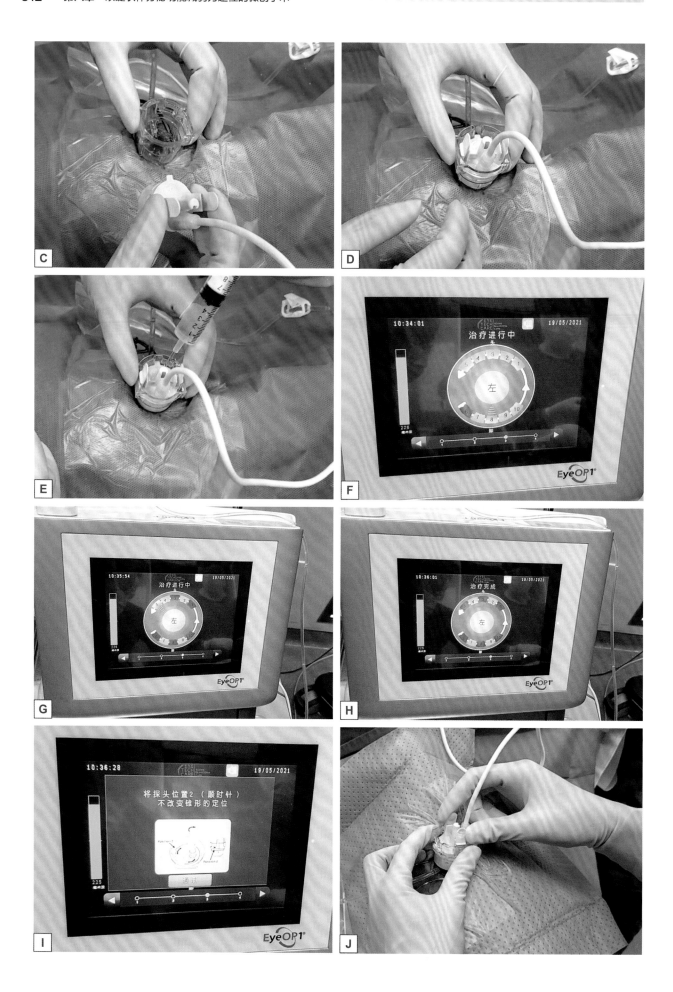

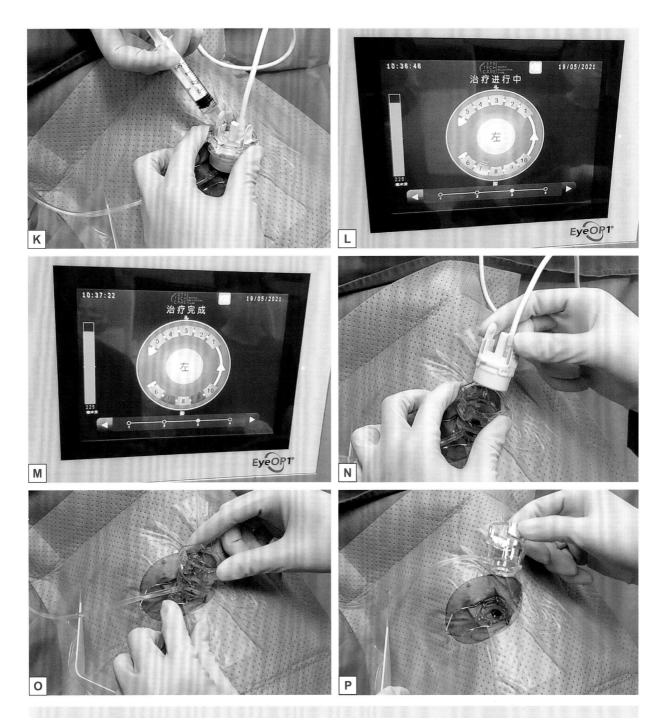

图 8-1-4　UCP 手术操作步骤

A、B:将定位环固定在眼球正中　　C、D:将治疗探头放入定位环中　　E:缓慢加入生理盐水或平衡盐溶液(BSS),治疗过程中液面须覆盖探头,并确保无气泡产生　　F~H:超声治疗 6 个扇区。草绿色表示尚未治疗的扇区,黄色表示正在治疗中的扇区,红色表示已经治疗完毕,共治疗了 1、3、5、6、8、10 共 6 个扇区　　I、J:如果继续治疗其余 2 个扇区,定位环不动的前提下,将治疗探头旋转后,进行超声治疗　　K:同样应及时补充生理盐水或 BSS,治疗过程中须使液面覆盖探头,并确保无气泡产生　　L、M:继续治疗了 7、9 这 2 个扇区呈现红色　　N:取出治疗探头　　O:定位环稍微倾斜以便将杯中液体流出　　P:取出定位环,结束手术

第二节　微脉冲经巩膜激光治疗

Micropulse transscleral laser therapy（MP-TLT）

微脉冲经巩膜激光治疗（micropulse transscleral laser therapy，MP-TLT），也称为微脉冲经巩膜睫状体光凝术（micropulse® transscleral cyclophotocoagulation，MP-TSCPC），是非侵入性的激光治疗方式。这是一种新颖的青光眼治疗方式[19-22]。程序是利用一种新颖的接触性探头（micro pulse P3 probe，MP3），其中包括石英光纤缆线（直径600μm）衔接到二极管激光原体主机 CYCLO G6™ 青光眼激光系统上。探头透过巩膜针对睫状体平坦部进行治疗，产生降低眼压作用。

从 2015 年起，在全球 80 多个国家已经有超过 18 万名青光眼患者使用该方式治疗。70 多项研究表明，微脉冲经巩膜激光治疗青光眼治疗成功率高可达 60%~80%，眼压下降 30%~45%，眼压控制持续性长达 72 个月[19-20]。另外操作简单，并发症少，门诊和手术室皆可治疗，术后患者恢复快，后续护理简单，未来也可选择其他治疗方式，可在其他青光眼治疗方式前后或联合治疗。7 分钟内即可完成治疗，大部分患者在治疗结束 24 小时内可恢复正常日常生活活动。

【适应证】微脉冲经巩膜激光治疗适合治疗各种轻到重度原发性开角型、闭角型和难治性青光眼[20,23-25]。另外小梁切除术、引流或滤过装置植入术术前或术后眼表状况不佳的患者，已接受最大耐受剂量药物治疗和有依从性问题的患者，皆可考虑以微脉冲经巩膜激光治疗。

【手术原理】与传统或常规的经巩膜睫状体光凝术（transscleral cyclophotocoagulation，TSCPC）不同，微脉冲经巩膜激光治疗能提供针对睫状体非致命性的破坏能量，它通过有益的生化级联反应来降低眼压[22]。它具备同时促进房水排出和降低房水生成的双重作用机制。第一个作用是增加葡萄膜巩膜外流，促进眼内房水的排出。研究显示，微脉冲经巩膜激光治疗可造成睫状体受热发生形态变化、组织重塑而导致增加葡萄膜巩膜外流。具体作用是缩短睫状肌以及增加巩膜嵴与睫状肌表面移动的机械效应，使巩膜静脉窦 Schlemm 管扩张，从而增加房水外流以达到降低眼压的效果[26-28]。第二个作用是减少房水生成。睫状体色素上皮细胞吸收激光能量，传递到附近生成房水的非色素睫状体上皮细胞，降低其房水的生成[27,28]。

进行微脉冲经巩膜激光治疗的探头是 MP3（传统的经巩膜睫状体光凝的探头是 G 探头）。有第一代和第二代探头，见图 8-2-1 和图 8-2-2。

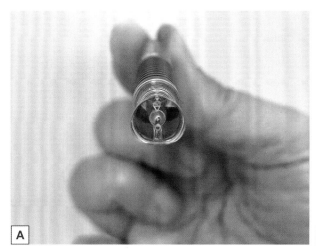

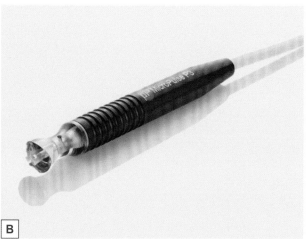

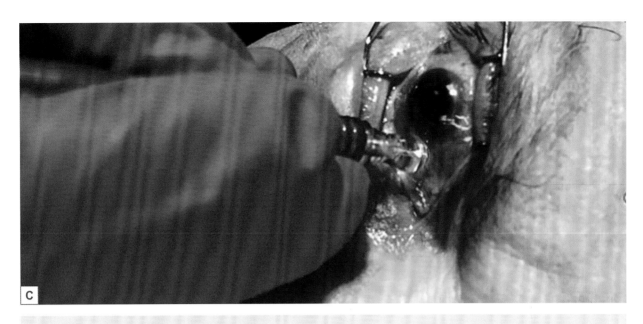

图 8-2-1　微脉冲经巩膜激光治疗第一代探头

A~C：第一代微脉冲探头。第一代探头顶端为圆形，利用探头前方缺口处对位角膜缘。A 图由 Paul Chew 教授提供，B、C 图由同科林授权使用

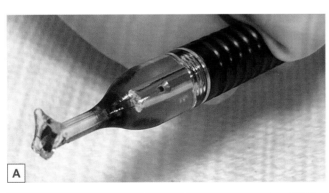

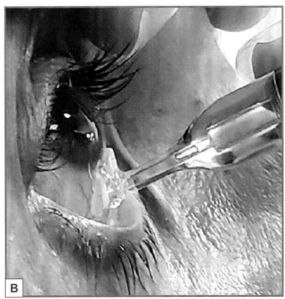

图 8-2-2　微脉冲经巩膜激光治疗第二代探头

A、B：第二代微脉冲探头。第二代探头尖端呈现兔子耳朵外观设计，精准对位角膜缘，医师更容易观察探头位置；另外接触眼球处具备凹陷设计，贴合眼球表面弧度，定位更准确，激光治疗时确保能量更为均匀一致。A 图由 Paul Chew 教授提供，B 图由同科林授权使用

　　探头本体的构造让使用者可以精准地将光纤探头定位在角膜缘后方1~2mm处,使激光可以以微脉冲的模式更有效率地传达到睫状体部位(图8-2-3)。微脉冲即是反复传达一系列的短脉冲能量与其之间短暂的静止模式。激光能量(power)平均设定在2 000~2 500mW,占空比(duty cycle)31.3%[29,30]。

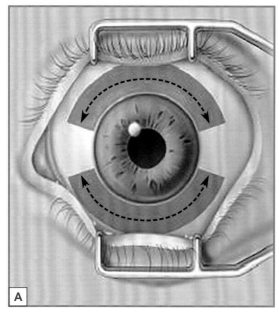
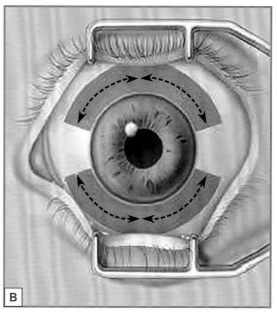

图8-2-3　微脉冲经巩膜激光治疗的部位与范围

A、B:探头定位在角膜缘后方1~2mm处,使激光可以以微脉冲的模式更有效率地传达到睫状体平坦部(扁平部)。治疗范围为上半眼球及下半眼球,各150°范围,共300°范围。避开3点钟、9点钟。探头移动可以每次1个眼半球(A)或1/4眼球(B)来进行。图片由同科林授权使用

　　微脉冲技术在理论上可以有效地减少对周边组织的附带损害,避免对睫状体过多的伤害[31]。研究结果显示,微脉冲经巩膜激光治疗中激光所造成的组织改变仅限于巩膜内及睫状体外部,而其他相邻部位包括睫状体上皮和基质都无受损迹象[28]。

【手术步骤】

基本步骤如下:

1. 麻醉采用球后麻醉即可。

2. 结膜上覆盖适量黏稠液体耦合剂(例如甲基纤维素或隔角油)。滴上1滴液体在探头前端表面,确保液体覆盖眼部和探头尖端。如未使用耦合剂容易导致施打激光能量不一致。

3. 应用开睑器确保眼球完整显露。如果患者有比较深的眼窝、较浅的结膜穹窿或窄小的睑裂,在应用第一代探头时则不要应用开睑器,或可考虑应用第二代探头来治疗有暴露困难的眼球。

4. 将激光设置调至以下模式:能量:2 000~2 500mW;占空比:31.3%(0.5毫秒 ON & 1.1毫秒 OFF);每次治疗1个眼半球(150°)或1/4眼球(75°),避开3点钟和9点钟方向。沿着角巩膜缘平移 MP3 探头1个眼半球(150°)20秒或1/4眼球(75°)10秒,重复3~5次。每半球各80秒,总共160秒脉冲。

5. 检查探头的方向是否正确。如使用第一代探头,缺口处的圆面应朝向角膜缘,见图 8-2-1,平整面朝向眼睑;如使用第二代探头,弯曲的"兔耳朵"面应朝向角膜缘,见图 8-2-2。

6. 将探头放置在离角膜缘 1~2mm 的位置,并将其倾斜指向眼球中心。见图 8-2-1C 和图 8-2-2B。

7. 以扫动 / 滑动的方式并使用适当的力道(相近于以笔书写在纸上的力道),在上半眼球及下半眼球移动探头(避开 3 点钟、9 点钟位置),见图 8-2-3。在整个治疗过程中持续同样动作。同时记得运用黏稠液体界面以避免激光光束扩散,确保适当的能量传导。

8. 完成 160 秒的治疗疗程(上半眼球及下半眼球各 80 秒)加上各 10 秒的滞留时间。

9. 在激光治疗后,术后给予 1~2 周的抗炎眼药水。

图 8-2-4 展示第二代探头手术操作动画步骤。图 8-2-5 展示手术操作步骤。

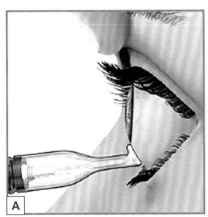
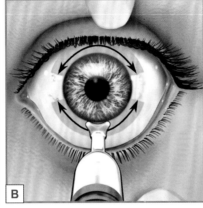
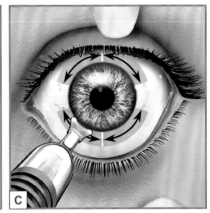

图 8-2-4　微脉冲经巩膜激光治疗动画手术步骤

A:在结膜上覆盖适量黏稠液体耦合剂(甲基纤维素、隅角油等)。滴上 1 滴液体在探头前端表面,确保液体覆盖眼部和探头尖端。如未使用界面液体容易导致施打激光能量不一致　B、C:将第二代 MP3 探头有弧度开角的一侧(形似兔子耳朵)与角巩膜缘对齐以确保激光治疗的一致性。确认能直接由上方看见激光治疗全貌,避免视差造成的放置错误。在治疗全过程中,施打持续温和的压力,并维持第二代 MP3 探头持续朝向结膜方向。移动时切勿晃动探头。每次治疗 1 个眼半球(B)或 1/4 眼球(C)。在 10~20 秒内,沿着角巩膜缘平移第二代 MP3 探头 1 个眼半球 150°(B)或 1/4 眼球 75°角(C)。重复来回扫动总共 3~5 次。两半球各 80 秒,总共 160 秒。避开 3 点钟和 9 点钟方向。图片由同科林授权使用

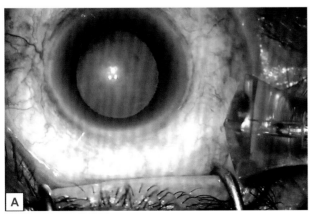
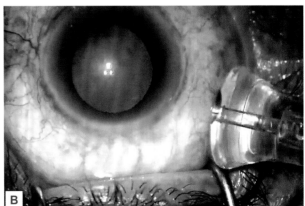

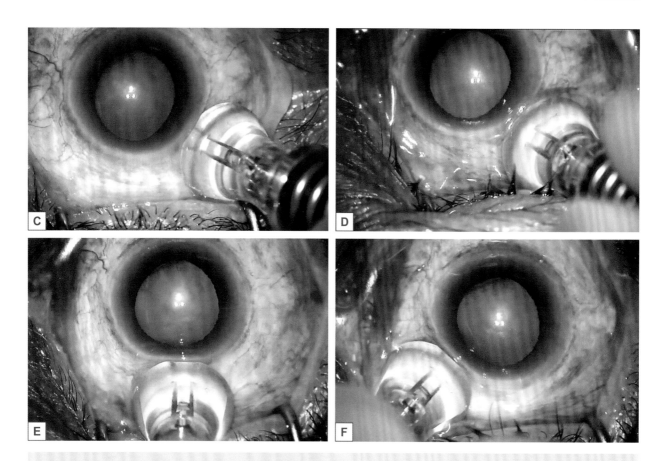

图 8-2-5   微脉冲经巩膜激光治疗手术步骤(第一代探头)

A~C:第一代探头缺口处的圆面接触角膜缘和结膜   D~F:以滑动的方式,从右到左,在上半眼球移动探头(避开 3 点钟、9 点钟位置),注意治疗时探头颜色变成蓝紫色,表示激光治疗模式已启动。图片为 Paul Chew 教授提供手术视频剪辑

第三节   内镜直视下睫状体光凝术

Endoscopic cyclophotocoagulation(ECP)

【适应证】内镜直视下睫状体光凝术(endoscopic cyclophotocoagulation,ECP)主要适合无晶状体眼 / 人工晶状体眼青光眼[32-37],特别是无条件(如周边前房浅)行房水引流阀植入手术的人工晶状体眼青光眼。

【手术原理】原理同经巩膜激光睫状体光凝术。但内镜直视下行激光睫状体光凝术具有明显的优势[38-40]:可直视下选择性破坏睫状体无色素上皮细胞,具有较好的疗效和较少的并发症[34,35],避免了外路睫状体光凝术的盲目性;可以定量进行手术,达到控制眼压而不会引起眼球萎缩;可联合其他内眼手术进行;所需激光能量低;创伤少、并发症少、可重复进行;不受结膜因素的影响。

降眼压作用有不同的报道,国外手术成功率报道为 48.3%~90.76%[35],国内报道成功率 76.5%~93.8%[33]。术后并发症包括眼疼痛、葡萄膜炎症、暂时性眼压升高、视力下降、低眼压、脉络膜脱离、玻璃体积血和眼球萎缩(眼球痨)等。

【手术步骤】

采用球后注射、球周注射或全身麻醉。

在手术显微镜下操作。

眼科激光显微内镜手术系统配有电视监测器的眼内镜仪探头,集导光纤维、摄影、图像显示和激光(810nm 二极管激光)于一体,即激光、导光及成像纤维均在内镜探头内。

光凝参数:选择单个击射,瞄准光 80~100。能量选择 0.25~1.0W(视击射睫状体的反应增减),曝光时间 0.5~1 秒。但大多数患者所用的能量为 0.4~0.6W,曝光时间 0.5 秒。每个睫状突 3~4 次击射,以泛白为宜。一般选择 2 个或 3 个象限(180°或 270°)范围进行[33]。

手术步骤:经透明角膜切口或经睫状体扁平部切口,在黏弹剂辅助下进入前房或后房,进入眼内各个象限作睫状体光凝。整个操作过程都在视频监视下进行。初设一个激光能量,如 0.4~0.5W,光凝时间为 0.5秒。然后根据光凝反应调整参数。最佳反应是睫状体收缩、变白、塌陷,一般有爆破声。如果没有爆破声,可适当调整参数,或看到睫状体有收缩、变白也是可以的。

一、经透明角膜切口内镜直视下睫状体光凝术

见图 8-3-1。

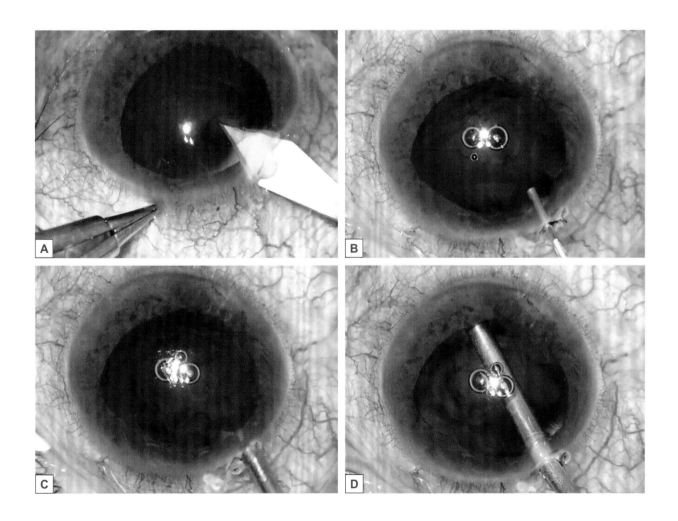

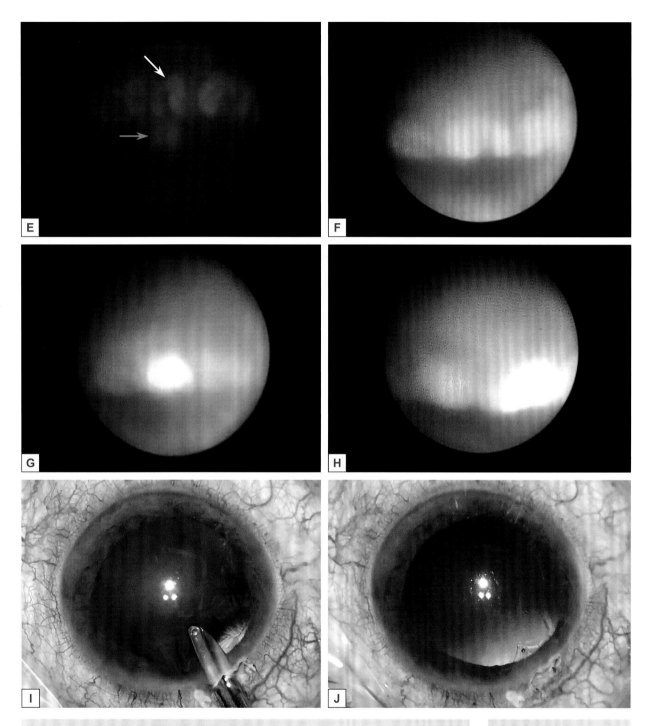

图 8-3-1   经角膜切口内镜直视下睫状体光凝术（视频 92 号）

A：此例为无晶状体眼。经透明角膜做切口   B：前房内和睫状沟注入黏弹剂，充分暴露睫状突   C、D：内镜探头经透明角膜切口进入虹膜后睫状突位置（注意探头有红色瞄准光）   E：绿箭头示意瞄准光，白箭头示意睫状突   F：瞄准光直接对准睫状突   G：直接光凝睫状突致泛白及皱缩   H：瞄准光继续对准下一个睫状突   I：抽吸干净黏弹剂   J：结束手术时外观

视频 92 号

二、经睫状体扁平部切口内镜直视下睫状体光凝术

见图 8-3-2。

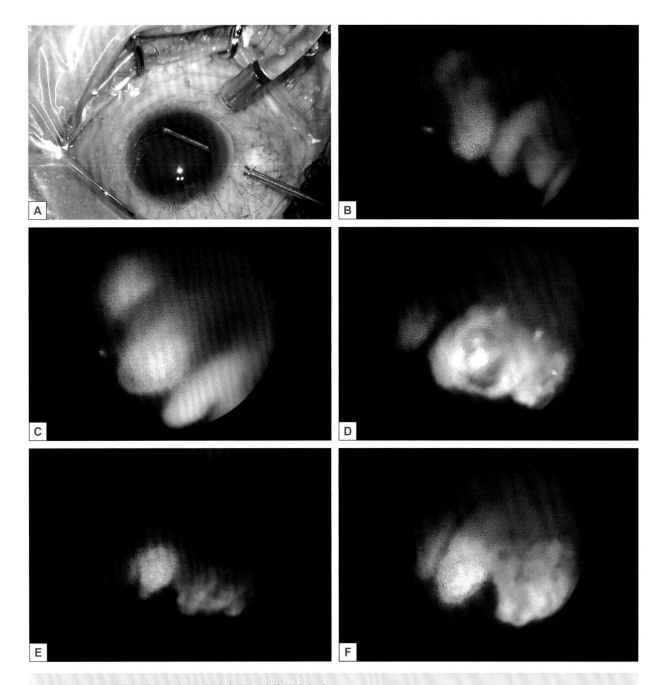

图 8-3-2 经睫状体扁平部切口内镜直视下睫状体光凝术

A:在角膜缘后 2~3mm 处,经睫状体扁平部做切口,内镜探头经睫状体扁平部切口进入虹膜后睫状突位置,直视下直接光凝各象限睫状突 B:激光对准睫状突 C、D:进行光凝致睫状突泛白及皱缩 E:继续瞄准下一个睫状突 F:继续进行光凝致睫状突泛白及皱缩。A 图由唐炘教授提供

第四节　与手术相关的问题、并发症及其处理的问题解答

Questions and answers in surgical procedures and complications

一、UCP 降低眼压的机制

主要有两个方面：一是 UCP 技术可以直接消融睫状体上皮细胞减少房水生成；二是动物研究显示它还能同时增加葡萄膜、巩膜通路的房水排出[17]，但后者在人体的作用还有待进一步的研究。

UCP 技术的特点之一是能产生高强度的聚焦超声，它使治疗位置的声能能在短时间内迅速转化成热能，从而消融靶组织，即所谓的热凝固、热消融作用；UCP 技术的另一特点是能够将声能聚焦在狭小的靶组织区域内，最大限度地保护邻近组织不受热损伤，因而 UCP 技术能够在短时间内有针对性地消融睫状体上皮，而不损伤周围组织。

二、UCP 和经巩膜睫状体光凝术有何不同？

UCP 的能量吸收不受患者睫状体色素含量的影响，因而在治疗过程中实际产生的声能和其转化的热能在所有的患者中是均一的，从而对患眼睫状体上皮的破坏程度也是一致的。经巩膜睫状体光凝术同样依赖热能对睫状体上皮细胞的破坏来降低眼内压，但激光能量的吸收依赖于患者局部组织色素含量的多少，因而每个患者的实际破坏程度并不一致。另一方面，从治疗本身引起的炎症反应和并发症来看，超声治疗不会像激光光凝那样引起细胞碎片、颗粒和色素等的播散。因此，超声治疗引起的炎症反应很轻，患者的疼痛程度也轻；而激光光凝引起的炎症反应较重，除非联合前房冲洗术，否则患者疼痛的概率更高。另外，UCP 到目前为止没有发现眼球萎缩等严重并发症。新近有研究对比了 UCP、传统经巩膜睫状体光凝术、睫状体冷冻术三种睫状体手术降眼压的临床效果，结果表明，三种方法均可以达到降低眼压、减轻眼部疼痛的效果，但在术后的早期，UCP 对眼痛的缓解效果最明显，且并发症最少[18]。

三、UCP 的适应证有哪些？只适用于绝对期青光眼患者吗？

UCP 已取得国外的注册认证并将适应证扩展到以高眼压为特征的各期青光眼患者。UCP 显著的优势在于：①安全性，至今在欧洲已有 10 000 多名患者，国内已有 5 000 多名患者在 UCP 治疗后未出现明显的不良反应，患者除了治疗时可能出现的一过性不适，没有明显痛觉，也未见发生眼球萎缩等严重并发症。即使重复治疗，炎症反应和并发症的发生概率也没有显著提高。②有效性，治疗探头已经进行了更新换代，早期的第一代探头从安全性考虑，实际产生的超声能量较低，达到热凝固破坏的靶组织较少；目前使用的第二代治疗探头产生的超声能量适中，在保证安全性的同时，使临床试验中患者的反应率从之前的 68% 提高到 80% 以上，且绝大多数患者能够达到降压 35%~40% 的治疗效果（数据来自欧洲多家研究中心，均选择 6 个扇区治疗）[2-4,7]。因此，UCP 治疗适用于各期青光眼患者。但目前国内仍主要用于进展期、晚期和绝对期患者[2-15]。值得一提的是，也有一些研究中心尝试针对早中期的青光眼患者进行 UCP 治疗，且获得了较好的降压效果，其安全性也得到了验证[3,16]。

2018 年，孙兴怀等在《中华实验眼科杂志》发表的《青光眼手术治疗方式的合理选择》文章中提出：要重新认识睫状体破坏性手术。睫状体破坏性手术是通过破坏产生房水的睫状体，减少房水生成从而起到降低眼压而治疗青光眼的作用[1]。传统上睫状体破坏性手术用于绝对期或近绝对期青光眼疼痛的患眼，通常是其他青光眼治疗方法均告失败后的最后治疗手段。随着手术技术的改进，手术作用点更为精确，减少了周围组织的损伤，不良反应大大降低。有研究表明，对于一些常规滤过性手术失败或者因其他原因所致的球结膜条件不满足滤过性手术的患眼，睫状体破坏性手术也可以作为一种安全而有效的选择。UCP 新技术进一步提高了治疗的精确性，同时也减少了周围组织的损伤，尤其对术前患眼条件差、滤过性手术风险高、预后差的患眼有着良好的应用前景[1]。

四、无晶状体眼 / 人工晶状体眼青光眼可以首选 UCP 吗? 晶状体脱位的患者可以做 UCP 吗?

无晶状体眼 / 人工晶状体眼青光眼可以首选 UCP。但由于晶状体摘除术后睫状体的位置发生了改变,术前需要严格的 UBM 检测并评估睫状体位置和形态,不能单独参考眼轴长度和角膜缘白到白(WTW)参数获取探头尺寸。可以通过四个方位(水平、垂直,以及两个 45°斜向)经角膜最大径的全景 UBM 图像评估睫状体位置。经过了多家临床中心以及较多的临床患者验证,此类患者行 UCP 治疗后大部分取得了较好的降压效果,反应率和降压幅度与普通患者差异不大。遗憾的是,目前尚没有查到有公开的该类患者治疗经验的总结报告。

对于晶状体脱位的患者,临床处理应该有前后顺序,对这类患者建议应先处理脱位晶状体,之后根据病情再行 UCP 手术。

五、既往已行房水引流阀或引流钉植入的患者能否做 UCP 治疗?

如果引流阀或引流钉的位置和结膜隆起程度不影响探头放置和居中稳定,就可以做。

六、高度近视、高度近视伴巩膜葡萄肿、先天性青光眼大眼球者,是否可以选择 UCP? 会发生眼球穿破吗?

可以选择。理论上,UCP 有可能造成部分患者在治疗探头接触位置的巩膜变薄,但目前高度近视或高度近视伴巩膜葡萄肿患者的治疗结果中未见眼球穿破的报道。另外,根据对实验动物变薄巩膜的组织学研究发现,与治疗探头接触的巩膜组织虽然变薄,但其机械应力并未显著下降[41]。

七、儿童青光眼是否可行 UCP 治疗?

首先,目前国内外受试人群中儿童非常少,关于其安全性和有效性尚无足够数据支持。另外儿童上皮细胞增生与代偿能力非常强,可能会影响长期治疗结果。国内目前做过 8 岁患者的案例,术后短期效果不错,但还需看远期效果。所以能不能做,需要作术前详细的评估,以及跟患儿家属作好沟通。其次,儿童先天性青光眼患者的眼球如果发生了结构异常如牛眼、水眼,眼球特别大,不一定有适合的探头尺寸,所以需要提前通过检查数据确认是否有合适的探头。

八、新生血管青光眼能否行 UCP 治疗?

可以。UCP 无须做切口,反应轻微,不容易造成前房出血,操作简便,是新生血管性青光眼(NVG)患者快速控制眼压比较好的选择。

九、角膜移植术后继发性青光眼可以做 UCP 吗? 比如原发病是 ICE 综合征,做了穿透性角膜移植,术后继发高眼压,是否可以行 UCP 治疗?

理论上睫状体的位置没有变化,角膜移植术后是可以做 UCP 治疗的。有人担心 UCP 治疗过程中的负压吸引会对角膜移植片造成损伤或影响,研究表明,UCP 治疗过程中,负压只在 3 点钟位、9 点钟位有负压。压强 225mmHg,点上压强转为压力分布到全眼的压强增加不超过 6mmHg。目前已对多个角膜移植患者进行了 UCP 治疗,迄今没发现对移植片造成影响(尚未发表的数据)。

十、炎症性青光眼可以做 UCP 吗?

可以。UCP 不管原发继发、开角闭角,各种类型都可以。炎症继发性青光眼做滤过性手术,面临的最大问题是术后强烈的炎症反应导致滤过通道瘢痕化。UCP 治疗没有手术创口,所以没有这样的问题。但也应当抗炎为先,或在炎症静止期做。参考问题十二。

十一、恶性青光眼可以做 UCP 吗?

可以。但 UCP 虽可以降低眼压,但仍然解除不了浅前房的问题,浅前房的问题还是要靠其他手术来帮助缓解。目前尚没有证据表明,UCP 可以解除或缓解浅前房。

十二、活动期葡萄膜炎继发性青光眼可以做 UCP 吗?

任何手术都有可能诱发葡萄膜炎复发。而活动期葡萄膜炎可能还存在眼内其他问题如睫状体水肿、视网膜脱离。此时应当以抗炎为主。建议在炎症静止期再做。

十三、患者最大剂量用药下方可控制眼压在 21mmHg 以下,可否行 UCP 治疗来减少用药品种及次数或不用药?

可以。临床文献已证实,UCP 可以有效减少降眼压药物的使用,研究表明 UCP 治疗 2 年后,降眼压药物由术前的 (2.5 ± 0.8) 种降至 (2.0 ± 1.0) 种(P=0.48)[3]。但需要注意的是,需要根据患者的情况选择治疗剂量,同时要加强术后随访,避免术后过低眼压。

十四、术前需要进行哪些检查和测量? 手术患者手术前要抽血化验吗?

需要做:①UBM 或前节 OCT 全景眼前节图像,经角膜中心且能同时可见两侧睫状体,带 10mm 标尺的图像;②光学生物测量仪(IOL Master)测量眼轴长度和 WTW。

UCP 治疗无开放创口,理论上术前不需要做抽血化验。但具体情况需要根据住院医院要求和患者的个体情况来定。

十五、为什么需要测量眼轴长度和白到白数据? 白到白距离(WTW)15mm 可以做 UCP 治疗吗?

主要基于两点:一是由于很多医院测量的 UBM 图像并不符合要求。所要求的最大径线是通过角膜中心且能同时看到双侧睫状体且带标尺的全景图。二是即使可以同时看到双侧睫状体,也有可能不是最大径线,所以需要通过眼轴长度和 WTW 两个测量值复核 UBM 图像的准确性。如果 UBM 图像不准确,使用光学生物测量仪的眼轴长度和 WTW 公式(nomogram)进行复核,计算探头尺寸。

由于目前最大径的探头尺寸是 13 号探头,如果患者的 WTW 在 13.4mm 以上,会影响超声准确聚焦在睫状体上。因此 WTW 为 15mm 不适用做 UCP。

十六、患者前房有积血,IOL Master 测量可能会有困难,测量结果会对手术有影响吗?

少量前房积血一般不会对手术过程或效果造成影响,前房积血患者的白到白可参考对侧眼,眼轴长度可用 A 超。

十七、UCP 操作治疗需要在手术室进行吗? 手术需要常规消毒铺巾吗? 手术采取何种麻醉为宜? 整个治疗过程多久?

由于整个治疗过程不需要开放眼球,发生眼内炎的可能性极低,因此整个治疗操作不一定要在手术室完成,可以在病房治疗室进行。按照外眼手术常规消毒,可以不需要铺巾。考虑到治疗过程中患者有疼痛的可能,以及治疗对眼球制动性有较高的要求,推荐使用球后麻醉、球周麻醉或全身麻醉。整个治疗过程只要 3~6 分钟左右。

十八、UCP 操作的关键点

UCP 治疗总体而言操作简单,耗时较短,没有明显的学习曲线。治疗中的关键点有两个:一是确保整个治疗过程中治疗探头的居中,保证高强度的治疗超声准确聚焦于全周的睫状突,因而医生即使在负压固定治疗探头的基础上,仍需要全程用双手辅助固定探头及其负压环的位置;二是注意治疗过程中,负压环和治疗探头的腔隙中始终充满生理盐水或 BSS 液,因为超声能量在空气中衰减得很快,特别是高强度超声,因而如果治疗中出现腔隙中液体的渗漏,应随时补充液体,保证负压环中的液平面始终高于探头。

十九、针对不同初始眼压,UCP 制订不同数目的扇区,治疗是否一样?

不一样。目前治疗扇区推荐:初始眼压 30mmHg 以下,推荐 6 扇区;30~40mmHg,推荐 8 扇区;40mmHg 及以上,推荐 10 扇区。

二十、每个患者的 UCP 治疗探头可以互换尺寸吗?

不能。探头的计算都是根据患者本身的睫状体位置拟合出来的尺寸,如果更换了其他尺寸探头,超声能量不能准确聚焦在睫状体,术后效果不佳,并且并发症的可能性增加。

二十一、UCP 治疗时负压吸引实际眼压影响有多少?

根据动物眼实验精确计算,在 UCP 工作负压基础上,眼内压升高不高于 6.6mmHg。

二十二、UCP 操作治疗过程中,患者有疼痛感吗? 术后常见的并发症是什么? 如何处理?

如果治疗前的麻醉效果确切,患者一般不会出现术中的疼痛感,但术后可能会出现一过性的不适或较轻的痛感。术后最常见的并发症是结膜充血、与治疗探头接触处的巩膜留下印记和轻微疼痛感,其他并发症还有球结膜水肿、轻度角膜水肿、轻度前房反应等,大多随时间消退,不会造成长期影响[2,42]。部分患者 UCP 治疗后会出现短暂的瞳孔散大、对光反射迟钝、角膜散光等,一般无须特殊处理,3~6 个月会逐渐恢复如初[43,44]。

二十三、UCP 安全性如何? UCP 治疗可能会出现哪些并发症?

UCP 治疗相比于传统的睫状体功能减弱性手术(睫状体冷冻术、睫状体光凝术)治疗更加安全,术后并发症更少,低眼压风险低,就目前临床观察病例,无眼球萎缩(眼球痨)的发生。

常见并发症为:浅层点状角膜炎、低眼压、球结膜充血、炎症、角膜水肿、结膜水肿、丁铎尔现象、巩膜印迹、疼痛。

UCP 治疗后发生的并发症大多为暂时性的,比如结膜充血、瞳孔散大、散光变化,以及巩膜和结膜厚度变化等。2020 年,Bartłomiej Bolek 等在 *J Ophthalmol* 上发表的结果显示:UCP 治疗后,巩膜和结膜厚度会发生变化,但随访 12 个月后,巩膜和结膜厚度的测量值恢复到初始值,无显著性差异[4]。2020 年,Bartłomiej Bolek 等在 *J Glaucoma* 上发表的 UCP 治疗后角膜参数变化的结果显示:UCP 治疗可能会引起角膜散光,但 3~6 个月后参数恢复到初始值,无显著性差异。临床医生必须意识到术后前 3 个月散光增加可能会影响视力,应告知患者有这种可能性[45]。2021 年,Bartłomiej Bolek 等在 *Acta Ophthalmologica* 上发表的 UCP 治疗后瞳孔变化的结果显示:UCP 治疗可能会导致瞳孔不规则散大,然而通过观察,几个月后会逐渐恢复,变化结果并不显著[46]。

二十四、UCP 会引起眼内组织损伤吗?

不会。UCP 技术是将超声波聚焦在睫状突内,造成一个温和的睫状体局部凝固,由于温度上升平稳,该方法不会产生组织过热的风险,而且,由于聚焦区域范围极小,该方法不会伤及周围组织,因为超声波的吸收程度与色素无关,该技术可以精确控制释放到组织中的能量,聚焦超声波可破坏目标区域内的分泌房水的上皮细胞层,且保留血 - 房水屏障的完整性,对于基线眼压在 21~45mmHg 或更高的患者,根据所使用的超声剂量,眼压可平均降低 30%~50%[2,3]。临床研究中尚未出现眼球萎缩或持续低眼压的情况,患者还可以接受重复治疗,使青光眼得到长期控制。

二十五、UCP 会引起视力下降吗?

Ingeborg Stalmans 教授于 2017 年 6 月在赫尔辛基举办的世界青光眼研讨会上,分享过其有关术后患者视力变化的研究成果,其中 86% 的患者在术后 6 个月最佳矫正视力未发生变化或变化小于 1 行读数,6% 的患者在术后 6 个月最佳矫正视力下降 1~2 行读数,另有 7% 的患者在术后 6 个月最佳矫正视力下降多于 2 行读数,其中视力下降的患者多为白内障的自然发展原因。2018—2021 年,欧洲已发表多篇 UCP 治疗相关文章,显示 UCP 治疗对长期视力的影响小,具有很好的安全性[2,5]。2020 年,来自中国的数据表明,治疗前矫正视力和治疗后 6 个月矫正视力相比,无显著性差异;在 17 例有视力眼(光感以上)患者中,UCP 治疗没有造成视力的损伤[16]。

二十六、UCP 治疗会不会损伤视网膜?

术前测算图像拟合,确保探头的聚焦区位于睫状体冠部。超声治疗区域仅限 3mm × 3mm × 0.2mm 的聚焦区域,距离视网膜还隔着 4mm 的睫状体扁平部,因此应该不会损伤视网膜。

二十七、UCP 治疗是否会对晶状体悬韧带造成损伤?

一般不会造成损伤。但对于悬韧带异常薄弱,比如假性囊膜剥脱、马方综合征、高度近视眼、眼外伤累及悬韧带等情况需格外谨慎,可能会与治疗过程中一过性负压吸引有关。如患者术前可看到明显晶状体震颤,说明悬韧带已有相当程度损伤,轻微负压也有可能加重悬韧带的损伤。

二十八、UCP 术后角膜上皮会发生不愈合吗?

UCP 术中不会接触角膜,不会直接造成上皮的损伤或影响愈合。青光眼患者长期局部用药发生角膜上皮问题,多为药物毒性所导致的角膜损伤,上皮功能差,长期不愈合。建议减药或者换药,加用角膜修复营养药物,或使用角膜绷带镜。

二十九、UCP 术后会出现睫状体脱离吗?

UCP 术后如果观察到患者出现睫状体浅脱离的情况,并且眼压不是特别低(>5mmHg),无须额外处理,短期内一般都会自愈,没有长期不良影响。

三十、UCP 治疗后需要抗炎药物吗?

一般术后给予局部抗炎治疗,如点必舒(妥布霉素地塞米松)眼药水,每日 4 次,持续 4 周。

三十一、UCP 治疗术后大概多久眼压能降下来?

首先 UCP 降压效果是持续性的,一般在 3~4 周逐渐稳定。对超声治疗敏感度高的患者术后第 1 日眼压就会出现明显下降。如果治疗不成功,可以在 3 或 4 个月后,进行重复治疗,参考问题三十七。

三十二、UCP 的长期疗效如何?

2020 年,Ari Leshno 等在 *J Glaucoma* 上发表的 UCP 治疗中度青光眼 2 年的随访结果显示:所有患者均观察到眼压降低的阳性反应。眼压的最大降低是在治疗后的前 7 日,平均比基线眼压减少 46%。眼压在 UCP 治疗后的前 6 个月轻度升高,此后稳定,眼压平均下降 31%~34%。在所有时间点,眼压的随访测量与基线相比显著降低($P<0.05$)。降眼压药物的平均数量从 UCP 治疗前的(2.5 ± 0.8)种减少到 2 年随访时的(2.0 ± 1.0)种($P=0.48$)。在最后一次随访中,13 名患者(87%)获得了手术成功。在完成这项研究的 11 名患者中,在最近 2 年的术后随访中,10 名患者(91%)取得了手术成功。1 名患者取得了完全成功(没有使用任何降眼压药物),12 名患者在最后一次随访时取得了条件成功(同时应用降眼压药物)[3]。

2021 年,Jean-François Rouland 等在 *J Glaucoma* 上发表的 UCP 治疗难治性青光眼 3 年的随访结果显

示:3 年的治疗成功率是 55%(41 例 /75 例患者),其中 31 例接受了 1 次 UCP 治疗,9 例接受了 2 次治疗,1 例接受了 3 次治疗。本文还总结了 UCP 与经巩膜睫状体光凝的比较:UCP 具有和睫状体光凝相同的治疗效果,并且安全性更好,没有眼球萎缩的发生,发生低眼压的风险更低,对视力的影响更小[2]。2021 年,赵文凤等在《中华眼外伤职业眼病杂志》上发表的 UCP 治疗晚期青光眼 2 年的随访结果显示:采用 8 和 10 扇区 UCP 治疗 2 年的有效率为 84.85%(28/33)。术后 1 日眼压较术前明显下降;术后 1 日 ~1 个月眼压趋于稳定,无明显下降;术后 1~6 个月期间眼压再次出现明显下降趋势;术后 6~24 个月眼压无明显变化,达到稳定的治疗效果[6]。

2021 年 10 月,Michele Figus 等在 *J Clin Med* 上发表了四家眼科中心关于 UCP 治疗初治开角型青光眼患者的 2 年研究观察结果。该结果表明术后 2 年平均眼压由术前(24.3 ± 2.9)mmHg 显著降到(15.9 ± 3.6)mmHg,平均下降了 33%。2 年手术成功率为 74%。术中、术后均未出现眼球痨、继发性白内障、新生血管形成或明显视力下降等严重并发症[7]。该研究结果证实了初治青光眼除了药物和常规手术治疗,UCP 也是一个新的选择,同时也进一步证实了 UCP 具有较好的长期控制眼压效果。

三十三、UCP 治疗新生血管的临床效果如何?

2020 年,黄雪桃等在《国际眼科杂志》上发表的 UCP 治疗新生血管性青光眼的疗效及安全性显示:患者术后各时间点视力均较术前改善,疼痛程度评分均较术前降低,降眼压药物使用数量均较术前减少,眼压均较术前(44.9 ± 13.72)mmHg 明显降低(均 $P<0.01$),在术后 1 日、3 日、1 周、1 个月、2 个月、3 个月、6 个月,眼压降低率依次为 57.32%、56.45%、56.82%、55.64%、52.37%、50.20%、49.18%[8]。当然,由于新生血管性青光眼的发病机制,更主要的是需要结合控制原发病的治疗,才能达到持久的控制眼压。UCP 治疗仅为降低眼压,给原发病治疗获取良好的治疗窗口。现国内已有医院开展 UCP 联合抗 VEGF 治疗新生血管性青光眼的尝试,取得了初步较好的效果,长期效果有待进一步观察。

三十四、UCP 治疗闭角型青光眼的疗效如何?

2021 年,张文静等在《中华眼外伤职业眼病杂志》发表了 UCP 治疗 32 例(32 只眼)闭角型青光眼的疗效观察。术后随访 6 个月。观察术后各时间点视力、眼压、降眼压、药物数量、前房角的变化和并发症发生率,结果显示:术后各时间点视力(logMAR)与术前相比差异无统计学意义($F= 0.176,P= 0.983$)。术后眼压逐渐下降($F = 85.903,P<0.001$)。随访期末,32 只眼中手术完全成功者 19 例,部分成功者 10 例,失败者 3 例,成功率为 90.63%(29/32)。术后 3 个月的前房角各参数(前房深度、前房角开放距离、小梁虹膜夹角及虹膜内表面与晶状体前表面夹角)与术前各参数相比差异均无统计学意义($P>0.05$)。手术并发症包括角膜水肿 10 只眼(31.5%)、结膜充血 24 只眼(75.00%)、一过性高眼压 2 只眼(6.25%);未出现脉络膜上腔出血、脉络膜脱离或眼内炎等严重的并发症[14]。结论证明 UCP 是闭角型青光眼的有效治疗方法。

三十五、UCP 术后效果不佳或眼压回升的原因有哪些?

有如下几个方面:①探头放置位置不佳,未完全对准睫状体;②过早终止降眼压治疗药物,UCP 治疗结束后需要一段适应时期;③激素类抗炎药治疗可能会导致眼压升高,对激素过敏患者可以考虑更换为非甾体类抗炎药进行抗炎治疗;④针对特定患者的治疗剂量不足,在这种情况下可考虑重复治疗;⑤患者睫状体本身分泌功能差,如有睫状体冷冻或光凝史,UCP 即使作用,但在已破坏的位置上也不起作用;⑥特殊 / 复杂病例,如新生血管性青光眼原发病的加重。

三十六、UCP 可以重复治疗吗?

所谓重复治疗,如果第一次 UCP 治疗效果不好,排除操作的问题,患者很可能对睫状体术式不敏感,不推荐重复治疗。第一次治疗有效但之后失效的患者可能是剂量不够,适合重复治疗。

2017 年,Alessandra de Gregorio 等在 *Graefes Arch Clin Exp Ophthalmol* 上发表的 UCP 多次重复治疗

的疗效及安全性结果显示:45%(18/40)的初始组患者只需要 1 次 UCP 治疗,50%(20/40)患者需要 2 次 UCP 治疗,30%(12/40)患者需要 3 次 UCP 治疗来实现目标眼压。通过重复治疗,在随访结束时(距上次治疗 12 个月),85%(34/40)获得了完全成功,也显著减少了降眼压药物的使用。并且进行重复治疗,平均视力在统计学上保持不变,在多次重复治疗之后没有发生重大并发症。数据表明,在大多数难治性青光眼中,UCP 可以进行多次重复治疗,逐步取得成功[5]。

有文献建议把 3 个月作为观察单次 UCP 效果的观察结束期。

三十七、UCP 如果重复治疗,间隔时间以多久为宜?

目前基于欧洲 10 000 多名患者的临床研究显示,治疗后的眼压反跳程度并不高,首次治疗有效的患者可以进行重复治疗,且安全性也和首次治疗相似。对于初始眼压较高、病情复杂的患者,重复治疗可以提高成功率及降压效果。据文献报道,重复 2 次 UCP 治疗,眼压控制完全成功率可达 65%;重复 3 次 UCP 治疗,眼压控制完全成功率可达 85%[5]。重复治疗的时间间隔在 3 个月左右为宜。

三十八、UCP 治疗成功率为多少? 如果 UCP 治疗失败还能行其他手术方式吗? 如经巩膜睫状体光凝术、小梁切除手术或房水引流阀植入手术?

根据目前的临床研究结果,应用第二代探头的 UCP 治疗的反应率在 80% 以上,成功率在 60% 左右[2-4,6,7,14,16]。2021 年,赵文凤等在《中华眼外伤职业眼病杂志》上发表的文献显示,UCP 治疗 2 年的成功率在 85% 左右,考虑和欧洲治疗成功率的差异主要是与青光眼类型以及国内更多选择 8 个扇区、10 扇区治疗有关[6]。UCP 治疗失败后还可以进行其他方式的青光眼手术,如传统的小梁切除术、房水引流阀植入手术等。但目前尚没有 UCP 治疗后应用经巩膜或内镜下睫状体光凝手术术后效果的研究报道,因为理论上讲,两者的治疗机制相同,都是通过对产生房水的睫状突的破坏而降低眼内压,因此,UCP 治疗可能会影响后续睫状体光凝的技术参数设置和治疗效果。但著者接诊过几例已经行 UCP 治疗而眼压尚未控制,再次进行经巩膜睫状体光凝术获得良好效果的案例,光凝时的"爆破声"仍然很清晰。

因此,UCP 治疗失败后,还能行其他手术方式如经巩膜睫状体光凝术、小梁切除手术或房水引流阀植入手术。

三十九、UCP 对比其他 MIGS 优势在哪里? 可以联合其他手术一起做吗?

睫状体功能减弱性手术原理是减少房水生成。睫状体是产生房水的部位,减少房水产生是增加房水流出以降低眼压的合理替代方案,既往常用于治疗难治性青光眼。这类手术具有可重复性、定位准确、并发症少等特点,相较于 MIGS 其他术式,UCP 更适用于难治性青光眼[12]。UCP 对开角型和闭角型青光眼均可适用,在疾病的早期或晚期阶段均可施行,尤其适用于药物或手术不能控制的难治性青光眼,同时该手术可以与其他手术如白内障超声乳化吸除手术、玻璃体切除手术联合,且可重复应用[13]。关于能不能联合做引流阀手术,一般都是先做 UCP,再根据情况决定要不要做引流阀。因为做了 UCP 一定可以做引流阀手术,但是做了引流阀手术不一定能做 UCP。

四十、可以选择 UCP 联合超声乳化白内障吸除人工晶状体植入(PEI)治疗青光眼患者吗? 其效果如何?

UCP 联合 PEI 是可以的,而且效果也不错,先做 UCP,接着做 PEI。

2021 年,Magda A. Torky 等在 *BMC Ophthalmology* 上发表了 UCP 联合 PEI 与单独 PEI 治疗合并白内障的开角型青光眼患者的随机临床观察。该随机临床试验包括 61 名(61 只眼)合并白内障的开角型青光眼患者,随机分为联合手术组(研究组 31 只眼)和单纯 PEI 组(对照组 30 只眼)。结果显示:术后 18 个月时,研究组的眼压下降幅度为 32%,成功率为 67.7%,降眼压药物由 3 种减少至 1 种;对照组的眼压下降幅度为 9%,成功率为 16.9%,降眼压药物由 3 种减少至 2 种。两组对比有明显的统计学差异[15]。该研究证实了对于合并白内障的开角型青光眼患者,选择进行 PEI 联合 UCP 治疗,相比单纯行 PEI,能获得更好的眼压控制和减少降眼压药物的使用。

四十一、UCP 可作为疫情下青光眼治疗的优先选择吗?

新冠肺炎疫情的暴发,使减少医患接触、减少患者手术时间及来院复查频次成为一种趋势。Jeffrey M Liebmann 等[47]在 *J Glaucoma* 上发文表示,新冠肺炎疫情的暴发及持续,可能将加速抗青光眼手术从小梁切除手术走向较少密集术后护理随访的治疗方式。UCP 由于无须做切口,术后反应轻微,并发症少,术后护理简单,应该说是新冠肺炎疫情下治疗青光眼更安全、更优先的选择。

四十二、微脉冲经巩膜激光治疗,是否也可以叫作微脉冲经巩膜睫状体光凝术?

两种叫法都可以。但微脉冲经巩膜激光治疗对应的英文表达为 micropulse transscleral laser therapy(MP-TLT),微脉冲经巩膜睫状体光凝术对应的英文表达为 micropulse® transscleral cyclophotocoagulation(MP-TSCPC)。研发公司 IRIDEX 认为,第一种表达方式更符合研发公司最初的命名提议。

四十三、微脉冲经巩膜激光治疗降低眼压的机制是什么? 它与传统的经巩膜睫状体光凝术有什么不同?

两者都是通过光凝破坏睫状突、减少房水生成而达到降低眼压的目的。但微脉冲经巩膜激光治疗提供的是针对睫状体非致命性的破坏能量,它通过有益的生化级联反应来降低眼压[22]。它除了降低房水生成作用,还增加葡萄膜巩膜外流、促进眼内房水的排出[26-28]。

2015 年,一项随机临床研究报告显示,微脉冲与传统经巩膜睫状体光凝相比具有类似的降低眼内压的效果,成功率更高并且没有过低眼压[20]。

传统经巩膜睫状体光凝术可能会产生严重并发症,如眼压过低或眼球萎缩等,而微脉冲激光治疗是将传统激光连续波改为微脉冲激光,减少热传导效应因而减少不必要的组织破坏。它的降压效果与传统激光治疗相当,患者接受治疗的疼痛感较低,治疗后炎症反应少,能够重复治疗。对于药物控制眼压效果不佳且不适合接受手术的青光眼患者,微脉冲经巩膜激光治疗提供了一项相对安全的选择。

四十四、微脉冲与传统的经巩膜睫状体光凝术使用的探头是同一种吗?

不同。G6 青光眼治疗系统有两种探头 MP3 探头和 G Probe 探头。MP3 探头适用于微脉冲经巩膜激光治疗,以微脉冲的模式进行治疗,微脉冲是反复传达一系列的短脉冲能量与其之间短暂的静止模式,这种微脉冲释放的是非致命性的破坏能量;G Probe 探头适用于传统的经巩膜睫状体光凝术,是以连续波进行治疗,这种能量是破坏性的,可以直接引起睫状突收缩、变白和塌陷。因此,微脉冲安全、有效、并发症少[19-22,29-31]。传统的经巩膜睫状体光凝术容易引起睫状体萎缩、低眼压、眼球萎缩[34,48,49]。

微脉冲技术不会引起睫状体过多的伤害,对周围组织也无损伤[28,40],因此不会发生睫状体萎缩。

四十五、微脉冲和传统经巩膜睫状体光凝所使用的激光机和参数有何不同?

两者都是用 810nm 半导体二极管激光,只是探头不同。MP3 探头用于微脉冲经巩膜激光治疗,G Probe 探头用于传统经巩膜睫状体光凝,见问题四十四。

810nm 半导体二极管激光是红外激光,穿透力强,既可以用于经巩膜睫状体光凝,也可以内镜直视下睫状体光凝。

微脉冲经巩膜激光治疗是利用直径 600μm 的石英光纤缆线,以微脉冲 1/3 的占空比(duty cycle) 与 2 000~2 500mW 的能量,每眼大概 100~160 秒的持续微脉冲波来进行治疗。

微脉冲激光的参数:能量(power)为 2 000~2 500mW;占空比(duty cycle)为 31.3%(0.5 毫秒 ON & 1.1 毫秒 OFF)。以治疗时间作为参考,没有激射点数统计。治疗范围在上半眼球及下半眼球(避开 3 点钟、9 点钟位置)。例如,探头平移 1 个眼半球150°,时长 10~20 秒,重复来回扫 3~5 次,共 80 秒。上、下半球共完成 160 秒的治疗疗程。

传统经巩膜睫状体光凝的激光参数：一般选择时间 1~2 秒,能量 1.5~2.5W,个别到 3W。视激光反应情况而变化。治疗以激射点数统计,如果听到爆破声如"啪"或"啵"声音,或者见到从瞳孔后来源的小气泡或有飞溅而出的睫状体色素,表示选择的参数适中、击射的位置正确、激光有效烧灼了睫状体。关于击射总点数,目前没有固定的公式或标准,因为每一个患者病情严重程度不同,对激光的反应不同。一般的共识是术前眼压越高、病情越重、激光治疗次数越高者,击射的点数越高[50]。16~60 个点的文献或经验报道都有。有学者建议击射点数一般与术前眼压值相等。关于治疗范围,应根据病情决定,选择的范围有180°、270°、360°。

四十六、微脉冲经巩膜激光治疗部位的选择

睫状体平坦部(扁平部)的部分,避开 3 点钟和 9 点钟位置进行治疗。因该处是睫状后长动脉出入眼球的位置。

四十七、微脉冲经巩膜激光治疗的范围

上半眼球及下半眼球各 150°,共 300°(避开 3 点钟和 9 点钟子午线)。

四十八、微脉冲经巩膜激光治疗的击射总点数

没有击射总点数,是连续的微脉冲波。

四十九、传统经巩膜睫状体光凝时一般需要出现爆破声才算是有效光凝,微脉冲有声音吗？如果没有,又如何判断它是有效的？

一般认为爆破声的发出是由组织气化爆破所致。因此有爆破声的光凝效果较好。但临床观察到,实际上,并不是每一次击射都能听到爆破声(即使加大能量和时间),也没有发现未出现爆破声的光凝无效。有学者认为,激光对生物组织的长时间热作用也可以产生破坏作用。

但为什么似乎没有爆破声的光凝效果差些？有学者推测可能的原因为:激光能量不够或曝光时间过短,没有达到有效瞬间气化爆破,甚至过高能量(相对于组织对能量的反应而言)发生过度碳化而无爆破声发生。建议术中调整光凝的能量和曝光时间,尽可能找到有爆破声的击射参数。比如,将曝光时间锁定 1秒,然后逐渐提高能量,直至听到爆破声时为佳。当然能量参数一般不超过 3W。

微脉冲经巩膜激光治疗因为不会产生组织损伤,所有没有声音,以眼压降低来判断是否有效。

五十、传统经巩膜睫状体光凝有一定的发生眼球萎缩的概率,微脉冲会引起眼球萎缩吗？

文献报道传统经巩膜睫状体光凝发生眼球萎缩概率为 5%~12%[34,48,49]。但临床工作中发现,采用基于目前共识的能量等参数(如时间选择 1 秒,能量一般是 1.5~2.5W,光凝的部位为距离角膜缘 1.5~2mm 处,首次光凝的范围一般选择 180°或 270°范围),发生眼球萎缩的概率其实很小。更有学者认为,只要激光的范围不超过 270°、激光点数不超过术前最高眼压值(例如,术前眼压是 55mmHg,激光点数不超过 55),几乎不会发生眼球萎缩。

目前尚未见到微脉冲引起眼球萎缩的报道。

五十一、微脉冲只适合轻微到中等程度青光眼治疗吗？是否可以用于重度或难治性青光眼治疗呢？

微脉冲经巩膜激光治疗适合治疗各种原发性或继发性的轻度及重度青光眼的患者。由于此治疗在医治难治性青光眼时取得良好的成功率[20,23-25],目前也用于难治性青光眼治疗。

五十二、微脉冲经巩膜激光治疗会引起视力下降吗？

目前没有直接证据和文献报道微脉冲经巩膜激光治疗会引起视力下降。有病例报告曾描述术后出现

黄斑部水肿[51,52],但这些患者的黄斑部水肿也在类固醇眼药水治疗后痊愈。

五十三、微脉冲经巩膜激光治疗后炎症反应重吗？

术后炎症反应非常轻微,患者只需用 2 周的类固醇眼药水即可。

五十四、睫状体分泌功能减弱性手术是否强调一定是青光眼手术方式的最后选择？ 微脉冲经巩膜激光治疗可否作为一线或首选治疗？

过去,由于睫状体冷凝术造成术后眼球萎缩、视力降低或丧失的比例比较大,加之术后早期剧烈的疼痛反应,普遍认为睫状体分泌功能减弱性手术的地位是放在所有青光眼手术方式选择的最后。随着眼科诊疗技术的发展,激光睫状体光凝,无论是外光凝还是内光凝,引起眼球萎缩的概率大大减少,并且能有效降低眼压。在一些特殊病例中,还可以作为首选的手术方式[49,53],如一些难治性青光眼,又无条件行房水引流阀植入手术(周边房角窄或者粘连范围靠前),可首选经巩膜睫状体光凝术;人工晶状体眼青光眼,可首选内光凝,如果角膜内皮细胞计数低下,可以首选外光凝。一 35 岁男性患者,视力为光感,双眼家族性渗出性视网膜病变,右眼已行玻璃体视网膜手术及巩膜环扎术,后发生继发性闭角型青光眼,周边房角狭窄且全部关闭。因有环扎条带以及周边房角狭窄的因素,无法选择房水引流阀植入手术,但如果行小梁切除术,术中、术后发生脉络膜上腔出血的概率大,加上该患者非常紧张、性格敏感多疑、睡眠质量差,最后综合考虑,首选经巩膜睫状体外光凝术,术后获得满意的降低眼压效果,目前随访已 2 年,无并发症发生。

微脉冲经巩膜激光治疗没有传统经巩膜睫状体光凝产生的明显的组织损伤,而且具有能有效降低眼压和减少青光眼药物使用量、没有严重的并发症产生、较少的视觉威胁等多种优势,是一种安全和有效的治疗方式[16,19-22,29-31]。因此,微脉冲经巩膜激光治疗可以作为一线或首选治疗。

五十五、无晶状体眼 / 人工晶状体眼青光眼可以首选微脉冲经巩膜激光治疗的方式吗？ 内镜直视下激光睫状体光凝术呢？

任何类型青光眼都可以选择微脉冲巩膜激光治疗。无晶状体眼 / 人工晶状体眼青光眼也适合首选内镜直视下激光睫状体光凝术。

五十六、高度近视、高度近视伴巩膜葡萄肿、先天性青光眼大眼球者,是否可以选择经巩膜睫状体光凝手术,会发生眼球穿破吗？ 微脉冲是否可以是这类患者进行睫状体光凝手术的首选术式？

正如上文提到的,尽管目前尚未有固定公式或标准,但如果采用目前共识的激光参数,发生眼球萎缩的概率其实很小。到目前为止,经巩膜睫状体光凝术尚没有引起眼球穿破的报道。另外,可以采用少量多次、先进行 180° 尝试再逐渐增加的方案。当然,无论如何,对于严重巩膜葡萄肿、曾有巩膜炎病史等患者,都要慎重使用或不用经巩膜睫状体光凝术。

微脉冲经巩膜激光治疗所使用的热能很低,所以造成巩膜软化或穿孔的风险也非常低,可以安全地用于高度近视、高度近视伴巩膜葡萄肿、先天性青光眼大眼球者,应该是这类患者进行睫状体光凝手术的首选术式。

五十七、微脉冲经巩膜激光治疗是否可以在表面麻醉下进行？

表面或局部麻醉、球周或球后麻醉都是可以的。大部分文献使用球周麻醉方式。关于疼痛,每个患者对疼痛的感受不同,可以根据患者对疼痛的反应选择不同的麻醉方式。

五十八、微脉冲经巩膜激光治疗 1 次的范围是多少？ 可否重复进行微脉冲？

治疗范围在上半眼球及下半眼球(避开点钟 3、9 点钟位置)。如是右眼,即 9:30~2:30 和 3:30~8:30。

探头平移1个眼半球150°,时长20秒,重复来回扫3~5次,共80秒。上、下半球共完成160秒的治疗疗程。见图8-2-3。可以重复进行微脉冲,建议至少相隔2~3个月。

五十九、经巩膜睫状体光凝术后炎症反应重且疼痛感剧烈,常规进行前房冲洗能减轻这些反应,微脉冲术后需要进行前房冲洗吗?

经巩膜睫状体光凝会引起睫状突大量色素飞溅,并产生大量炎症细胞、因子和颗粒等。前房冲洗可以将这些睫状体光凝后产生的色素、炎症因子、细胞和颗粒冲洗干净,减轻术后炎症反应和术后疼痛。

微脉冲的原理是应用非致命性的激光能量,产生有益的生化级联反应来促进葡萄膜巩膜途径排出房水和减少房水生成,没有对睫状体和周围组织产生损伤,术后炎症反应轻,无明显疼痛感,因此,不需要进行前房冲洗。

六十、经巩膜睫状体光凝术术中或术后有可能出现眼内出血,微脉冲术中术后也会发生吗?

微脉冲经巩膜激光治疗术中或术后并不会造成眼内出血,事实上,它常被用来降低青光眼手术所可能造成的脉络膜上腔出血。偶而在术后,患者会有结膜下出血的状况,尤其患者服用抗凝血药物,但这并不常见也无大碍。目前所有文献中仅有1例出现前房积血的病例,具体原因还有待进一步研究[54]。

六十一、经巩膜睫状体光凝术术后早期大多眼压都比较低,微脉冲会出现眼压很低吗?

暂时没有文献报道。如果眼压很低,除光凝有效的因素外,可能与睫状体浅脱离有关。

六十二、微脉冲经巩膜激光治疗术后早期患者眼压如果仍很高,原因是什么?

与原发病有关。如新生血管性青光眼术后眼压仍高的可能性较大。

六十三、微脉冲经巩膜激光治疗术后后期眼压仍然高怎么办?还能重复微脉冲经巩膜激光治疗吗?

眼压仍很高的话可以考虑微脉冲经巩膜激光重复治疗,但以稍微不同的规程治疗。新的规程是依照原本的规程改良,称为MP3 Plus[55],专门用于已经接受过一轮微脉冲经巩膜激光治疗的难治性青光眼。

六十四、微脉冲经巩膜激光治疗失败后还能行其他手术方式吗?

微脉冲经巩膜激光治疗术后对进行其他手术方式并不会有任何影响。微脉冲经巩膜激光治疗也常被作为青光眼手术前的临时措施,先将眼压降低些,从而减低因眼压突然降低而引起的并发症(例如黄斑部水肿、脉络膜下出血等)。

六十五、经巩膜睫状体光凝和内镜直视下光凝所使用的激光机有何不同?

810nm半导体二极管激光是红外激光,穿透力强,既可以用于经巩膜睫状体光凝也可以用于内镜直视下光凝;532nm激光只能用于内镜直视下光凝。另外,氩激光也可用于内镜直视下光凝。

六十六、内镜直视下睫状体光凝操作的困难有哪些?

内镜直视下睫状体光凝,一是眼手脚操作的协调,眼睛看着监视屏,一手持内镜激光探头,脚踏控制激光击射;二是要注意方向性,内镜激光探头进入眼内前需要调整好方向,进入眼内后延探头方向前后、上下、左右平移,不可旋转,操作需要一定的适应过程;三是术中睫状突视野的暴露,如遇悬吊固定襻的人工晶状体眼,需要避开人工晶状体襻固定处;四是激光光凝时焦距的控制,以视野内可见4~6个睫状突为宜。

六十七、选择经透明角膜切口和经扁平部切口做内镜直视下睫状体光凝有何不同？

一般选择经透明角膜切口，眼内创伤小，操作简单。但如果眼压太高（尤其后房压力高），或前房条件差（如角膜内皮细胞计数少、前房浅、虹膜后粘连严重等），或联合眼内其他手术时，应考虑经睫状体扁平部切口。

六十八、内镜直视下睫状体光凝有哪些并发症？

存在所有眼内手术的相同风险，包括玻璃体积血、视网膜脱离、角膜内皮损伤、视力下降或丧失、低眼压等。

六十九、经巩膜睫状体光凝与内镜直视下睫状体光凝的优劣势在哪里？

降低眼压角度：内镜直视下睫状体光凝因能直视下准确光凝睫状突，应该有更好的控制术后眼压的作用；经巩膜睫状体光凝理论上是"盲目"光凝，光凝的量与术前眼压尚无直接的关系，术后控制眼压存在不确定性。

操作层面角度：在解剖位置准确的前提下，经巩膜睫状体光凝比内镜下操作简单、快捷。内镜直视下睫状体光凝毕竟是侵入性内眼手术。

适应证角度：经巩膜睫状体光凝适应证广，而内镜直视下睫状体光凝适应证窄，主要针对无晶状体或人工晶状体性青光眼，对角膜内皮细胞计数要求高。

术后并发症角度：两者术毕进行前房冲洗后，术后炎症反应都能减轻，疼痛感降低。内镜直视下睫状体光凝在能量及击射点数把控较好的情况下，眼球萎缩的发生率较低[56]。

微创手术角度：内镜直视下睫状体光凝是透明角膜入口，可结合白内障超声乳化手术进行，在这点上是微创手术的优势。

七十、内镜直视下睫状体光凝的参数如何设定？ 如在玻璃体视网膜手术中行睫状体光凝，其激光参数一样吗？

如第三节中所述，采用810nm二极管激光，参数一般设定为：选择单个击射，瞄准光80~100。能量选择0.35~1.0W（视击射睫状体的反应增减），曝光时间0.5~1秒。实际操作时，可以先初设一个激光能量，如0.4~0.5W，光凝时间为0.5秒。然后根据光凝反应调整参数。最佳和适中的反应是睫状体变白、塌陷、皱缩，一般有爆破声。如果没有爆破声，可适当调整参数，或看到睫状体有变白、塌陷、皱缩也是可以的。

如果在玻璃体视网膜手术中行睫状体光凝，参数不一样。主要是应用的激光机不同。玻璃体视网膜手术通常采用氩激光或532nm激光。设置激光能量可参照视网膜光凝的参数，一般为200~500mW，光斑大小在200μm，持续时间0.1~0.2秒，间隔时间0.3~0.5秒。可通过与睫状突的距离调节曝光量。每个睫状突可打3~5个点，以出现爆破斑（泛白及皱缩）和消除突起为有效[33,36-38,57]。

七十一、内镜直视下睫状体光凝的范围如何设定？

对于内镜直视下光凝范围的选择，有学者认为：可根据术前眼压选择，如术前最大剂量降眼压药物下眼压22~30mmHg，光凝180°范围；在31~40mmHg，光凝270°范围；眼压>40mmHg，则光凝360°[36,39]。但这一结论仅供参考，因为各种青光眼情况复杂，且目前尚未发现光凝量与眼压下降量的线性关系。应慎重选择光凝量，光凝过度有可能引起眼球萎缩，宁可保守些，用药物治疗残余性青光眼。

七十二、微脉冲经巩膜激光治疗失败后还能做传统的经巩膜或内镜直视下睫状体光凝吗？ 间隔多久？

所有睫状体光凝术都能在不同程度上降低眼压，但缺点是眼压可能还会反复甚至无法控制，需要重复治疗。微脉冲经巩膜激光治疗失败后还能做传统的经巩膜或内镜直视下睫状体光凝。临床观察到，传统的经巩膜睫状体光凝最大降眼压幅度一般在术后4~6周[58]，因此，重复治疗不应早于此时间。微脉冲进行可以重复，但建议至少在相隔2~3个月后。

参 考 文 献

［1］陈君毅,孙兴怀.青光眼手术治疗方式的合理选择.中华实验眼科杂志,2018,36(4):241-244.

［2］ROULAND J F,APTEL F. Efficacy and safety of ultrasound cycloplasty for refractory glaucoma:A 3-year study. J glaucoma,2021,30(5):428-435.

［3］LESHNO A,RUBINSTEIN Y,SINGER R,et al. High-intensity focused ultrasound treatment in moderate glaucoma patients:Results of a 2-year prospective clinical trial. J Glaucoma,2020,29:556-560.

［4］BOLEK B,WYLĘGAŁA A,WYLĘGAŁA E. Assessment of scleral and conjunctival thickness of the eye after ultrasound ciliary plasty. J Ophthalmol,2020,9659014.

［5］DE GREGORIO A,PEDROTTI E,STEVAN G,et al. Safety and efficacy of multiple cyclocoagulation of ciliary bodies by high-intensity focused ultrasound in patients with glaucoma. Graefes Arch Clin Exp Ophthalmol,2017,255(12):2429-2435.

［6］赵文凤,赵军梅,唐桂兰,等.高强度聚焦超声睫状体成形术治疗晚期青光眼的初步观察.中华眼外伤职业眼病杂志,2021,43(3):199-202.

［7］FIGUS M,POSARELLI C. NARDI M,et al. Ultrasound cyclo plasty for treatment of surgery-naïve open-angle glaucoma patients:A prospective,multicenter,2-year follow-up trial. J Clin Med,2021,10(21):4982.

［8］黄雪桃,祁颖,崔晴晴,等.超声睫状体成形术治疗新生血管性青光眼的疗效及安全性.国际眼科杂志,2020,20(5):842-846.

［9］APTEL F,DENIS P,ROULAND J F,et al. Multicenter clinical trial of high-intensity focused ultrasound treatment in glaucoma patients without previous filtering surgery. Acta Ophthalmol,2016,94(5):e268-277.

［10］APTEL F,LAFON C. Therapeutic applications of ultrasound in ophthalmology. Int J Hyperthermia,2012,28:405-418.

［11］CHARREL T,LAFON C,ROMANO F,et al. Miniaturized high-intensity focused ultrasound device in patients with glaucoma:A clinical pilot study. Invest Ophthalmol Vis Sci,2011,52:8747-8753.

［12］KRAUS C L,TYCHSEN L,LUEDER G T,et al. Comparison of the effectiveness and safety of transscleral cyclophotocoagulation and endoscopic cyclophotocoagulation in pediatric glaucoma. J Pediatr Ophthalmol Strabismus,2014,51(2):120-127.

［13］白刚,张贵森,张晓光,等.微创青光眼手术的新进展.国际眼科杂志,2019,19(06):945-949.

［14］张文静,祁颖,黄雪桃.高强度聚焦超声睫状体成形术治疗青光眼的效果.中华眼外伤职业眼病杂志,2021,43(7):481-486.

［15］TORKY M,ALZAFIRI YA,ABDELHAMEED A G,et al. Phaco-UCP:combined phacoemulsification and ultrasound ciliary plasty versus phacoemulsification alone for management of coexisting cataract and open angle glaucoma:a randomized clinical trial. BMC Ophthalmol,2021,21(1):53.

［16］LUO Q,XUE W,WANG Y,et al. Ultrasound cycloplasty in Chinese glaucoma patients:results of a 6-month prospective clinical study. Ophthalmic Research,2021. DOI:10.1159/000515013.

［17］APTEL F,BÉGLÉ A,RAZAVI A,et al. Short- and long-term effects on the ciliary body and the aqueous outflow pathways of high-intensity focused ultrasound cyclocoagulation. Ultrasound Med Biol,2014,40(9):2096-2106.

［18］曹伟倩,刘贺婷,许育新,等.三种睫状体破坏性手术降眼压的临床效果比较.中华眼外伤职业眼病杂志,2021,43(5):339-345.

［19］AQUINO M C,LIM D,CHEW P. Micropulse laser for glaucoma:An innovative therapy. J Curr Glaucoma Pract,2018,12(2):51-52.

［20］AQUINO M,BARTON K,TAN A,et al. Micropulse versus continuous wave transscleral diode cyclophotocoagulation in refractory glaucoma:a randomized exploratory study. Clin Exp Ophthalmol,2015,43:40-46.

［21］VARIKUTI V,SHAH P,RAI O,et al. Outcomes of micropulse transscleral cyclophotocoagulation in eyes with good central vision. J Glaucoma,2019,28(10):901-905.

［22］FEA A M,BOSONE A,ROLLE T,et al. Micropulse diode laser trabeculoplasty(MDLT):A phase II clinical study with 12 months follow-up. Clin Ophthalmol,2008,2(2):247-252.

[23] EMAMUEL M E,GROVER D S,FELLMAN R L,et al. Micropulse cyclophotocoagulation:initial results in refractory glaucoma. J Glaucoma,2017,26(8):726-729.

[24] WILLIAMS A L,MOSTER M R,RAHMATNEJAD K,et al. Clinical efficacy and safety profile of micropulse transscleral cyclophotocoagulation in refractory glaucoma. J Glaucoma,2018,27:445-449.

[25] LIM E J Y,AQUINO C M,LUN K W X,et al. Efficacy and safety of repeated micropulse transscleral diode cyclophotocoagulation in advanced glaucoma. J Glaucoma,2021,30(7):566-574.

[26] JOHNSTONE M A,PADILLA S,WEN K. Transscleral laser,ciliary muscle shortening & outflow pathway reorganization. Invest Ophthalmol Vis Sci,2017,58:3468.

[27] MASLIN J S,CHEN P P,SINARD J,et al. Histopathologic changes in cadaver eyes after MicroPulse and continuous wave transscleral cyclophotocoagulation. Can J Ophthalmol,2020,55(4):330-335.

[28] MOUSSA K,FEINSTEIN M,PEKMEZCI M,et al. Histologic changes following continuous wave and micropulse transscleral cyclophotocoagulation:a Randomized comparative study. Trans Vis Sci Tech,2020,9(5):22.

[29] NGUYEN A T,MASLIN J,NOECKER R J. Early results of micropulse transscleral cyclophotocoagulation for the treatment of glaucoma. Eur J Ophthalmol,2020,30(4):700-705.

[30] KABA Q,SOMANI S,TAM E,et al. The effectiveness and safety of micropulse cyclophotocoagulation in the treatment of ocular hypertension and glaucoma. Ophthalmol Glaucoma,2020,3(3):181-189.

[31] KUROKAWA T,KURIMOTO Y,IMAI H,et al. The morphological changes of ciliary body after Transscleral Cyclophotocoagulation. Invest Ophthalmol Vis Sci,2003,44:4349.

[32] ISHIDA K. Update on results and complications of cyclophotocoagulation. Curr Opin Ophthalmol,2013,24(2):102-110.

[33] 余敏斌,黄圣松,葛坚,等. 眼内窥镜下激光睫状体光凝术治疗难治性青光眼的疗效评价. 中华眼科杂志,2006,42(1):27-31.

[34] LIU W,CHEN Y,LV Y,et al. Diode laser transscleral cyclophotocoagulation followed by phacotrabeculectomy on medically unresponsive acute primary angle closure eyes:the long-term result. BMC Ophthalmol,2014,14:26.

[35] COHEN A,WONG S H,PATEL S,TSAI J C. Endoscopic cyclophotocoagulation for the treatment of glaucoma. Surv Ophthalmol,2017,62(3):357-365.

[36] ZARBIN M A,MICHELS R G,DE BUSTROS S,et al. Endolaser treatment of the ciliary body for severe glaucoma. Ophthalmology,1988,95(12):1639-1648.

[37] YANG Y,ZHONG J,DUN Z,et al. Comparison of efficacy between endoscopic cyclophotocoagulation and alternative surgeries in refractory glaucoma:a meta-analysis. Medicine(Baltimore),2015,94(39):e1651.

[38] URAM M. Endoscopic surgery in Ophthalmology. Philadelphia:Lippincott Williams & Wilkins,2003:21-72.

[39] 刘文. 临床眼底病. 外科卷. 北京:人民卫生出版社,2014:226;241-242.

[40] LIN S. Endoscopic cyclophotocoagulation. Br J Ophthalmol,2002,86(12):1434-1438.

[41] APTEL F,CHARREL T,PALAZZI X,et al. Histologic effects of a new device for high-intensity focused ultrasound cyclocoagulation. Invest Ophthalmol Vis Sci,2010,51:5092-5098.

[42] MARQUES R E,SOUSA D,VANDEWALLE E,et al. The effect of glaucoma treatment using high-intensity focused ultrasound on total and corneal astigmatism:a prospective multicentre study. Acta Ophthalmol,2020,98(8):833-840.

[43] FIGUS M,SARTINI F,COVELLO G,et al. High-intensity focused ultrasound in the treatment of glaucoma:a narrative review. Expert review of ophthalmology,2021,16(7):161-174.

[44] SOUSA D C,FERREIRA N P,MARQUES-NEVES C,et al. High-intensity focused ultrasound cycloplasty:Analysis of pupil dynamics. J Curr Glaucoma Pract,2018,12(3):102-106.

[45] BOLEK B,WYLĘGAŁA A,WYLĘGAŁA E. The Influence of ultrasound ciliary plasty on corneal parameters. J Glaucoma,2020,29:899-904.

[46] BOLEK B,WYLEGALA A,MAZUR R,et al. Pupil irregularity after ultrasound ciliary plasty in glaucoma treatment. Acta Ophthalmologica,2021,99(3):343.

[47] LIEBMANN J M. Ophthalmology and glaucoma practice in the COVID-19 era. J Glaucoma,2020,29(6):407-408.

[48] ISHIDA K. Update on results and complications of cyclophotocoagulation. Curr Opin Ophthalmol,2013,24(2):102-110.

[49] GHOSH S,MANVIKAR S,RAY-CHAUDHURI N,et al. Efficacy of transscleral diode laser cyclophotocoagulation in

patients with good visual acuity. Eur J Ophthalmol,2014,24(3):375-381.

［50］张秀兰,王宁利.图解青光眼手术操作与技巧.北京:人民卫生出版社,2016:329-352.

［51］YELENSKIY A,GILLETTE T B,AROSEMENA A,et al. Patient outcomes following micropulse transscleral cyclophotocoagulation:intermediate-term results. J Glaucoma,2018,27(10):920-925.

［52］BENDEL R E,PATTERSON M T. Observational report. Medicine,2017,96(23):e6946.

［53］张秀兰,王家伟.难治性青光眼的治疗策略.眼科,2015,24(3):214-216.

［54］DHANIREDDY S,YIN H,DOSAKAYALA N,et al. Severe inflammation and hyphema after micropulse diode transscleral cyclophotocoagulation. J Glaucoma,2020,29(6):e50-e52.

［55］WONG K Y T,AQUINO C M,MACASAET A M,et al. MP3 Plus:A modified micropulse trans-scleral cyclophototherapy technique for the treatment of refractory glaucoma. J Glaucoma,2020,29(4):264-270.

［56］KAPLOWITZ K,KUEI A,KLENOFSKY B,et al. The use of endoscopic cyclophotocoagulation for moderate to advanced glaucoma. Acta Ophthalmol,2015,93(5):395-401.

［57］NESS P J,KHAIMI M A,FELDMAN R M,et al. Intermediate term safety and efficacy of transscleral cyclophotocoagulation after tube shunt failure. J Glaucoma,2012,21(2):83-88.

［58］叶天才,王宁利.临床青光眼图谱.北京:人民卫生出版社,2007:435-436.

第九章

MIGS 在原发性闭角型青光眼中的应用

MIGS for primary angle-closure glaucoma

既往研究结果显示,MIGS 主要适用于原发性开角型青光眼(primary open-angle glaucoma,POAG)[1-4]。但是,中国是原发性闭角型青光眼(primary angle-closure glaucoma,PACG)大国,截至 2020 年,中国 PACG 的人数已达到 700 万,占世界 PACG 总数的 47.5%,且其中致盲患者超过 300 万[5],因此,重视并改进 PACG 治疗方法显得尤为紧迫和重要。与 POAG 不同,PACG 的致病机制以眼前节解剖异常为主[6],因此,MIGS 手术是否适用于 PACG 尚存在一定争议[7,8]。超声乳化白内障吸除联合人工晶体植入(phacoemulsification cataract extraction combined with intraocular lens implantation,PEI),联合或不联合房角分离术(goniosynechialysis,GSL),为 PACG 带来了前所未有的改变[9-12]。但是无论是单纯 PEI 还是 PEI+GSL,降低青光眼眼压的效果仍有限[13-16]。多项临床研究证实,各种 MIGS 手术联合 PEI 或 PEI+GSL,在 PACG 治疗上展露出良好的疗效[17-26],相关高质量、高级别的随机对照试验有望为 PACG 治疗方式带来革新[27,28]。

第一节 MIGS 在 PACG 中的作用机制

Mechanisms of MIGS for primary angle-closure glaucoma(PACG)

一、PACG 同样存在小梁网和 Schlemm 管功能障碍

过去认为 PACG 眼压升高是由于房角被周边虹膜机械性阻塞引起,而不是因为小梁网 -Schlemm 管等发生功能改变。因此,常通过激光虹膜切开术、激光虹膜成形术、房角分离术或白内障摘除手术以解除房角的机械性阻滞。但目前有研究显示[29],虽然 PACG 始发于瞳孔阻滞等多种机制引起的虹膜小梁接触(iridotrabecular contact,ITC),进行性周边虹膜前粘连(peripheral anterior adhesion,PAS)从而导致前房角关闭,但长期的 ITC 以及 PAS 的形成可导致一系列小梁网和 Schlemm 管形态及功能的损害:①血 - 房水屏障的破坏,影响小梁网细胞代谢;②小梁网细胞线粒体功能损伤,小梁网逐渐纤维化,Schlemm 管内皮损伤和管径受压狭窄;③小梁网被色素阻塞或封闭,造成机械性阻塞;④小梁网内皮细胞亦因过量吞噬色素颗粒而活性降低。这些改变提示 PACG 存在与 POAG 共同或类似的病理机制,这些研究结果为 Schlemm 管手术用于 PACG 的治疗提供了一定的理论基础。

二、MIGS 可有效解除小梁网 -Schlemm 管房水流出障碍

房水流出通路包括小梁网、Schlemm 管、集液管及巩膜上静脉。由于位于小梁网后的房水流出通路结构细小且隐蔽,故以往研究结果大多显示房水流出通路阻力集中于小梁网和 Schlemm 管[30,31]。因此,小梁网 -Schlemm 管的房水流出通路无疑是整个房水流出途径的关键所在[32]。在 MIGS 中,作用于此通路的手术方法包括 Schlemm 管成形术(扩张)、Schlemm 管切开术、小梁消融术、iStent 和 Hydrus 等微旁路支架植入术等,这些手术方法通过增加小梁网的张力(扩张 Schlemm 管),或去除小梁网,或绕过小梁网,以增加房水流入集液管,从而降低眼压[33]。

三、PEI/PEI+GSL 可有效治疗 PACG,但对于中晚期患者效果仍不足

PEI/PEI+GSL 对早期 PACG 有较好的疗效,PEI 有利于解决瞳孔阻滞及晶状体在 PACG 发病机制中的作用,加深前房以增强小梁网流出通道,降低进行性 PAS 形成的风险;GSL 可机械性分离 PAS,重新打开房角。如果手术后分离裸露的小梁网功能完好,小梁网后流出通路保持完整,PEI/PEI+GSL 就能取得成功。多项研究也证实单独 PEI 或 PEI+GSL 均能有效降低闭角型青光眼眼压,减少降眼压药物使用[9-12]。但是,也有研究表明,单纯 PEI 与 PEI+GSL 在治疗 PACG 的效果中没有统计学差异[13],无法证明 PEI+GSL 与单纯 PEI 相比,能额外增加对于 PACG 患者的降压作用。另外也有研究显示,GSL 用于中

晚期[34] PACG 存在明显的治疗不足，因此，需要进一步增加措施来治疗中晚期 PACG。也就是说，PACG 患者经 PEI/PEI+GSL 治疗后，房角虽然重新开放，但因小梁网功能受损，仍无法解决房角引流功能的障碍，而联合 Schlemm 管手术则有望改善已发生病变的小梁网及 Schlemm 管组织的功能，通过去除功能丧失的小梁网，打开 Schlemm 管以增强房水流出，进一步减少房水流出阻力，从而达到降低眼压治疗 PACG 的目的[35]。

四、PEI+GSL 联合 MIGS 手术对 PACG 降眼压效果更佳

一项小样本随机对照研究证实，在 PACG 中，PEI+GSL+GT（goniotomy，GT）比单独行 PEI+GSL 更有效[36]。事实上，近年已见不少回顾性研究报道，各类型 MIGS 联合 PEI 或 PEI+GSL 在 PACG 的应用均取得良好的降低眼压的疗效[17-26]，MIGS 治疗 PACG 未来可期。

第二节　房角分离术

Goniosynechialysis

【适应证】房角分离术（goniosynechialysis，GSL）适合原发性闭角型青光眼有房角粘连的患者，也有少数研究及个案报道用于部分继发闭角型青光眼[37,38]。

原发性闭角型青光眼房角粘连通常呈现均匀一致的沿 Schwalbe 水平线的粘连或爬行粘连，房角干净、无明显炎症表现。早期可先出现锥状粘连、宽基底粘连。这些粘连较容易通过机械的分离将其从房角分离下来；继发闭角型青光眼的房角粘连，则是超越 Schwalbe 线的粘连，通常是不一致、不均一的各种形态表现，而且房角多伴有原发病的痕迹，如炎症、色素沉着、房角挫伤、新生血管等，且这些粘连非常致密、坚韧，通常难以通过简单的机械性分离将其从房角分离下来。有关房角镜的解剖结构和检查，详见本书第二章房角的解剖结构，以及《图解青光眼 眼前节影像学检查及诊断》第二章房角镜检查。本章所阐述的房角分离术主要指在原发性闭角型青光眼的作用。

【手术原理】通过黏弹剂或器械机械性地分离虹膜前粘连，重新开放房角。房角分离的方法很多，有用黏弹剂、虹膜恢复器、劈核钩等进行分离。房角分离应当在房角镜辅助直视下进行，也有在内镜辅助下进行操作[39]。著者推荐用大劈核钩，由于底部较宽，轻轻触碰虹膜根部，就能使粘连的虹膜从房角分离下来。

【手术步骤】手术操作见图 9-2-1~ 图 9-2-4。图 9-2-5 展示房角分离前后房角所见。

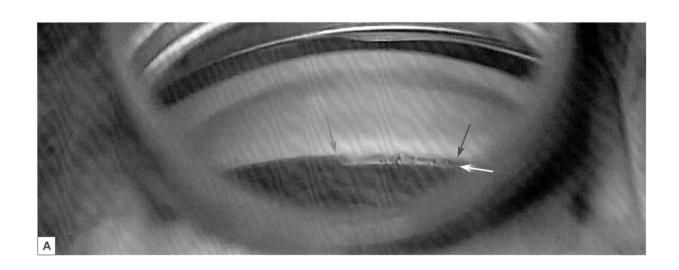

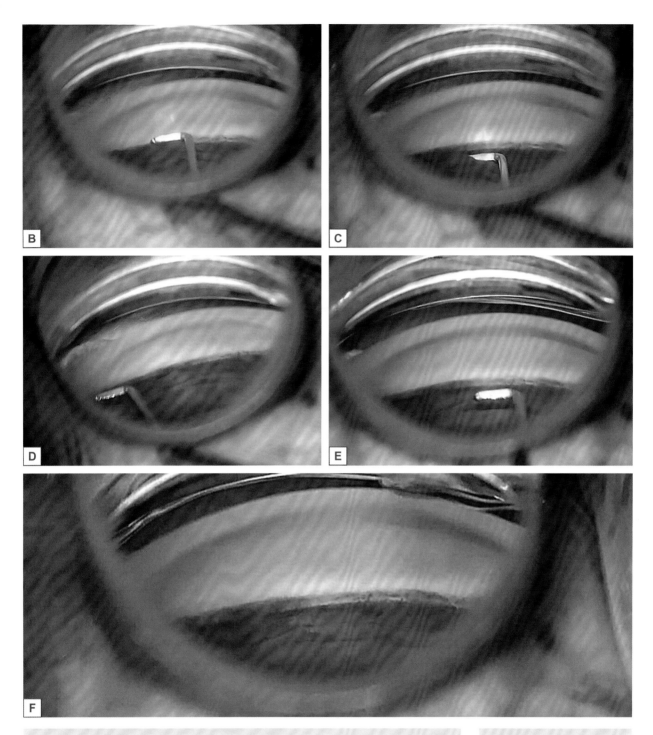

图 9-2-1 房角分离术 1(视频 152 号)

A:示意房角镜下房角呈现粘连与开放的交界点(绿箭头),左边为粘连关闭的房角,右边为开放的房角,可见白色的巩膜嵴(白箭头)和带色素的小梁网(蓝箭头) B~D:采用大劈核钩进行房角分离,向左边依次分离粘连的虹膜根部,暴露出房角结构 E、F:显示房角分离术后开放的房角,巩膜嵴和小梁网清晰可见

视频 152 号

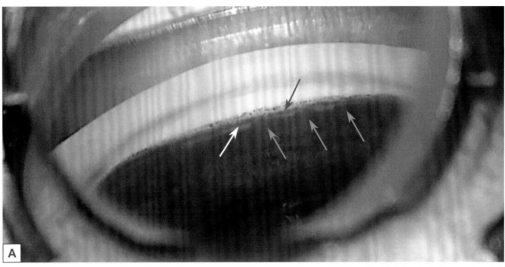

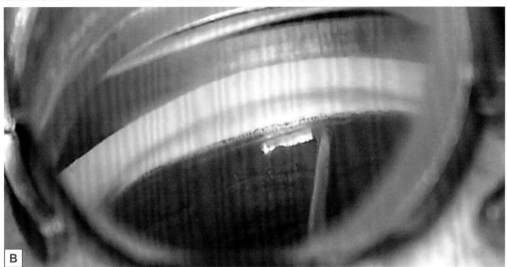

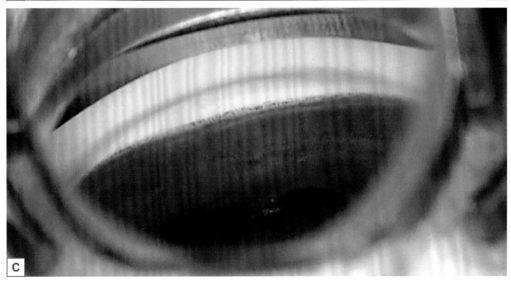

图 9-2-2　房角分离术 2（视频 164 号）

A：示意房角镜下房角呈现多个锥状粘连（绿箭头），可见白色的巩膜嵴（白箭头）和带棕色色素的小梁网（蓝箭头）　B：采用大劈核钩进行房角分离，依次分离粘连的虹膜　C：显示房角分离术后开放的房角，巩膜嵴和小梁网清晰可见

视频 164 号

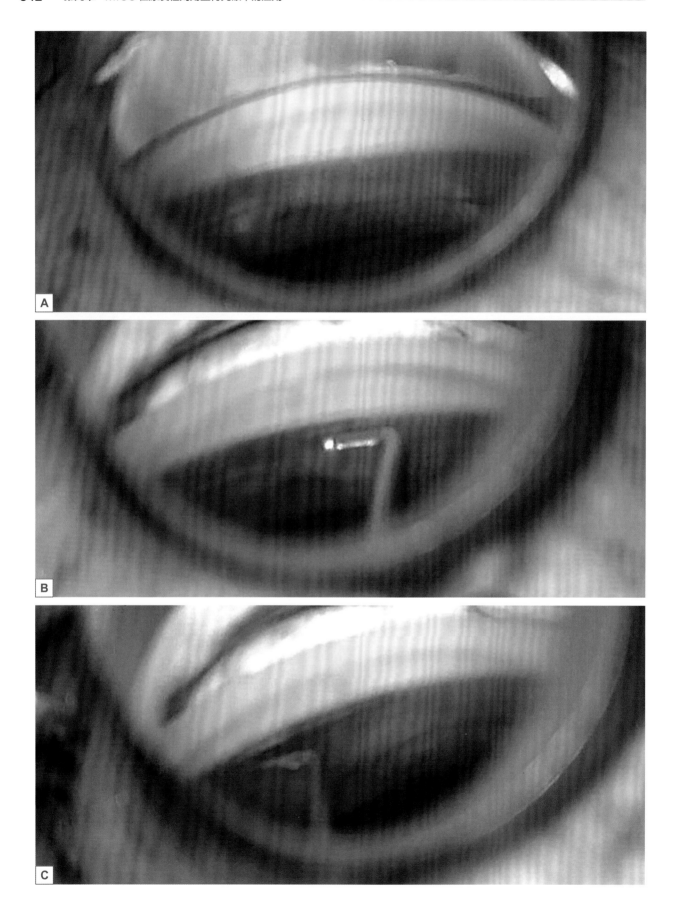

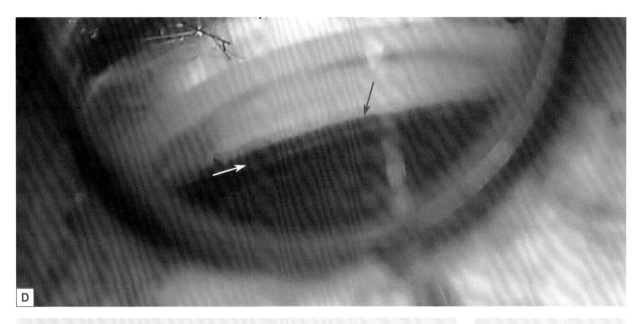

图 9-2-3　房角分离术 3（视频 130 号）

A：房角镜下房角呈现均匀粘连，仅见色素很淡的上 1/3 小梁网结构，为窄Ⅲ或 N3　B、C：采用大劈核钩进行房角分离，向左边依次分离粘连的虹膜根部，暴露出其他房角结构　D：显示房角分离术后开放的房角，可见白色的巩膜嵴（白箭头）和带有浓厚色素的小梁网（蓝箭头）

视频 130 号

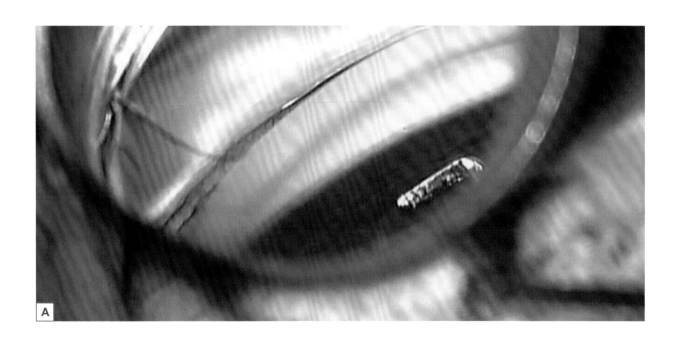

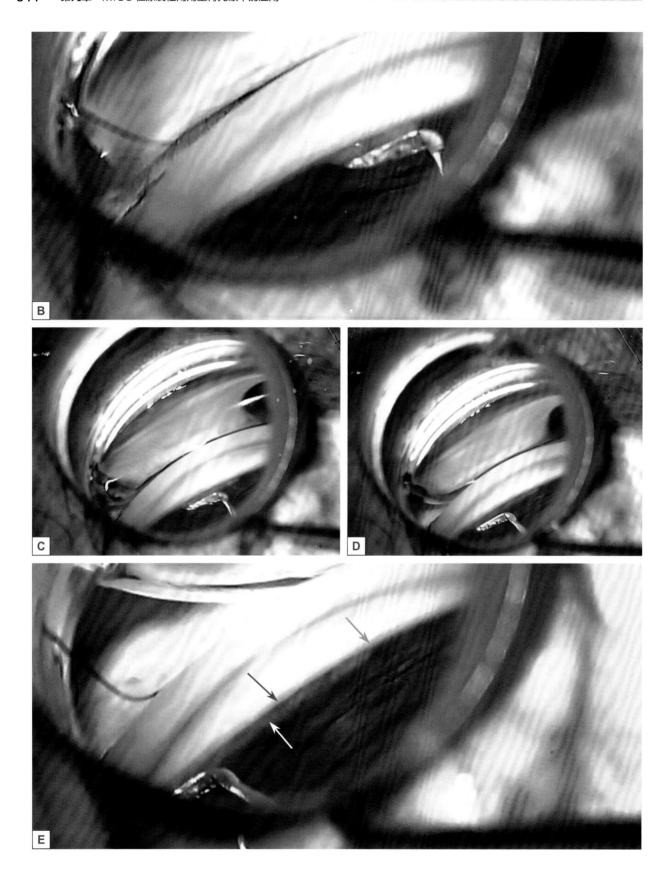

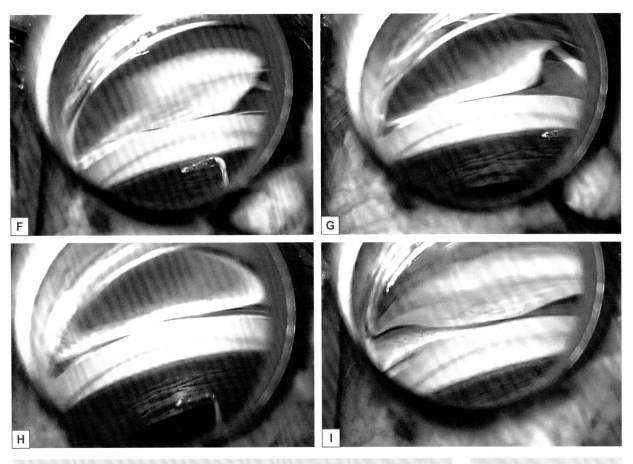

图 9-2-4　房角分离术 4（视频 163 号）

A：房角镜下房角呈现均匀粘连，仅见色素很淡的上 1/3 小梁网结构，为窄 Ⅲ 或 N3　B~E：采用大劈核钩进行房角分离，向左边依次分离粘连的虹膜根部，暴露出房角结构，可见白色的巩膜嵴（E，白箭头）和带有色素的小梁网（E，蓝箭头）。绿箭头示意房角开放与粘连的交界处，左边为房角分离后暴露出的开放的房角，右边为尚未进行房角分离、粘连关闭的房角（E）　F、G：向右边依次分离粘连的虹膜根部，暴露出房角结构　H、I：显示房角分离术后开放的房角

视频 163 号

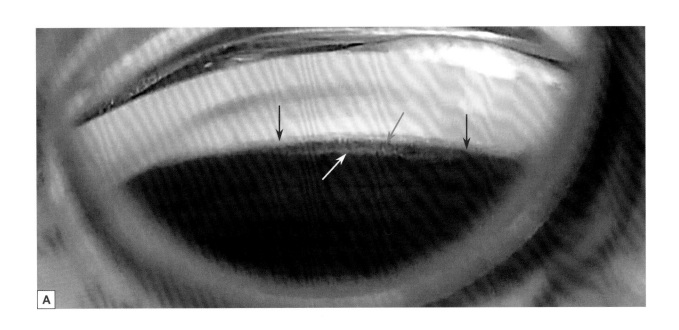

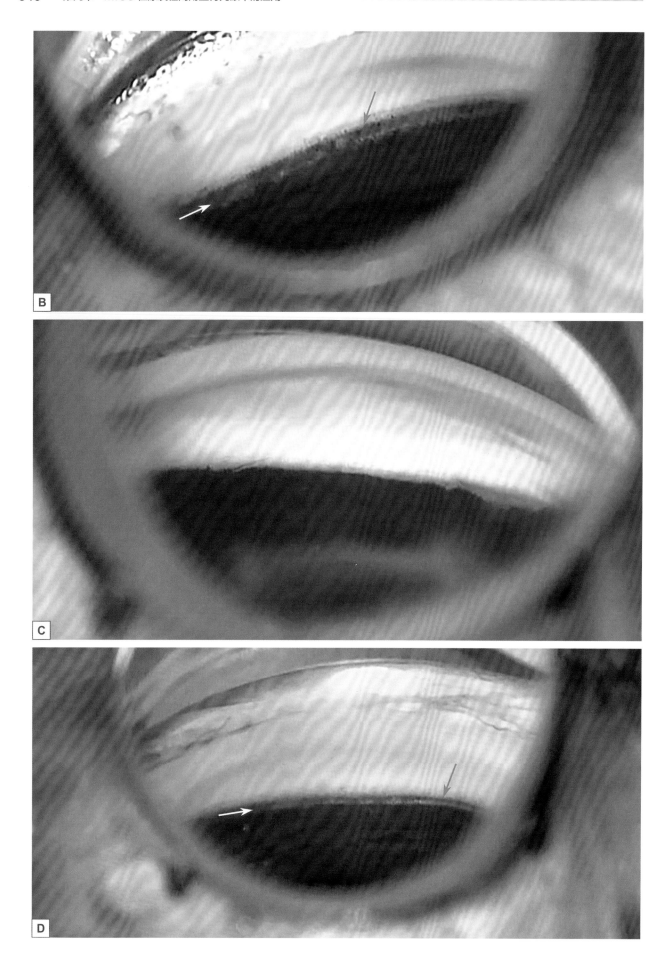

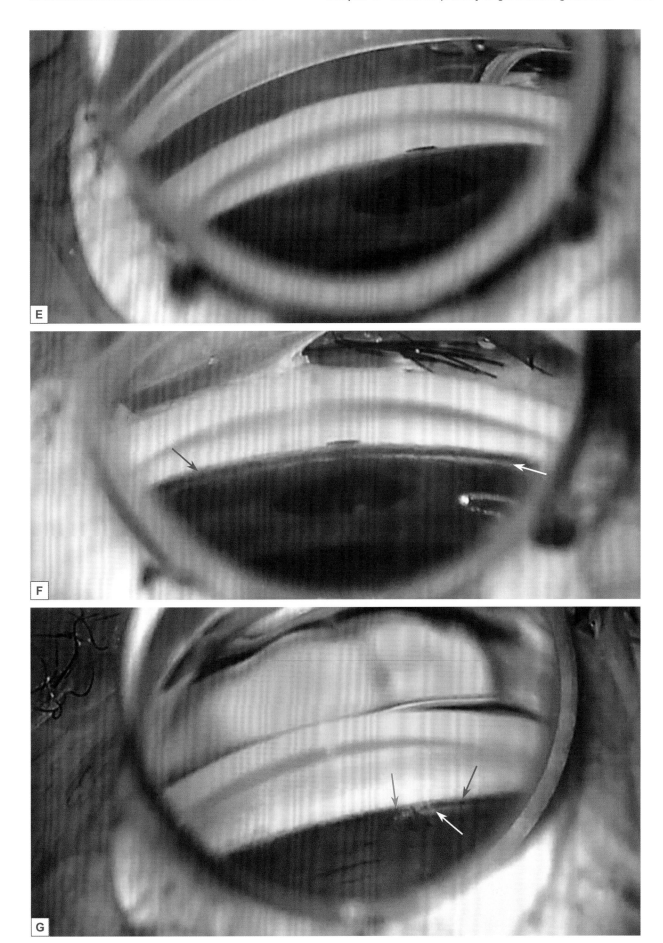

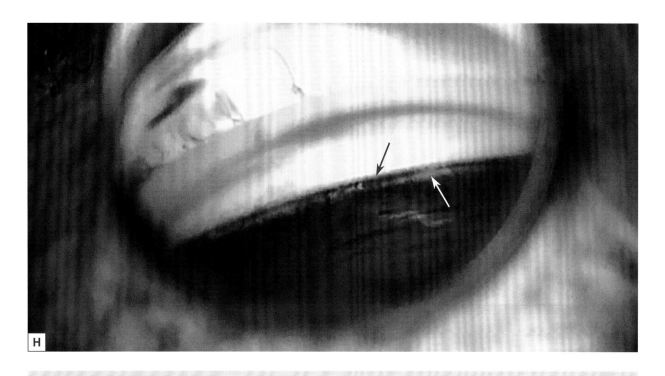

图 9-2-5   房角分离前后房角所见

A、B:A 图为房角分离前房角所见,红箭头示意粘连与开放的交界点,两红箭头之间为房角开放的部位,绿箭头示意带色素的小梁网,白箭头示意白色的巩膜嵴。B 图示意房角分离后所见,绿箭头示意带色素的小梁网,白箭头示意白色的巩膜嵴 C、D:房角分离前不见房角结构(C),分离后可见巩膜嵴(D,白箭头)和小梁网(D,绿箭头) E、F:房角分离前不见房角结构(E),中央区虹膜缺口为周边虹膜切除口。分离后可见巩膜嵴(F,白箭头)和小梁网(F,蓝箭头) G、H:G 图为房角分离前房角所见,绿箭头示意粘连与开放的交界点,左边为房角关闭,右边为房角开放,蓝箭头示意带色素的小梁网,白箭头示意白色的巩膜嵴。H 图示意房角分离后所见,蓝箭头示意带色素的小梁网,白箭头示意白色的巩膜嵴

第三节   PEI+GSL 联合 Schlemm 管切开术

Phacoemulsification and goniosynechialysis combined with goniotomy (PEI+GSL+GT)

Schlemm 管切开术,也叫房角切开术(goniotomy,GT)。PEI+GSL 联合 Schlemm 管切开术可简写为 PEI+GSL+GT。

【适应证】①合并白内障且有白内障手术指征的 PACG;②用 2 种或 2 种以上抗青光眼药物方能或不能控制眼压的进展期或晚期青光眼。

对于 PACG,不管眼压高不高,都应手术解除瞳孔阻滞,防止 PAS 进一步发展。目前 Schlemm 管切开术应用于合并白内障的 PACG 尚无统一的治疗共识。著者推荐:①粘连范围小于 180°,眼压不高或用 2 种药以下能控制眼压,建议单纯 PEI;用 2 种或以上能或不能控制眼压,建议 PEI+GSL+GT。②粘连范围大于 180°,但眼压不高,建议 PEI+GSL;眼压高且用 2 种或以上能或不能控制眼压,建议 PEI+GSL+GT。至于切开 120°、240°、360°哪种更好,目前尚无定论[40-42]。参考本章第七节问题二和问题三。

　　【手术原理】通过 PEI 解决浅前房问题,解除瞳孔阻滞及晶状体因素,加深前房以增强小梁网房水流出,降低进行性 PAS 形成的风险;通过 GSL,机械性地分离 PAS 重新开放房角;通过 GT 去除功能丧失的小梁网,增强 Schlemm 管的房水流出。

　　【手术步骤】图 9-3-1 展示了 GSL 联合 120°GT 的关键步骤,图 9-3-2、图 9-3-3 展示了 PEI+GSL 联合120° GT 手术的完整手术步骤。

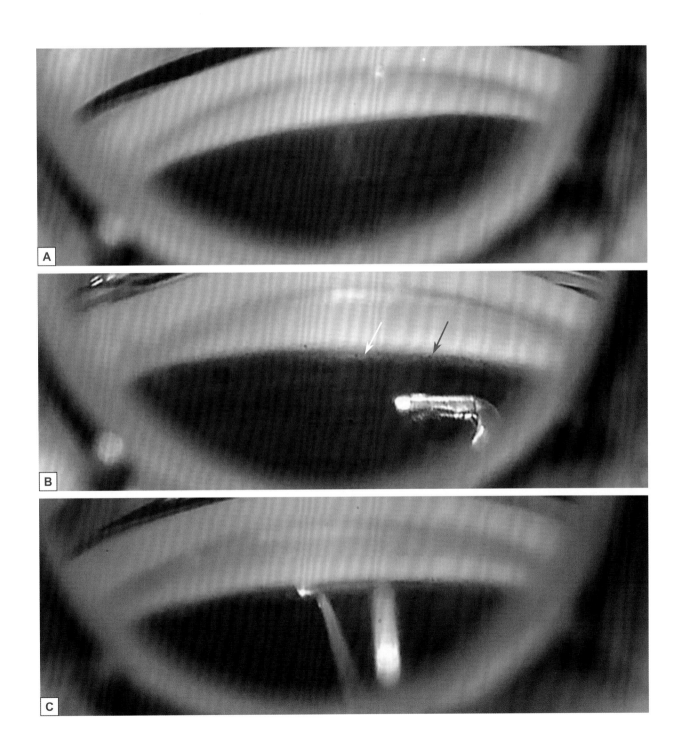

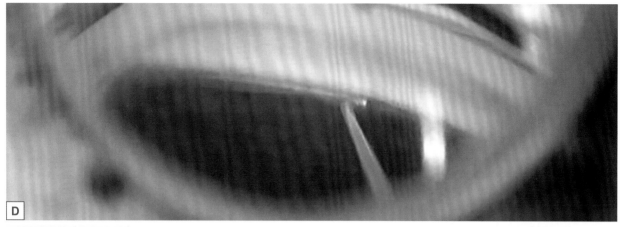

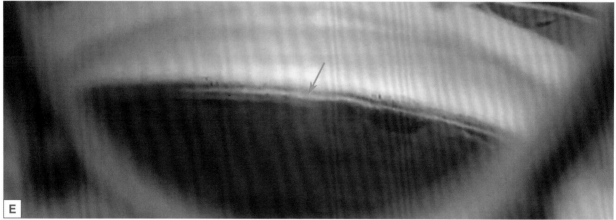

图 9-3-1 GSL+GT 手术关键步骤(视频 165 号)

A:房角镜下房角呈现均匀粘连,仅见色素很淡的上 1/3 小梁网结构,房角为窄 Ⅲ 或 N3 B:采用大劈核钩进行房角分离,暴露出房角结构,白色的巩膜嵴(白箭头)上方是带有少量色素的小梁网(蓝箭头),其后面就是 Schlemm 管 C、D:用 TMH 行 Schlemm 管切开,分别向左向右依次切开 60°Schlemm 管,共 120° 范围 E:绿箭头示意 Schlemm 管被切开后裸露的 Schlemm 管外壁呈现乳白色

视频 165 号

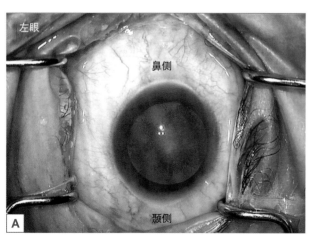

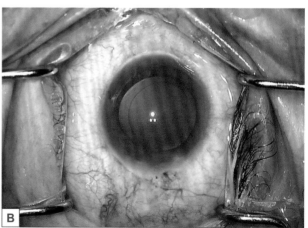

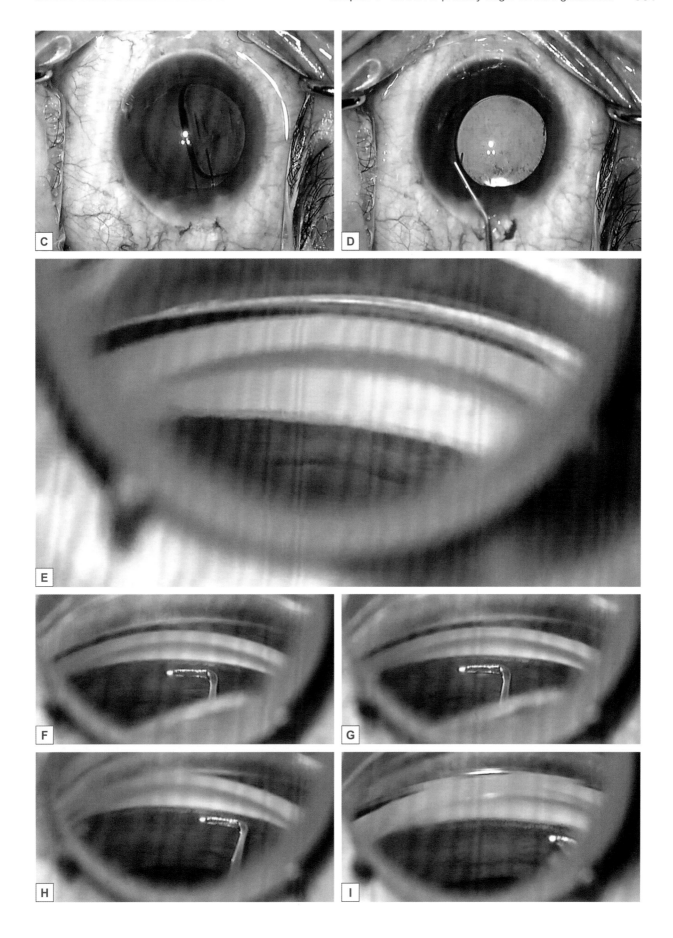

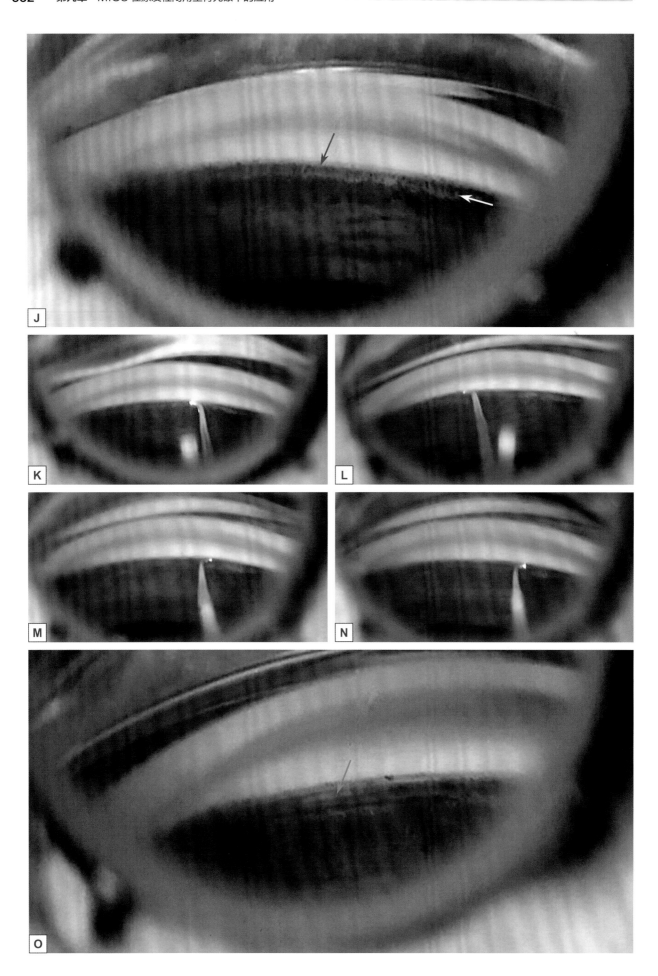

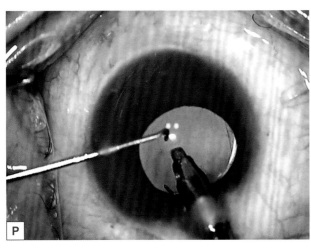
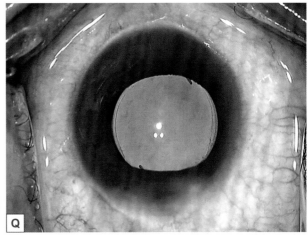

图 9-3-2　PEI+GSL+GT 手术步骤 1(视频 189 号)

A~D:左眼晚期 PACG 合并白内障。采取颞侧为手术体位。先行 PEI,前房及鼻侧
房角内注入适量黏弹剂　E:房角镜下观察鼻侧房角呈现均匀粘连,仅见色素很淡
的上 1/3 小梁网结构,为窄Ⅲ或 N3　F~J:采用大劈核钩进行房角分离,向左向右依
次分离粘连的虹膜根部各 60° 范围,暴露出房角结构。J 图中白箭头示意巩膜嵴,蓝
箭头示意分离后暴露出的下 2/3 带有较深色素的功能小梁网,其后面就是 Schlemm
管　K~N:用 TMH 行 Schlemm 管切开,向左向右依次切开 60° Schlemm 管,共 120°
范围　O:绿箭头示意 Schlemm 管被切开后裸露的 Schlemm 管外壁,被少许回血遮
挡 P:抽吸干净前房黏弹剂 Q:结束手术时外观

视频 189 号

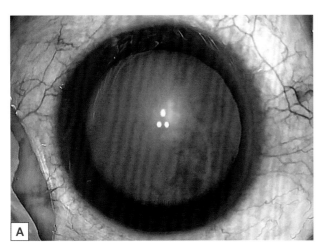
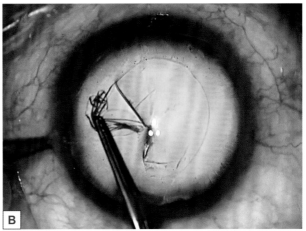

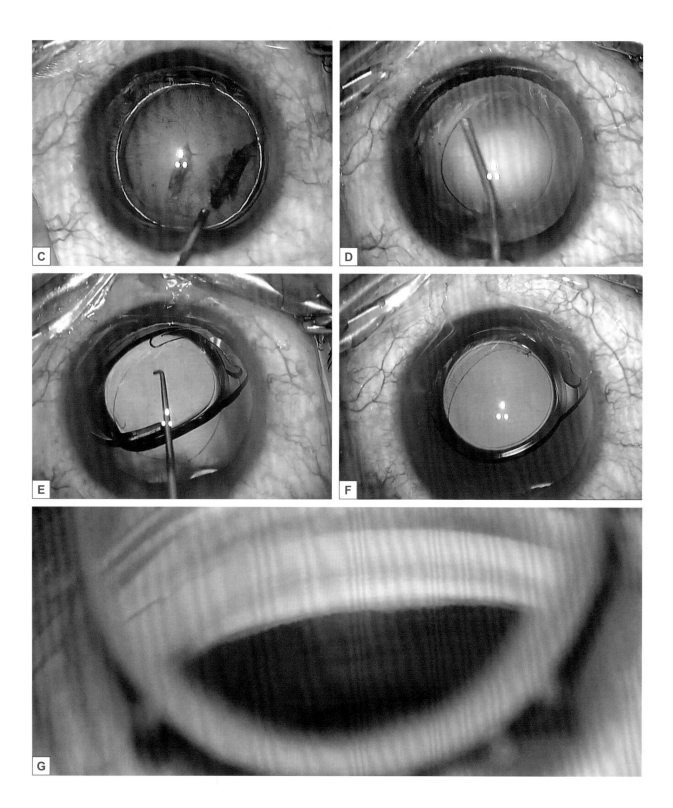

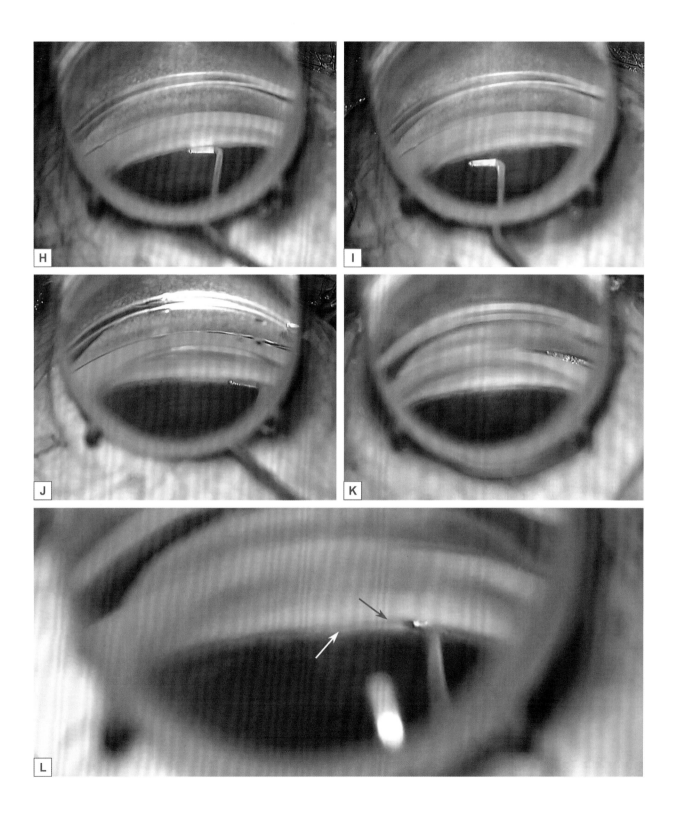

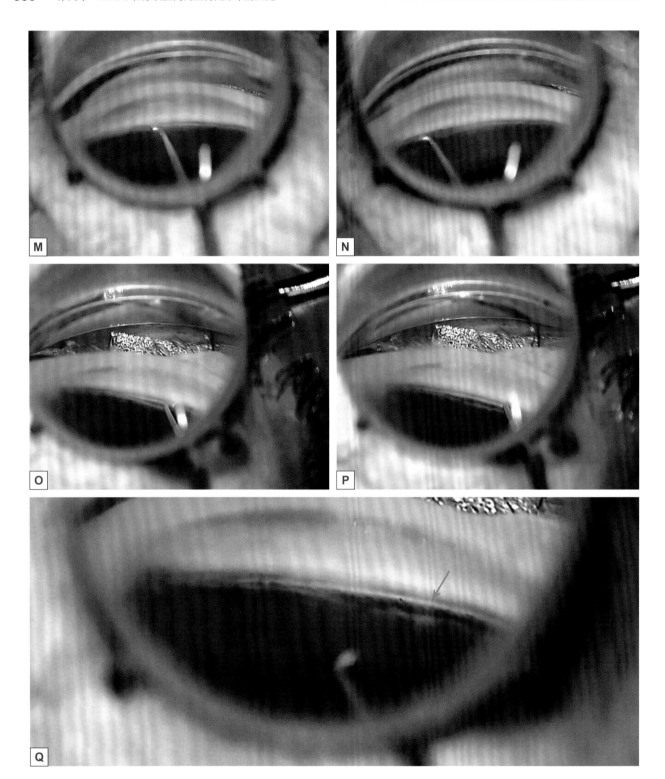

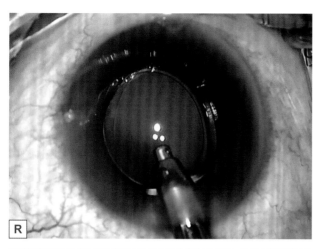
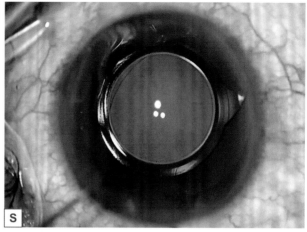

图 9-3-3 PEI+GSL+GT 手术步骤 2(视频 137 号)

A~F：晚期 PACG 合并白内障。采取颞侧位手术体位。先行 PEI G：房角镜下观察鼻侧房角呈现均匀粘连，可见色素很淡的上 1/3 小梁网结构，为窄Ⅲ或 N3 H~K：采用大劈核钩进行房角分离，向左向右依次分离粘连的虹膜根部各 60° 范围，暴露出其他房角结构 L：白箭头示意巩膜嵴，其上方就是带有少量色素的小梁网(蓝箭头)，其后面就是 Schlemm 管。利用 TMH 插入小梁网行 Schlemm 管切开 M~Q：向左向右依次切开 60° Schlemm 管，共 120° 范围。绿箭头示意 Schlemm 管被切开后裸露的 Schlemm 管外壁呈现乳白色(Q) R、S：抽吸干净前房黏弹剂，结束手术

视频 137 号

第四节 PEI+GSL 联合小梁消融术

Phacoemulsification and goniosynechialysis combined with trabectome (PEI+GSL+trabectome)

【适应证】同 PEI+GSL 联合 Schlemm 管切开术。

【手术原理】通过 PEI 解决浅前房问题，解除瞳孔阻滞，加深前房以增强小梁网房水流出，降低进行性 PAS 形成的风险；通过 GSL，机械性地分离 PAS 重新开放房角；通过小梁消融器烧灼消除小梁网，从而打开了 Schlemm 管。具体见第四章第三节。

【手术步骤】手术操作见图 9-4-1。

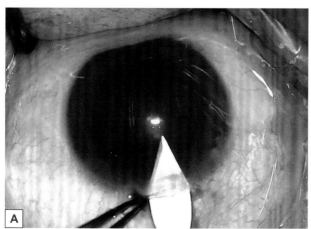
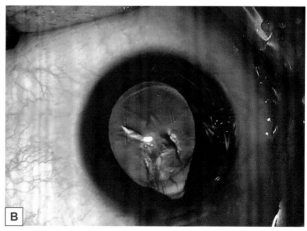

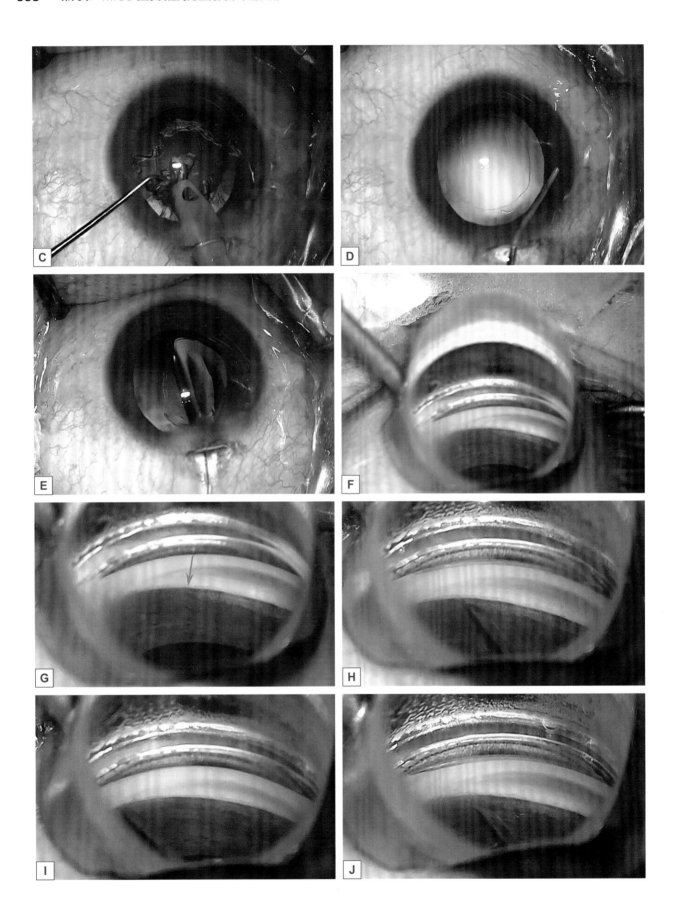

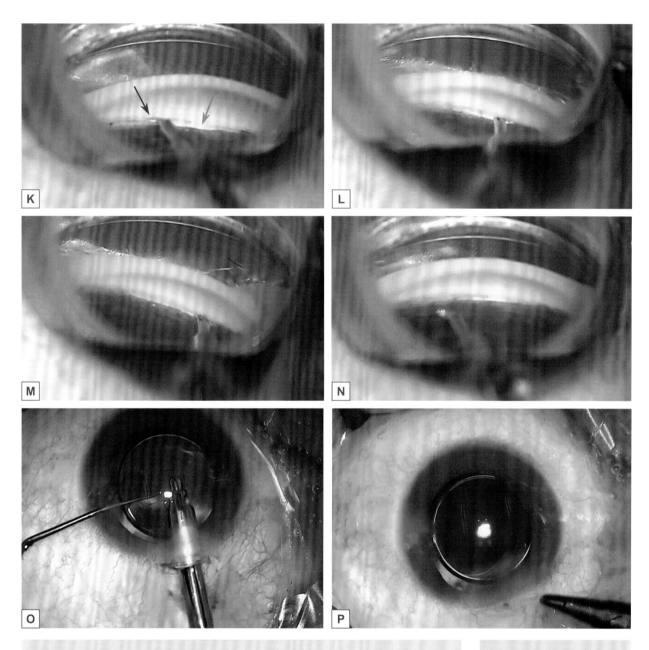

图 9-4-1　PEI+GSL 联合小梁消融术(视频 179 号)

A~E:采取患眼上方做透明角膜切口,先完成超声乳化白内障摘除手术部分,植入人工晶状体　F、G:采取患眼颞侧行小梁消融术。房角镜辅助下清晰可见鼻侧房角结构。G 图绿箭头示意房角粘连和开放交界处　H~J:用虹膜恢复器分离粘连的房角,暴露出房角结构　K~N:利用小梁消融显微双极手柄,分别进行左右各 60° 范围的小梁网和 Schlemm 管内壁消融(K 图红箭头示意双极手柄头端,绿箭头示意消融后暴露出的 Schlemm 管外壁部位呈现亮黄色)　O:灌注抽吸干净残留黏弹剂　P:术毕外观。图片为吴慧娟教授提供手术视频剪辑

视频 179 号

第五节 PEI+GSL 联合 XEN 青光眼引流管植入术

Phacoemulsification and goniosynechialysis combined with XEN gel implant（PEI+GSL+XEN gel implant）

【适应证】在 PEI+GSL 辅助下,XEN 青光眼引流管植入术也可应用于闭角型青光眼。适应证同 PEI+GSL+Schlemm 管切开术和 PEI+GSL+ 小梁消融术。

【手术原理】通过 PEI 解决浅前房问题;通过 GSL,机械性地分离 PAS,暴露出小梁网及巩膜嵴等房角结构;通过植入 XEN 青光眼引流管,绕过小梁网将房水直接引流到结膜下间隙。

【手术步骤】手术操作见图 9-5-1。术后所见如图 9-5-2 所示。

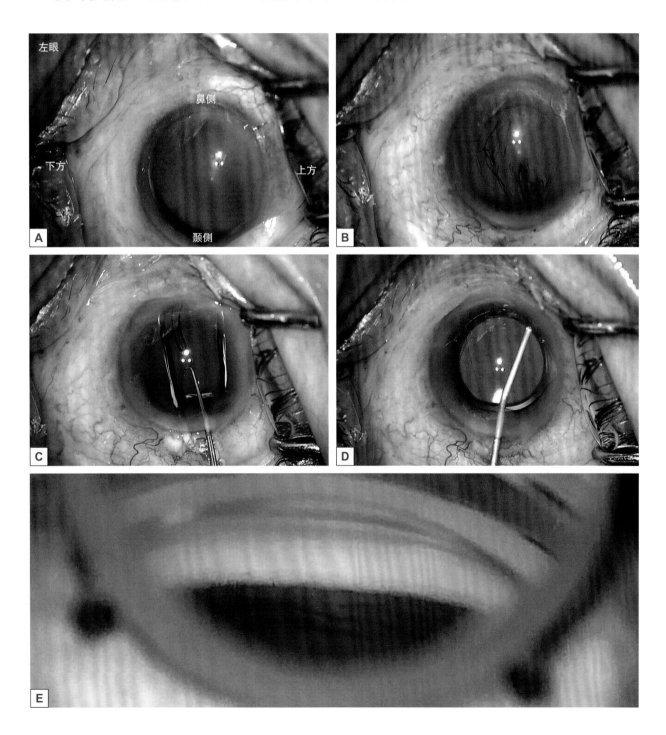

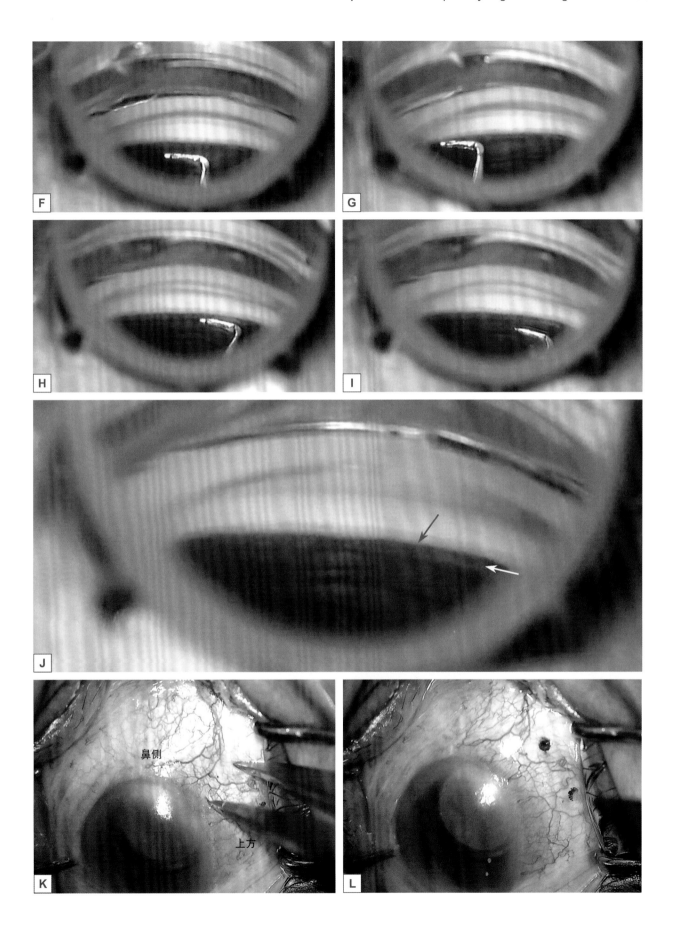

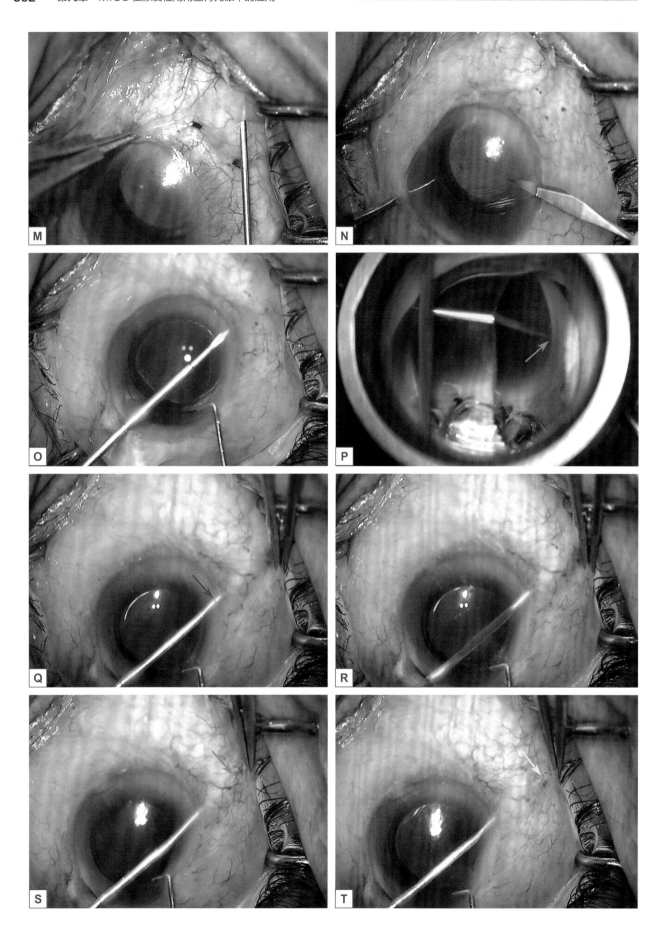

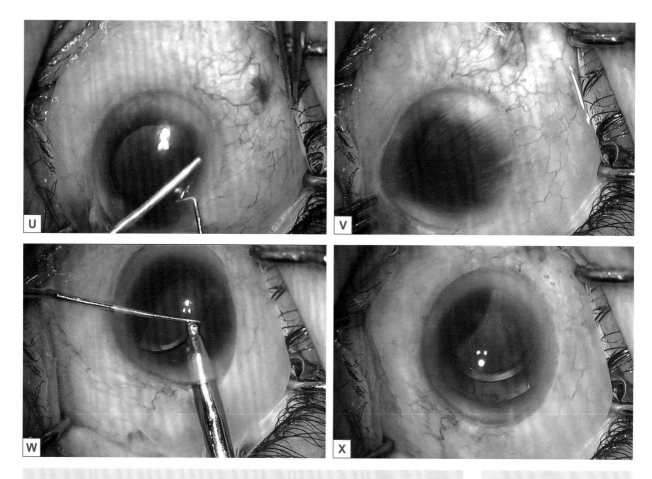

图 9-5-1　PEI+GSL 联合 XEN 青光眼引流管植入术(视频 187 号)

视频 187 号

A~D:术眼为左眼,诊断为晚期原发性慢性闭角型青光眼。先在颞侧位完成 PEI。前房内注入黏弹剂,加深前房尤其鼻侧房角,并使眼球有一定的硬度　E:房角镜下可见鼻侧房角完全关闭,不见小梁网等结构　F~J:用大劈核钩分离鼻侧房角大约 120°度范围,可见带有浓厚色素的小梁网(J,蓝箭头)和白色细长条带巩膜嵴(J,白箭头)　K、L:在患眼鼻上方位置(10 点钟~11 点钟位置),事先标记距离角膜缘 3mm的植入 XEN 引流器的目标位置　M:在距离角膜缘 5mm 后结膜下,注射 0.2mg/ml丝裂霉素 C 0.1ml,并用棉签轻轻将液体向穹窿部方向推移,进行水分离球结膜和Tenon 囊　N:在颞上方大约 2 点钟位置做透明角膜辅助切口　O:经颞侧透明角膜主切口推动针头穿过前房到达对侧目标区域房角处　P:房角镜辅助下,确定针头穿出的位置,应从小梁网上方穿刺(绿箭头示意针尖)　Q~S:利用辅助切口,右手用劈核钩固定眼球,并和左手推进针前进方向形成对抗力。推进针头穿过巩膜(Q 图红箭头示意的针头部位,在 R 图消失,暗示着针头在前进),确认针尖距角膜缘后标记3mm 结膜处时停止前行,可以看到针尖出现(S,绿箭头)　T:继续前行,在结膜下见到针尖整个斜面,旋转针尖斜面 90°,使针尖斜面朝向 12 点钟方向,轻轻移动滑杆推出淡黄色引流管(黄箭头)　U:退出移动滑竿　V:结膜下引流管(黄箭头)长 3mm。前房内引流管因老年环遮挡看不清　W、X:抽吸前房黏弹剂,形成前房,结束手术。此例术后情况见图 9-5-2

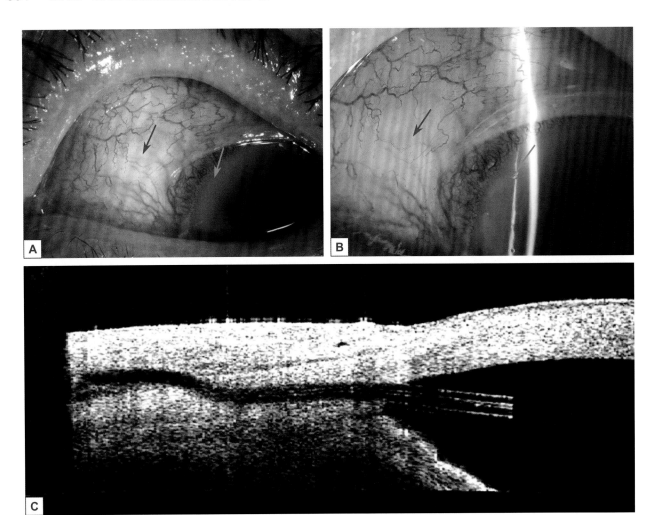

图 9-5-2　PEI+GSL+XEN 青光眼引流管植入术后所见

A、B：此例为图 9-5-1 所述患者术后第 1 日形成的弥散滤过泡。绿箭头示意前房内的引流管，蓝箭头示意左眼鼻上方大约 10∶30 位置结膜下隐约可见的淡黄色引流管　C：三维扫频前节 OCT（CASIA SS AS-OCT）可见前房内、巩膜隧道内和结膜下 XEN 青光眼引流管的影像

第六节　周边虹膜切除 +GSL 联合 Schlemm 管切开术

Surgical peripheral iridectomy and goniosynechialysis combined with goniotomy（SPI+GSL+GT）

上述所有手术都是在 PEI 基础上开展起来的，也主要针对合并白内障的 PACG 患者。针对合并透明晶状体或没有白内障手术指征的中晚期 PACG 患者，手术又应当如何解决？

　　对于中晚期 PACG 患者,小梁切除术就是首选的治疗方案。面对具有高危恶性青光眼风险的中晚期 PACG 患者时,也可以先采取手术周边虹膜切除(surgical peripheral iridectomy,SPI),术后辅助降低眼压药控制眼压。GSL+GT 的作用是否能够抵消这类患者的术后用药呢?

　　另外,研究已经证明,PACG 摘除透明晶状体比传统药物和激光虹膜周切术(laser peripheral iridectomy,LPI)有更好的控制眼压疗效和生活质量评分[10]。但在临床实践中摘除透明晶状体治疗闭角型青光眼目前尚存争议。

　　基于上述思考,著者牵头国内七中心进行 SPI+GSL+GT 对比小梁切除术在中晚期 PACG 合并透明晶状体或无白内障摘除手术指征患者中的随机对照试验(Clinicaltrials.gov 注册号:NCT 05163951)[28]。

　　【适应证】中晚期 PACG 合并透明晶状体或没有白内障手术指征的患者。

　　【手术原理】通过 SPI 沟通前后房,解决瞳孔阻滞问题,同时加深前房;通过 GSL,机械性地分离 PAS 重新开放房角;通过 GT 切开功能丧失的小梁网,增强 Schlemm 管的房水流出。

　　【手术步骤】推荐 SPI+GSL+GT 手术操作部位见图 9-6-1。房角分离和切开主要选择在鼻侧和鼻下方,是基于鼻侧集液管系统分布更为充沛[43],有效保障房水滤过效率,从而充分降低眼压而进行的。

　　实例手术操作步骤见图 9-6-2~图 9-6-6。

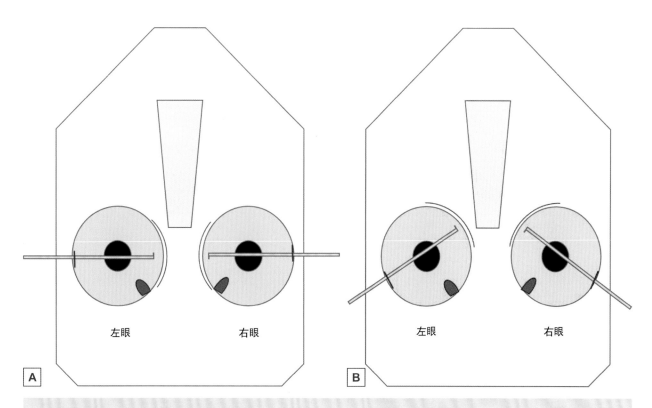

图 9-6-1　SPI+GSL+ GT 手术部位示意图

A:选择在患眼的鼻上方行 SPI,在颞侧做切口行鼻侧房角的 GSL 和 GT　B:选择在患者头位操作,在患眼的鼻上方行 SPI,在颞上方做切口行鼻下方房角的 GSL 和 GT

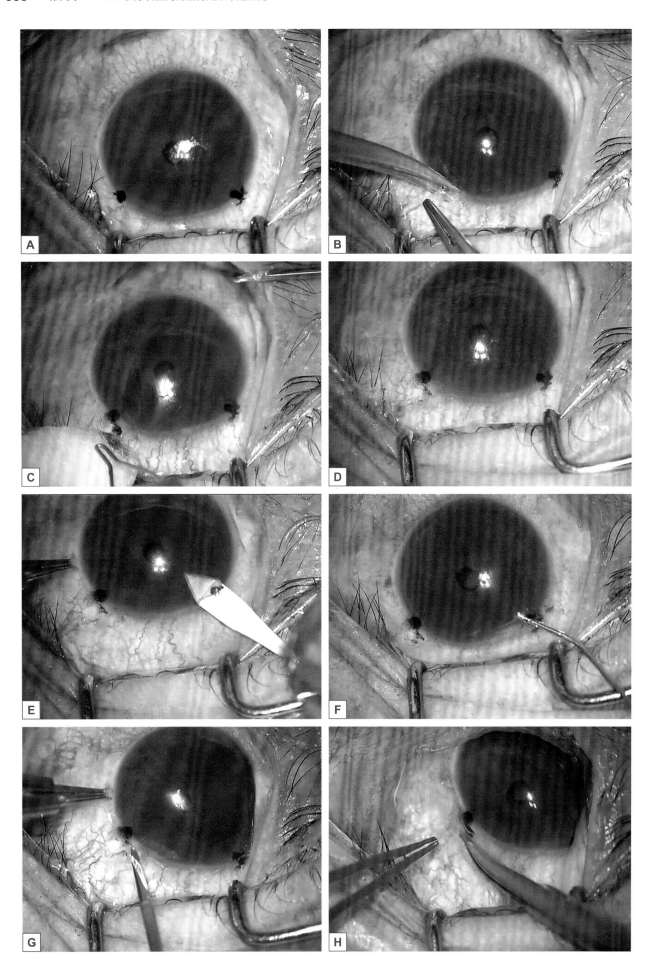

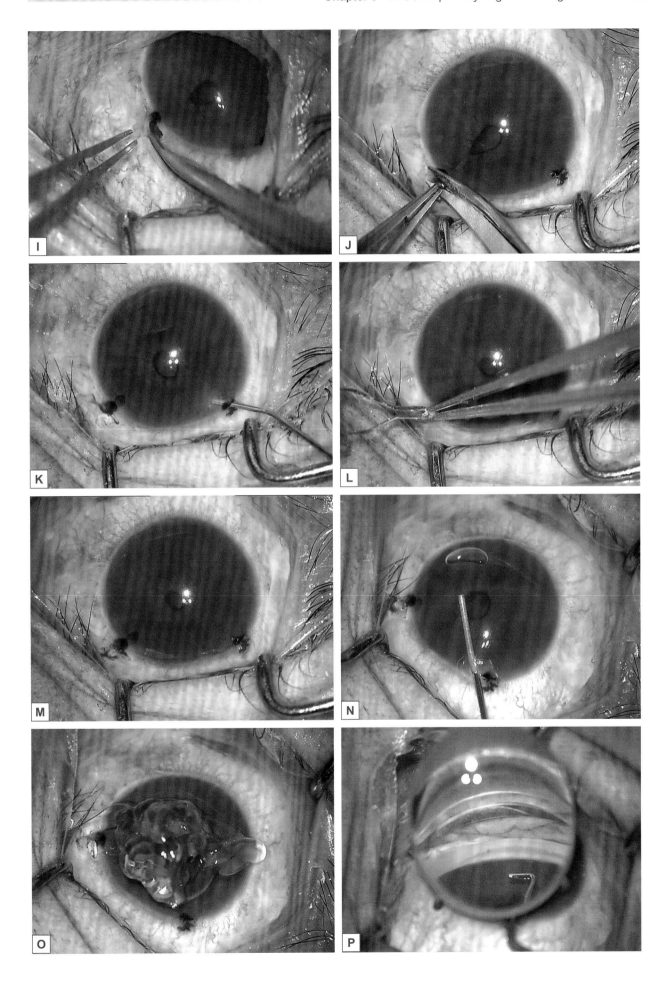

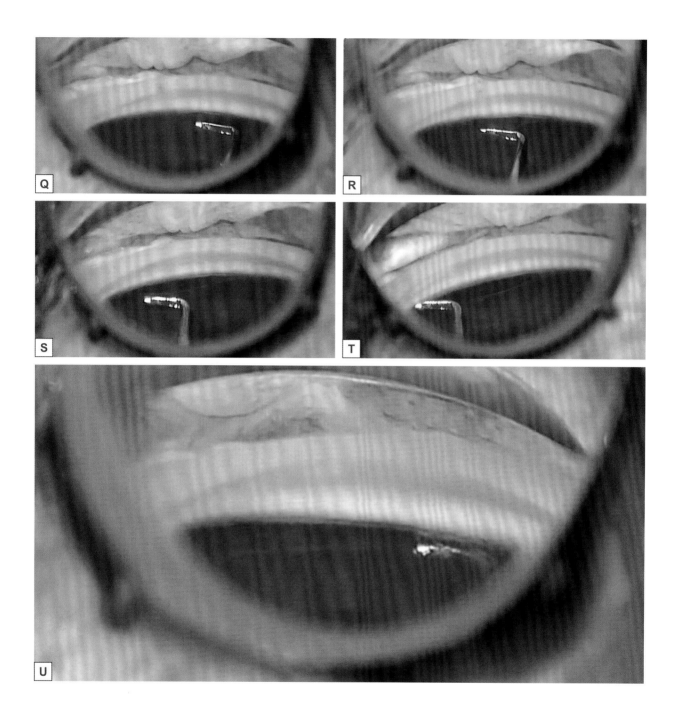

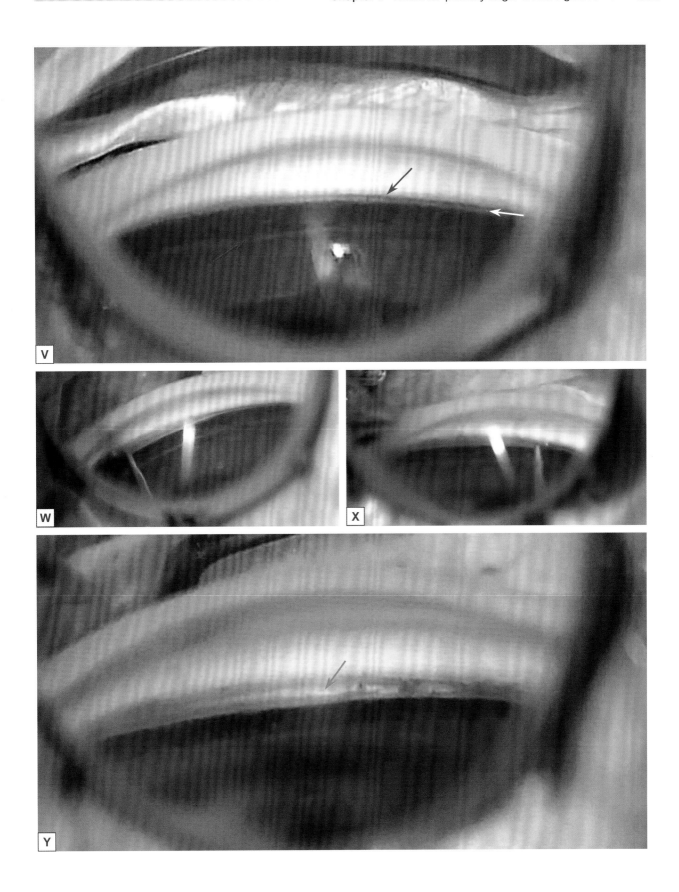

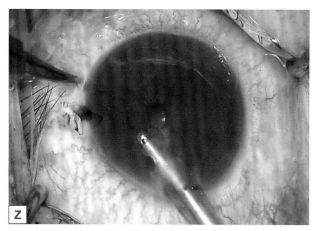

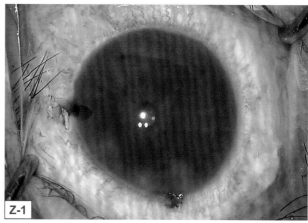

视频 166 号

图 9-6-2 右眼 SPI+GSL+ GT 手术 1——头位完成操作（视频 166 号）

A：患眼为右眼。选择头位为手术位置。先在鼻上和颞上方标记手术切口 B~D：选择鼻上方做 SPI，沿角膜缘剪开结膜，烧灼止血 E：在颞上方制作 2.2mm 透明角膜切口用于行 GSL 和 GT 入口 F：前房注入卡巴胆碱缩小瞳孔 G~M：用 20G 巩膜穿刺刀制作角膜缘切口约 2mm，轻压巩膜后唇，虹膜脱出，剪去脱出的虹膜，恢复虹膜，平衡盐溶液冲洗前房，结膜烧灼粘合 N：前房注入黏弹剂 O：角膜表面涂抹黏弹剂 P：房角镜下可见鼻下方房角完全粘连闭合 Q~W：用大劈核钩轻触虹膜根部，向左向右依次分离粘连的虹膜根部（边缘有白色痕迹）各 60° 范围，可见分离后暴露出房角结构，V 图示意白色细长的条带为巩膜嵴（白箭头），其上方棕色色素的条带为小梁网（蓝箭头），分离下来的虹膜边缘有白色分界线（红箭头），可见"新"与"旧"虹膜有明显区别 W~Y：用 TMH 切开 Schlemm 管左右各 60°，共 120° 范围，Y 图绿箭头示意 Schlemm 管被切开后裸露的 Schlemm 管外壁呈现乳白色 Z：抽吸干净前房黏弹剂 Z-1：结束手术，术毕外观

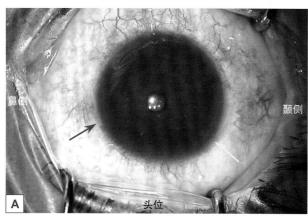

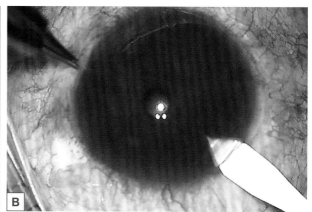

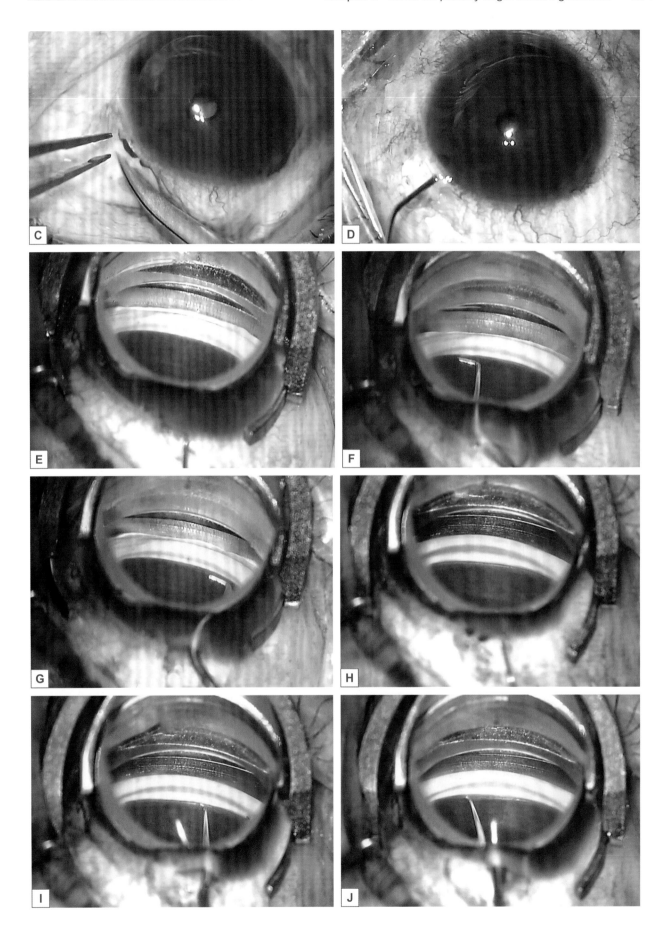

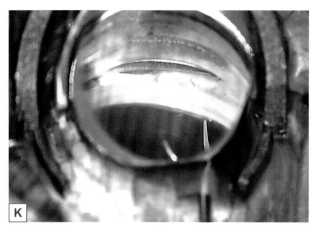

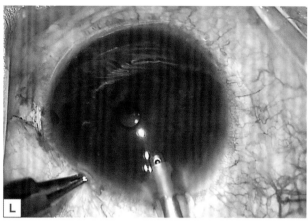

图 9-6-3 右眼 SPI+GSL+ GT 手术 2——头位完成操作(视频 154 号)

A:患眼为右眼。选择头位为手术位置。红箭头示意 SPI 切除口,黄箭头示意 GSL 与
GT 切开口 B~D:选择鼻上方完成 SPI E:从颞上方透明角膜切口处前房注入黏弹
剂和角膜表面涂抹黏弹剂后,置入房角镜观察,可见鼻下方房角粘连闭合 F~H:用
大劈核钩轻触虹膜根部,向左向右依次分离粘连的虹膜根部各 60° 范围,暴露出房角
结构,可见白色的巩膜嵴和其上方带有色素的小梁网(H) I~K:用 TMH 依次向左向
右两侧切开 Schlemm 管各 60°,共 120° 范围 L:抽吸干净前房黏弹剂,结束手术

视频 154 号

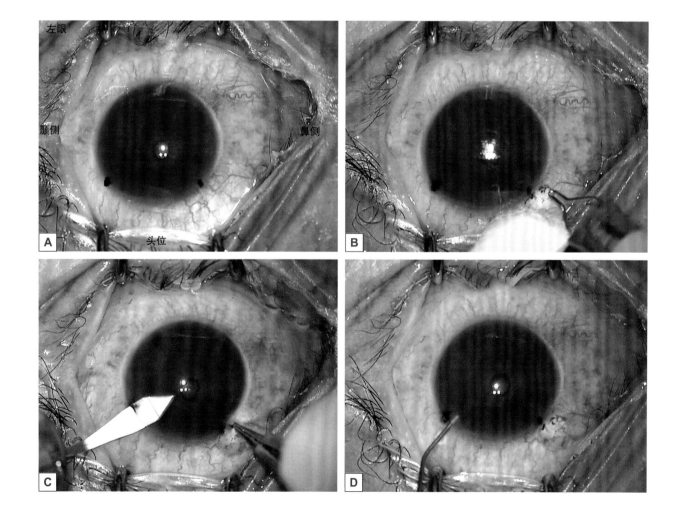

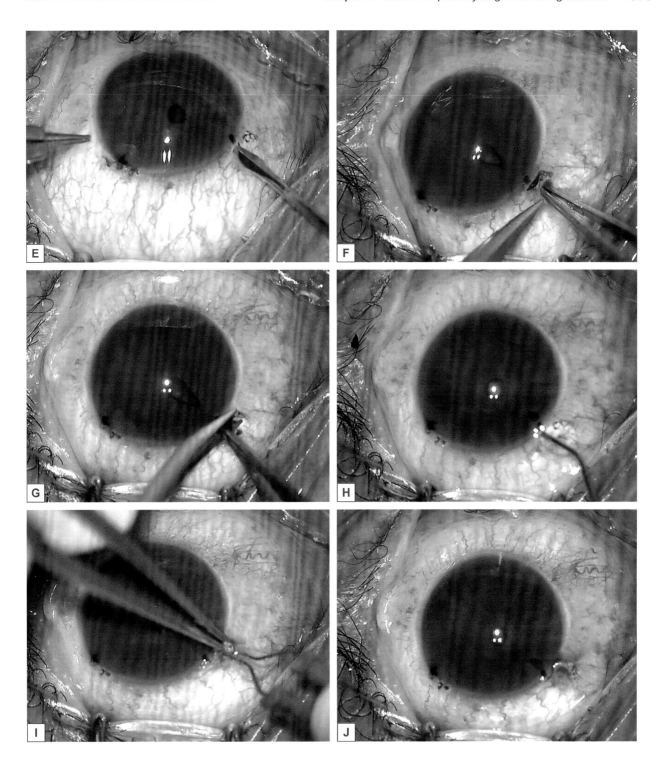

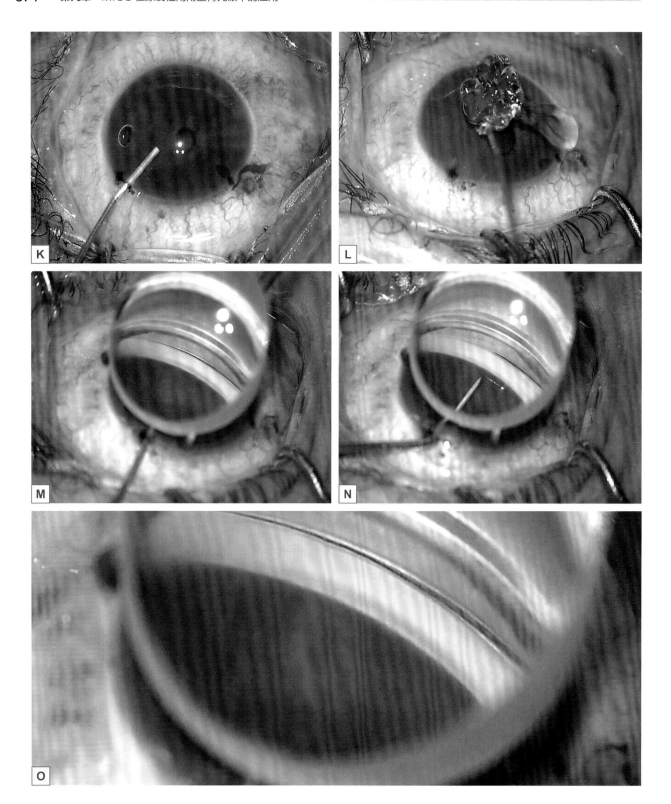

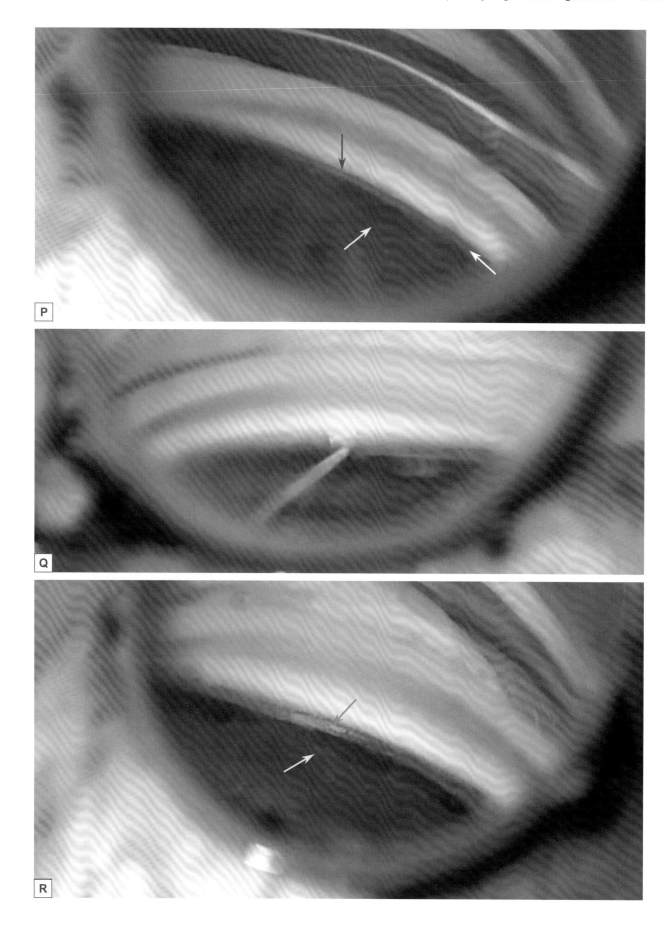

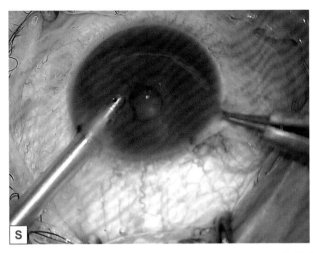

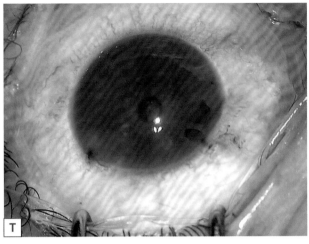

视频 171 号

图 9-6-4 左眼 SPI+GSL+ GT 手术 1——头位完成操作(视频 171 号)

A:患眼为左眼。选择头位为手术位置。先在鼻上方和颞上方标记手术切口 B:选择鼻上方做 SPI,沿角膜缘剪开结膜,烧灼止血 C:在颞上方制作 2.2mm 透明角膜切口,用于行 GSL 和 GT 的手术入口 D:前房注入卡巴胆碱缩小瞳孔 E~J:用 20G 巩膜穿刺刀制作角膜缘切口约 2mm,轻压巩膜后唇,虹膜脱出,剪去脱出的虹膜,恢复虹膜,平衡盐溶液冲洗前房,结膜烧灼粘合 K:前房注入黏弹剂 L:角膜表面涂抹黏弹剂 M、O:房角镜下可见鼻下方房角完全粘连闭合 N、P:用大劈核钩轻触虹膜根部,分离粘连的虹膜,可见分离后暴露出房角结构,白色细长的为巩膜嵴(白箭头),其上方的棕色色素条带为小梁网(蓝箭头),分离下来的虹膜边缘有白色分界线(黄箭头),可见"新"和"旧"的虹膜有明显区别 Q、R:用 TMH 切开 Schlemm 管 120°范围,R 图示意被切的 Schlemm 管呈现乳白色(绿箭头),分离下来的虹膜边缘有白色分界线(黄箭头) S:抽吸干净前房黏弹剂 T:结束手术,术毕外观

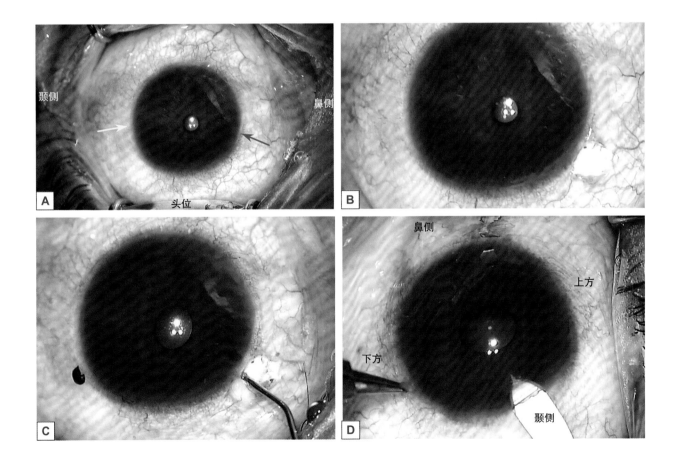

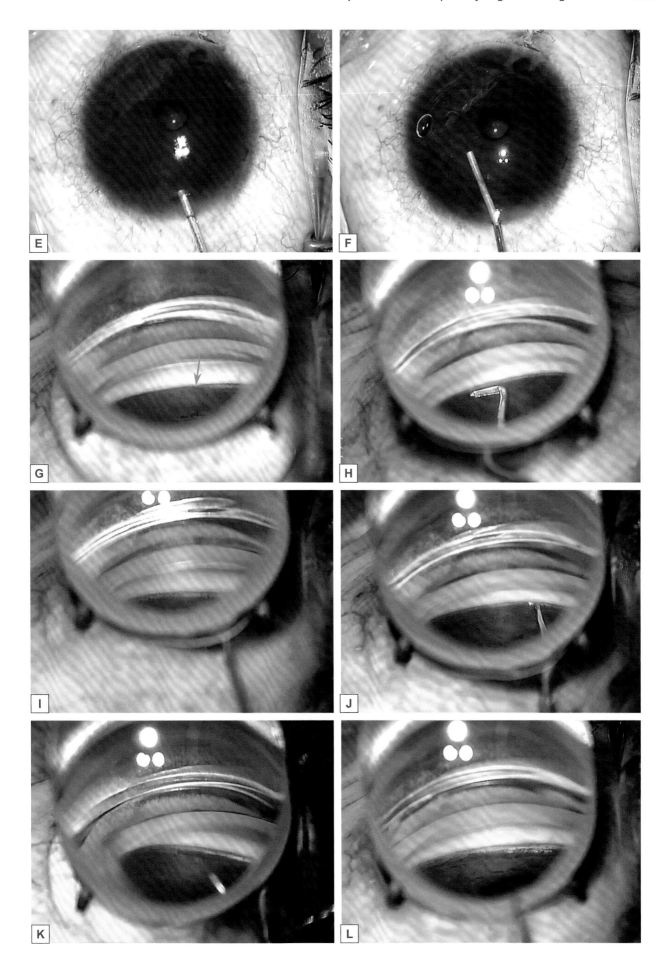

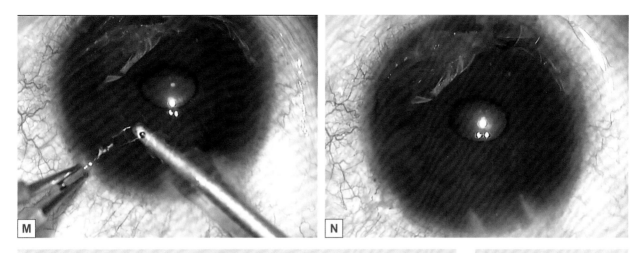

视频 155 号

图 9-6-5　左眼 SPI+GSL+ GT 手术 2——头位和颞侧位完成操作(视频 155 号)

A:患眼为左眼。选择头位为手术位置完成 SPI,选择颞侧位完成 GSL+GT。红箭头示意 SPI 切除口,黄箭头示意 GSL 和 GT 切除口　B、C:鼻上方完成 SPI　D:调整体位到颞侧位置,在颞侧制作 2.2mm 透明角膜切口行 GSL 和 GT 手术切开口　E:前房注入卡巴胆碱缩小瞳孔　F:前房注入黏弹剂　G:调整患者头位和显微镜位置后,角膜涂抹黏弹剂,房角镜下可见鼻侧房角粘连闭合(左边)和开放(右边),绿箭头示意粘连与开放交界点　H、I:用大劈核钩轻触虹膜根部,分离粘连的虹膜,暴露出房角结构(I),可见白色的巩膜嵴和其上方带有色素的小梁网　J~L:用 TMH 依次向左向右两侧切开 Schlemm 管各 60°,共 120° 范围,L 示意 Schlemm 管被切开后裸露的 Schlemm 管外壁呈现乳白色　M:抽吸干净前房黏弹剂　N:结束手术,术毕外观

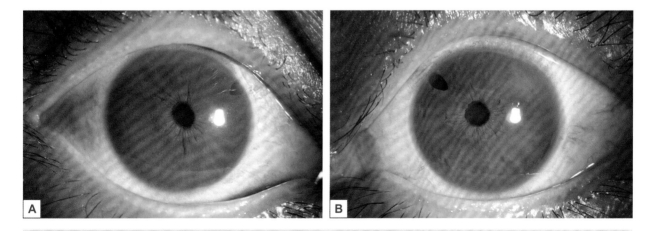

图 9-6-6　SPI+GSL+ GT 手术后外观

A、B:该患者双眼均行 SPI+GSL+GT 术后眼前节照相(A 为右眼,B 为左眼)。鼻上方为周边虹膜切除口,颞上方周边透明角膜处隐约见透明角膜切口

第七节　与手术相关的问题、并发症及其处理的问题解答

Questions and answers in surgical procedures and complications

一、目前命名比较多,叫法也五花八门。比如 Schlemm 管切开术也叫房角切开术(goniotmy,GT),内路小梁切开术(ab interno trabeculotomy)等。本章重点阐述了 PEI+GSL+GT 和 SPI+GSL+GT,是否有简称方便学习交流?

有的。超声乳化白内障吸除联合人工晶状体植入 + 房角分离 + Schlemm 管切开术(房角切开术)属于微创青白联合手术,可以用英文缩写表达为 PEI+GSL+GT。著者称之为"小青白"手术。"小青白"是相对"大青白"而言,"大青白"指传统的青白联合手术,即超声乳化白内障吸除联合人工晶状体植入 + 小梁切除术,可以用英文简写表达为 PEI+Trab(trabeculectomy)。

周边虹膜切除 + 房角分离 +Schlemm 管切开术(房角切开术),可以用英文缩写表达为 SPI+GSL+GT。著者称之为"小青"手术。"小青"是相对"小梁"而言,"小梁"指传统的小梁切除术,可以用英文简写表达为 Trab。

二、微创青光眼手术应用于 PACG 治疗有确切的适应证吗?

《中国合并白内障的原发性青光眼手术治疗专家共识(2021 年)》给出了现阶段合并白内障的原发性青光眼手术治疗的参考意见[44]。里面提到了 PEI/PEI+GSL 在 PACG 中的作用,但尚没有 MIGS 尤其 Schlemm 管手术用于 PACG 的治疗建议。著者根据现有的文献、临床实践和正在开展的各项临床研究结果,以 Schlemm 管切开(房角切开,GT)为例,提出下面的建议,仅供参考:

PACG 合并白内障并有白内障手术指征:①房角粘连范围小于 180°,眼压不高或用 2 种药以下能控制眼压,建议单纯 PEI;用 2 种或以上能或不能控制眼压,建议 PEI+GSL+GT。②房角粘连范围大于 180°但眼压不高,建议 PEI+GSL;眼压高,且用 2 种或以上能或不能控制眼压,建议 PEI+GSL+GT。著者正在开展的 RCT 研究(ClinicalTrials.gov 注册号:NCT04878458)是针对合并白内障的粘连范围大于 180°的中晚期 PACG 患者,对比 PEI+ 小梁切除术(大青白)和 PEI+GSL+GT(小青白)的有效性和安全性[27]。

PACG 合并透明晶状体或没有白内障手术指征:①房角粘连范围小于 180°,眼压不高或用 2 种药以下能控制眼压,建议单纯 LPI/SPI;用 2 种或以上能或不能控制眼压,建议 SPI+GSL+GT。②房角粘连范围大于 180°,眼压不高,建议单纯 SPI 或 SPI+GSL;眼压高,用 2 种或以上能或不能控制眼压,建议 SPI+GSL+GT。著者正在开展的另一项 RCT 研究(ClinicalTrials.gov 注册号:NCT05163951)是针对粘连范围大于 180°,但没有白内障手术指征或合并透明晶状体的中晚期 PACG 患者,对比小梁切除术(小梁)和 SPI+GSL+GT(小青)的有效性和安全性[28]。

三、PEI+GSL 联合 Schlemm 管切开,120°、240°和 360°哪种效果更好?

切开 Schlemm 管可以部分性切开(如 120°或 240°切开),也可以全周切开(360°切开)。PEI+GSL 联合 Schlemm 管切开术,有望解除 PACG 患者小梁组织及其 Schlemm 管的房水流出阻力,有效降低眼压。但所切范围多少与手术效果是否有直接关系尚无定论。目前,多项回顾性研究结果显示,Schlemm 管不同位置和切开范围的最终手术效果差异不明显[40-42]。既然差异不大,著者认为120°切开快捷又方便,值得首选。本章如果没有特殊说明,一般指 120°切开。

四、PEI+GSL 联合 Schlemm 管切开术效果如何? 目前有哪些研究数据?

Schlemm 管切开术也叫房角切开术,英文 goniotomy,缩写 GT。目前查阅到的文献不多,但研究已经表明,PEI+GSL+GT 对 PACG 患者安全有效。

Tanito 等[21]回顾性分析了 560 例采用谷户钩(tanito microhook,TMH)行 GT 联合或不联合 PEI 治疗各类青光眼的疗效,其中包括 71 例 PACG 患者,最长随访时间 36 个月。结果显示,PACG 患者术后眼压降低了 31%,加上降眼压药物的应用,约 64% 的患眼在最后一次随访中,眼压控制在 15mmHg 以下且眼压降低≥20%。总体并发症发生率约为 4%(24/560),并发症中虹膜脱垂者(15/560)占 3%,因房角出血无法完成 Schlemm 管切开者(1/560)占比小于 1%,术后前房积血(172/560)占比 30%,短期内可自行吸收,一过性眼压升高(34/560)占比为 6%。

一项前瞻性病例观察纳入 11 例(11 只眼)PACG 患者,采用 KDB 刀行 PEI+GSL+GT,术后 24 个月眼压降低了约 30%,降眼压药物减少了 50%。手术后 6 眼出现短暂性前房积血,占 12.5%,均自行消退,1 眼在术后第 1 日由于黏弹剂残留出现眼压升高,占 2.1%,未出现二次手术者[45]。另一项回顾性研究纳入 24 名 PACG 患者的 42 只眼,接受 KDB 辅助的 PEI+GSL+GT,其中,中晚期青光眼占了 39 只眼(中期 13 只眼,晚期 26 只眼)。术后第 24 个月,95.2% 眼的眼压≤18mmHg,所有患眼眼压均降低 20%,69.0% 的眼无须继续使用降眼压药物,随访中未发生需要再次青光眼手术者[20]。该团队也曾报告了这些患者随访 6 个月[18]和 12 个月[19]的研究结果,与随访 24 个月的结果一致,表明该手术疗法对 PACG 合并白内障患者疗效显著。

Gupta 等[22]观察了用显微玻璃体视网膜刀(MVR)辅助 PEI±GSL+GT 治疗 PACG 的有效性和安全性,研究纳入的患者中 69.6% 为晚期青光眼,平均眼压从基线(21.4±6.6)mmHg 下降至(14.2±3.7)mmHg,所用降眼压药物的数量平均减少了 66.6%。Greenwood 等[46]的研究也表明 PEI+GSL+GT 对中晚期 PACG 可明显降低眼压并减少使用降眼压药物的种类和数量,最常见的并发症是前房出血(28%)和一过性眼压升高(6.5%),但大多数无须手术干预,因此认为 PEI+GSL+GT 对中晚期 PACG 有较好的疗效和安全性。最近一项前瞻性随机对照临床试验将鼻侧象限无 PAS、既往无眼内手术史的 61 例 PACG 患者的 63 眼随机分为 PEI+GSL+GT 组和 PEI+GSL 组,用黏弹剂进行 GSL。两组患眼术后眼压分别降低了 6.93mmHg 和 4.60mmHg,组间比较差异具有统计学差异,证实与 PEI+GSL 比较,PEI+GSL+GT 降低眼压效果更明显[36]。

目前,著者正牵头国内八中心进行 PEI+GSL+GT(小青白)对比 PEI+ 小梁切除术(大青白)在中晚期 PACG 患者中的 RCT 研究(ClinicalTrials.gov 注册号:NCT04878458),有望为中晚期 PACG 手术方式的选择带来革新[27]。目前对 50 例中晚期 PACG 进行 PEI+GSL+GT 的 6 个月回顾性研究结果进行了分析,初步的结果令人鼓舞[17]。

五、PEI+GSL 联合小梁消融术治疗 PACG 效果如何? 目前有哪些研究数据?

Wang 等[24]研究了 PEI+GSL 联合小梁消融术治疗 PACG 的疗效和安全性。该病例系列研究 20 名(22 只眼)PACG 患者。在术后 12 个月,眼压从基线时的(22.07±6.62)mmHg 显著降低至(15.06±3.39)mmHg($P=0.001$)。青光眼药物的数量则从术前的(2.68±1.17)种减少到(0.78±0.73)种($P<0.01$)。1 年时手术成功率为 88.9%。术中或术后均未出现危及视力的并发症。研究进一步证实,联合术式可能对 PACG 患者,尤其对那些有长期和广泛房角前粘连的患者有效且安全。

六、PEI+GSL 联合 iStent 支架植入治疗 PACG 效果如何? 目前有哪些研究数据?

Chen 等[25]报道了一项前瞻性、单盲随机临床试验,该研究将轻 / 中度部分粘连的 PACG 伴有白内障的患者随机分为两组,即单纯 PEI 组和 PEI 联合 iStent 微型支架植入组(PEI-iStent 组)。12 个月的随访后,PEI 组的完全成功率为 43.8%,PEI-iStent 组为 87.5%;PEI-iStent 组前房出血发生率仅为 6%,其他并发症的发生率与单纯 PEI 相当。与单纯 PEI 术比较,PEI 联合 iStent 植入术的降眼压效果更明显。与 PEI 联合小梁切除术相比,PEI 联合 iStent 植入术引起威胁视力的并发症更少。

另一个多中心的前瞻性病例系列研究发现,白内障摘除术联合 iStent 微型支架植入术后常见的并发症是 iStent 被虹膜或前房积血所阻塞,虹膜阻塞占 27.0%,前房积血占 18.9%[47]。Chansangpetch 等[48]通过回顾性队列研究发现,对于行激光周边虹膜切除术后的 PACG 患者,与单独 PEI 比较,联合 iStent 微型支架植入术可明显提高治疗成功率,并减少抗青光眼药物的数量。

七、PEI+GSL 联合 XEN 治疗 PACG 的效果如何？目前有哪些研究数据？

Millan 等曾于 2017 年对行 PEI 联合 XEN 植入术的 12 例 PACG 患者进行回顾性分析,结果显示术后 12 个月眼压维持在(13.0±2.6)mmHg(降低 6.5mmHg),全部患者眼压下降超过 20%,并发症包括 3 例短暂前房积血、1 例黄斑囊样水肿(ARVO 会议摘要 https://iovs.arvojournals.org/article.aspx？articleid= 2639792&resultClick=1)。在另一项回顾性研究中,研究者对 151 只各种类型青光眼进行了单独 XEN 植入术或 PEI 联合 XEN 植入术,其中 PACG 13 例。所有患者术后 12 个月、24 个月、36 个月的总体平均眼压分别为(15.4±5.9)mmHg、(14.5±3.3)mmHg[49]和(14.0±2.9)mmHg[50]。但两项研究均未提及是否进行了 GSL。图 9-5-1 报道的手术,术中植入 XEN 青光眼引流管之前进行了 GSL。

八、PEI 术中植入 IOL 后是否需要缩瞳以便房角分离？

理论上能够缩小瞳孔最好。但事实上,一方面中晚期 PACG 患者瞳孔往往很难缩回来;另一方面,实际操作发现,是否缩瞳对已经粘连的周边虹膜没有影响。著者所有患者在植入 IOL 后都没有缩瞳而直接进行房角分离,都能达到很好的分离效果。从操作角度来看,如果缩瞳,还需要先抽吸前房内黏弹剂,来回进出前房,操作较烦琐。

九、若房角分离时出现虹膜根部或房角出血,影响 Schlemm 管定位,该如何处理？

首先,大多数房角分离是不会出血或出血较少的。操作不够轻柔,或器械碰及或伤及虹膜根部或周围组织,才会出血。其次,触及房角内异常血管也会出血。再次,处于炎症期的患者,如原发性闭角型青光眼急性发作期、葡萄膜炎患者,以及糖尿病患者等,容易出血。如果出血量不大,可以注入一些黏弹剂"推"开血凝块;如果出血量大,可以进行前房抽吸干净后再继续手术。参考第四章第六节相关问题。

十、术中发现房角难以分离时应该如何处理？

原发性闭角型青光眼房角粘连通常呈现均匀、一致的沿 Schwalbe 水平线的粘连或爬行粘连,早期可先出现锥状粘连、宽基底粘连,用简单的一些器械如劈核钩轻轻触碰很容易就可以把这些粘连从房角分离下来。继发性闭角型青光眼的房角粘连,则是超越 Schwalbe 线的粘连,通常是不一致、不均一的各种形态表现,而且这些粘连非常致密、坚韧,如 ICE 综合征继发青光眼、慢性且病史久远的葡萄膜炎继发性闭角型青光眼,通常难以通过简单的机械分离将其从房角分离下来。详见本书第二章房角的解剖结构,以及《图解青光眼眼前节影像学检查及诊断》第二章房角镜检查。也就是说,当发现房角难以分离时,要考虑原发性闭角型青光眼的诊断是否正确,对于继发性闭角型青光眼的房角粘连是否需要分离、分离是否有效等,需进一步研究。

十一、用黏弹剂进行房角分离可以吗？

其实很多学者都用黏弹剂分离,且是盲分。著者对比过,用黏弹剂分离其实不够充分且很难定量;用虹膜恢复器又太粗犷(精确性较差);用小劈核钩容易引起虹膜出血;用大劈核钩则非常适中,利用其底部较宽的部位,轻轻触碰虹膜根部,就能将粘连的虹膜从房角上分离下来。

另一方面,强烈建议不要盲分。著者处理过不少已经做过 PEI+GSL(用黏弹剂盲分)而眼压不降的患者,再次手术时,在房角镜下清晰地发现,原来已经用黏弹剂盲分的房角其实并没有完全被分离下来,重新用大劈核钩在直视下重新分离才获得成功。

有人问,用黏弹剂分离房角后,再用房角镜检查确定分离效果,是否可行？答案是当然可以,但既然有房角镜,为何不直接直视下分离房角呢？

十二、SPI+GSL+GT 用于 PACG 治疗的理念和适应证

设计 SPI+GSL+GT 最初的想法,主要源自在临床上,当我们面对具有高危恶性青光眼风险的中晚期

PACG 患者时,我们通常先采取 SPI(而不是采取小梁切除术),术后辅助降低眼压药控制眼压。GSL+GT 的作用是否能够抵消这类患者的术后用药呢?理论上是行得通的:利用 SPI 沟通前后房,降低后房压力,解决 PACG 最常见的发病机制中的瞳孔阻滞问题;利用 GSL 分离 PAS,重新开放房角;利用 GT 解决 PACG 房角功能差、房水不能有效滤过的难题。本理念通过改变常规手术思路,集合微创和常用技术打造新方法,实现没有白内障手术指征的 PACG 患者的微创手术创新。著者目前正在开展的 RCT 研究(ClinicalTrials.gov 注册号:NCT05163951),对比 SPI+GSL+GT(小青)和小梁切除术(小梁)的有效性和安全性[28],期待结果能为 PACG 患者提供新的治疗思路。

关于适应证,参考问题二解答。

十三、SPI+GSL+GT 术前哪些因素可以预测手术的难度和成功概率?

目前尚未见到关于 MIGS 尤其 Schlemm 管手术用于 PACG 的治疗指南或共识。著者提出了建议,请见问题二,供参考。

术前把握好适应证是任何手术成功的关键因素之一。PACG 有两个关键因素:一个是眼轴,一个是前房深度。眼轴短(≤20mm)、前房浅(≤1.9mm)是发生恶性青光眼(恶青)的高危因素。在临床上,对于具备高危风险恶青的患者,即使具备小梁切除术的手术指征,我们会先绕开小梁切除术而先试行 SPI,术后辅助降低眼压药物控制残余性青光眼。希望通过研究,GSL+GT 的作用能够抵消这类患者的术后用药。

由于没有行 PEI,相对较浅的前房是手术操作困难的主要原因。术中先行 SPI,缓解后房压力,再用黏弹剂加深前房,是可以顺利完成手术操作的。此外,由于未摘除晶状体,浅前房依然存在,GSL+GT 的部位是否会再次粘连闭合,其远期的效果如何,都值得追踪随访。

十四、SPI+GSL+GT 对非瞳孔阻滞 PACG 是否成功率低?

答案是尚不清楚。的确,PACG 发病机制有瞳孔阻滞型、非瞳孔阻滞型和混合机制。SPI 剪除周边虹膜组织,只解决了 PACG 最常见的发病机制中的瞳孔阻滞问题。因此,SPI+GSL+GT 是否对非瞳孔阻滞 PACG 无效或者效果差,需要进一步研究。

十五、SPI+GSL+GT 术中主要的挑战是什么? 黏弹剂可以有效加深前房吗?

SPI+GSL+GT 术中主要的挑战是浅前房和透明晶状体。通过先做 SPI,减少后房压力,加上黏弹剂,可以有效加深前房,顺利完成操作。

十六、SPI+GSL+GT 术后有恶性青光眼的风险么? 可能的机制是什么?

任何手术只要引起后房压力高、前房浅,都有发生恶性青光眼(恶青)的风险。SPI+GSL+GT 也是一样。尤其这个手术针对的是中晚期原发性慢性闭角型青光眼患者,而这些患者本身就是浅前房、短眼轴和高眼压。SPI+GSL+GT 比小梁切除术发生恶青的风险明显降低,到目前为止,著者尚未见到行 SPI+GSL+GT 发生恶青的患者,但有见到术后用毛果芸香碱滴眼液引起前房更浅的患者,停用缩瞳药后前房恢复正常深度。

十七、PEI+GSL+GT 和 SPI+GSL+GT 术后的激素应用会造成高眼压么?

会的。见第四章第六节问题六十二到问题六十五。

十八、PEI+GSL+GT 或 SPI+GSL+GT 远期效果如何? Schlemm 切开的部位是否会发生再次粘连? 后期眼压再次增高是因为粘连吗?

见第四章第六节问题四十七。

这里汇报一例 120° Schlemm 切开后范围见缩窄但眼压不高的案例(图 9-7-1):一年轻男性,30 岁,双眼 PACG 晚期,晶状体透明,双眼均行 SPI+GSL+GT,手术非常顺利。术后眼压一直维持在 11~13mmHg。术后 3 个月时查看房角。房角镜下,在双眼房角分离和 Schlemm 切开的部位,原来的 120° 范围只剩下 60° 范围,也就是说另外 60° 范围房角可能有进行性爬行粘连发生。当爬行粘连完全覆盖切开的部位时,眼压是否会再次升高? 亟待追踪随访。但从另一个角度看,眼压也不一定会升高,因为,只要全周房角有一定开放的 Schlemm 管,房水就有可能通过这个部位进入 Schlemm 管流入集液管,这个降低眼压的原理和 iStent 微型支架植入术原理有类似之处。当然这仅仅是推测,不一定正确。不管怎样,结果都需要继续随访才能看到。

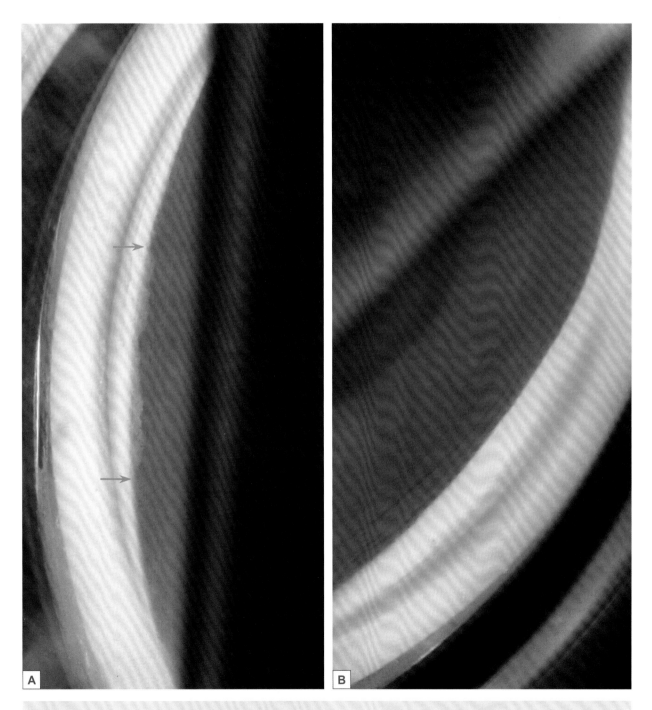

图 9-7-1　SPI+GSL+GT 术后 3 个月切开范围缩窄但眼压不高

A:患眼为右眼,PACG 晚期,晶状体透明,SPI+GSL+GT(鼻侧房角 Schlemm 管 120° 切开)术后 3 个月,眼压不高。房角镜检查,鼻侧有大约 60° 范围可见 Schlemm 切开痕迹(两绿箭头之间范围),其余部位房角关闭　B:示意其他部位房角关闭同术前

十九、微创手术的优势是显而易见的，SPI+GSL+GT 和小梁切除手术后的外观如何？

见图 9-7-2。

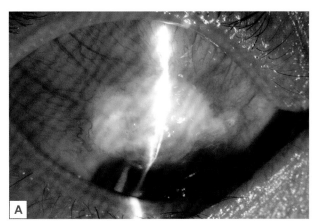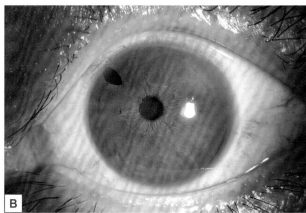

图 9-7-2　小梁切除术与 SPI+GSL+GT 术外观所见
A：右眼小梁切除术后形成薄壁、局限滤过泡　　B：左眼 SPI+GSL+GT 术后眼前节外观，患者自我感觉好

二十、Schlemm 管手术治疗 PACG 的前景

目前 Schlemm 管手术治疗 PACG 的手术方式主要集中在 PEI+GSL+GT，还有小梁消融术。这种联合手术主要靶向 PACG 眼压升高的各种病理机制，即重新开放粘连或狭窄的前房角、去除功能失调的小梁网、切开 Schlemm 管内壁，使得房水直接进入 Schlemm 管，以恢复房水的生理流出途径，达到降低眼压的目的。这种手术方法避免了传统滤过手术中滤过泡相关并发症，还通过白内障手术加深前房、改善视觉功能，提高了患者的生活质量。对于患者而言，微创手术具有并发症少、术后护理过程简单等优点。对于医生而言，微创手术操作步骤简单、手术用时短、学习曲线短，有白内障手术和术中房角镜使用经验的医生，如青光眼、白内障、视网膜等专业的医生，都可以掌握该技术。

与 GT 用于 POAG 治疗一样，PEI+GSL+GT 治疗 PACG 也有发生前房出血、一过性高眼压、房角再次粘连等并发症的可能性，也有发生白内障手术并发症的可能，这就要求医生合理选择适应证并熟练掌握手术技巧。PEI+GSL+GT 治疗 PACG 的适应证，著者建议是合并白内障手术指征的中晚期 PACG 患者，主要是房角关闭超过 180° 的原发性慢性闭角型青光眼中晚期以及原发性急性闭角型青光眼慢性期患者。选择相同术式的 PACG 患者，术后房角再次粘连的发生率是否高于 POAG 患者，目前尚无对比的文献报道，有待进一步临床研究。

二十一、Schlemm 管手术用于治疗 PACG 的机遇和挑战并存

首先，Schlemm 管手术用于治疗 PACG 有一定的理论基础。小梁网和 Schlemm 管功能障碍是 PACG 和 POAG 共同存在的病理机制[29]，可为 Schlemm 管手术用于治疗 PACG 提供理论依据。其次，PEI 开放了前房狭窄的空间，解除了患眼的浅前房结构；GSL 分离了 PAS，暴露出小梁网等房角结构。然而，PACG 患者虽房角重新开放，仍无法解决房角功能障碍的问题，国际上的多中心随机临床试验也证实，PEI+GSL 不足以完全解决 PACG 患者的房角功能障碍问题[13]。因此，联合 Schlemm 管手术有望解决其小梁网以及 Schlemm 管房水流出阻力高的问题。再次，PEI+GSL 联合 Schlemm 管手术对 PACG 的降眼压效果更

佳,如 Schlemm 管切开术通过去除功能丧失的小梁网、增强 Schlemm 管的房水流出,能更好地降低 PACG 的眼压、保护患者的视功能,提高患者的生活质量[36]。多个回顾性研究均证实了各类 MIGS 联合 PEI/PEI+GSL 在 PACG 的治疗中均取得良好的降低眼压的疗效,预示 MIGS 治疗 PACG 有很好的前景[17-26]。

目前关于 PACG 的 Schlemm 管手术疗效的报道主要来源于回顾性研究,尚缺乏高质量、高级别的随机对照临床试验证据。著者正在主持和进行中的两个多中心 RCT,一个是针对合并白内障的中晚期 PACG,对比 PEI+GSL+GT(小青白)和 PEI+ 小梁切除术(大青白)的有效性和安全性(ClinicalTrials.gov 注册号:NCT04878458)[27],另一个是针对没有白内障手术指征或晶状体透明的中晚期 PACG,对比 SPI+GSL+GT(小青)和小梁切除术(小梁)的有效性和安全性(ClinicalTrials.gov 注册号:NCT05163951)[28],通过客观评估 Schlemm 管手术用于中晚期 PACG 治疗的可行性、有效性和安全性,有望为 Schlemm 管手术治疗中晚期 PACG 提供循证证据,期待研究结果能为 PACG 治疗模式和理念带来新的思路和革新,同时也期望我国临床医师开展更多的临床研究探索此类手术的最佳适应证、疗效、并发症的预防及处理,评价该手术在临床推广中的应用价值,造福广大青光眼患者。

参 考 文 献

[1] 陈君毅,孙兴怀. 青光眼手术治疗方式的合理选择. 中华实验眼科杂志,2018,36(4):241-244.

[2] BICKET A K,LE J T,AZUARA-BLANCO A,et al. Minimally invasive glaucoma surgical techniques for open-angle glaucoma:an overview of cochrane systematic reviews and network meta-analysis. JAMA Ophthalmol,2021,139(9):983-989.

[3] YANG S A,MITCHELL W,HALL N,et al. Trends and usage patterns of minimally invasive glaucoma surgery in the united states:IRIS® registry analysis 2013—2018. Ophthalmol Glaucoma,2021,4(6):558-568.

[4] MATHEW D J,BUYS Y M. Minimally invasive glaucoma surgery:a critical appraisal of the literature. Annu Rev Vis Sci,2020,6:47-89.

[5] QUIGLEY H A,BROMAN A T. The number of people with glaucoma worldwide in 2010 and 2020. Br J Ophthalmol,2006,90(3):262-267.

[6] SUN X,DAI Y,CHEN Y,et al. Primary angle closure glaucoma:what we know and what we don't know. Prog Retin Eye Res,2017,57:26-45.

[7] 唐莉,原慧萍,唐广贤,等. Schlemm 管手术是否适用于原发性闭角型青光眼的治疗. 中华实验眼科杂志,2022,40(4):340-344.

[8] 张西,宋云河,高新博,等. 微创青光眼手术在原发性闭角型青光眼联合手术中的应用研究进展. 中华眼科杂志,2022,58(1):63-68.

[9] 葛坚,郭彦,刘奕志,等. 超声乳化白内障吸除术治疗闭角型青光眼的初步临床观察. 中华眼科杂志,2001,37(5):355-358.

[10] AZUARA-BLANCO A,BURR J,RAMSAY C,et al. Effectiveness of early lens extraction for the treatment of primary angle-closure glaucoma(EAGLE):a randomized controlled trial. Lancet,2016,388:1389-1397.

[11] LAI J S,THAM C C,LAM D S. The efficacy and safety of combined phacoemulsification,intraocular lens implantation,and limited goniosynechialysis,followed by diode laser peripheral iridoplasty,in the treatment of cataract and chronic angle-closure glaucoma. J Glaucoma,2001,10(4):309-315.

[12] TEEKHASAENEE C,RITCH R. Combined phacoemulsification and goniosynechialysis for uncontrolled chronic angle-closure glaucoma after acute angle-closure glaucoma. Ophthalmology,1999,106(4):669-674.

[13] HUSAIN R,DO T,LAI J,et al. Efficacy of phacoemulsification alone vs phacoemulsification with goniosynechialysis in patients with primary angle-closure disease. JAMA Ophthalmol,2019,137(10):1107.

[14] 陈瑶,程钢炜. 房角粘连分离联合 Phaco 与单纯 Phaco 治疗小范围房角粘连的 CPACG 伴白内障疗效比较. 中华实验眼科杂志,2021,39(10):885-891.

[15] TIAN T,LI M,PAN Y,et al. The effect of phacoemulsification plus goniosynechialysis in acute and chronic angle closure patients with extensive goniosynechiae. BMC Ophthalmol,2019,19(1):65.

[16] WHITE A J,ORROS J M,HEALEY P R. Outcomes of combined lens extraction and goniosynechialysis in angle closure.

Clin Exp Ophthalmol,2013,41（8）:746-752.

［17］宋云河,张英哲,林凤彬,等. PEI 联合房角分离术及房角切开术治疗中晚期 PACG 疗效及安全性评估. 中华实验眼科杂志,2022,40（4）:334-339.

［18］DORAIRAJ S,TAM M D. Kahook Dual Blade excisional goniotomy and goniosynechialysis combined with phacoemulsification for angle-closure glaucoma:6-month results. J Glaucoma,2019,28（7）:643-646.

［19］DORAIRAJ S,TAM M D,BALASUBRAMANI G K. Twelve-month outcomes of excisional goniotomy using the Kahook Dual Blade® in eyes with angle-closure glaucoma. Clin Ophthalmol,2019,13:1779-1785.

［20］DORAIRAJ S,TAM M D,BALASUBRAMANI G K. Two-year clinical outcomes of combined phacoemulsification, goniosynechialysis,and excisional goniotomy for angle-closure glaucoma. Asia Pac J Ophthalmol（Phila）,2020,10（2）:183-187.

［21］TANITO M,SUGIHARA K,TSUTSUI A,et al. Midterm results of microhook ab interno trabeculotomy in Initial 560 eyes with glaucoma. J Clin Med,2021,10（4）:814.

［22］GUPTA S,SETHI A,YADAV S,et al. Safety and efficacy of incisional goniotomy as an adjunct with phacoemulsification in primary angle-closure glaucoma. J Cataract Refract Surg. 2021,47（4）:504-511.

［23］FONTANA L,DE MARIA M,IANNETTA D,et al. Gonioscopy-assisted transluminal trabeculotomy for chronic angle-closure glaucoma:preliminary results. Graefes Arch Clin Exp Ophthalmol,2022,260（2）:545-551.

［24］WANG Y,LIANG Z Q,ZHANG Y,et al. Efficacy and safety of phacoemulsification plus goniosynechialysis and trabectome in patients with primary angle-closure glaucoma. Sci Rep,2021,11（1）:13921.

［25］CHEN D Z,SNG C C A,SANGTAM T,et al. Phacoemulsification vs phacoemulsification with micro-bypass stent implantation in primary angle closure and primary angle closure glaucoma:A randomized single-masked clinical study. Clin Exp Ophthalmol,2020,48（4）:450-461.

［26］SNG C C A,CHEW P T K,HTOON H M,et al. Case sseries of combined XEN implantation and phacoemulsification in Chinese eyes:one-year outcomes. Adv Ther,2019,36（12）:3519-3529.

［27］SONG Y,SONG W,ZHANG Y,et al. Efficacy and safety of phacotrabeculectomy versus phacogoniotomy in advanced primary angle-closure glaucoma:study protocol for a multicentre non-inferiority randomised controlled trial（PVP Study）. BMJ Open,2021,11（12）:e056876.

［28］GAO X,LV A,LIN F,et al. Efficacy and safety of trabeculectomy versus peripheral iridectomy plus goniotomy in advanced primary angle-closure glaucoma: study protocol for a multicentre, non-inferiority, randomised controlled trial（the TVG study）. BMJ Open,2022,12:e062441.

［29］HAMANAKA T,KASAHARA K,TAKEMURA T. Histopathology of the trabecular meshwork and Schlemm's canal in primary angle-closure glaucoma. Invest Ophthalmol Vis Sci,2011,52（12）:8849-8861.

［30］TAMM E R. The trabecular meshwork outflow pathways:structural and functional aspects. Exp Eye Res,2009,88（4）:648-655.

［31］RAMOS R F,HOYING J B,WITTE M H,et al. Schlemm's canal endothelia,lymphatic,or blood vasculature? J Glaucoma, 2007,16（4）:391-405.

［32］JOHNSON M. What controls aqueous humour outflow resistance? . Exp Eye Res,2006,82（4）:545-557.

［33］GILLMANN K,MANSOURI K. Minimally invasive glaucoma surgery:where is the evidence? Asia Pac J Ophthalmol（Phila）,2020,9（3）:203-214.

［34］RAZEGHINEJAD M R,MYERS J S. Contemporary approach to the diagnosis and management of primary angle-closure disease. Surv Ophthalmol,2018,63（6）:754-768.

［35］SAHEB H,AHMED I I. Micro-invasive glaucoma surgery:current perspectives and future directions. Curr Opin Ophthalmol,2012,23（2）:96-104.

［36］SHOKOOHI-RAD S,KARIMI F,ZAREI-GHANAVATI S,et al. Phacoemulsification,visco-goniosynechialysis,and goniotomy in patients with primary angle-closure glaucoma:A comparative study. Eur J Ophthalmol,2021,31（1）:88-95.

［37］LEE J Y,BERROCAL A M,GRAJEWSKI A L,et al. Juvenile angle closure management:the role of lens extraction and goniosynechialysis. Am J Ophthalmol Case Rep,2020,19:100808.

［38］ALSOBAIE N A,ALMOHIZEA A I,AL-ZAHRANI Y,et al. Goniosynechialysis for secondary angle closure glaucoma in aphakic patient after pars plana vitrectomy. Am J Ophthalmol Case Rep,2018,12:15-17.

［39］QIAN Z,HUANG J,SONG B,et al. Cataract surgery（phacoemulsification with intraocular lens implantation）combined with endoscopic goniosynechialysis for advanced orimary angle-closure glaucoma. Ophthalmol Glaucoma,2021,4（4）:365-372.

［40］HIRABAYASHI M T,LEE D,KING J T,et al. Comparison of surgical outcomes of 360° circumferential trabeculotomy versus sectoral excisional goniotomy with the Kahook Dual Blade at 6 months. Clin Ophthalmol,2019,13:2017-2024.

［41］OKADA N,HIROOKA K,ONOE H,et al. Comparison of efficacy between 120° and 180° schlemm's canal incision microhook ab interno trabeculotomy. J Clin Med,2021,10（14）:3181.

［42］SATO T,KAWAJI T. 12-month randomised trial of 360° and 180° schlemm's canal incisions in suture trabeculotomy ab interno for open-angle glaucoma. Br J Ophthalmol,2021,105（8）:1094-1098.

［43］KIRKLAND W,PARK S C,FURLANETTO R,et al. In vivo dimensions of schlemm's canal and number of collector channels in the nasal and temporal areas of normal eyes. ARVO Annual Meeting Abstract,Invest Ophthalmol Vis Sci,2013,54（15）:4850.

［44］中华医学会眼科学分会青光眼学组. 中国合并白内障的原发性青光眼手术治疗专家共识（2021 年）. 中华眼科杂志,2021,57（3）:166-170.

［45］AL HABASH A,ALBUAINAIN A. Long term outcome of combined phacoemulsification and excisional goniotomy with the Kahook Dual Blade in different subtypes of glaucoma. Sci Rep,2021,11（1）:10660.

［46］GREENWOOD M D,SEIBOLD L K,RADCLIFFE N M,et al. Goniotomy with a single-use dual blade:Short-term results. J Cataract Refract Surg,2017,43（9）:1197-1201.

［47］HERNSTADT D J,CHENG J,HTOON H M,et al. Case series of combined iStent implantation and phacoemulsification in eyes with primary angle closure disease:one-year outcomes. Adv Ther,2019,36（4）:976-986.

［48］CHANSANGPETCH S,LAU K,PEREZ C I,et al. Efficacy of cataract surgery with trabecular microbypass stent implantation in combined-mechanism angle closure glaucoma patients. Am J Ophthalmol,2018,195:191-198.

［49］GABBAY I E,ALLEN F,MORLEY C,et al. Efficacy and safety data for the XEN45 implant at 2 years:a retrospective analysis. Br J Ophthalmol,2020,104（8）:1125-1130.

［50］GABBAY I E,GOLDBERG M,ALLEN F,et al. Efficacy and safety data for the ab interno XEN45 gel stent implant at 3 years:A retrospective analysis. Eur J Ophthalmol,2021,32:1016-1022.

MIGS 在多种内眼手术后眼压不降中的应用

MIGS for uncontrolled glaucoma following various intraocular surgeries

MIGS 研发和应用的初衷几乎都是集中在开角型青光眼,包括原发性先天性青光眼、青少年型开角型青光眼、原发性开角型青光眼(成人)、一些房角开放的继发性青光眼包括剥脱综合征继发性青光眼(PXG)、色素播散性青光眼(PG)和激素性青光眼[1]。第九章阐述了 MIGS 在原发性闭角型青光眼(PACG)中的应用,著者认为这是革命性的进步。期待 MIGS 在中晚期 PACG 患者中的高质量、高级别的随机对照试验(ClinicalTrials.gov 注册号:NCT04878458、NCT05163951),能够为 PACG 手术方式的选择带来革新[2-6]。

另外,几乎所有 MIGS 上市后,适应证都指向早中期青光眼患者,但其实,MIGS 在一些晚期患者中的应用同样得到了良好的治疗效果[4,7,8]。针对在中国就诊大多是中晚期青光眼患者的实际情况,我们值得在这类患者中进行临床实践。本章将阐述 MIGS 在复杂青光眼包括单次或多次内眼手术(包括多次抗青光眼手术)后,且最大剂量药物下不能控制眼压的案例中的应用。这些患者大多数视功能已经遭受严重的损伤,MIGS 为这些非常晚期的患者带来了一线曙光。

第一节　病例分享

Case presentation

典型病例一　多次玻璃体视网膜手术后继发性青光眼和小梁切除术后眼压不降

主诉	右眼抗青光眼术后眼压控制不佳 2 个月	
基本资料	男	26 岁
视力	右眼 0.06	左眼 1.0
眼压	右眼 48mmHg(3 种降眼压药物下)	左眼 18mmHg
既往手术史	巩膜环扎术、玻璃体切除、硅油注入术、硅油取出术、视网膜脱离复发复位术、巩膜外垫压、视网膜冷凝与注气、小梁切除术。共 7 次手术	
房角镜检查	双眼房角宽、开放,右眼 C/D 0.7~0.8,左眼 C/D 0.3	
原发病诊断	视网膜脱离 od	
当前手术前诊断	①抗青光眼术后眼压不降 od;②多次内眼手术后 od	
当前的病情特点	右眼结膜广泛瘢痕化,限制多种手术方式的选择	
手术名称	右眼 240° Schlemm 管切开术	
术后随访时间	术后随访第 11 个月,右眼眼压 18mmHg(2 种降眼压药物下)	

手术步骤见图 10-1-1。

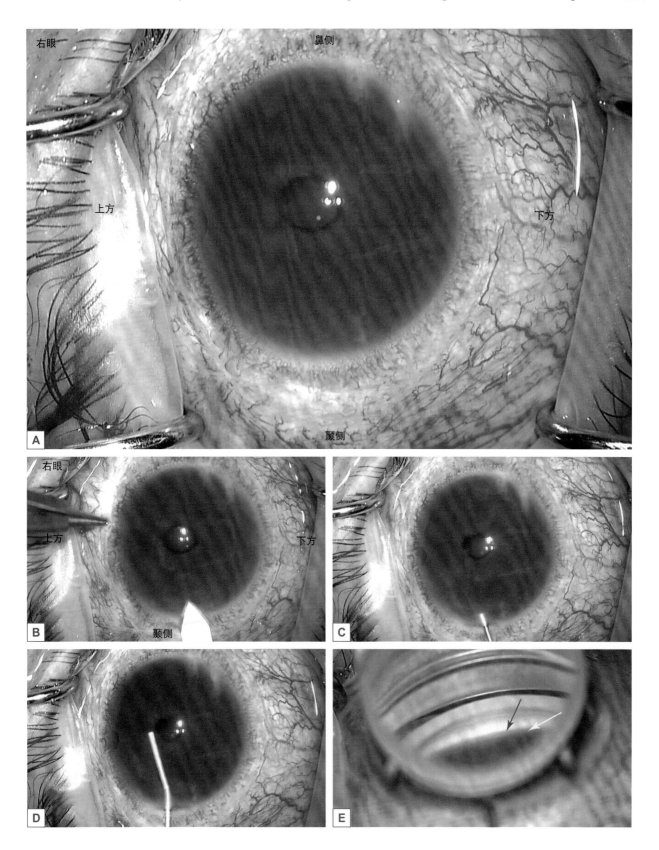

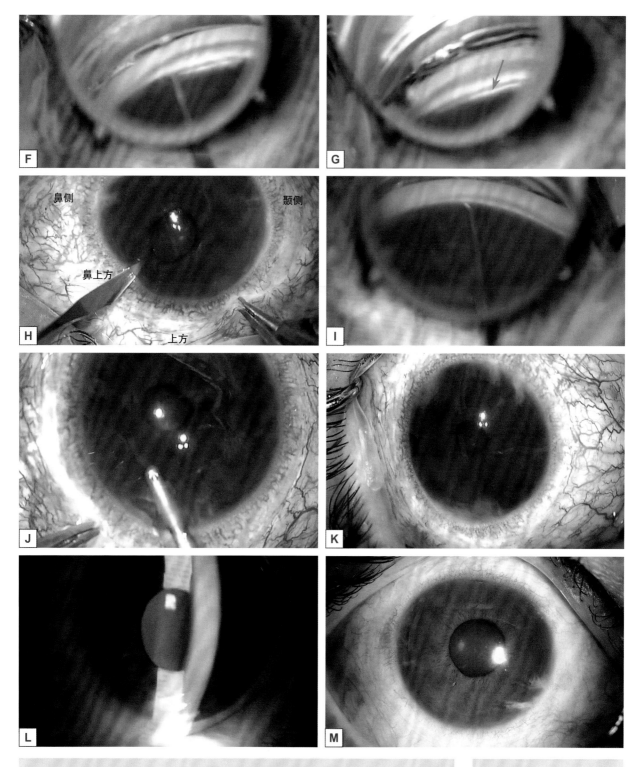

图 10-1-1　典型病例——240°GT 手术步骤（视频 156 号）

A：右眼结膜广泛瘢痕化，上方见小梁切除术之周边虹膜切除口，角膜上多个陈旧穿刺口　B：选择颞侧做 2.2mm 透明角膜切口　C：前房内注入卡巴胆碱缩小瞳孔　D：前房内和角膜表面注入适量黏弹剂　E：房角镜辅助下鼻侧房角宽角、开放，白箭头示意巩膜嵴，蓝箭头示意小梁网　F、G：利用视网膜刮钩于鼻侧房角行左右两侧 Schlemm 管切开各 60°范围，共 120°范围，被切开的 Schlemm 管呈现乳白色（G，绿箭头）　H：在鼻上方做透明角膜侧切口　I：同前法，于颞下方房角行左右两侧 Schlemm 管切开各 60°范围，共 120°范围　J：抽吸干净前房黏弹剂　K：结束手术　L：术后第 1 日眼前节照相，前房反应很轻，眼压 7mmHg　M：目前术后随访第 11 个月，右眼眼压 18mmHg（2 种降眼压药物下）

视频 156 号

典型病例二 人工晶状体眼继发性青光眼

主诉	双眼白内障术后 3 年,右眼眼压高 2 年	
基本资料	女	74 岁
视力	右眼 0.12,矫正 0.7	左眼 0.32,矫正 0.6
眼压	右眼 33mmHg(2 种降眼压药物下)	左眼 10.3mmHg
既往手术史	双眼白内障超声乳化吸除联合人工晶体植入手术(PEI)	
房角镜检查	双眼房角宽、开放,色素少。右眼 C/D 0.9~1.0,左眼 C/D 0.3	
原发病诊断	老年性白内障 ou	
当前手术前诊断	①继发性青光眼 od;②IOL 眼 ou	
当前的病情特点	右眼人工晶体植入后持续眼压增高	
手术名称	右眼 120° Schlemm 管切开术	
术后随访时间	术后随访第 10 个月,右眼眼压 12mmHg(未用降眼压药物下)	

手术步骤见图 10-1-2。

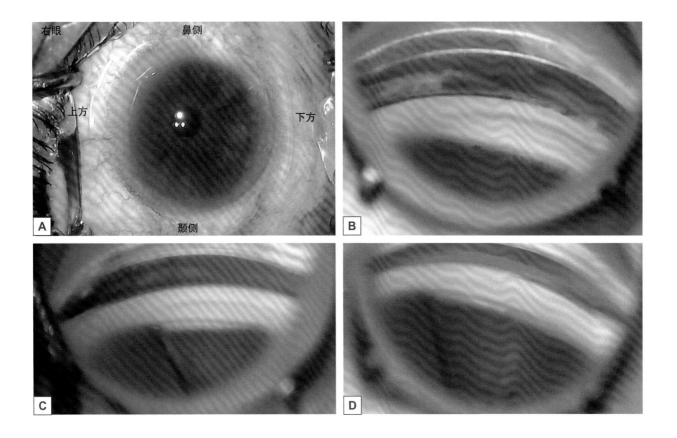

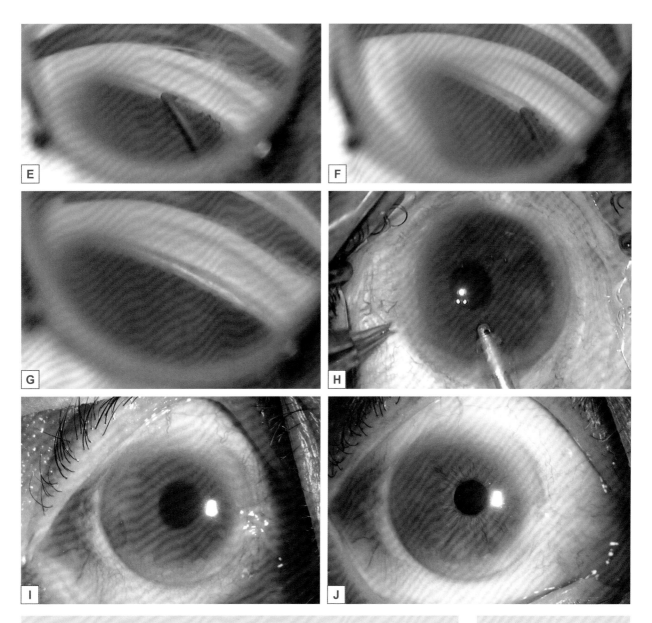

图 10-1-2 典型病例二——120°GT 手术步骤（视频 162 号）

A:右眼人工晶体植入术后眼压升高 2 年,选择颞侧为手术位置 B~G:在房角镜辅助下,利用视网膜刮钩于鼻侧房角行左右两侧 Schlemm 管切开各 60° 范围,共 120° 范围。切开的 Schlemm 管呈现乳白色（G） H:抽吸干净前房黏弹剂,结束手术 I:术后第 1 日眼前节照相,前房轻度血性房水,鼻侧房角见凝血块 J:目前术后随访第 10 个月,右眼压 12mmHg(未用降眼压药物下)

视频 162 号

典型病例三　EX-PRESS 青光眼微型引流器植入术后眼压不降

主诉	右眼抗青光眼术后眼压控制不佳 2 个月	
基本资料	女	61 岁
视力	右眼 0.1，矫正无提高	左眼 0.5，矫正 0.8
眼压	右眼 32mmHg（2 种降眼压药物下）	左眼 18mmHg（2 种降眼压药物下）
既往手术史	右眼 EX-PRESS 青光眼微型引流器植入术 5 年	
房角镜检查	双眼房角宽、开放。双眼视盘呈现高度近视改变	
原发病诊断	①POAG（晚期）ou；②高度近视 ou	
当前手术前诊断	①抗青光眼术后眼压不降 od；②POAG（晚期）ou；③高度近视 ou；④老年性白内障 ou	
当前的病情特点	右眼上方结膜瘢痕化，管状视野，高度近视	
手术名称	右眼 PEI+120° Schlemm 管切开术	
术后随访时间	术后随访第 10 个月，右眼压 16mmHg（未用降眼压药物下）	

手术步骤见图 10-1-3。

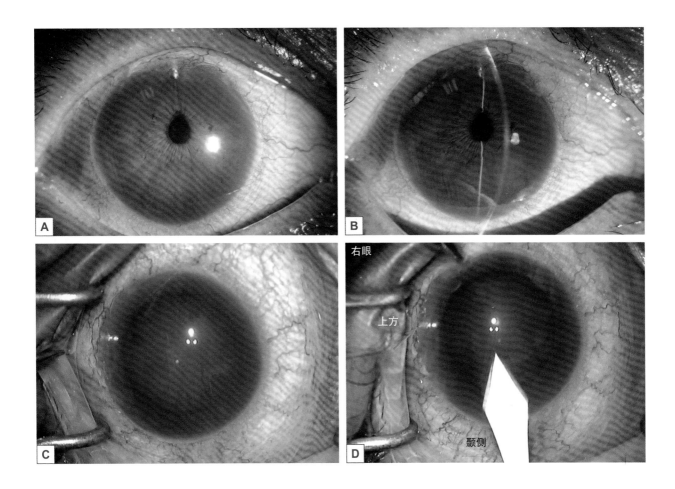

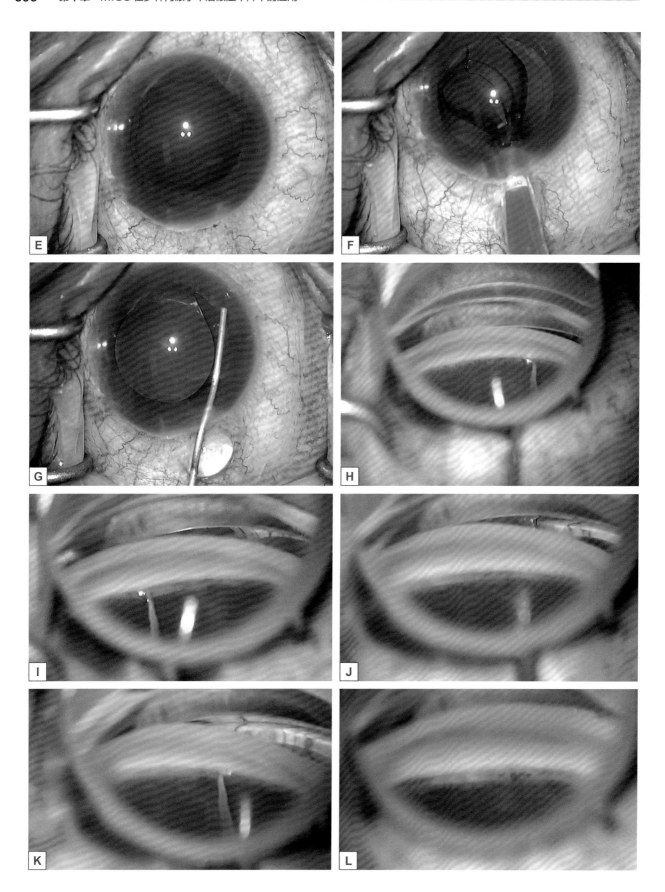

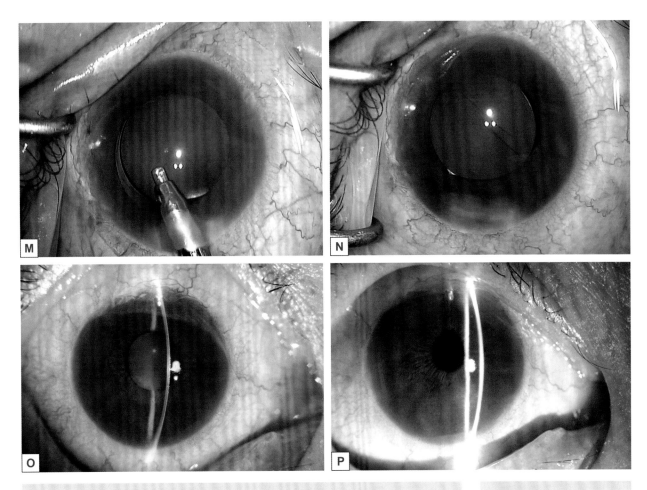

图 10-1-3　典型病例三——PEI+GT（120°）手术步骤（视频 157 号）

A、B:右眼术前眼前节照相,可见上方前房内 EX-PRESS 青光眼微型引流器　C~F:从颞侧做透明角膜切口,先行 PEI. D 图中绿箭头示意引流器　G:前房内注入适量黏弹剂　H~J:利用 TMH 行左侧 Schlemm 管切开术,可见 TMH 行走在 Schlemm 管腔内,大约切开左边 60°范围(J)　K、L:同法,行右侧大约 60° Schlemm 管切开,共 120°范围(L)　M:抽吸干净前房黏弹剂　N:结束手术　O:术后第 1 日眼前节照相,眼前节非常"安静"　P:目前术后随访第 10 个月,右眼压 16mmHg(未用降眼压药物下)

视频 157 号

典型病例四　儿童 2 次小梁切除术后眼压不降 1

主诉	右眼抗青光眼术后眼压不降 1 个月	
基本资料	女	3 岁
视力	右眼追光	左眼追光
眼压	右眼 28.8mmHg(3 种降眼压药物下)	左眼 14mmHg
既往手术史	右眼小梁切除术 2 次,左眼小梁切除术 1 次	
房角镜检查	欠合作,术前未行检查	
原发病诊断	双眼原发性先天性青光眼	
当前手术前诊断	①抗青光眼术后眼压不降 od;②抗青光眼术后眼压控制 os	

续表

当前的病情特点	右眼上方缺乏健康结膜,眼球增大,角膜直径 13mm,眼轴 29.58mm
手术名称	右眼 240° Schlemm 管切开术
术后随访时间	术后随访第 11 个月,右眼压 18mmHg(2 种降眼压药物下)

手术步骤见图 10-1-4。

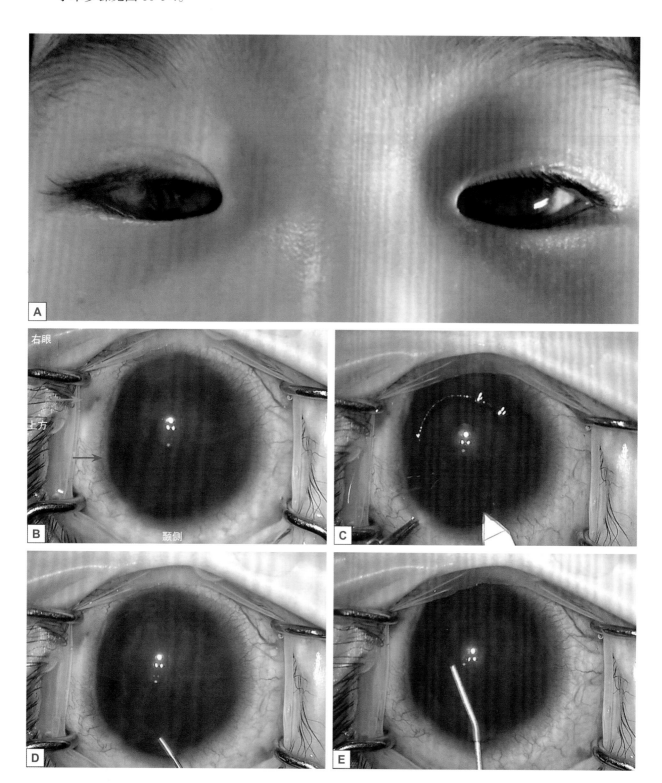

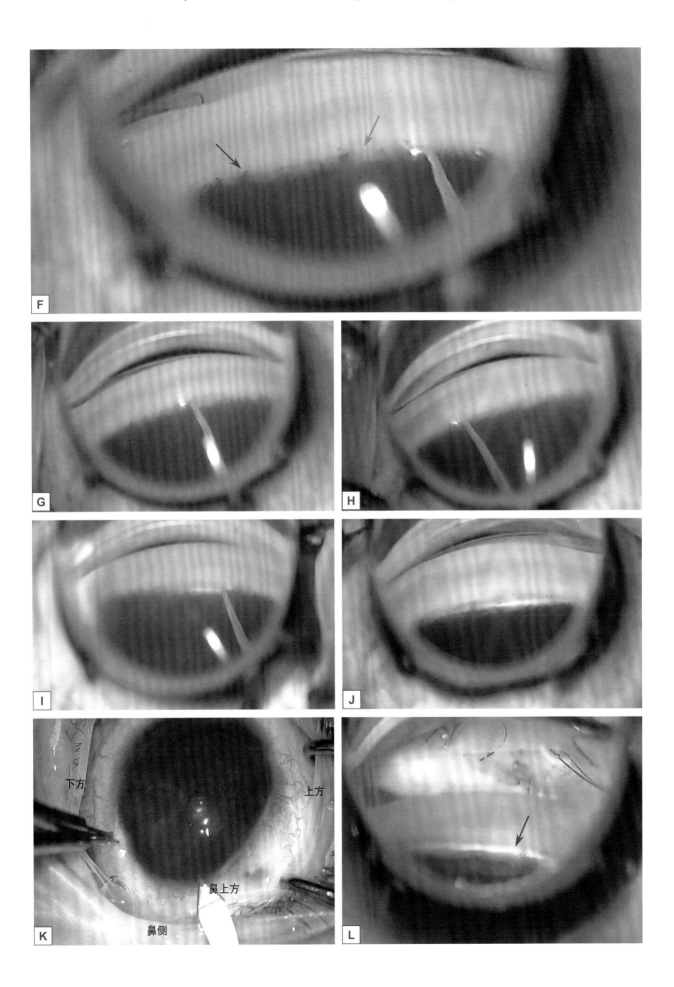

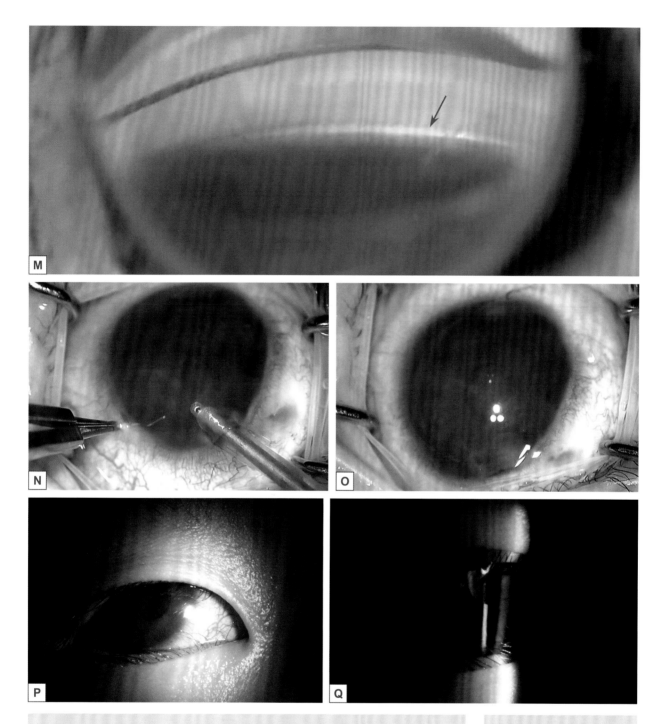

图 10-1-4　典型病例四——240°GT 手术步骤（视频 153 号）

A：双眼球增大，角膜直径增大　B、C：手术眼为右眼，红箭头和绿箭头分别示意 2 次小梁切除术痕迹。选择颞侧做第一个透明角膜切口　D：前房内注射卡巴胆碱缩小瞳孔　E：前房注入黏弹剂稳定前房　F：房角镜辅助下，可见房角发育异常，功能小梁网色素少呈乳白色（绿箭头），可见多量虹膜组织（红箭头，梳状韧带）附着　G~J：利用 TMH 行鼻侧房角 Schlemm 管切开，可见 TMH 行走在 Schlemm 管腔内，各切开左右两边 60° 范围，共 120° 范围（J）　K：在鼻上方做第二个透明角膜切口　L、M：同前法，TMH 切开颞下方 Schlemm 管 120°，Schlemm 管被切开后裸露出的 Schlemm 管外壁呈现乳白色（红箭头），共切开 240° 范围 Schlemm 管　N：抽吸干净前房黏弹剂　O：结束手术　P：术后第 1 日眼前节照相，提示眼前节"安静"，无明显炎症反应　Q：目前术后随访第 11 个月，右眼眼压 18mmHg（2 种降眼压药物下）

视频 153 号

典型病例五　儿童 2 次小梁切除术后眼压不降 2

主诉	发现双眼压高 5 天	
基本资料	男	9 岁
视力	右眼 0.5,矫正 1.0	左眼 0.32,矫正 1.0
眼压	右眼 32mmHg(3 种降眼压药物下)	左眼 41mmHg(3 种降眼压药物下)
既往手术史	右眼小梁切除术 2 次,左眼小梁切除术 2 次	
房角镜检查	欠合作,术前未行检查	
原发病诊断	双眼原发性先天性青光眼	
当前手术前诊断	①抗青光眼术后眼压不降 ou;②双眼原发性先天性青光眼(晚期)ou;③屈光不正 ou	
当前的病情特点	左眼上方结膜瘢痕化	
手术名称	左眼 240° Schlemm 管切开术	
术后随访时间	术后随访第 9 个月,左眼压 22mmHg(3 种降眼压药物下)。术后早期曾发生激素性青光眼	

手术步骤见图 10-1-5。

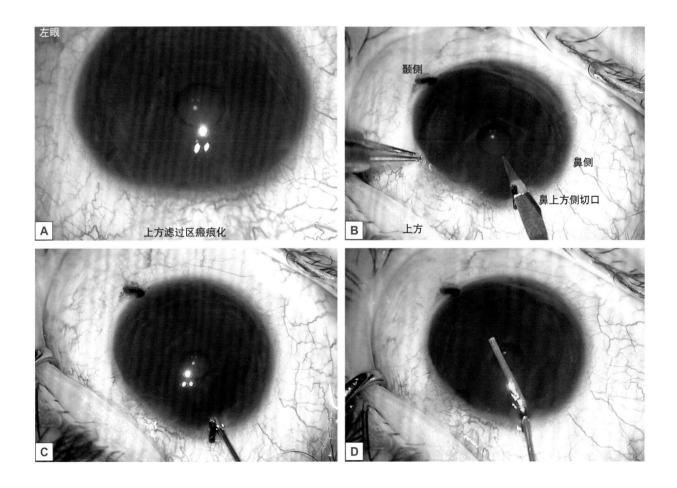

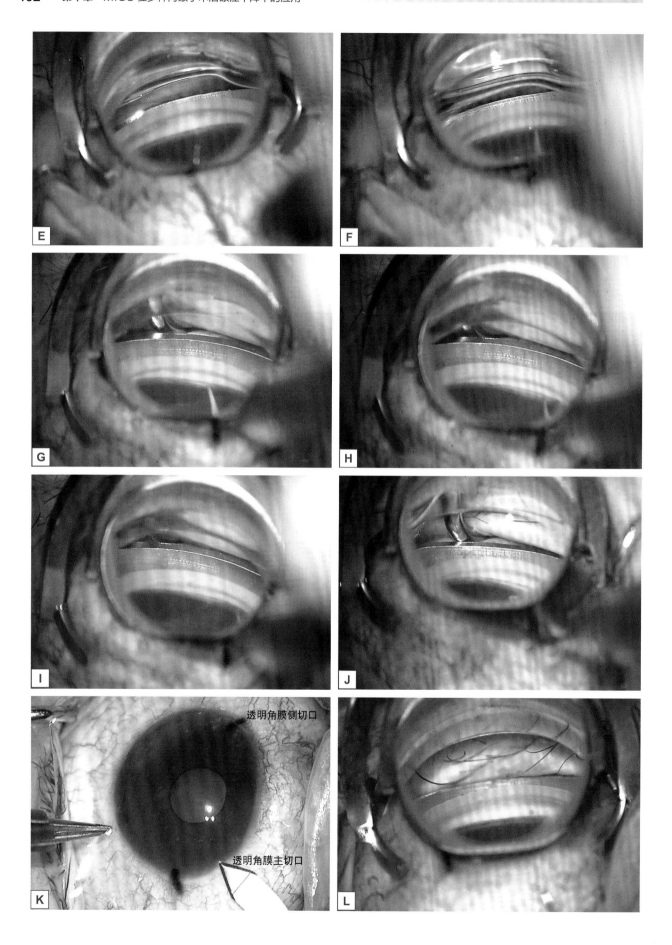

透明角膜侧切口

透明角膜主切口

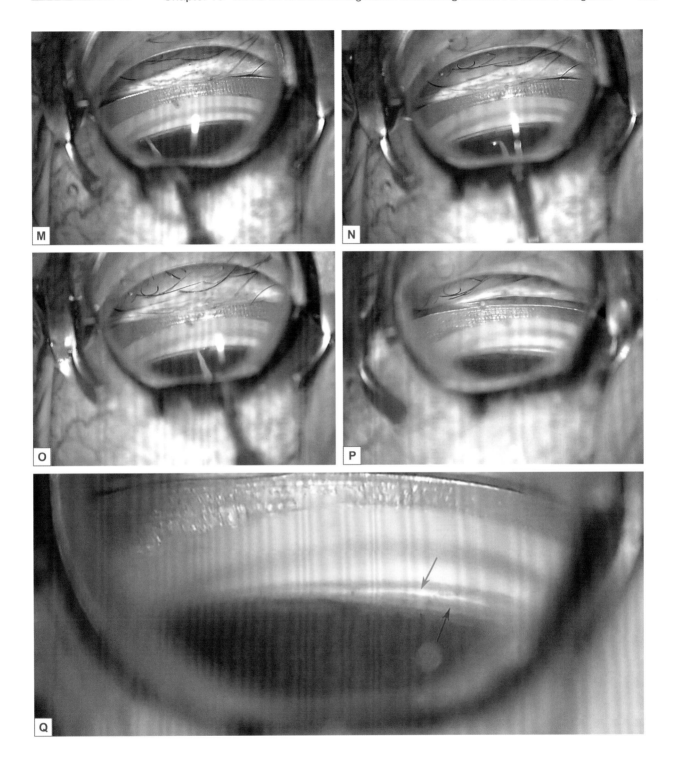

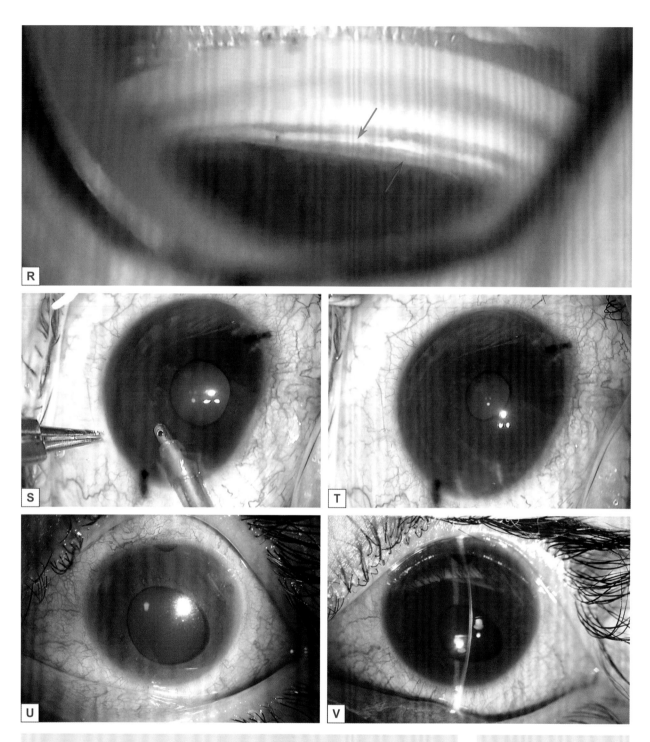

图 10-1-5 典型病例五——240°GT 手术步骤（视频 158 号）

A：左眼 2 次小梁切除术后，可见上方滤过区扁平　B：先在鼻上方做第一个透明角膜侧切口　C：前房内注射卡巴胆碱缩小瞳孔　D：前房注入黏弹剂稳定前房　E：在房角镜辅助下，可见房角为宽角开放，白色的巩膜嵴和带有色素的小梁网　F：利用 TMH 行颞下方房角 Schlemm 管切开，先向左侧切开 60° 范围　G～J：再向右侧切开 60° 范围，共 120° 范围　K：在颞上方做第二个透明角膜切口，为主切口　L～R：同前法，TMH 切开鼻下方 Schlemm 管向左向右各 60°，共 120° 范围，Schlemm 管被切开后裸露出的 Schlemm 管外壁呈现乳白色（Q、R，绿箭头），覆盖在小梁网上的一层膜状物被掀开（Q、R，红箭头）　S：抽吸干净前房黏弹剂　T：结束手术　U：术后第 1 日眼前节照相，提示眼前节"安静"，无明显炎症反应　V：随访术后 9 个月，眼压 22mmHg（3 种降眼压药物下）

视频 158 号

典型病例六   成人小梁切除术后眼压不降

主诉	右眼小梁切除术后 9 年,眼压升高 1 年	
基本资料	女	35 岁
视力	右眼 HM/20cm,矫正无提高	左眼 HM/20cm,矫正无提高
眼压	右眼 44mmHg(用 4 种降眼压药物下)	左眼 16mmHg
既往手术史	右眼行 1 次小梁切除术,左眼行 2 次小梁切除术	
房角镜检查	右眼宽角、开放,小梁切除口处虹膜嵌顿,C/D 0.9~1.0;左眼宽角、开放,C/D 0.9~1.0	
原发病诊断	双眼 POAG(晚期)ou	
当前手术前诊断	①抗青光眼术后眼压不降 od;②抗青光眼术后眼压控制 os;③双眼 POAG(晚期)ou	
当前的病情特点	右眼小梁切除术后,上方结膜瘢痕化,巩膜瓣下可见虹膜嵌顿,瞳孔上移	
手术名称	右眼 120°Schlemm 管切开术	
术后随访时间	术后随访第 12 个月,右眼眼压 18mmHg(1 种降眼压药物下)	

手术步骤见图 10-1-6。

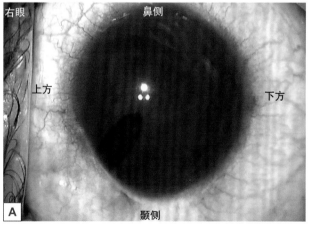
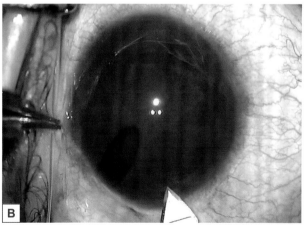

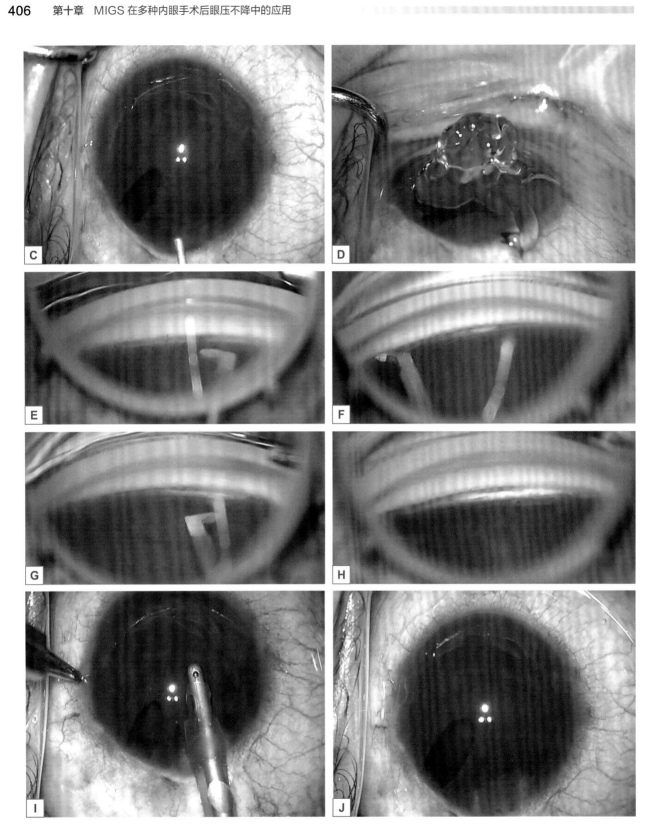

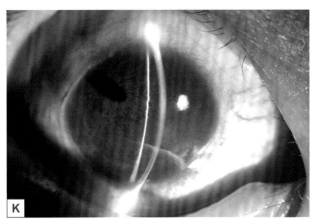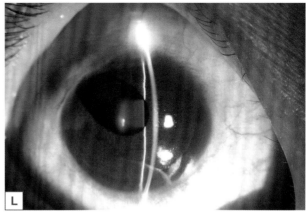

图 10-1-6　典型病例六——120°GT 手术步骤(视频 146 号 /151 号 /193 号)

A、B:右眼小梁切除术后眼压不降,选择颞侧做透明角膜切口　C:前房内注射卡巴胆碱缩小瞳孔　D:前房内和角膜表面注入适量黏弹剂　E~H:利用 KDB 于鼻侧房角行左右两侧 Schlemm 管切开各 60° 范围,共 120° 范围(H)　I:抽吸干净前房黏弹剂　J:结束手术　K:术后第 1 日眼前节照相(用 1% 毛果芸香碱滴眼液下)　L:目前术后随访第 12 个月,右眼眼压 18mmHg(1 种降眼压药物下)

视频 146 号

视频 151 号

视频 193 号

典型病例七　ICE 继发性青光眼 2 次小梁切除和 1 次房水引流阀植入术后眼压不降

主诉	左眼抗青光眼术后 4 年,视力下降 1 年	
基本资料	男	56 岁
视力	右眼 1.0	左眼 0.15
眼压	右眼 14mmHg	左眼 21mmHg(4 种降眼压药物下)
既往手术史	左眼 2 次小梁切除术,1 次房水引流阀植入术。共 3 次手术	
房角镜检查	左眼鼻侧房角虹膜平坦,未见粘连,其余象限不规则粘连,C/D 1.0	
原发病诊断	虹膜角膜内皮综合征(iridocorneal endothelial syndrome,ICE 综合征)继发性青光眼 os	
当前手术前诊断	①抗青光眼术后眼压不降 os;②继发性青光眼(晚期)os;③ICE 综合征 os ;④并发性白内障 os	
当前的病情特点	左眼上方结膜广泛瘢痕化,限制多个手术方式的选择	
手术名称	左眼 PEI+120° Schlemm 管切开术	
术后随访时间	术后随访第 9 个月,左眼眼压 17mmHg(3 种降眼压药物下)	

手术步骤见图 10-1-7。

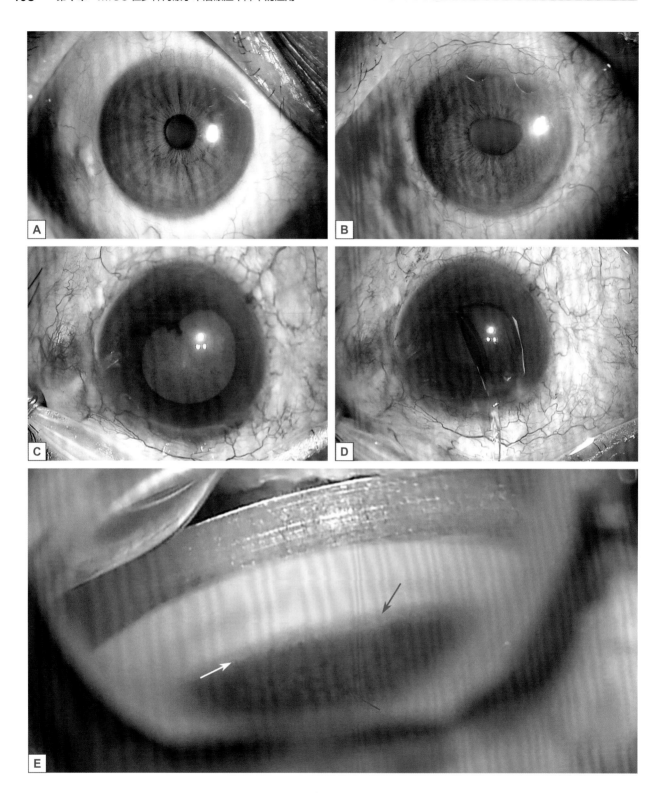

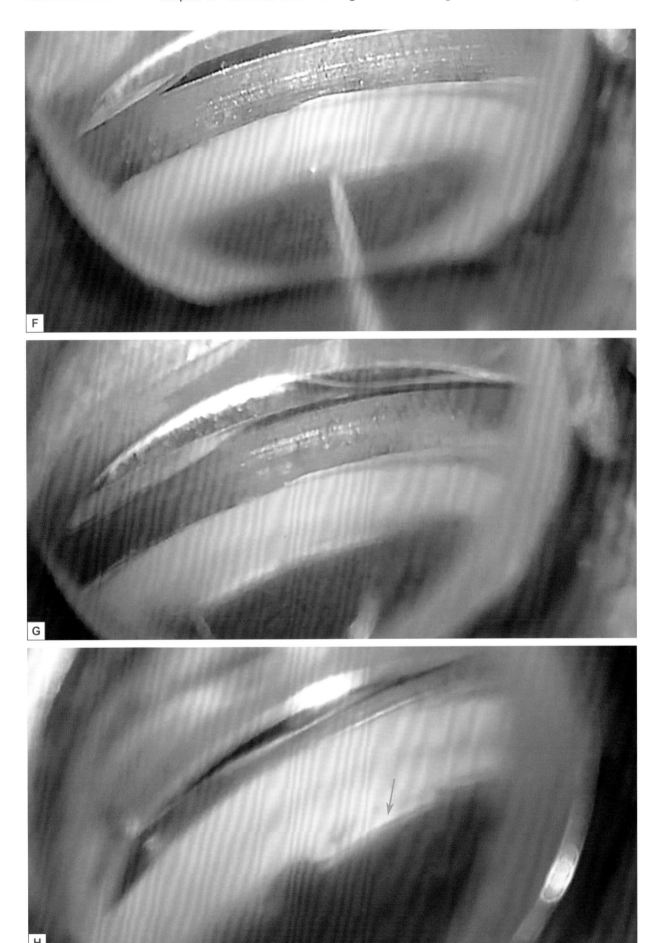

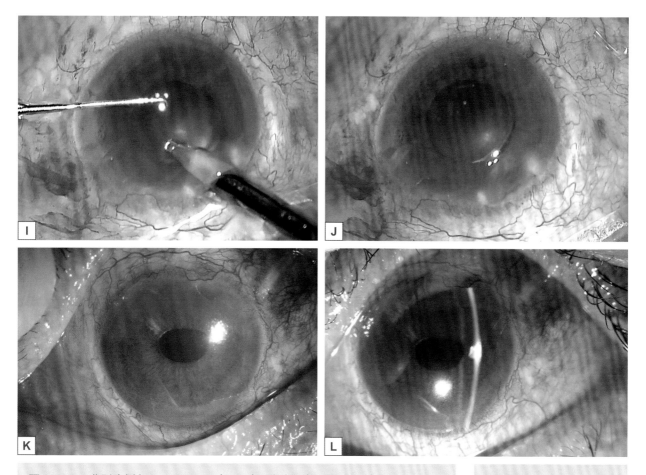

图 10-1-7　典型病例七——PEI+GT（120°）手术步骤（视频 161 号）

A：患者右眼为正常眼　B：左眼诊断为 ICE 综合征继发性青光眼，2 次小梁切除术和 1 次房水引流阀植入术后眼压不降　C、D：采取颞侧为手术体位，先行 PEI　E：房角镜下可见鼻侧房角宽角、开放，没有粘连，白箭头示意巩膜嵴，蓝箭头示意小梁网，红箭头示意周边虹膜多个虹膜痣　F~H：利用 TMH 于鼻侧房角行左右两边 Schlemm 管切开各 60° 范围，共 120° 范围，被切开的 Schlemm 管呈现乳白色（H，绿箭头）　I：抽吸干净前房黏弹剂　J：结束手术　K：术后第 1 日眼前节照相，前房很"安静"　L：目前术后随访第 9 个月，左眼眼压 17mmHg（3 种降眼压药物下）

视频 161 号

典型病例八　多次小梁手术和房水引流阀植入术后眼压不降

主诉	双眼多次抗青光眼术后眼压不降半年	
基本资料	男	8 岁
视力	右眼手动 /20cm	左眼 0.03
眼压	右眼 25mmHg（4 种降眼压药物下）	左眼 34mmHg（4 种降眼压药物下）
既往手术史	双眼小梁切除术，双眼小梁切除 + 切开术，右眼青光眼引流阀植入术	
房角镜检查	术中见虹膜平坦，中胚叶组织不规则附着于小梁网，双眼 C/D 1.0	
原发病诊断	①抗青光眼术后眼压不降 ou；②原发性先天性青光眼（晚期）ou	
当前手术前诊断	多次抗青光眼术后眼压不降 ou	

续表

当前的病情特点	右眼上方结膜广泛瘢痕化，无再次滤过性手术位置
手术名称	右眼 120° Schlemm 管切开术
术后随访时间	术后随访第 6 个月，右眼眼压 9mmHg（1 种降眼压药物下）

手术步骤见图 10-1-8。

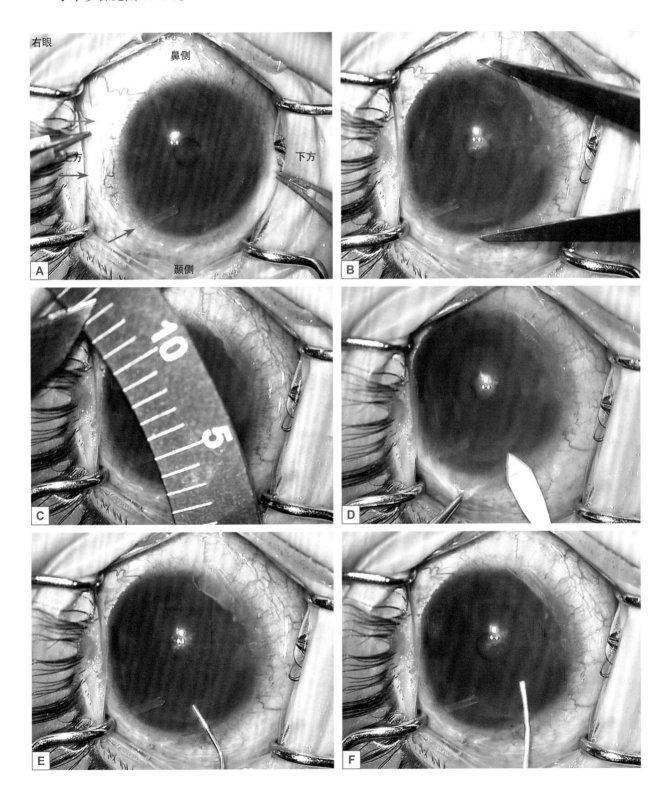

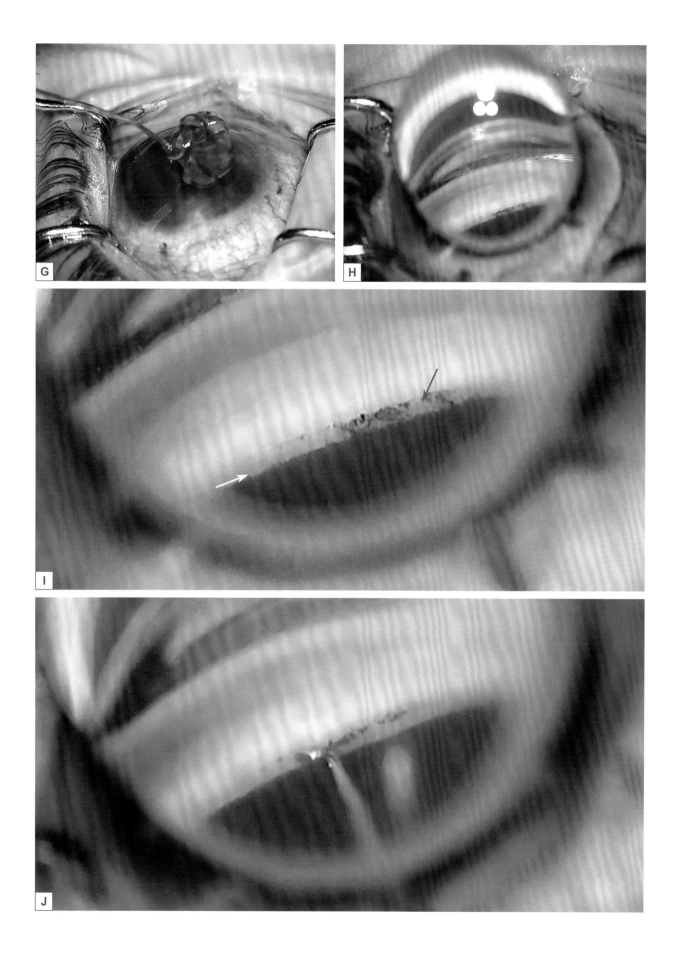

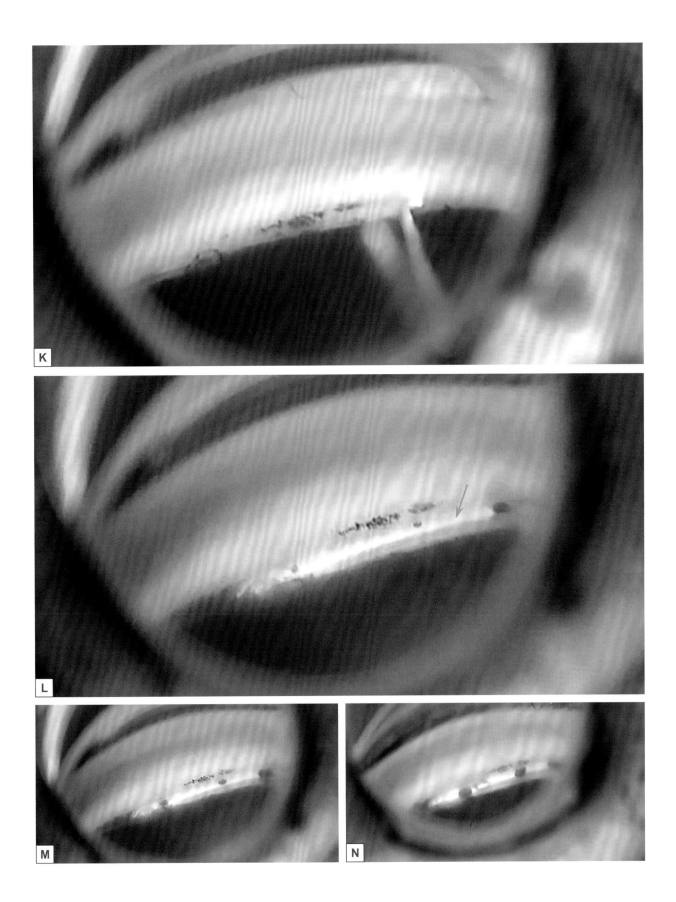

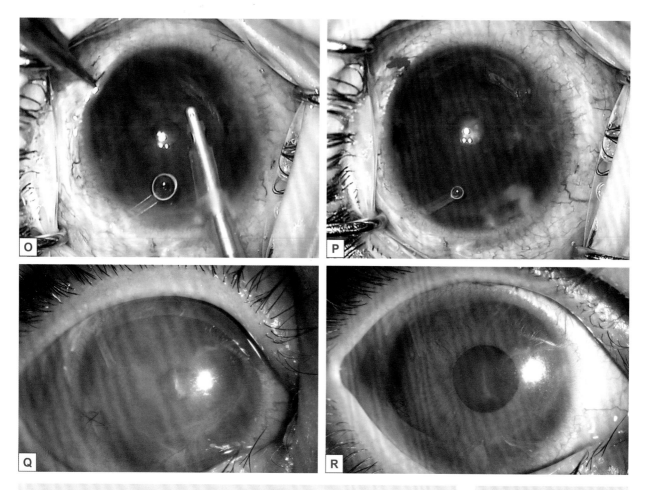

图 10-1-8 典型病例八——120°GT 手术步骤(视频 172 号)

A~C:手术眼为右眼,已行 1 次小梁切除术(蓝箭头)、1 次小梁切开 + 切除术(绿箭头)和 1 次房水引流阀植入术(红箭头)。角膜直径 13.5mm D:选择颞侧做透明角膜切口 E:前房内注射卡巴胆碱缩小瞳孔 F:前房内注入适量黏弹剂 G:角膜面涂抹黏弹剂 H、I:房角镜辅助下可见鼻侧房角,白箭头示意巩膜嵴,蓝箭头示意小梁网,小梁网上分散着色素沉着 J、K:利用 TMH 于鼻侧房角行左右两侧 Schlemm 管切开各 60°范围,共 120°范围。图中清晰可见 TMH 在 Schlemm 管内"行走"并切开 L~N:用 TMH 清扫被切开的 Schlemm 管内的回血,清晰地暴露出 Schlemm 管外壁呈现乳白色(L,绿箭头) O:抽吸干净前房黏弹剂 P:结束手术 Q:术后第 1 日眼前节照相,前房下方少许积血 R:目前术后随访第 6 个月,右眼眼压 9mmHg(1 种降眼压药物下)

视频 172 号

典型病例九　EX-PRESS 青光眼微型引流器植入和房水引流阀植入术后眼压不降

主诉	右眼抗青光眼术后眼压升高半年	
基本资料	男	23 岁
视力	右眼手动 /30cm	左眼 0.6
眼压	右眼 29mmHg（4 种降眼压药物下）	左眼 21mmHg（2 种降眼压药物下）
既往手术史	右眼 EX-PRESS 青光眼微型引流器植入 1 次, 双眼房水引流阀植入术各 1 次	
房角镜检查	双眼房角宽、开放, 双眼 C/D 1.0	
原发病诊断	①抗青光眼术后眼压不降 od;②抗青光眼术后眼压控制 os;③青少年型青光眼（晚期）ou	
当前手术前诊断	①抗青光眼术后眼压不降 od;②青少年型青光眼（晚期）ou	
当前的病情特点	右眼上方结膜广泛瘢痕化	
手术名称	右眼 120° Schlemm 管切开术	
术后随访时间	术后随访第 6 个月, 右眼眼压 13mmHg（未用降眼压药物）	

手术步骤见图 10-1-9。

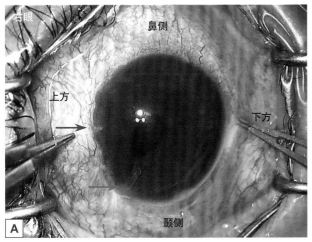
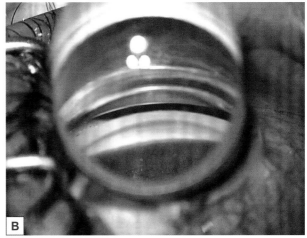

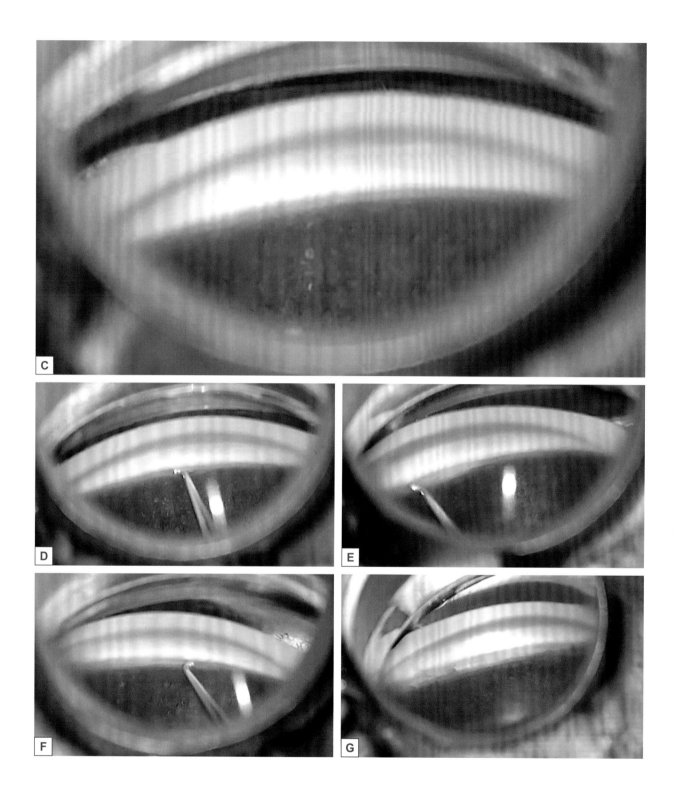

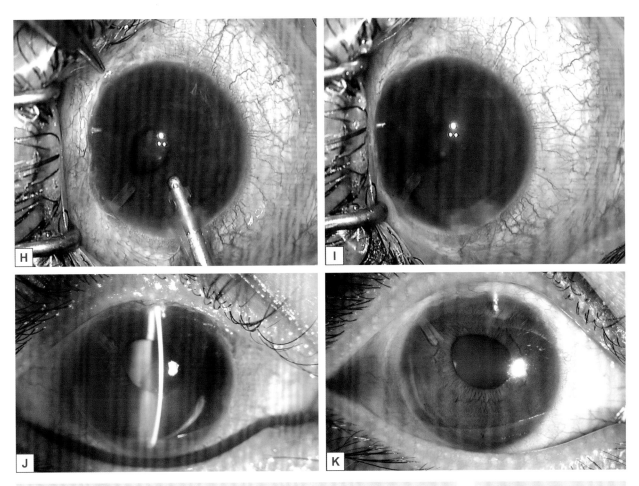

图 10-1-9　典型病例九——120°GT 手术步骤（视频 173 号）

A：右眼上方前房内可见 EX-PRESS 青光眼微型引流器（蓝箭头）和房水引流管（绿箭头）　B、C：采取颞侧为手术体位。房角镜辅助下，可见鼻侧房角为宽角开放，有白色的巩膜嵴、粉色的小梁网和深褐色的睫状体带　D~G：利用 TMH 于鼻侧房角行左右两侧 Schlemm 管切开各 60° 范围，共 120° 范围。切开的 Schlemm 管呈现淡白色（G）　H：抽吸干净前房黏弹剂　I：结束手术　J：术后第 1 日眼前节照相，前房有积血，鼻侧房角见血凝块　K：目前术后随访第 6 个月，右眼眼压 13mmHg（未用降眼压药物）

视频 173 号

典型病例十　年轻原发性慢性闭角型青光眼晚期周边虹膜切除术后眼压不降

主诉	发现左眼眼压增高 1 年	
基本资料	男,21 岁	
视力	右眼 0.6	左眼 0.16
眼压	右眼 14mmHg(3 种降眼压药物下)	左眼 28mmHg(3 种降眼压药物下)
既往手术史	1 年前在我院行双眼周边虹膜切除术(SPI)	
房角镜检查	左眼 N4(全粘连,C/D 0.8~0.9)	
原发病诊断	原发性闭角型青光眼 ou(晚期)	
当前手术前诊断	①左眼抗青光眼术后眼压不降;②左眼并发性白内障;③右眼抗青术后眼压控制;④原发性慢性闭角型青光眼 ou(晚期);⑤SPI 术后 ou	
当前的病情特点	左眼抗青光眼术后眼压不降,目前使用 3 种降眼压药物眼压仍高。	
手术名称	左眼 PEI+GSL+120° Schlemm 管切开术	
术后随访时间	术后随访第 5 个月,左眼压 17mmHg(4 种降眼压药物下)。术后早期曾发生激素性青光眼	

手术步骤见图 10-1-10。

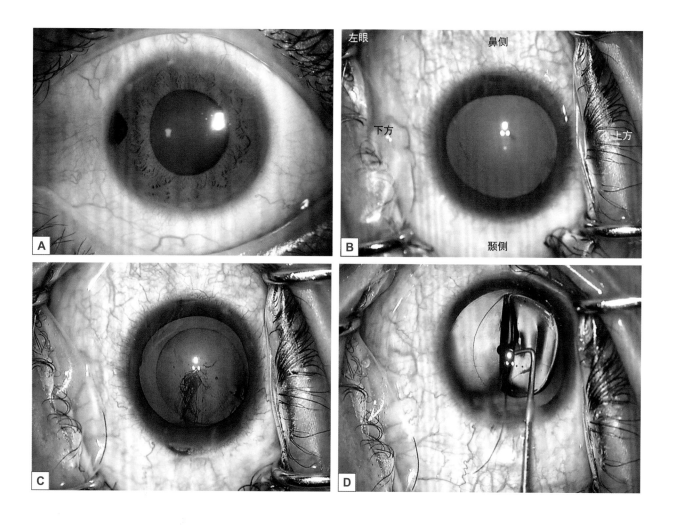

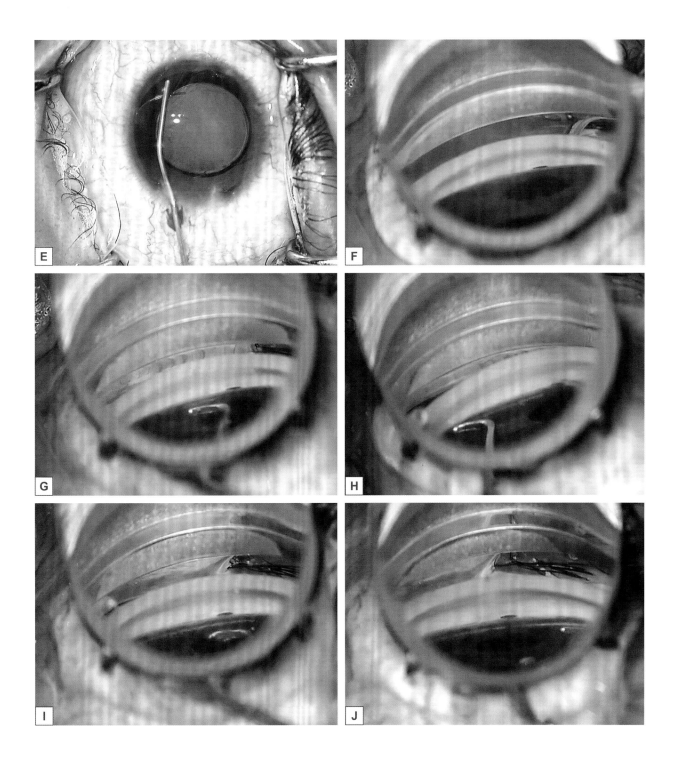

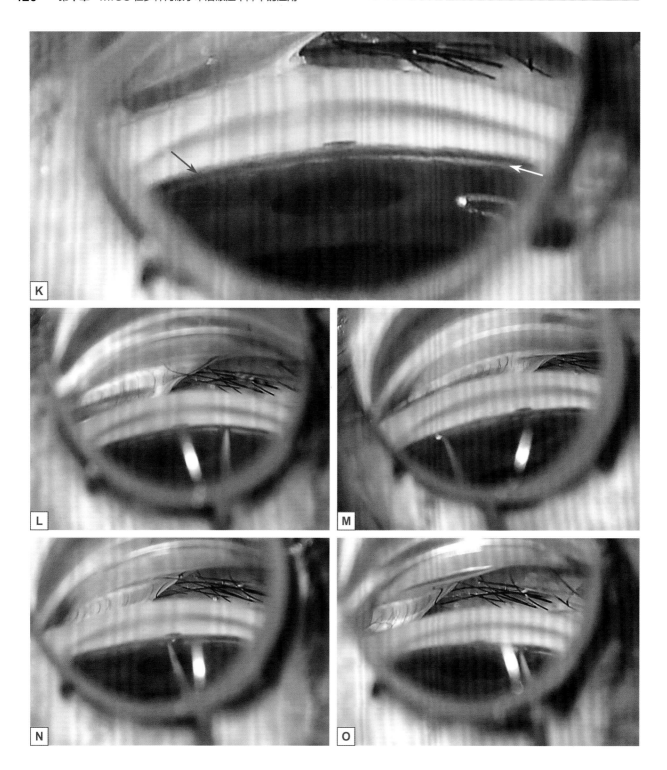

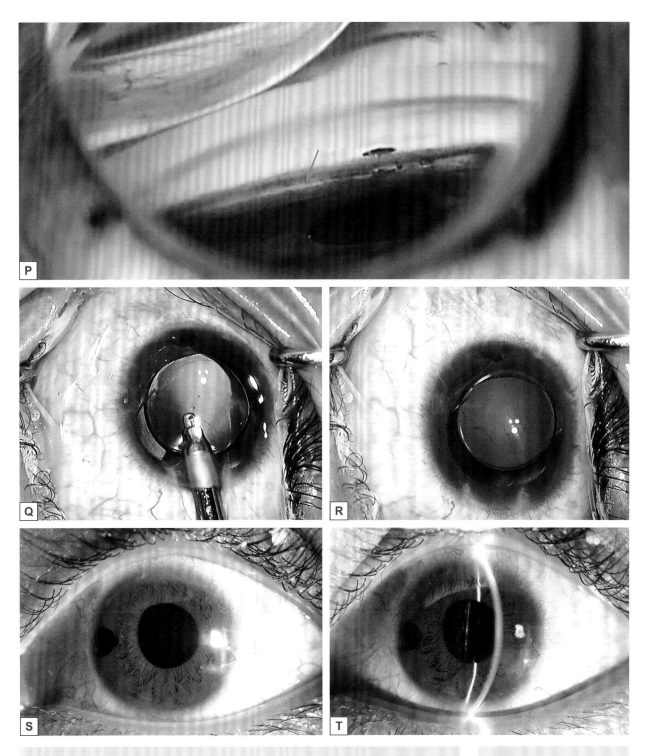

图 10-1-10 典型病例十一——PEI+GSL+GT(120°)手术步骤(视频 174 号)

A:左眼鼻侧可见周切口   B~E:从颞侧做透明角膜切口,先行 PEI,前房内注入适量
黏弹剂,加深鼻侧房角   F:在房角镜辅助下,可见鼻侧房角为窄角,不见房角结构,
记录为 N3(粘连)   G、H:利用大劈核钩先向左侧轻轻分离粘连的虹膜,范围约 60°,
裸露出房角结构,可见白色的条带为巩膜嵴,色素条带为小梁网   I、J:同法向右侧轻
轻分离粘连的虹膜,裸露出房角结构   K:房角分离 120°后所见,蓝箭头为小梁网,白
色箭头为巩膜嵴   L~O:利用 TMH 于鼻侧房角行左右两边 Schlemm 管切开各 60°
范围,共 120°范围   P:Schlemm 管被切开后裸露的 Schlemm 管外壁呈现乳白色(绿
箭头)   Q:抽吸干净前房黏弹剂   R:结束手术   S:术后第 1 日眼前节照相,眼压
8.5mmHg   T:目前术后随访第 5 个月,左眼压 17mmHg(4 种降低眼压药物下)

视频 174 号

典型病例十一　原发性急性闭角型青光眼慢性期小梁切除术后眼压不降

主诉	左眼胀伴视力下降 1 月余	
基本资料	女,66 岁	
视力	右眼 NLP	左眼 0.2,矫正无提高
眼压(NCT)	右眼 24mmHg(3 种降眼压药下)	左眼 43mmHg(3 种降眼压药下)
既往手术史	30 年前于外院行双眼小梁切除术,1 个月前左眼于外院行 PEI	
房角镜检查	左眼 N3(全粘连 C/D 0.7~0.8)	
原发病诊断	原发性急性闭角型青光眼(右眼绝对期,左眼慢性期)	
当前手术前诊断	①双眼抗青光眼术后眼压不降(双眼小梁切除术后);②原发性急性闭角型青光眼(右眼绝对期,左眼慢性期);③左眼人工晶体眼;④右眼角膜变性	
当前的病情特点	左眼抗青光眼术后眼压不降,目前使用 3 种降眼压药物眼压仍高,来诊时角膜有水肿,鼻上方结膜瘢痕化明显,虹膜萎缩	
手术名称	左眼 GSL+ 120° Schlemm 管切开术	
术后随访时间	术后随访第 5 个月,左眼眼压 19mmHg(用 3 种降低眼压药物下)。术后早期曾发生浅前房、脉络膜脱离,经保守治疗好转	

手术步骤见图 10-1-11。

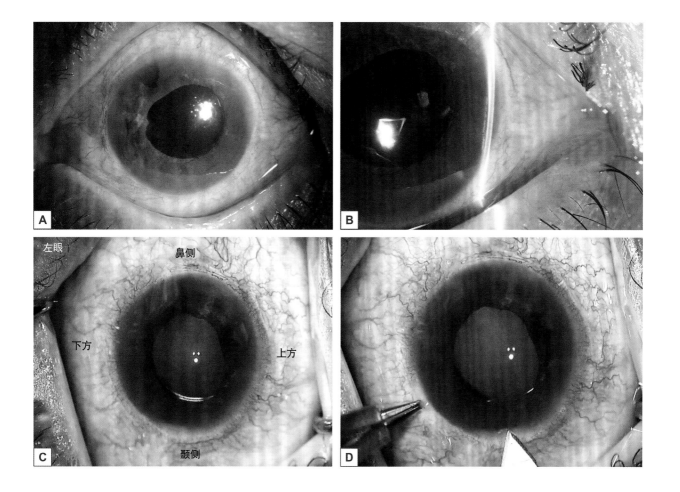

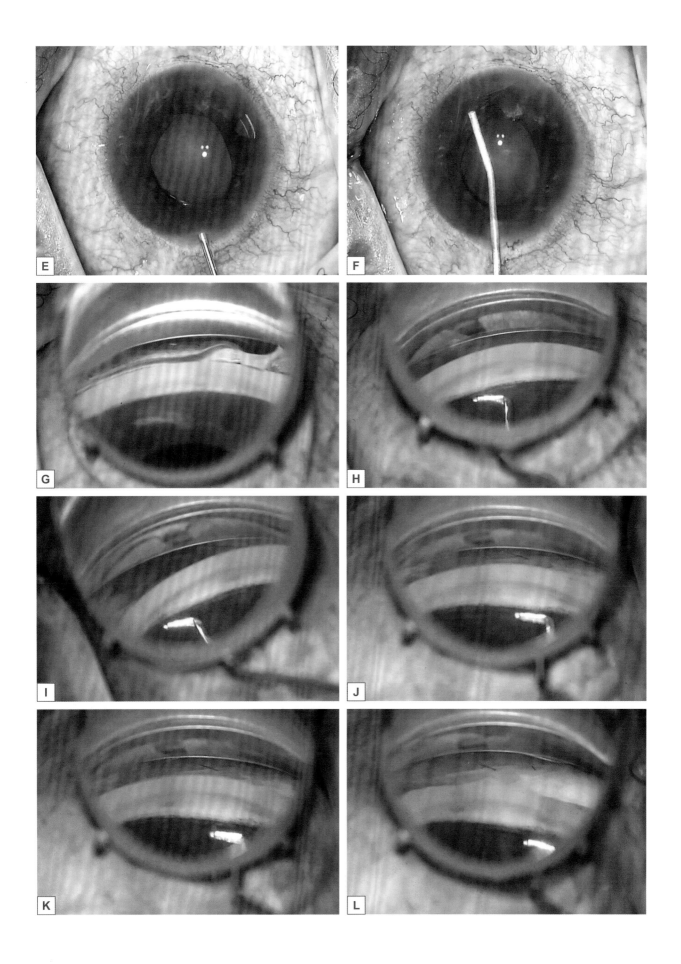

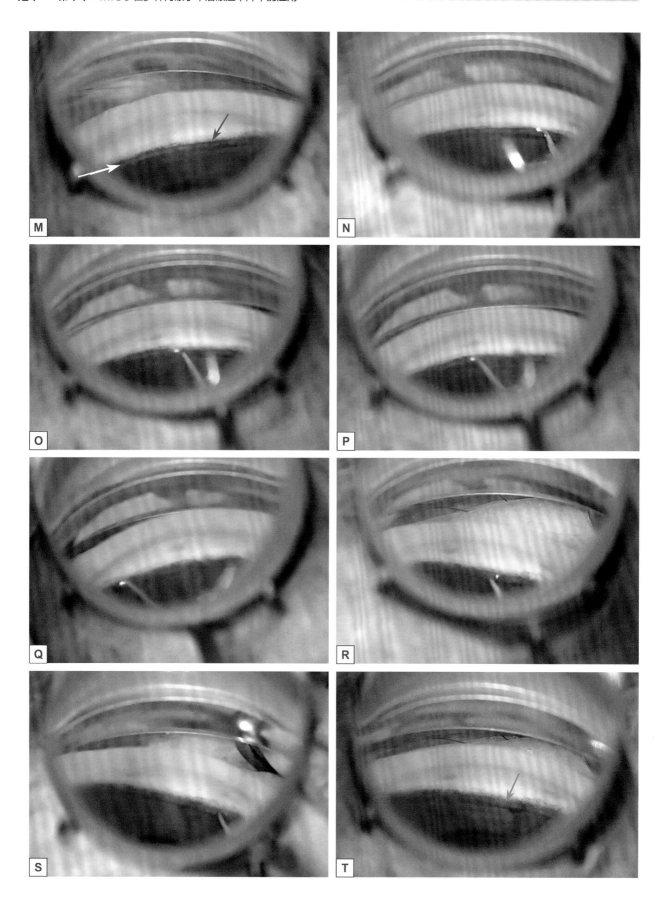

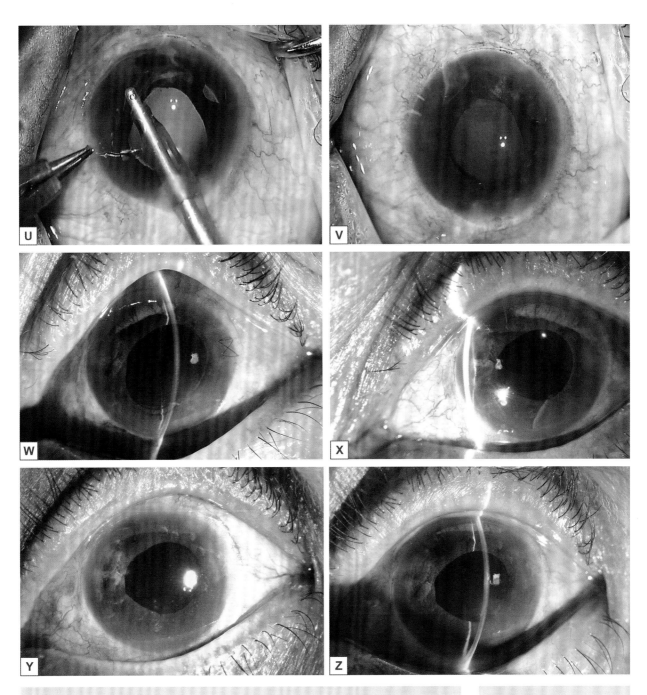

图 10-1-11　典型病例十一 ——GSL+GT（120°）手术步骤（视频 175 号）

A、B:左眼鼻上方可见小梁切除术之周边虹膜切除口,虹膜萎缩无弹性,瞳孔不等圆,人工晶体眼　C、D:从颞侧做透明角膜切口　E:前房注入卡巴胆碱缩小瞳孔　F:前房内注入适量黏弹剂,加深鼻侧房角　G:在房角镜辅助下,可见鼻房角为窄角,不见房角结构,记录为 N3（粘连）　H、I:利用大劈核钩先向左侧轻轻分离粘连的虹膜,范围约 60°,裸露出房角结构,可见白色的条带为巩膜嵴,色素条带为小梁网　J~L:同法向右侧轻轻分离粘连的虹膜,裸露出房角结构　M:房角分离 120°后所见,蓝箭头为小梁网,白色箭头为巩膜嵴　N~S:利用 TMH 于鼻侧房角行左右两侧 Schlemm 管切开各 60°范围,共 120°范围　T:Schlemm 管切开后所见,较多色素组织遮挡被切开的 Schlemm 管（绿箭头）　U:抽吸干净前房黏弹剂　V:结束手术　W:术后第 1 日眼前节照相,眼压 8mmHg,周边前房偏浅,B 超示意有脉络膜浅脱离　X:经抗炎、脱水等处理后,术后 20 日,前房恢复,眼压 13mmHg　Y、Z:目前术后随访第 5 个月,左眼眼压 19mmHg（3 种降眼压药物下）

视频 175 号

典型病例十二　多次玻璃体视网膜手术后继发性青光眼

主诉	左眼多次网脱手术后眼压高 4 年	
基本资料	男	34 岁
视力	右眼 1.0	左眼 0.12
眼压	右眼 18mmHg	左眼 42mmhg（4 种降眼压药物下）
既往手术史	巩膜环扎术,环扎条带取出术,玻璃体切割＋重水应用＋注气术,残留重水玻璃体腔灌洗术。共 4 次手术	
房角镜检查	双眼房角宽、开放	
原发病诊断	视网膜脱离 os	
当前手术前诊断	①继发性开角型青光眼 os;②多次外眼及内眼手术后 os	
当前的病情特点	左眼结膜广泛瘢痕化,限制多个手术方式的选择	
手术名称	左眼 240° Schlemm 管切开术	
术后随访时间	术后随访第 4 个月,左眼眼压 15mmHg（2 种降眼压药物下）。术后早期曾发生激素性青光眼	

手术步骤见图 10-1-12。

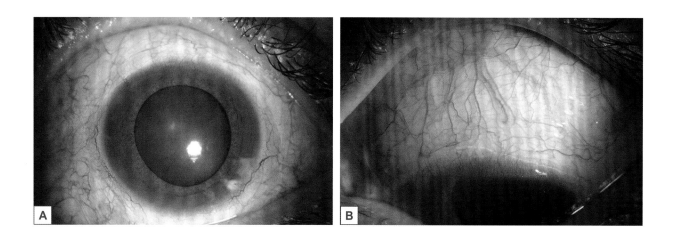

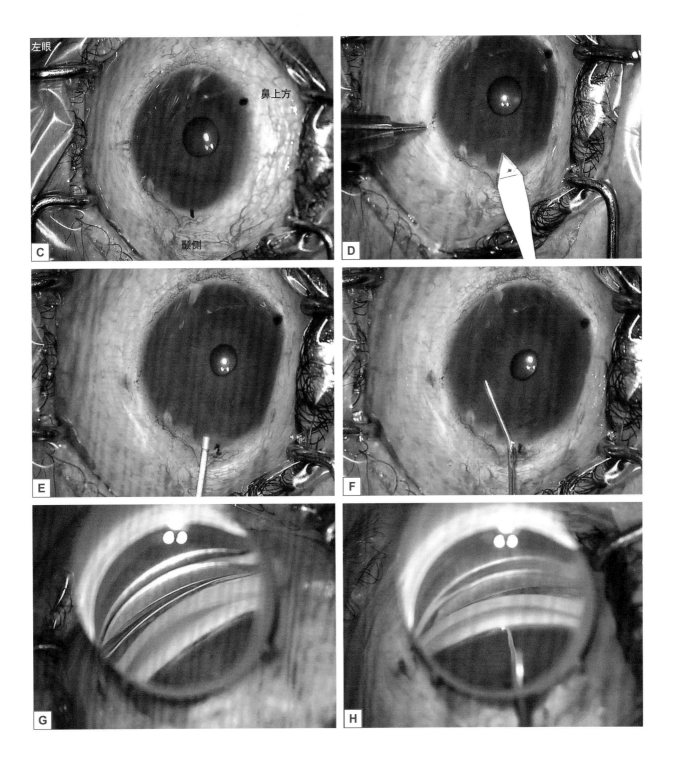

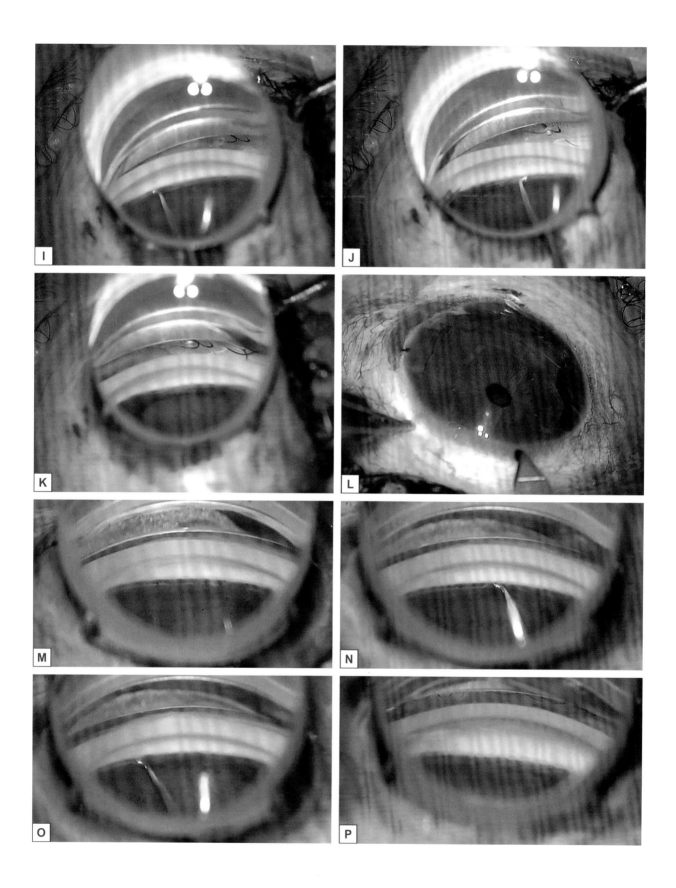

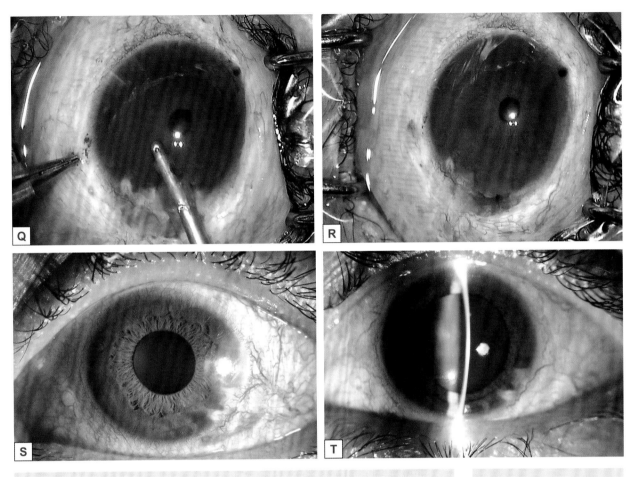

图 10-1-12　典型病例十二——240° GT 手术步骤（视频 188 号）

A、B:示意左眼结膜广泛瘢痕化,既往手术中沿着角膜缘结膜环形剪开的部位,可见结膜后退明显　C:标记手术切口位置,选择颞侧和鼻上方部位,分别各行 120° Schlemm 管切开　D:先在颞侧做 2.2mm 透明角膜切口　E:前房内注射卡巴胆碱缩小瞳孔　F:前房注入黏弹剂加深和稳定前房　G:房角镜辅助下,清晰可见鼻侧房角结构,粉红色条带为小梁网(Schlemm 管充血所致),白色狭长条带为巩膜嵴　H~K:利用 TMH 行鼻侧房角 Schlemm 管切开,可见 TMH 行走在 Schlemm 管腔内,各切开左右两侧 60° 范围,共 120° 范围(K),有中等量回血　L:调整手术体位,在鼻上方做第二个透明角膜切口　M:同样清晰可见颞下方房角充血的小梁网和巩膜嵴　N~P:同前法,TMH 切开颞下方 Schlemm 管 120° 范围,Schlemm 管被切开后裸露出的 Schlemm 管外壁被回血遮挡(P),共切开 240°Schlemm 管　Q:抽吸干净前房黏弹剂　R:结束手术时外观　S:术后第 1 日,眼压 11mmHg,眼前节照相提示眼前节"安静",无明显炎症反应　T:目前术后随访第 4 个月,左眼眼压 15mmHg(2 种降眼压药物下)

视频 188 号

典型病例十三 葡萄膜炎继发性青光眼行青白联合术后眼压不降

主诉	右眼胀痛 1 个月余	
基本资料	女	74 岁
视力	右眼 0.63	左眼 NLP
眼压	右眼 30mmHg(4 种降眼压药物下)	左眼 16mmHg(4 种降眼压药物下)
既往手术史	右眼行青白联合(PEI+ 小梁切除术)1 年半,左眼行小梁切除术 16 年	
房角镜检查	右眼虹膜平坦,12:30~3:00 宽角、开放,其余房角呈现不规则粘连,C/D 0.8;左眼全周房角宽,呈现不规则粘连,C/D 1.0	
原发病诊断	双眼葡萄膜炎继发性青光眼(晚期 od,绝对期 os)	
当前手术前诊断	①右眼抗青光眼手术后眼压不降;②双眼陈旧性葡萄膜炎;③右眼人工晶状体眼;④左眼抗青光眼术后眼压控制;⑤左眼老年性白内障	
当前的病情特点	右眼抗青光眼手术后眼压不降,目前使用 4 种降眼压药物眼压仍高	
手术名称	右眼 XEN 青光眼引流管植入术	
术后随访时间	术后随访第 3 个月,右眼眼压 16mmHg(1 种降眼压药物下)。	

手术步骤见图 10-1-13。

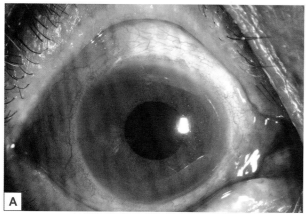
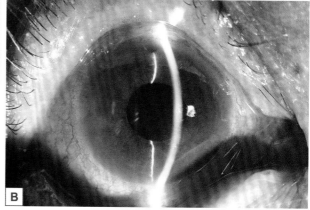

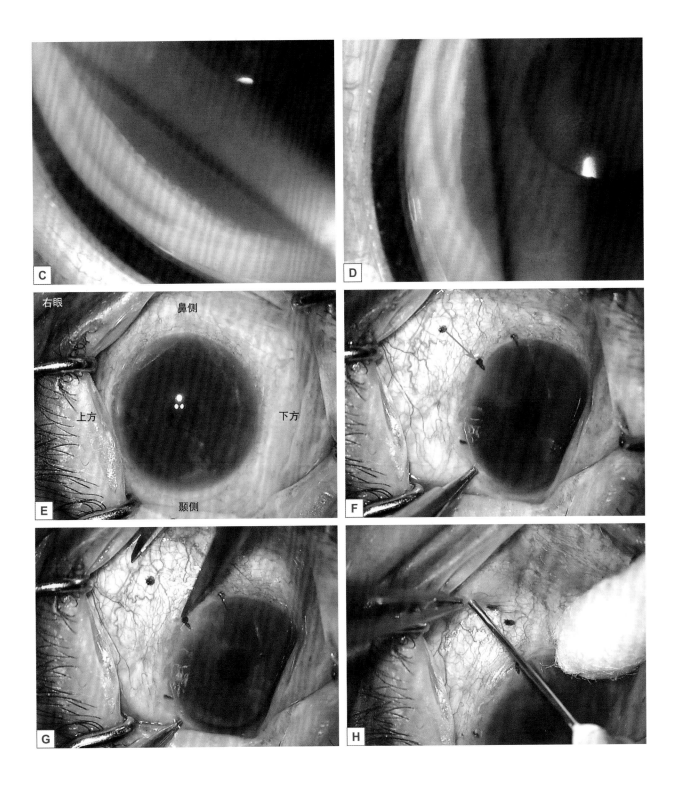

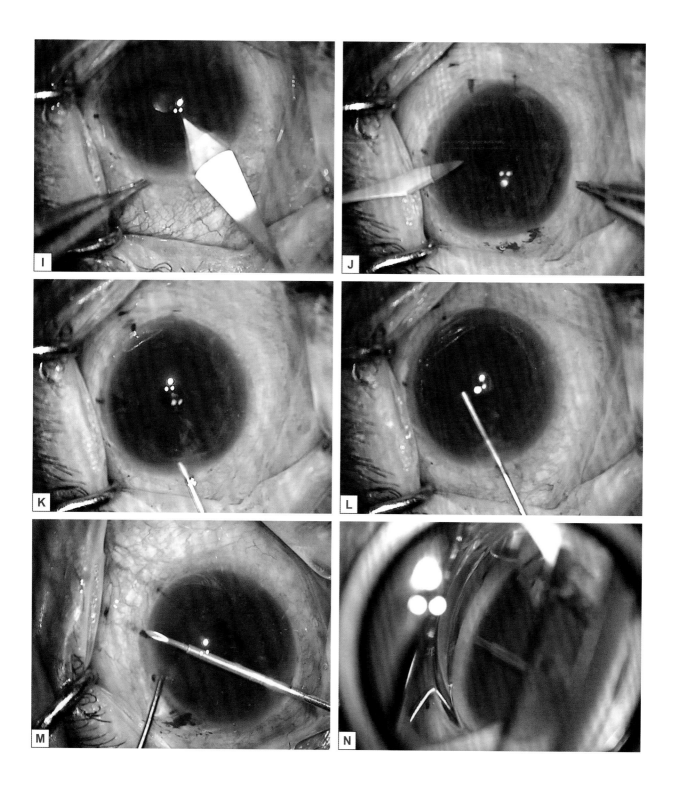

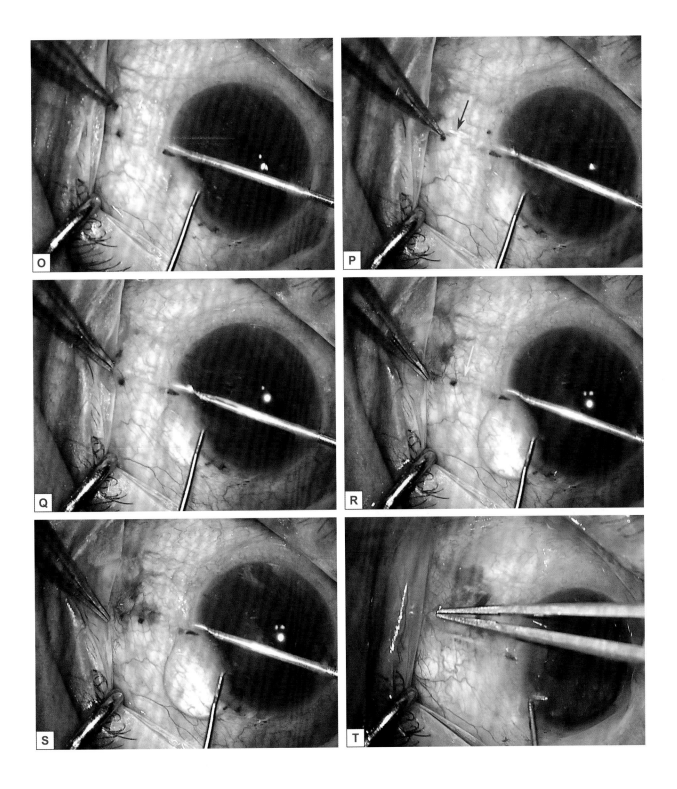

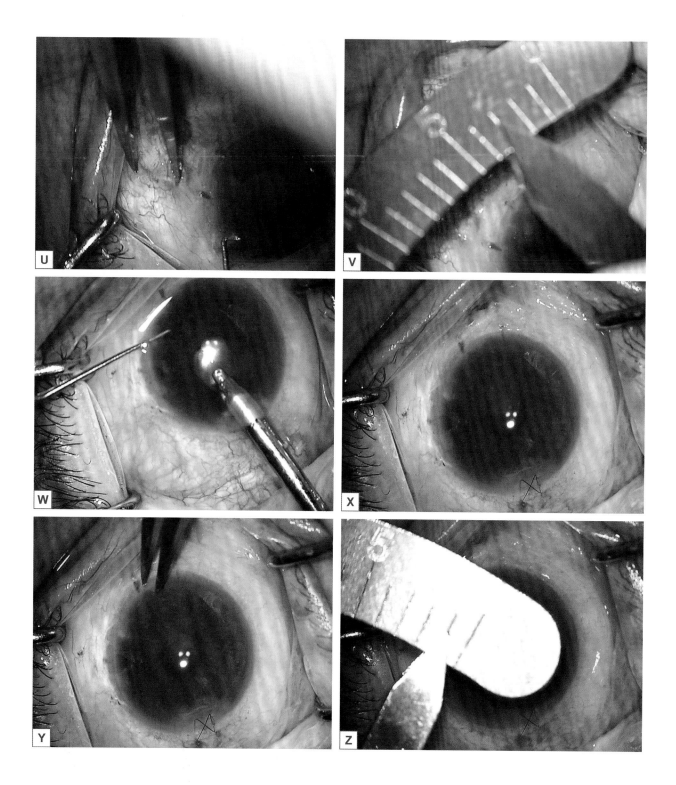

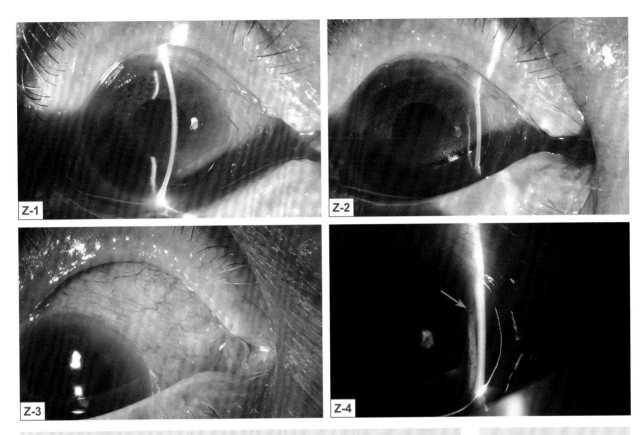

图 10-1-13　典型病例十三 ——XEN 青光眼引流管植入术手术步骤 (视频 194 号)

视频 194 号

A~D:患眼为右眼,上方可见小梁切除之扁平滤过区和周边虹膜切除口,人工晶状体眼。房角镜下鼻上方虹膜平坦,房角宽、开放(C),其余象限房角不规则粘连(D)　E:手术取颞侧体位　F:事先标记 XEN 引流管植入目标位置为鼻上方 2 : 00 位置,结膜下位置为距离角膜缘 3mm 处 (绿箭头示意)　G、H:在目标引流管植入位置距离角膜缘 5mm 处,球结膜下注入 0.2mg/ml MMC 0.1ml,用棉签轻轻将液体向穹窿部方向推移,进行水分离球结膜和 Tenon 囊　I:在颞下方大约 8 : 00 方位做 3.2mm 透明角膜切口　J:在大约 11 : 00 透明角膜处做辅助切口 (与主切口夹角大约呈 90°)　K:前房注入卡巴胆碱缩小瞳孔　L:前房注入适量黏弹剂　M:经主切口推动针头穿过前房达到对侧目标区域房角处　N:房角镜辅助下,确定针头穿出的位置。从小梁网上方穿刺　O、P:利用辅助切口,左手用劈核钩固定眼球,并和右手推进针前进方向形成对抗力。推进针头穿过巩膜,确认针尖距角膜缘标记 3mm 结膜处时停止前行,可以看到针尖斜面 (红箭头)　Q、R:旋转针尖斜面 90°,使针尖斜面朝向 12 : 00 方向,轻轻移动滑杆进行推出淡黄色引流管 (黄箭头)　S:撤出注射针管时可见结膜下有少许出血　T~V:确认引流管位置,在结膜下长度 3mm　W:抽吸干净前房黏弹剂　X:形成前房、结束手术　Y、Z:确认前房内引流管长度大约 1mm　Z-1~Z-3:术后第 1 日,眼压 8mmHg。眼前节照相提示眼前节 "安静",无明显炎症反应。鼻上方滤过泡弥散形成。前房内引流管可见 (绿箭头)　Z-4:目前术后随访第 3 个月,右眼眼压 16mmHg (1 种降眼压药物下)

第二节　与手术相关的问题、并发症及其处理的问题解答

Questions and answers in surgical procedures and complications

一、本章提到的十三个典型病例,都是内眼手术后眼压不降。因多次手术后再次手术成功率一般都不高,这些病例做 Schlemm 管切开成功率高吗? 是否有失败的?

是的,多次手术后眼压不降,属于难治性青光眼,再次手术成功率都不高。本章提到的十三个典型病例中,有十二个是尝试用 Schlemm 管切开,挽救一部分患者的视功能。至此书出版前,这些病例最长随访时间者刚满 1 年,而大多数还不足 1 年。虽然目前看效果还是非常不错的,但远期效果有待进一步的追踪随访。

二、每一个复杂青光眼病例都可以尝试 Schlemm 管切开吗?

不,需要看原发病是什么诊断和是否具有做 Schlemm 管切开的适应证。术前应充分评估患眼情况,如术前房角镜要检查拟切开的房角部位是否有正常的房角结构。举例:病例一和病例十二,尽管前者前后做过 7 次手术,后者做过 4 次手术,但原发病都是视网膜脱离,房角是宽角、开放,具有正常房角结构。病例四和五,原发病是原发性先天性青光眼。病例七,虽然是 ICE 综合征继发性青光眼,房角镜检查鼻侧房角宽、开放,没有粘连(其余象限不规则粘连),所以也尝试了该侧房角的切开。病例十一,原发性急性闭角型青光眼慢性期,做了小梁切除术后眼压不降,又做了白内障摘除,眼压仍无法控制,就诊时角膜还有水肿。初步拟行经巩膜睫状体光凝或房水引流阀植入手术。查看房角镜,发现房角全周粘连是均匀一致的。考虑患眼为独眼,遂先试行房角分离(GSL)+120° Schlemm 管切开,获得了成功。当然,所有病例随访时间都不长,远期效果如何值得进一步观察。

三、MIGS 手术应用于难治性青光眼治疗有确切的适应证吗?

没有。目前只是在尝试阶段,仍需要进一步观察和研究。

四、这章展示的大多是 Schlemm 管切开术和一例 XEN 青光眼引流管植入术,其他 MIGS 是否也可以用于挽救这些复杂、难治青光眼病例?

当然可以,但要慎重选择手术适应证。比如 iStent 植入术,但降低眼压幅度较弱,目前尚未见用于难治性青光眼的应用。其他 MIGS 在中国近年才得到开展,欧美各国也是近 5 年才逐渐得到应用,这方面经验还不多,有待进一步研究。

五、基于 Schlemm 管的 MIGS 手术用于复杂、难治青光眼病例,其术前准备、术中操作与常规原发性青光眼相比有无特殊,术后并发症是否更多见?

复杂或多次手术后的难治性青光眼,一般具有以下特点:结膜瘢痕化严重或范围广,房角结构复杂或因曾经的手术造成一些变化,以及晚期青光眼视功能损害。基于 Schlemm 管的 MIGS 手术为非滤过泡依赖的手术方式,所以结膜瘢痕化对该手术影响相对较小。由于该手术操作区域为房角,因此术前应重视房角镜及 UBM 检查,明确房角解剖结构等,设计好手术方案。MIGS 手术创伤小,手术时间短,术中眼压波动小,因此安全性较好,从这方面来看比传统手术更适合视功能损害严重的晚期青光眼。著者目前的临床经验是,只要在术前认真检查,设计好手术方案,在术中操作上此类患者并未显示出更困难或更复杂的操作难度,术后也没有遇到更多或更严重的并发症。当然,随访时间还不算太长,需要继续追踪随访。

六、多次手术后的难治性青光眼,是否会因为长期药物或多次手术对眼表的损害,影响房水静脉等远端通路,进而影响 Schlemm 管切开术的手术效果,依旧显示出"难治"的特点?

目前有些学者根据理论推测眼表的损害可能会造成房水静脉的改变,以至于影响房水的引流。著者的临床实践中,有两位多次内路、外路视网膜玻璃体手术的患者(本章第一节第一例和第十二例),角膜缘旁的结膜广泛瘢痕化,行 Schlemm 管切开后,目前第一例随访半年,第二例随访 4 个月,2 种降眼压药物下眼压尚可以得到较好的控制,手术效果目前还是比较理想的。有少数降压效果不太理想的患者,以目前的检测手段还无法找到证据显示是否与结膜及房水静脉损害相关,还需要更多更深入的研究去弄清楚这个问题。

七、这些病例术后用药有什么特殊,会出现激素性青光眼吗?

术后用药无特殊,常规使用抗炎药物即可。使用激素类抗炎药物是有可能发生激素性青光眼的。病例五就出现了典型的激素性青光眼,还找出了病因——注射康宁克通(详细阐述见第四章第六节问题六十二)。病例十二也出现了同样的情况,术后第 1 日眼压 11mmHg,之后几日眼压开始升高,停用局部激素药水药膏,眼压仍继续攀升。最后追问病史,原来患者一直在使用一种日本生产的止痒药膏(但药膏外包装上并没有注明含激素成分),嘱咐患者停止用此药膏,眼压逐渐下降,1 周后眼压达到术前水平。因此,我们考虑眼压增高的原因还是激素性青光眼。

参 考 文 献

[1] MATHEW D J,BUYS Y M. Minimally invasive glaucoma surgery:a critical appraisal of the literature. Annu Rev Vis Sci, 2020,6:47-89.

[2] 唐莉,原慧萍,唐广贤,等 . Schlemm 管手术是否适用于原发性闭角型青光眼的治疗 . 中华实验眼科杂志,2022,40(4): 340-344.

[3] 张西,宋云河,高新博,等 . 微创青光眼手术在原发性闭角型青光眼联合手术中的应用研究进展 . 中华眼科杂志,2022, 58(1):63-68.

[4] 宋云河,张英哲,林凤彬,等 . PEI 联合房角分离术及房角切开术治疗中晚期 PACG 疗效及安全性评估 . 中华实验眼科杂志,2022,40(4):334-339.

[5] SONG Y,SONG W,ZHANG Y,et al. Efficacy and safety of phacotrabeculectomy versus phacogoniotomy in advanced primary angle-closure glaucoma:study protocol for a multicentre non-inferiority randomised controlled trial(PVP Study). BMJ Open,2021,11(12):e056876.

[6] GAO X,LV A,LIN F,et al. Efficacy and safety of trabeculectomy versus peripheral iridectomy plus goniotomy in advanced primary angle-closure glaucoma: study protocol for a multicentre, non-inferiority, randomised controlled trial (the TVG study). BMJ Open,2022,12:e062441.

[7] AKTAS Z,UCGUL A Y,BEKTAS C,et al. Surgical outcomes of prolene gonioscopy-assisted transluminal trabeculotomy in patients with moderate to advanced open-angle glaucoma. J Glaucoma,2019,28(10):884-888.

[8] LABORDA-GUIRAO T,CUBERO-PARRA J M,HIDALGO-TORRES A. Efficacy and safety of XEN 45 gel stent alone or in combination with phacoemulsification in advanced open angle glaucoma patients:1-year retrospective study. Int J Ophthalmol,2020,18,13(8):1250-1256.